Prof. Dr. med. Franz Kainer
Annette Nolden

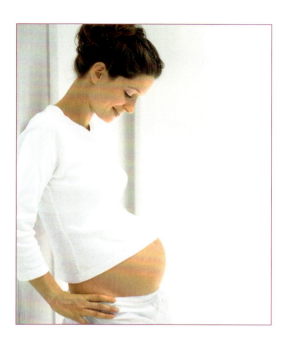

# Das große Buch zur
# **Schwangerschaft**

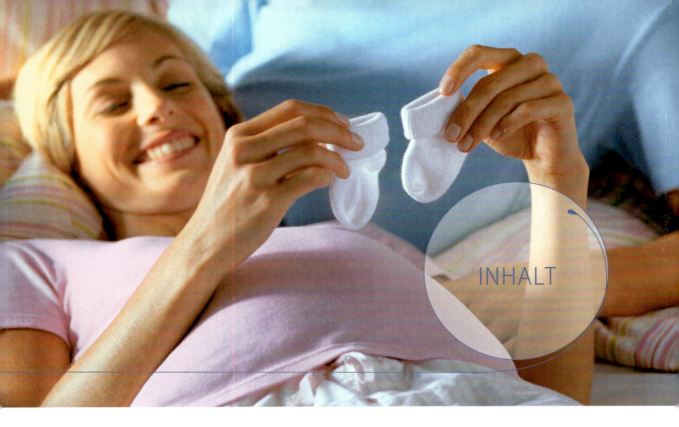

# INHALT

Vorwort ........................................................... 7

## ① Die Schwangerschaft ........................................ 9

### DER BEGINN DER SCHWANGERSCHAFT ........................... 10
Die Empfängnis ................................................... 10
Ihre Schwangerschaft im Überblick ................................ 16
Der errechnete Termin ............................................ 18

### GESUND UND SICHER DURCH NEUN MONATE ....................... 20
40 Wochen voller Gefühl ......................................... 20
Gesund essen für Mutter und Kind ................................ 23
Gewicht ......................................................... 32
Schadstoffe ..................................................... 35
Schön und gepflegt .............................................. 37
Von Sauna bis Sonne ............................................. 43
Reisen .......................................................... 44
Sport ........................................................... 49
Yoga in der Schwangerschaft ..................................... 54

Atemübungen . . . . . . . . . . . . . . . . . . . . . . . . . . . . . . . . . . . . . . . . . . 59
Massagen: Verspannungen lösen – Nähe genießen . . . . . . . . . . . . . . . 60
Sex – erlaubt ist, was Spaß macht . . . . . . . . . . . . . . . . . . . . . . . . . . 62
Förderung im Mutterleib . . . . . . . . . . . . . . . . . . . . . . . . . . . . . . . . 64

## MEDIZINISCHE BETREUUNG . . . . . . . . . . . . . . . . . . . . . . . . . . . . . 66

Arzt und Hebamme . . . . . . . . . . . . . . . . . . . . . . . . . . . . . . . . . . . . 66
Schwangerschaftstagebuch . . . . . . . . . . . . . . . . . . . . . . . . . . . . . . 69
Hebammencheck . . . . . . . . . . . . . . . . . . . . . . . . . . . . . . . . . . . . . . 70
Pränataldiagnostik . . . . . . . . . . . . . . . . . . . . . . . . . . . . . . . . . . . . 71
Invasive Diagnostik . . . . . . . . . . . . . . . . . . . . . . . . . . . . . . . . . . . . 73
Risikoschwangerschaften . . . . . . . . . . . . . . . . . . . . . . . . . . . . . . . 76

## KRANKHEITEN BEHANDELN . . . . . . . . . . . . . . . . . . . . . . . . . . . . . 80

Medikamente in der Schwangerschaft . . . . . . . . . . . . . . . . . . . . . . . 80
Alternative Behandlungsmöglichkeiten . . . . . . . . . . . . . . . . . . . . . . 85
Die Therapie bestehender Krankheiten . . . . . . . . . . . . . . . . . . . . . . 96

## (2) Woche für Woche . . . . . . . . . . . . . . . . . . . . . . . . . . . . . . . . . . 99

Für jede Woche:
- ⊙ »Entwicklung des Babys«   ⊙ »Der Körper der Mutter«
- ⊙ »Wocheninfo«   ⊙ »Aus der Arztpraxis«   ⊙ »Spezial«

## DAS ERSTE TRIMESTER . . . . . . . . . . . . . . . . . . . . . . . . . . . . . . . 100

Sie erwarten ein Kind . . . . . . . . . . . . . . . . . . . . . . . . . . . . . . . . . 100
Der 2. Monat . . . . . . . . . . . . . . . . . . . . . . . . . . . . . . . . . . . . . . . 102
⊙ Woche 5  S. 102   ⊙ Woche 6  S. 113   ⊙ Woche 7  S. 119   ⊙ Woche 8  S. 126

Der 3. Monat . . . . . . . . . . . . . . . . . . . . . . . . . . . . . . . . . . . . . . . 132
⊙ Woche 9  S. 132   ⊙ Woche 10  S. 136   ⊙ Woche 11  S. 142   ⊙ Woche 12  S. 147

## DAS ZWEITE TRIMESTER . . . . . . . . . . . . . . . . . . . . . . . . . . . . . . 152

Erste Bande knüpfen . . . . . . . . . . . . . . . . . . . . . . . . . . . . . . . . . . 152
Der 4. Monat . . . . . . . . . . . . . . . . . . . . . . . . . . . . . . . . . . . . . . . 154
⊙ Woche 13  S. 154   ⊙ Woche 14  S. 160   ⊙ Woche 15  S. 166   ⊙ Woche 16  S. 170

Der 5. Monat . . . . . . . . . . . . . . . . . . . . . . . . . . . . . . . . . . . . . . . 174
⊙ Woche 17  S. 174   ⊙ Woche 18  S. 181   ⊙ Woche 19  S. 185   ⊙ Woche 20  S. 188

Der 6. Monat . . . . . . . . . . . . . . . . . . . . . . . . . . . . . . . . . . . . . . . . . . . . . . . . . 196
⊙ Woche 21  S. 196   ⊙ Woche 22  S. 203   ⊙ Woche 23  S. 206   ⊙ Woche 24  S. 211

## DAS DRITTE TRIMESTER . . . . . . . . . . . . . . . . . . . . . . . . . . . . . . . . . . . . . . 216

Die letzten Wochen . . . . . . . . . . . . . . . . . . . . . . . . . . . . . . . . . . . . . . . . . . . . 216
Der 7. Monat . . . . . . . . . . . . . . . . . . . . . . . . . . . . . . . . . . . . . . . . . . . . . . . . . 218
⊙ Woche 25  S. 218   ⊙ Woche 26  S. 228   ⊙ Woche 27  S. 236   ⊙ Woche 28  S. 242

Der 8. Monat . . . . . . . . . . . . . . . . . . . . . . . . . . . . . . . . . . . . . . . . . . . . . . . . . 246
⊙ Woche 29  S. 246   ⊙ Woche 30  S. 252   ⊙ Woche 31  S. 257   ⊙ Woche 32  S. 262

Der 9. Monat . . . . . . . . . . . . . . . . . . . . . . . . . . . . . . . . . . . . . . . . . . . . . . . . . 268
⊙ Woche 33  S. 268   ⊙ Woche 34  S. 276   ⊙ Woche 35  S. 282   ⊙ Woche 36  S. 286

Der 10. Monat . . . . . . . . . . . . . . . . . . . . . . . . . . . . . . . . . . . . . . . . . . . . . . . . 292
⊙ Woche 37  S. 292   ⊙ Woche 38  S. 296   ⊙ Woche 39  S. 299   ⊙ Woche 40  S. 303

# ③ Geburt und Wochenbett . . . . . . . . . . . . . . . . . . . . . . . . . . . . . 311

## DIE GEBURT . . . . . . . . . . . . . . . . . . . . . . . . . . . . . . . . . . . . . . . . . . . . . . . . . 312

Das Abenteuer Geburt . . . . . . . . . . . . . . . . . . . . . . . . . . . . . . . . . . . . . . . . . . 312
Die Wahl des Geburtsorts . . . . . . . . . . . . . . . . . . . . . . . . . . . . . . . . . . . . . . . 313
Die Geburt beginnt . . . . . . . . . . . . . . . . . . . . . . . . . . . . . . . . . . . . . . . . . . . . 321
Die Eröffnungsperiode . . . . . . . . . . . . . . . . . . . . . . . . . . . . . . . . . . . . . . . . . 323
Schmerzlinderung . . . . . . . . . . . . . . . . . . . . . . . . . . . . . . . . . . . . . . . . . . . . 325
Medizinische Betreuung . . . . . . . . . . . . . . . . . . . . . . . . . . . . . . . . . . . . . . . 330
Die Austreibungsperiode . . . . . . . . . . . . . . . . . . . . . . . . . . . . . . . . . . . . . . . 331
Der Vater bei der Geburt . . . . . . . . . . . . . . . . . . . . . . . . . . . . . . . . . . . . . . . 335
Die Geburt des Kindes . . . . . . . . . . . . . . . . . . . . . . . . . . . . . . . . . . . . . . . . . 337
Die Erstuntersuchung . . . . . . . . . . . . . . . . . . . . . . . . . . . . . . . . . . . . . . . . . 340
Assistierte Geburten . . . . . . . . . . . . . . . . . . . . . . . . . . . . . . . . . . . . . . . . . . 342
Die Kaiserschnittgeburt . . . . . . . . . . . . . . . . . . . . . . . . . . . . . . . . . . . . . . . 344
Geburt aus Beckenendlage . . . . . . . . . . . . . . . . . . . . . . . . . . . . . . . . . . . . . 347
Frühgeburt . . . . . . . . . . . . . . . . . . . . . . . . . . . . . . . . . . . . . . . . . . . . . . . . . . 348
Zwillingsgeburt . . . . . . . . . . . . . . . . . . . . . . . . . . . . . . . . . . . . . . . . . . . . . . 348

## DAS WOCHENBETT . . . . . . . . . . . . . . . . . . . . . . . . . . . . . . . . . . . . . . . . . . . . . . 350

Das frühe Wochenbett . . . . . . . . . . . . . . . . . . . . . . . . . . . . . . . . . . . . . . . . . . 350
Pflege und Hygiene der Mutter . . . . . . . . . . . . . . . . . . . . . . . . . . . . . . . . . . 355
Die ersten Tage nach der Geburt . . . . . . . . . . . . . . . . . . . . . . . . . . . . . . . . 356
Erste Babypflege . . . . . . . . . . . . . . . . . . . . . . . . . . . . . . . . . . . . . . . . . . . . . . 362
Wochenbettgymnastik . . . . . . . . . . . . . . . . . . . . . . . . . . . . . . . . . . . . . . . . . 366

## STILLEN . . . . . . . . . . . . . . . . . . . . . . . . . . . . . . . . . . . . . . . . . . . . . . . . . . . . . . . 368

Der Still-Beginn . . . . . . . . . . . . . . . . . . . . . . . . . . . . . . . . . . . . . . . . . . . . . . . 368
Probleme während der Stillzeit . . . . . . . . . . . . . . . . . . . . . . . . . . . . . . . . . 377
Füttern mit dem Fläschchen . . . . . . . . . . . . . . . . . . . . . . . . . . . . . . . . . . . 380

## MIT DEM BABY ZU HAUSE . . . . . . . . . . . . . . . . . . . . . . . . . . . . . . . . . . . . . . 382

Die ersten Tage daheim . . . . . . . . . . . . . . . . . . . . . . . . . . . . . . . . . . . . . . . 382
Der Vater im Wochenbett . . . . . . . . . . . . . . . . . . . . . . . . . . . . . . . . . . . . . . 383
Babypflege . . . . . . . . . . . . . . . . . . . . . . . . . . . . . . . . . . . . . . . . . . . . . . . . . . . 384
Babys Gesundheit . . . . . . . . . . . . . . . . . . . . . . . . . . . . . . . . . . . . . . . . . . . . 385
Wenn das Baby weint . . . . . . . . . . . . . . . . . . . . . . . . . . . . . . . . . . . . . . . . . 388
Guter Schlaf . . . . . . . . . . . . . . . . . . . . . . . . . . . . . . . . . . . . . . . . . . . . . . . . . 389
Das späte Wochenbett . . . . . . . . . . . . . . . . . . . . . . . . . . . . . . . . . . . . . . . . 390
Rechtliches . . . . . . . . . . . . . . . . . . . . . . . . . . . . . . . . . . . . . . . . . . . . . . . . . . 393

## ANHANG . . . . . . . . . . . . . . . . . . . . . . . . . . . . . . . . . . . . . . . . . . . . . . . . . . . . . . 396

Glossar . . . . . . . . . . . . . . . . . . . . . . . . . . . . . . . . . . . . . . . . . . . . . . . . . . . . . . 396
Adressen, die weiterhelfen . . . . . . . . . . . . . . . . . . . . . . . . . . . . . . . . . . . . 405
Bücher, die weiterhelfen . . . . . . . . . . . . . . . . . . . . . . . . . . . . . . . . . . . . . . 408
Register . . . . . . . . . . . . . . . . . . . . . . . . . . . . . . . . . . . . . . . . . . . . . . . . . . . . . 409

# AUTOREN

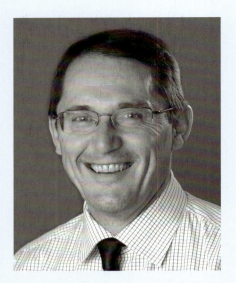 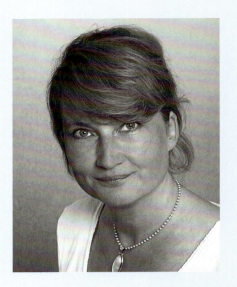

**Prof. Dr. med. Franz Kainer** wurde in Lind (Österreich) geboren. Er ist verheiratet und Vater von drei Kindern. Nachdem er das humanistische Gymnasium in Wien-Hietzing mit dem Abitur verließ, studierte er Humanmedizin an der Karl-Franzens-Universität in Graz mit anschließender Promotion 1980. Seine Ausbildung zum Arzt für Allgemeinmedizin führte ihn über die Chirurgie im Unfallkrankenhaus Graz zur Inneren Medizin in das Krankenhaus der Barmherzigen Brüder in Graz/Eggenberg. 1982 begann er seine Ausbildung zum Facharzt für Gynäkologie und Geburtshilfe an der Frauenklinik der Universität Graz, wor er bis 1987 als Assistenzarzt tätig war. Dann wechselte er nach Berlin in die Bereiche Geburtsmedizin und Geburtshilfe. Doch nach vier Jahren zog es Franz Kainer zurück in die Heimat und er nahm einen Posten als Oberarzt an der Frauenklinik in Graz an. 1997 wurde er für das Fach Gynäkologie und Geburtshilfe an der Universität Graz habilitiert. Zeitgleich wurde Franz Kainer Oberarzt und Leiter der Abteilung Ultraschall in der Frauenklinik München. Seit 2004 leitet Professor Kainer das Perinatalzentrum in München.

**Annette Nolden M. A.** studierte Sprach- und Literaturwissenschaften in München. Durch das anschließende Volontariat in einem Sachbuchverlag lernte sie, Ratgeber zu entwickeln und herauszugeben. Die Übersetzung wissenschaftlicher Erkenntnisse in allgemeinverständlichen und alltagstauglichen Rat lag ihr dabei besonders am Herzen. Um dieses Anliegen noch besser umsetzen zu können, begann Annette Nolden damit, selbst journalistisch zu arbeiten und zu schreiben. Seit über 15 Jahren arbeitet sie nun als Redakteurin und Autorin vor allem im Bereich Gesundheit. In zahlreichen Fachartikeln, Berichten, Reportagen, Interviews und Sachbüchern bemüht sie sich stets aufs Neue darum, den Lesern Fachwissen verständlich zu präsentieren. Bei GRÄFE UND UNZER erschienen von ihr zuletzt »Schwangerschaftskalender« und »Babykalender«.

Mit 36 Jahren bekam Annette Nolden ihr erstes Kind, lernte Vor- und Nachteile der umfangreichen Pränataldiagnostik kennen – aber auch die schönen Seiten der Schwangerschaft und des Mutterseins. Zusammen mit ihrem Mann und ihrem Sohn lebt die Autorin in München.

# Vorwort

Herzlichen Glückwunsch: Sie sind schwanger! Eine aufregende Zeit voller Fragen liegt vor Ihnen. Das Schwangerschaftsbuch begleitet Sie als Wegweiser durch zehn spannende Monate. Es gibt Ihnen Antworten auf tausende Fragen und bietet Rat, wenn manche Dinge unklar sind oder einmal nicht so laufen wie gehofft. Doch vor allem soll es Sie Woche für Woche darin unterstützen, ein neues Körperbewusstsein zu entdecken und die »Verwandlung zur Mutter« zu genießen.

## Erlaubt oder nicht?

Wie sieht es aus mit einem Gläschen Sekt, der Schmerztablette bei Kopfweh, einem Kurzflug in den Urlaub, Haarefärben, Nagellack, Sonnenstudio und und und? So viel vorab: Alkohol, Drogen, Zigaretten, Tauchen und neue Tattoos sind tabu – und das ab dem Moment, in dem Sie von Ihrer Schwangerschaft erfahren. Alles andere ist meist ganz erlaubt, mit kleinen Einschränkungen oder nach Rücksprache mit dem Arzt. Ihr Leben kann also bis auf wenige Ausnahmen genauso weiterverlaufen wie sonst.

## Infos zur richtigen Zeit

Für jede Schwangerschaftswoche gibt es eine »Wocheninfo« im großen Innenteil, die alle wichtigen Termine für Sie bereithält – seien es der nächste große Ultraschalltermin, Mutterschutzfristen, der Beginn der Akupunktur zur Geburtserleichterung, die erste Dammmassage oder rechtzeitige Kreißsaalführungen. Woche für Woche finden Sie zudem die aktuellen Veränderungen und Entwicklungen Ihres Babys und viele Informationen darüber, was in und mit Ihrem Körper gerade geschieht.

## Aktuelles Wissen aus der Arztpraxis

Unglaubliche Veränderungen macht Ihr Körper in den 40 Wochen der Schwangerschaft durch. Und das bleibt selten ohne Begleiterscheinungen, manchmal auch in Form von Beschwerden. Was das alles sein kann, was es dagegen zu tun gibt und wann die eine oder andere am ehesten auftritt, verrät das große Wissen »Aus der Arztpraxis« im Hauptteil des Buches. Auch das wichtige Thema Pränataldiagnostik findet in allen Einzelheiten Raum – damit Sie eine zufriedenstellende Vorsorge treffen können!

## Vorbereitung auf die Geburt

Sammeln Sie so viele Informationen wie möglich über die Wahl des Geburtsorts, verschiedene Arten der Geburtsvorbereitung, den Beginn der Geburt, den Geburtsablauf, über Wehen, Schmerzen, Schmerzreduzierung, spontane Geburt, assistierte Geburt, Kaiserschnitt, Abnabeln, Nachgeburt, die Zeit im Kreißsaal und das Wochenbett! Wenn es so weit ist, sind Sie bestens vorbereitet und können einen individuellen Geburtsplan mit Ihren Wünschen und Vorlieben an das Geburtsteam weiterreichen.

## Leben mit dem Baby

Ihr Baby endlich in die Arme nehmen zu können, das ist der große Wunsch, der Sie bis zur Geburt begleitet. Einfühlsam beschreibt das Schwangerschaftsbuch, wie es weitergeht, was nach der Geburt mit Ihnen und dem Baby passiert, welche ersten Handgriffe nötig werden, wie Sie das Kind pflegen, wickeln, anziehen, beruhigen, stillen oder mit dem Fläschchen füttern – und wie Sie gemeinsam die Geburtsklinik verlassen und zu Hause Ihr neues Leben als Familie gestalten. Eines sollten Sie bei all dem niemals vergessen: das Vertrauen in sich und in Ihre »natürliche« Begabung als Mutter.

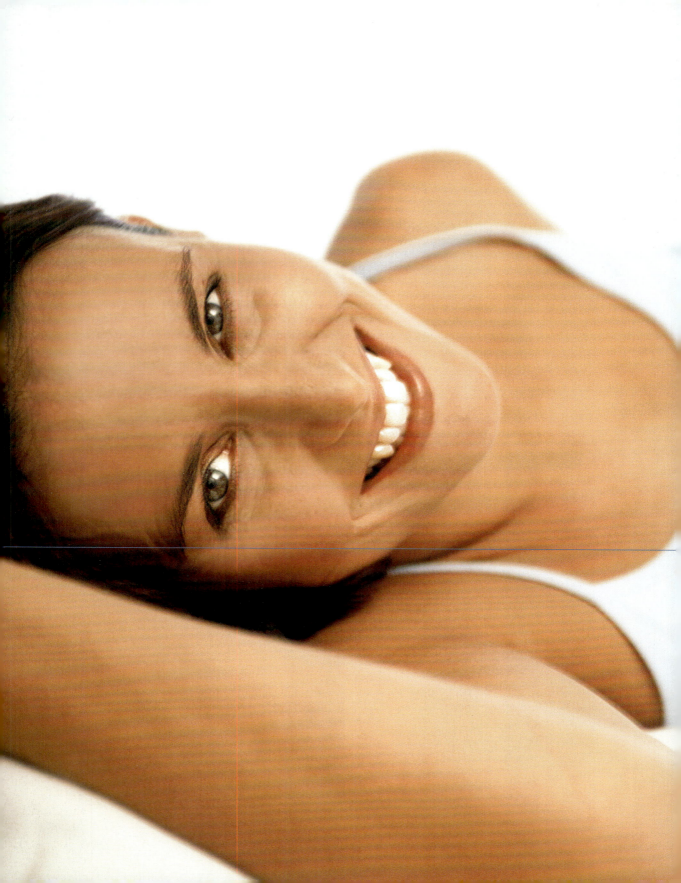

KAPITEL 1

# Die
# Schwangerschaft

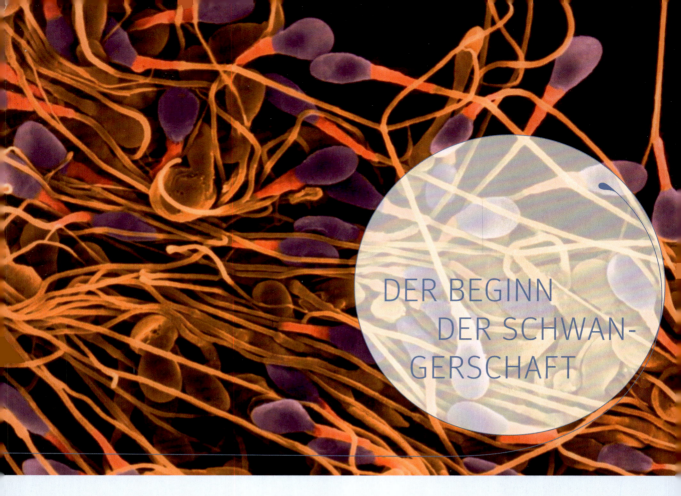

# DER BEGINN DER SCHWANGERSCHAFT

## Die Empfängnis

Die erste Woche einer Schwangerschaft beginnt mit dem ersten Tag der letzten Periode: ein Zeitpunkt, an dem weder ein Ei herangereift ist noch eine Befruchtung überhaupt stattgefunden haben kann. Dennoch bereitet sich der Körper jeder gebärfähigen Frau Monat für Monat schon in diesem Stadium auf eine eventuelle Schwangerschaft vor. Der erste Tag der Periode ist somit Tag eins der 280 Tage dauernden Schwangerschaft.

### Die Eizelle

Von Natur aus ist die geschlechtsreife Frau jeden Monat für eine Empfängnis »gerüstet«. So sind in ihren Eierstöcken bereits bei der Geburt etwa 600 000 bis 800 000 Eizellen vorhanden. In der Pubertät sind es noch um die 500 000 Eizellen, von denen dann bis zum Ende des gebärfähigen Alters etwa 400 bis 500 heranreifen können. Als größte Zelle im menschlichen Körper trägt die Eizelle das genetische Material der Mutter in sich und auch ein Nährstoffpaket (bestehend aus Dotter und manchmal auch Eiweiß), mit dem das neue Leben in den ersten Tagen ausreichend versorgt werden kann. Die Eizelle wird von der äußeren Eihülle, der Zona pellucida, umgeben. Darunter befindet sich die eigentliche Zellmembran, sozusagen die innere Eihülle. Da sich die Eizelle nicht von selbst bewegen kann, ist sie auf den Eileiter als Transporteur angewiesen. Der rund 15 Zentimeter lange Eileiter bildet einen Kanal zur Gebärmutter. Zum Eierstock

# Die Empfängnis

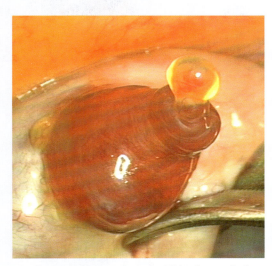

*Um den 14. Zyklustag platzt das Eibläschen und gibt die reife Eizelle frei.*

hin erweitert er sich und endet in einem Fransentrichter. Dieser legt sich zum Zeitpunkt des Eisprungs über den Eierstock und nimmt die Eizelle durch rhythmisches Zusammenziehen auf. Für den Transport des Eis durch den Eileiter sind winzige Flimmerhärchen verantwortlich, die mit ihren fächelnden Bewegungen die Eizelle in Richtung Gebärmutter schieben. Unterstützend wirken zudem ein Sekret der Drüsen, die sich im Eileiter befinden, sowie Muskelkontraktionen.

Um eine mögliche Schwangerschaft vorzubereiten, ist auch die Periodenblutung unerlässlich: Bis zum vierten Blutungstag etwa wird die »alte« Gebärmutterschleimhaut, in die sich beim letzten Zyklus keine Eizelle eingenistet hat, abgebaut und mit der Blutung ausgeschieden. Es folgt eine Phase der Regeneration der Schleimhaut, in der sie wieder dicker und durchbluteter wird. Gleichzeitig erfolgt ein Anstieg der weiblichen Sexualhormone LH, FSH, Östradiol sowie Progesteron und die Reifung mehrerer Follikel im Eierstock beginnt. Follikel sind Eibläschen, die mit Flüssigkeit gefüllt sind und jeweils eine Eizelle in sich tragen. Meist reift nur eins dieser Follikel so weit heran, dass es um den 14. Zyklustag herum mit einem Durchmesser von 20 bis 25 Millimeter platzt und die Eizelle freigibt. Die ersten zwei Wochen bis zum Eisprung werden daher auch Follikelphase genannt.

Aus dem Eibläschen wird nach dem Eisprung der Gelbkörper, der nun im Eierstock zusätzlich zum Östrogen das Hormon Progesteron produziert. Reifen in einem Zyklus zwei oder mehrere Follikel bis zum Eisprung heran, werden gleich mehrere Eier freigesetzt, die im Eileiter befruchtet werden können.

Auf diese Weise entsteht eine Zwillings- oder Mehrlingsschwangerschaft: Die Mutter erwartet zwei oder mehrere Kinder, die im Gegensatz zu eineiigen Mehrlingen verschiedene Erbanlagen

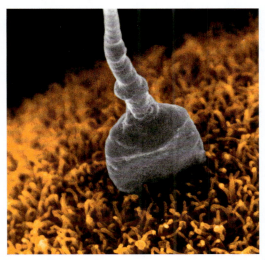

*Nur einer einzigen Samenzelle unter Millionen gelingt es, in die Eizelle einzudringen.*

11

# DIE SCHWANGERSCHAFT | DER BEGINN DER SCHWANGERSCHAFT

tragen und sich nicht mehr ähneln als »Einlings-Geschwister« (siehe Seite 144).

## Das Spermium

Im Gegensatz zur weiblichen Eizelle können sich die Spermien von alleine bewegen. Diese geschwänzten Zellen, die übrigens zehnmal kleiner sind als eine Eizelle, setzen sich aus vier Teilen zusammen: Kopf, Hals, Mittel- und Schwanzstück. Der ovale Kopf trägt den Kern mit den Erbinformationen in sich, der Hals ist das Verbindungsstück zwischen Kopf- und Mittelstück und das Mittelstück beherbergt Zellstrukturen (Mitochondrien), die die Energie zur Fortbewegung der Spermien liefern. Den längsten Teil des Spermiums bildet der Schwanz. Mit peitschenartigen Bewegungen treibt er das Spermium in Richtung Eizelle.

Um so weit zu kommen, muss das Spermium ähnlich der weiblichen Eizelle erst einmal eine durch körperliche Hormone gesteuerte Entwicklung vollziehen: Nach der Reifung in den männlichen Hodenkanälchen wandern die funktionsfähigen Spermien in den Nebenhoden – ein Entwicklungsprozess, der rund drei Monate dauert. Beim nächsten Samenerguss machen sich die reifen Spermien dann auf den Weg zur Befruchtung. Die erste Etappe geht bis vor den Gebärmutterhals der Frau, wo sich das Ejakulat sammelt. Nun steigen die Spermien auf, wandern durch Gebärmutterhals und -höhle und gelangen schließlich in die Eileiter, um eine Eizelle zu befruchten.

Nicht immer gelangen die Samenzellen bis hierhin. Oftmals ist ihr Weg durch einen Schleimpfropf versperrt, der den Muttermund und da-

## STADIEN DER FRÜHENTWICKLUNG

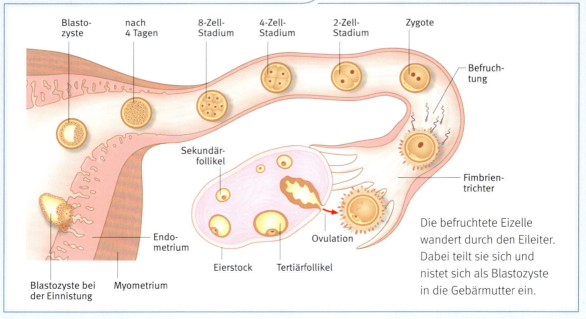

# Die Empfängnis

mit den Eingang zum Gebärmutterhals der Frau verschließt. Abgesondert wird der zähe Schleim von Drüsen, die sich im Gebärmutterhals befinden. Damit wird verhindert, dass Bakterien (siehe Seite 193) in die Gebärmutter aufsteigen und dort Krankheiten auslösen können. Doch während der fruchtbaren Tage der Frau – also rund um den Termin des Eisprungs – wird der Pfropf durch die Wirkung des angestiegenen Östrogenspiegels dünnflüssig. Samenzellen können so ungehindert passieren. Wenn eine Schwangerschaft eingetreten ist, schützt der feste Schleimpfropf das Kind vor krankheitserregenden Keimen.

## Von der dritten bis zur vierten Woche

Die gesprungene Eizelle wird vom Fimbrientrichter des Eileiters mit seinen kleinen Fangarmen aufgenommen und in den Eileiter hineintransportiert. Zwölf bis 24 Stunden lang ist die Eizelle dort bereit, von einer männlichen Samenzelle befruchtet zu werden. Da Samenzellen fünf bis sechs Tage im Körper der Mutter überleben können, ist es möglich, dass sie zum Zeitpunkt des Eisprungs bereits im Eileiter auf die Eizelle »warten«. Die Befruchtung kann beginnen.

Während mit dem Samenerguss des Mannes etwa 40 bis 300 Millionen Samenzellen freigesetzt werden und in die Scheide der Frau gelangen, schafft es nur eine von ihnen, in die Eizelle einzudringen. Doch nur ein Spermium wird – mit Kopf und Hals, aber ohne Schwanz – eingelassen. Sobald der Kopf des Spermiums die äußere Eihülle durchdrungen und die innere berührt hat, wird die äußere Wand der Eizelle so fest, dass keine weitere Samenzelle eindringen und die Verschmelzung der beiden Zellkerne zu einem neuen Zellkern ungestört ablaufen kann. Die Befruchtung hat stattgefunden.

Bei der Verschmelzung von Samen- und Eizelle finden unterschiedliche Chromosomensätze von Vater und Mutter zusammen. Die 23 Chromosomen der Samenzelle und die 23 Chromosomen der Eizelle bilden einen Gesamtsatz von 46 Chromosomen (= 23 Chromosomenpaare), auf denen etwa 40 000 Gene angeordnet sind. Genetisch gesehen sind Kinder eine Mischung ihrer Eltern. Da es also von jedem Gen ein väterliches und ein mütterliches gibt, wird in der Embryonalphase die Entscheidung getroffen, wessen Merkmale das Kind übernehmen wird. Dabei spielen sogenannte dominante und rezessive Gene eine Rolle, wobei sich dominante Genvarianten ihrem Gegenstück gegenüber

> **INFO**
>
> **Junge oder Mädchen?**
>
> Betrachtet man einen Chromosomensatz aus 23 Chromosomenpaaren, zeigen sich 46 einzelne Chromosomen. Sie werden zur Bestimmung ganz einfach durchnummeriert. Und so wird mit den Chromosomen 45 und 46 das Geschlecht des Kindes festgelegt. Weibliche Geschlechtschromosomen werden mit einem X benannt und männliche mit einem Y. Da jede Eizelle der Frau ein X-Chromosom enthält, die männliche Samenzelle aber ein X- oder Y-Chromosom, ist sie maßgeblich dafür verantwortlich, ob Sie einen Jungen oder ein Mädchen erwarten. Trifft also ein X-Chromosom der Eizelle auf ein Y-Chromosom der Samenzelle, entsteht das Chromosomenpaar XY, und es entwickelt sich ein männlicher Embryo. Befruchtet eine Samenzelle mit einem X-Chromosom die Eizelle, resultiert daraus das Chromosomenpaar XX und das Kind wird ein Mädchen.

durchsetzen. Das Gen, das nicht zum Zuge kommt, nennt man rezessiv. Ein Beispiel für den Einfluss eines dominanten Gens ist die Vererbung der Haarfarbe Braun. Bekommt das Kind vom Vater das Merkmal Blond (= rezessiv) und von der Mutter das Merkmal Braun (= dominant), wird es braune Haare tragen. Nur wenn das Kind von beiden das Merkmal Blond erhält, wird seine Haarfarbe Blond sein. Doch auch wenn das Genmaterial mittlerweile weitgehend entschlüsselt ist, bleibt es doch weiterhin ein Geheimnis, welches Kind aus der Begegnung zweier Menschen entsteht.

### DIE REISE IN DIE GEBÄRMUTTER

Rund vier Tage lang reist die befruchtete Eizelle (Zygote) mit einer anfänglichen Größe von 0,1 bis 0,15 Millimetern durch den Eileiter, wo sie am Tag nach der Befruchtung damit beginnt, sich erstmals zu teilen. Von da an folgen im Abstand von mehreren Stunden weitere Teilungen, während die so entstandene Zellkugel (Morula) mithilfe sanfter Schübe der Eileiter-Flimmerhärchen ihre Reise in die Gebärmutter fortsetzt. Dort angekommen, schwebt die kleine Kugel rund drei Tage wie ein Ballon frei herum. Dann ist es so weit und sie nistet sich mit ihren mittlerweile über 100 Zellen an einem beliebigen Ort in der schützenden Schleimhaut ein. Diesen Moment der Einnistung, der bei manchen Frauen mit einer leichten Schmierblutung einhergehen kann, nennt man Nidation.

Die Zellkugel wird nun Blastozyste (Keimbläschen) genannt und bildet während der Einnistung ein zartes, fingerartiges Geflecht. Damit dringt sie in die Gebärmutterschleimhaut ein und stellt so die Verbindung zum Blutkreislauf der Mutter her. Um keine Abstoßung der Gebärmutterschleimhaut und damit eine Periode auszulösen, wird die Blastozyste aktiv und produziert das Hormon HCG (humanes Choriongonadotropin). Dieses wiederum sendet ein Zeichen an den Gelbkörper im Eierstock, das Hormon Progesteron zur Aufrechterhaltung der Schwangerschaft weiterhin herzustellen. Daher nennt man die zwei Wochen nach dem Eisprung beziehungsweise der Befruchtung auch Luteal- oder Gelbkörperphase.

### DIE BLASTOZYSTE ENTWICKELT SICH

Die Entwicklung der Blastozyste, die aus einem abgrenzbaren inneren und äußeren Zellhaufen besteht, geht rasch voran. Schon bald entwickelt sich aus dem inneren Teil (Embryoblast) der Embryo und aus den äußeren Zellen (Trophoblast) Plazenta und Fruchtblase.

Sobald die Einnistung vollständig abgeschlossen ist, das heißt die »verletzte« Stelle der Gebärmutterschleimhaut durch einen Fibrinpfropfen verschlossen und normale Schleimhaut von den Rändern her nachgewachsen ist, entwickelt sich zwischen Embryoblast und Trophoblast die Fruchtwasserhöhle (Amnionhöhle). Die mit Gebärmutterschleimhaut komplett bedeckte Stelle bildet nun eine kleine Vorwölbung aus – häufig im oberen Bereich der Hinterwand der Gebärmutter, dort wo sich die meisten Embryos einnisten.

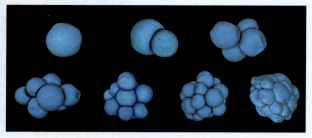

*Die Zygote wird zur Morula und dann zur Blastozyste, die aus mehr als hundert Zellen besteht.*

Die Empfängnis

## EMBRYONALE ENTWICKLUNG

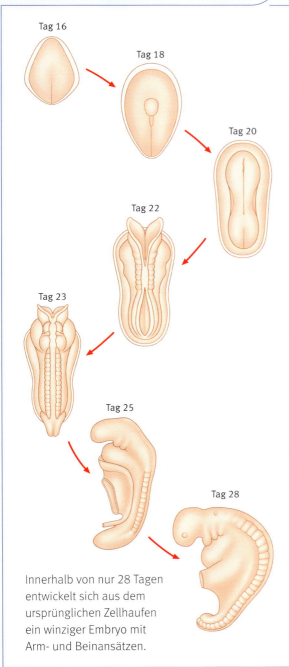

Tag 16
Tag 18
Tag 20
Tag 22
Tag 23
Tag 25
Tag 28

Innerhalb von nur 28 Tagen entwickelt sich aus dem ursprünglichen Zellhaufen ein winziger Embryo mit Arm- und Beinansätzen.

**DIE KEIMSCHEIBE**

Bevor der Embryo seine typische kleine Gestalt annimmt, entwickelt sich aus dem Embryoblasten eine rundliche Keimscheibe, die erst aus zwei und dann aus drei Zellschichten, den sogenannten Keimblättern, besteht. Unter der kegelförmigen Vorwölbung innerhalb der Gebärmutter geht die Entwicklung also rasant weiter. So entstehen auch Chorionhöhle und Dottersack, die aus Zellen gebildet werden, die aus einer der beiden ersten Keimscheiben auswandern. Ab der fünften Schwangerschaftswoche schließlich finden sich drei Keimscheiben:

⊙ Das Ektoderm: Aus diesem äußeren Keimblatt entwickeln sich später unter anderem Nervensystem, Gehirn, Haut und Haare.
⊙ Das Entoderm: Aus dem inneren Keimblatt entstehen die meisten inneren Organe, Verdauungstrakt und Schleimhäute.
⊙ Das Mesoderm: Aus dem mittleren Keimblatt bilden sich Skelett, Gelenke, Muskeln, Binde- und Stützgewebe, Fortpflanzungsorgane und das gesamte Herz-Kreislauf-System.

Am äußeren Keimblatt lässt sich schon früh die sogenannte Neuralrinne als Furche in der Längsachse erkennen. Daraus bildet sich erst das Neuralrohr und später das Rückenmark. Organe wie Herz, Lunge oder Darm werden anfänglich in der Form von kleinen Schläuchen angelegt. Sie entwickeln sich dann in den nächsten Wochen nach und nach weiter.
Die sich ausweitende Amnionhöhle umgibt den Embryo in der achten Schwangerschaftswoche vollständig. Der Dottersack, der den Embryo anfänglich mit Blutzellen versorgte, bildet sich allmählich zurück. Aus seinen Resten und dem Haftstiel, mit dem der Embryo bis dahin an der sich entwickelnden Plazenta verbunden war, bildet sich die Nabelschnur.

DIE SCHWANGERSCHAFT | DER BEGINN DER SCHWANGERSCHAFT

## Ihre Schwangerschaft im Überblick

Herzlichen Glückwunsch! In wenigen Monaten halten Sie ein Neugeborenes in Ihrem Arm. Aus der winzig kleinen Eizelle, die vier Tage nach der Befruchtung den Weg in die Gebärmutter geschafft hat, wächst in nur 40 Wochen ein kleiner Mensch heran, der von nun an zu Ihrer Familie gehören wird. Bis Sie Ihr Kind begrüßen dürfen, werden Sie eine aufregende Reise durch die Schwangerschaft erleben.

### Von der Eizelle zum Baby

In den nächsten Monaten können Sie Woche für Woche beobachten, wie sich das neue Leben in Ihnen entwickelt. Auch wenn Sie anfangs äußerlich noch nichts wahrnehmen, vollziehen sich in Ihrem Inneren gewaltige Entwicklungsprozesse. Der erste Ultraschall, bei dem Ihr Arzt etwa um die siebte Woche die Schwangerschaft bestätigt, ermöglicht Ihnen einen ersten »Blickkontakt« mit Ihrem Baby. Für viele Frauen ist der Anblick des kleinen, hüpfenden Herzens auf dem Monitor des Ultraschallgerätes ein sehr intensiver Augenblick. Jetzt haben Sie den schlagenden Beweis, dass ein Kind in Ihnen wächst! Weitere Glücksmomente folgen, wenn Sie die Gebärmutter etwa um die 14. Woche selbst knapp über dem Schambein ertasten können.

Für viele Frauen ist mit Beendigung der zwölften Woche ein großes Aufatmen verbunden: Ab jetzt sinkt das Risiko für eine Früh- oder Fehlgeburt auf unter ein Prozent. Freunde und Bekannte können nun in Ihr freudiges Geheimnis eingeweiht werden.

### Die ersten Bewegungen

Wenn Sie tief in sich hineinhorchen, können Sie etwa ab der 18. Woche kleine, federleichte Bewegungen in Ihrem Inneren spüren. Die Turnübungen Ihres Kindes erinnern Sie jeden Tag viele Male daran, dass Sie bald Ihr Baby im Arm halten dürfen. Wenn Ihr Kind ab der 22. Woche kräftig mit den Beinchen gegen die Bauchdecke boxt, wird auch Ihr Partner die Bewegung wahrnehmen können und erste Kontakte zu Ihrem gemeinsamen Kind knüpfen.

Ab jetzt muss Ihr Baby eigentlich nur noch eines tun: kräftig wachsen, damit Sie es nach der Ge-

*Im Verlauf der nächsten Monate werden Sie auch an Ihrem wachsenden Bauch erkennen, …*

2. Monat
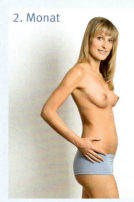

3. Monat
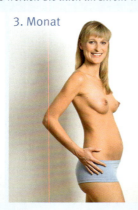

4. Monat
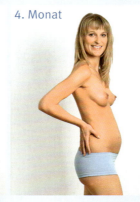

5. Monat
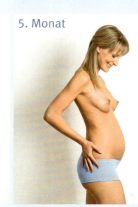

Ihre Schwangerschaft im Überblick

> **INFO**
>
> **Ihre Top-Begleiter für zehn Monate**
>
> ⊙ **Der Mutterpass:** Er gehört von nun an zu Ihnen wie der Personalausweis und sollte niemals in der Handtasche fehlen. Alle Untersuchungen, die während der Schwangerschaft gemacht werden, sind hier dokumentiert. Das soll für Sie aber kein Buch mit sieben Siegeln sein: Eindeutige Übersetzungshilfen bringen unsere großen Extraseiten in punkto Mutterpass (siehe ab Seite 121).
>
> ⊙ **Der Arzt:** Für eine gesicherte Vorsorge ist die ärztliche Betreuung äußerst wichtig. Denn bestimmte Untersuchungen wie Ultraschall oder andere Maßnahmen der Pränataldiagnostik kann nur ein Arzt durchführen. Auf alle Fälle sollte der Frauenarzt Ihr vollstes Vertrauen genießen. Scheuen Sie sich nicht, den Arzt zu wechseln, wenn Sie Grund dazu haben – auch noch kurz vor der Geburt. Welche Aufgaben der Frauenarzt im Einzelnen übernimmt, können Sie im Kapitel »Medizinische Betreuung« (siehe ab Seite 66) nachlesen.
>
> ⊙ **Die Hebamme:** Eine Hebamme bringt nicht nur die Babys zur Welt – sie betreut Sie auch während der ganzen Schwangerschaft, einschließlich der Zeit im Wochenbett. Sie übernimmt Vorsorgeuntersuchungen, unterrichtet in Babypflege, gibt Geburtsvorbereitungskurse, führt Hausgeburten durch, kommt nach Hause, wenn es Ihnen nicht gut geht, und betreut als Nachsorgehebamme Ihre ersten Tage und Wochen mit Baby (siehe Seite 67).

burt gesund und munter in die Arme nehmen dürfen. Für Sie selbst wird die Zeit bis dahin nicht immer nur angenehm sein: Kurzatmigkeit und Sodbrennen sind häufige Begleiter im letzten Schwangerschaftsdrittel.

Wenn das Köpfchen des Babys etwa ab der 36. Woche kräftig nach unten drückt, können Sie sicher sein, dass es eine gute Geburtsstellung gefunden hat. Nutzen Sie diese letzte Zeit, um sich ausgiebig auszuruhen.

*… dass Ihre Schwangerschaft sich gesund entwickelt.*

6. Monat
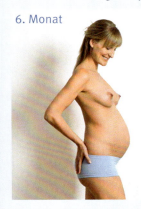

7. Monat
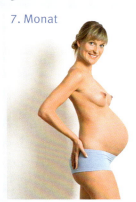

8. Monat
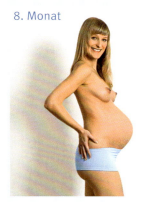

9. Monat
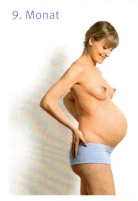

# Der errechnete Termin

Der große Termin, das ist der Tag der Geburt, auf den viele werdende Mütter voll Neugier und Vorfreude warten. Die Frage besteht allerdings darin, wann es tatsächlich soweit sein wird. Unabhängig von der Ultraschalldiagnostik wird zur Bestimmung des Geburtstermins noch immer gerechnet – und das geht nach der sogenannten Naegele-Regel so:

Geburtstermin = Datum des ersten Tages der letzten Periode – 3 Monate + 7 Tage + 1 Jahr

Für Frauen, deren Zyklus kürzer oder länger als 28 Tage dauert, eignet sich folgende Rechnung, bei der die Anzahl der zusätzlichen Tage addiert wird oder aber die Tage, um die sich der Zyklus verkürzt, abgezogen werden:

Geburtstermin = Datum des ersten Tages der letzten Periode – 3 Monate + 7 Tage + 1 Jahr (+ oder – x Tage)

Am genauesten lässt sich der Entbindungstermin errechnen, wenn sich die Frau an das Datum der Befruchtung erinnern kann. Für diesen Fall ergibt sich die Formel:

Geburtstermin = Datum der Befruchtung – 3 Monate – 7 Tage + 1 Jahr.

Wie schwer eine eindeutige Festlegung auf einen bestimmten Termin ist, lassen allein schon die drei verschiedenen Rechenwege erahnen. Und dann tut ja auch noch die Natur ihr Eigenes dazu, kann es doch an einem mehr oder weniger beliebigen Zyklustag zu einer Befruchtung kommen. Es gibt Frauen, die sogar während der Periode empfangen haben. Der Moment der

> ## INFO
>
> **Der Geburtstermin**
>
> Statistiken zeigen: Nur vier Prozent der Kinder kommen am errechneten Datum zur Welt und rund zwei Drittel in einem Zeitraum von zehn Tagen davor und danach.

Empfängnis ist genauso individuell wie der Verlauf der Schwangerschaft und die Entwicklung des Babys, was nicht mit einer genauen Berechnung des Geburtstermins einhergehen kann. Stimmt der errechnete Termin nicht mit den Ergebnissen der Ultraschalluntersuchung überein, wird der Entbindungstermin entsprechend den Ultraschalldaten festgelegt.

Der errechnete Termin ist daher mit Vorsicht zu handhaben. Nehmen Sie ihn eher als ungefähres Datum, um das herum Sie die Geburt erwarten können. Vielleicht braucht Ihr Baby ja noch zwei Wochen, in denen Sie sich noch immer »im grünen Bereich« befinden: Arzt oder Hebamme kontrollieren Ihre Gesundheit und die des Kindes engmaschig, sodass Sie auch jenseits des errechneten Termins mit Gelassenheit der Geburt entgegensehen können.

## Die Tragzeit

Den Berechnungen zum Geburtstermin oder auch zur Feststellung des kindlichen Alters liegt eine angenommene Tragzeit von 280 Tagen zugrunde. Wenn das Kind am errechneten Geburtstermin geboren wird, ist es 266 Tage (38 Wochen) alt. Da die Schwangerschaftsdauer aber beginnend von der letzten Regelblutung berechnet wird und nicht ab der Empfängnis, die meist nicht genau bestimmt werden kann, kommen 14 Tage hinzu. Das ergibt 280 Tage.

## Der errechnete Termin

| Der Geburtstermin: Wann kommt mein Baby zur Welt? | | | | | | | | | | | | | | | | | | | | | | | | | | | | | | |
|---|---|---|---|---|---|---|---|---|---|---|---|---|---|---|---|---|---|---|---|---|---|---|---|---|---|---|---|---|---|---|
| ➤ **Januar** | 1 | 2 | 3 | 4 | 5 | 6 | 7 | 8 | 9 | 10 | 11 | 12 | 13 | 14 | 15 | 16 | 17 | 18 | 19 | 20 | 21 | 22 | 23 | 24 | 25 | 26 | 27 | 28 | 29 | 30 | 31 |
| Okt./Nov. | 8 | 9 | 10 | 11 | 12 | 13 | 14 | 15 | 16 | 17 | 18 | 19 | 20 | 21 | 22 | 23 | 24 | 25 | 26 | 27 | 28 | 29 | 30 | 31 | 1 | 2 | 3 | 4 | 5 | 6 | 7 |
| ➤ **Februar** | 1 | 2 | 3 | 4 | 5 | 6 | 7 | 8 | 9 | 10 | 11 | 12 | 13 | 14 | 15 | 16 | 17 | 18 | 19 | 20 | 21 | 22 | 23 | 24 | 25 | 26 | 27 | 28 | 29 | | |
| Nov./Dez. | 8 | 9 | 10 | 11 | 12 | 13 | 14 | 15 | 16 | 17 | 18 | 19 | 20 | 21 | 22 | 23 | 24 | 25 | 26 | 27 | 28 | 29 | 30 | 31 | 1 | 2 | 3 | 4 | 5 | | |
| ➤ **März** | 1 | 2 | 3 | 4 | 5 | 6 | 7 | 8 | 9 | 10 | 11 | 12 | 13 | 14 | 15 | 16 | 17 | 18 | 19 | 20 | 21 | 22 | 23 | 24 | 25 | 26 | 27 | 28 | 29 | 30 | 31 |
| Dez./Jan. | 6 | 7 | 8 | 9 | 10 | 11 | 12 | 13 | 14 | 15 | 16 | 17 | 18 | 19 | 20 | 21 | 22 | 23 | 24 | 25 | 26 | 27 | 28 | 29 | 30 | 31 | 1 | 2 | 3 | 4 | 5 |
| ➤ **April** | 1 | 2 | 3 | 4 | 5 | 6 | 7 | 8 | 9 | 10 | 11 | 12 | 13 | 14 | 15 | 16 | 17 | 18 | 19 | 20 | 21 | 22 | 23 | 24 | 25 | 26 | 27 | 28 | 29 | 30 | |
| Jan./Febr. | 6 | 7 | 8 | 9 | 10 | 11 | 12 | 13 | 14 | 15 | 16 | 17 | 18 | 19 | 20 | 21 | 22 | 23 | 24 | 25 | 26 | 27 | 28 | 29 | 30 | 31 | 1 | 2 | 3 | 4 | |
| ➤ **Mai** | 1 | 2 | 3 | 4 | 5 | 6 | 7 | 8 | 9 | 10 | 11 | 12 | 13 | 14 | 15 | 16 | 17 | 18 | 19 | 20 | 21 | 22 | 23 | 24 | 25 | 26 | 27 | 28 | 29 | 30 | 31 |
| Febr./März | 5 | 6 | 7 | 8 | 9 | 10 | 11 | 12 | 13 | 14 | 15 | 16 | 17 | 18 | 19 | 20 | 21 | 22 | 23 | 24 | 25 | 26 | 27 | 28 | 1 | 2 | 3 | 4 | 5 | 6 | 7 |
| ➤ **Juni** | 1 | 2 | 3 | 4 | 5 | 6 | 7 | 8 | 9 | 10 | 11 | 12 | 13 | 14 | 15 | 16 | 17 | 18 | 19 | 20 | 21 | 22 | 23 | 24 | 25 | 26 | 27 | 28 | 29 | 30 | |
| März/April | 8 | 9 | 10 | 11 | 12 | 13 | 14 | 15 | 16 | 17 | 18 | 19 | 20 | 21 | 22 | 23 | 24 | 25 | 26 | 27 | 28 | 29 | 30 | 31 | 1 | 2 | 3 | 4 | 5 | 6 | |
| ➤ **Juli** | 1 | 2 | 3 | 4 | 5 | 6 | 7 | 8 | 9 | 10 | 11 | 12 | 13 | 14 | 15 | 16 | 17 | 18 | 19 | 20 | 21 | 22 | 23 | 24 | 25 | 26 | 27 | 28 | 29 | 30 | 31 |
| April/Mai | 7 | 8 | 9 | 10 | 11 | 12 | 13 | 14 | 15 | 16 | 17 | 18 | 19 | 20 | 21 | 22 | 23 | 24 | 25 | 26 | 27 | 28 | 29 | 30 | 1 | 2 | 3 | 4 | 5 | 6 | 7 |
| ➤ **August** | 1 | 2 | 3 | 4 | 5 | 6 | 7 | 8 | 9 | 10 | 11 | 12 | 13 | 14 | 15 | 16 | 17 | 18 | 19 | 20 | 21 | 22 | 23 | 24 | 25 | 26 | 27 | 28 | 29 | 30 | 31 |
| Mai/Juni | 8 | 9 | 10 | 11 | 12 | 13 | 14 | 15 | 16 | 17 | 18 | 19 | 20 | 21 | 22 | 23 | 24 | 25 | 26 | 27 | 28 | 29 | 30 | 31 | 1 | 2 | 3 | 4 | 5 | 6 | 7 |
| ➤ **September** | 1 | 2 | 3 | 4 | 5 | 6 | 7 | 8 | 9 | 10 | 11 | 12 | 13 | 14 | 15 | 16 | 17 | 18 | 19 | 20 | 21 | 22 | 23 | 24 | 25 | 26 | 27 | 28 | 29 | 30 | |
| Juni/Juli | 8 | 9 | 10 | 11 | 12 | 13 | 14 | 15 | 16 | 17 | 18 | 19 | 20 | 21 | 22 | 23 | 24 | 25 | 26 | 27 | 28 | 29 | 30 | 31 | 1 | 2 | 4 | 5 | 6 | 7 | |
| ➤ **Oktober** | 1 | 2 | 3 | 4 | 5 | 6 | 7 | 8 | 9 | 10 | 11 | 12 | 13 | 14 | 15 | 16 | 17 | 18 | 19 | 20 | 21 | 22 | 23 | 24 | 25 | 26 | 27 | 28 | 29 | 30 | 31 |
| Juli/Aug. | 8 | 9 | 10 | 11 | 12 | 13 | 14 | 15 | 16 | 17 | 18 | 19 | 20 | 21 | 22 | 23 | 24 | 25 | 26 | 27 | 28 | 29 | 30 | 31 | 1 | 2 | 3 | 4 | 5 | 6 | 7 |
| ➤ **November** | 1 | 2 | 3 | 4 | 5 | 6 | 7 | 8 | 9 | 10 | 11 | 12 | 13 | 14 | 15 | 16 | 17 | 18 | 19 | 20 | 21 | 22 | 23 | 24 | 25 | 26 | 27 | 28 | 29 | 30 | |
| Aug./Sept. | 8 | 9 | 10 | 11 | 12 | 13 | 14 | 15 | 16 | 17 | 18 | 19 | 20 | 21 | 22 | 23 | 24 | 25 | 26 | 27 | 28 | 29 | 30 | 31 | 1 | 2 | 3 | 4 | 5 | 6 | |
| ➤ **Dezember** | 1 | 2 | 3 | 4 | 5 | 6 | 7 | 8 | 9 | 10 | 11 | 12 | 13 | 14 | 15 | 16 | 17 | 18 | 19 | 20 | 21 | 22 | 23 | 24 | 25 | 26 | 27 | 28 | 29 | 30 | 31 |
| Sept./Okt. | 7 | 8 | 9 | 10 | 11 | 12 | 13 | 14 | 15 | 16 | 17 | 18 | 19 | 20 | 21 | 22 | 23 | 24 | 25 | 26 | 27 | 28 | 29 | 30 | 1 | 2 | 3 | 4 | 5 | 6 | 7 |

*Zeile oben: erster Tag der letzten Regel, Zeile unten: errechneter Termin.*

## Übertragung des Babys

Die wenigsten Babys kommen pünktlich zur Welt. So gilt eine Verspätung von bis zu zwei Wochen im weitesten Sinne als termingerecht – im Fachjargon ist die Rede von einer verlängerten Tragzeit. Dennoch werden Frauen ab dem 280. Tag ihrer Schwangerschaft in kurzen Abständen vom Frauenarzt, der Hebamme oder in der Geburtsklinik untersucht: Per CTG und Ultraschall kann festgestellt werden, ob es dem Kind gut geht. Das Problem bei der Übertragung ab dem 294. Tag der Schwangerschaft ist in der alternden Plazenta zu sehen, die eventuell nicht mehr genug Sauerstoff und Nährstoffe zum Kind transportiert. In diesem Fall wird die Geburt mithilfe von Medikamenten künstlich eingeleitet (siehe Seite 305).

## Das Baby kommt vor dem Termin

Kommt Ihr Baby ein, zwei oder drei Wochen vor dem voraussichtlichen Entbindungstermin zur Welt, ist das in der Regel gar kein Problem. Rein medizinisch betrachtet, ist das Kind für ein Leben außerhalb des mütterlichen Bauches bereits gut entwickelt und gesundheitlich stabil. So gelten Abweichungen von bis zu drei Wochen als normal. Von einer Frühgeburt spricht man bei einer vorzeitigen Entbindung bis zur 36. Schwangerschaftswoche. Das Geburtsgewicht des Frühchens kann dann unter 2500 Gramm liegen. In diesem Fall ist besondere Pflege erforderlich. Nach der 37. Schwangerschaftswoche sind auch die Lungen des Babys ausgereift, was bei Kindern, die davor geboren werden, nicht immer der Fall ist (siehe Seite 222).

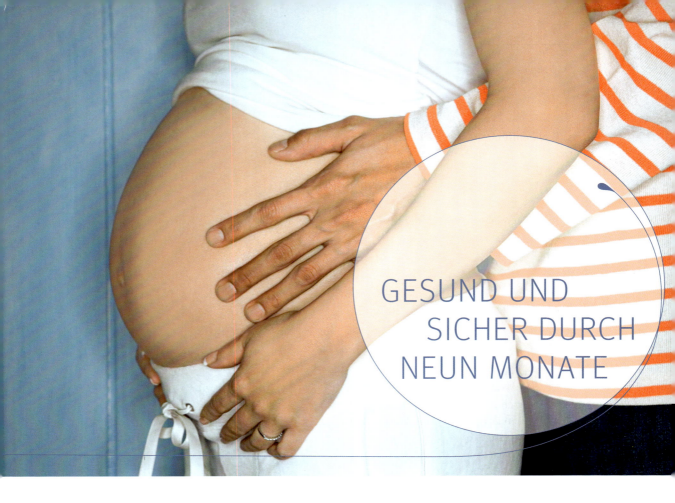

GESUND UND SICHER DURCH NEUN MONATE

## 40 Wochen voller Gefühl

Mit der Schwangerschaft beginnt auch ein neuer Lebensabschnitt – für Sie genauso wie für Ihren Partner. Besonders, wenn Sie Ihr erstes Kind erwarten. Doch zum Glück haben Sie neun Monate Zeit, sich auf Ihr Baby zu freuen und in die neue Aufgabe hineinzuwachsen.

Bei diesem gewaltigen Anpassungsprozess kann nicht immer nur Glück und Freude herrschen. So werden Sie im Verlauf Ihrer Schwangerschaft immer wieder Phasen der Unsicherheit erleben, die Sie aber nicht ignorieren sollten. Nutzen Sie diese Zeit, um sich selbst und Ihren Partner besser kennenzulernen, aufmerksamer für sich und Ihre Bedürfnisse zu werden und neugierig auf den neuen Lebensabschnitt zuzugehen.

### Erstes Schwangerschaftsdrittel

Trotz der Freude, endlich schwanger zu sein, ist die morgendliche Übelkeit (siehe Seite 115) meist ein erster Faktor, der Ihr Glück etwas trüben kann. Erfreulicherweise währt diese Beschwerde nicht ewig: Bei den meisten Frauen verschwindet die Übelkeit nach den ersten drei Monaten wieder.

Möglicherweise fallen auch die Reaktionen Ihres Partners nicht ganz so aus, wie Sie es sich gewünscht hatten. Denken Sie dann daran, dass auch er sich erst auf die neue Situation einstellen muss, die auch von ihm große Anpassungen verlangt. Auch die berufliche Situation (nicht jeder Chef ist begeistert, wenn seine Mitarbeiterin schwanger wird) kann sich verändern. Selbst wenn die äußeren Bedingungen ideal sind, der

Partner sich als einfühlsamer werdender Vater entpuppt und Ihr Chef sich mit Ihnen freut, bleiben noch die Fragen, wie alles zu schaffen sein wird und ob das Kind gesund ist.

Folgende Dinge können Sie beachten, um mit der neuen Situation besser zurechtzukommen:
⊙ Denken Sie immer daran, dass es völlig normal ist, wenn Sie neben den positiven Gefühlen auch Zweifel hegen. Versuchen Sie herauszufinden, was Sie am meisten ängstigt. Je konkreter Sie Ihre Gefühle benennen können, desto leichter lassen sich Lösungen für Ihre Ängste finden.
⊙ Sorgen vor Fehlbildungen des Kindes sind normal. Die Chance, ein gesundes Kind zu bekommen, ist jedoch extrem groß. 97 Prozent aller Kinder kommen gesund zur Welt. Daran hat sich trotz Umweltbelastungen nichts geändert. Seien Sie daher zuversichtlich und vertrauen Sie sich und Ihrem Körper.
⊙ Schwangerschaft und Geburt sind ein gut aufeinander abgestimmter Regelkreislauf, der theoretisch sogar ohne Einfluss von Hebamme und Arzt problemlos abläuft. Stärken Sie Ihr Selbstvertrauen, Sie selbst sind es, die Schwangerschaft und Geburt positiv gestalten können.
⊙ Wenn Sie von anhaltenden Ängsten und Zweifeln geplagt werden, sprechen Sie am besten mit Ihrem Arzt oder Ihrer Hebamme darüber. Sie werden Ihnen bei Bedarf eine geeignete Adresse für eine kompetente psychotherapeutische Hilfe geben können.

## Zweites Schwangerschaftsdrittel

Im zweiten Schwangerschaftsdrittel kommt es meist zu einer Stabilisierung der emotionalen Lage. Ihre Schwangerschaft ist nun auch von außen zu sehen und jede neue Rundung bestätigt Ihnen, dass Ihr Baby wächst und gedeiht. In

dieser Phase werden Sie zum ersten Mal die Bewegungen Ihres Kindes wahrnehmen und eine tiefe Verbundenheit spüren.

Viele Frauen finden in dieser Phase zu einem völlig neuen Verständnis von Weiblichkeit. Die körperliche Fülle und die verstärkte Durchblutung vor allem der Geschlechtsorgane können dazu führen, dass Sie vermehrt Lust auf Sex verspüren. Genießen Sie diese Zeit! Sie stärkt Ihre Partnerschaft und wappnet Sie für Zeiten, in denen Sie Ihre Beziehung vielleicht weniger intensiv pflegen können.

Ebenso kann es sein, dass Sie immer weniger Lust verspüren. Setzen Sie sich nicht unter Druck. Vielleicht brauchen Sie einfach etwas Zeit, um sich an Ihre neue Rolle als Mutter zu gewöhnen, bevor Ihre weibliche Seite wieder zum Vorschein kommt. Denken Sie daran, dass körperliche Nähe Ihre Partnerschaft stabilisieren kann. Tauschen Sie daher auch jetzt zärtliche Gesten aus, die Ihrem Partner Verbundenheit signalisieren.

Um diese Wochen bewusst zu erleben, können Sie folgende Dinge berücksichtigen:
⊙ Gönnen Sie sich jeden Tag einige Minuten, die Sie nur für sich und Ihr Baby reservieren. Spüren Sie die Bewegungen in Ihrem Bauch, sprechen oder singen Sie für Ihr Kind. Das stärkt das Bewusstsein dafür, dass Ihr Baby Sie auch jetzt schon hören und wahrnehmen kann.
⊙ Akzeptieren Sie Ihre Sexualität so, wie sie ist. Verleben Sie glückliche Momente mit Ihrem Partner, wenn Ihnen danach ist – und haben Sie keine Schuldgefühle, wenn Ihnen nicht danach ist.

## Drittes Schwangerschaftsdrittel

In den letzten Wochen vor der Geburt kämpfen viele Frauen mit kleineren Beschwerden. Rückenschmerzen, Sodbrennen und Kurzatmigkeit sind typische Begleiter. Kein Wunder, dass die Laune allmählich zu sinken beginnt. Dazu kommt die Sorge, ob bei der Geburt alles gut laufen wird. Drastische Schilderungen von Freundinnen und Informationen aus Internetforen sind da nicht immer hilfreich. Zum Glück können Sie selbst viel für Ihr Wohlbefinden tun:

## WICHTIG

**Dauerstress vermeiden!**

Stress ist eine natürliche Reaktion des Körpers auf Belastung, Spannung oder Veränderung. Ein gewisses Maß an Stress kann das Leben interessanter und weniger langweilig machen.

Wenn der Stress Sie nur kurze Zeit überfällt, kommt Ihr Baby damit gut zurecht. Problematischer ist Dauerstress. Dabei können Stresshormone vermehrt zum Kind gelangen und zu einer Beeinflussung des Kreislaufsystems sowie des Gehirns führen. Ebenso werden Frühgeburtlichkeit und vorzeitige Wehen mit anhaltendem Stress in Zusammenhang gebracht.

Entspannungstechniken können Ihnen dabei helfen, Stress in Ihrem Alltag zu reduzieren. Autogenes Training, Yoga oder Meditation bieten wunderbare Möglichkeiten, mit sich selbst besser in Kontakt zu kommen und innere Gelassenheit zu erlangen. Vor allem wenn Sie vermehrt unter Symptomen wie Kopfschmerzen, Angespanntheit, Migräne, Stimmungsschwankungen und Schlafstörungen leiden, ist abends eine tägliche Entspannungsphase von 15 bis 20 Minuten für Sie wichtig.

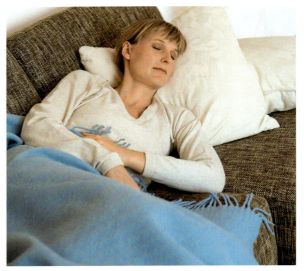

*Gönnen Sie sich viel Ruhe, um Ihren Körper bei allen Umstellungsprozessen zu unterstützen.*

⊙ Lassen Sie Ihre ambivalenten Gefühle zu. Auch sie dienen der Vorbereitung auf die Geburt. Sie machen es Ihnen leichter, diese erste Trennung von Ihrem Kind zu verarbeiten.
⊙ Bereiten Sie sich auf die Geburt so vor, wie es Ihnen am sinnvollsten scheint. Eine problemlose Geburt ist auch ohne regelmäßigen Geburtsvorbereitungskurs möglich. Für viele Frauen sind diese Kurse aber eine große Hilfe. Wenn Sie genauer wissen, wie eine normale Geburt abläuft, welche Möglichkeiten der Schmerzerleichterung es gibt und welche sonstigen Hilfen Ihnen zur Verfügung stehen, fällt es Ihnen leichter, sich ohne Angst in das große Abenteuer Geburt zu begeben.
⊙ Es ist wichtig, dass Sie möglichst alle Fragen vor der Geburt angesprochen und geklärt haben. Dann können Sie sich positiv gestimmt auf die Geburt einlassen und diese als unvergessliches Erlebnis bewahren.

# Gesund essen für Mutter und Kind

Die neun Monate der Schwangerschaft sind für Ihren Körper ein wahrer Marathon: Er muss nun zwei Menschen versorgen. Damit dies gelingt, stellen Kreislauf und Stoffwechsel sich schon mit dem ersten Tag der Schwangerschaft auf die neue Situation ein.

Zunächst einmal nimmt das Blutvolumen zu: Bereits im ersten Schwangerschaftsdrittel erhöht sich die Pumpleistung des Herzens. Je mehr Blut in den Kreislauf gepumpt werden muss, desto höher ist die Frequenz, mit der das Herz schlägt. Achten Sie jetzt ganz besonders darauf, ausreichend zu trinken. Ihr Körper braucht etwa 2,5 Liter am Tag, um seinen Flüssigkeitsbedarf zu decken. Kräutertees, Mineralwasser und verdünnte Fruchtsäfte sind gute Durstlöscher. Meiden Sie aber Limonaden, da sie zu viel Zucker enthalten. Für Ihren Kreislauf ist es außerdem wichtig, dass der Körper ausreichend mit Mineralien versorgt wird. Verzichten Sie daher nicht auf Salz!

## Veraltet: Essen für zwei

Lassen Sie sich von den vielen kursierenden Ernährungstheorien nicht verwirren. Im Grunde müssen Sie nur einige wenige Regeln kennen, um die ganze Schwangerschaft über rundum gut versorgt zu sein. Eine bestimmte Diät ist weder erforderlich noch sinnvoll.

Die wichtigste Maxime lautet: Ernähren Sie sich abwechslungsreich! Sie dürfen wirklich fast alles essen. Es ist auch gar nicht nötig, die Nahrungsmenge groß zu erhöhen. Es kommt nämlich eher darauf an, was Sie essen, nicht wie viel. Vermeiden Sie möglichst rückstands-, schadstoff- oder mit Zusätzen belastete Lebensmittel. Bevorzugen Sie stattdessen regionale Produkte der Saison, wenn möglich aus kontrolliert biologischem Anbau.

> **INFO**
>
> **Niedriger Blutdruck**
>
> In den ersten Wochen Ihrer Schwangerschaft erweitern sich aufgrund des Östrogenanstiegs die Blutgefäße. Deshalb ist es jetzt besonders wichtig, dass Sie ausreichend trinken, um Ihren Kreislauf zu stabilisieren. Besonders wenn Sie wiederholt mit einem niedrigen Blutdruck zu kämpfen haben, sollten Sie Ihren Flüssigkeitshaushalt kontrollieren. 2,5 Liter stilles Wasser, milder Kräutertee oder verdünnte Fruchtsäfte sind meist ausreichend.

- Vermeiden Sie es, über einen längeren Zeitraum zu viel oder zu wenig zu essen.
- Achten Sie auf eine abwechslungsreiche Ernährung. Essen Sie weniger Fett, dafür aber mehr Eiweiß und Kohlenhydrate.
- Eine ausreichende Flüssigkeitszufuhr ist wichtig. Trinken Sie mindestens 2,5 Liter pro Tag. Ideal sind stille Wasser, milde Kräutertees oder verdünnte Fruchtsäfte.
- Achten Sie darauf, dass Ihr Körper ausreichend mit Vitaminen, Mineralien und Spurenelementen versorgt wird.

Wenn Sie sich diese vier Regeln zu Herzen nehmen, müssen Sie sich keine Sorgen machen, dass Ihr Kind oder Sie selbst irgendeinen Mangel leiden – auch wenn Sie phasenweise vom idealen Ernährungsplan abweichen. Ihr Kind wird selbst dann gut versorgt sein, wenn morgendliche Übelkeit oder eine plötzlich auftretende Nahrungsmittelaversion Ihnen einmal den Appetit verderben.

## Der tägliche Speiseplan

Eine ausgewogene Mischung aus Kohlenhydraten, Eiweiß und Fetten hilft, Ihren Körper gut zu versorgen. Die sogenannten Makronährstoffe sind die Energiequellen, die den Kreislauf in Gang halten. Für eine gesunde Ernährung jedoch reichen sie alleine nicht aus. Wichtig ist dazu auch noch eine ausgewogene Versorgung mit Mikronährstoffen: Vitamine, Mineralstoffe, Spurenelemente, sekundäre Pflanzenstoffe (wie Carotinoide und Flavonoide), essenzielle Fettsäuren (vor allem Fischöle) und Aminosäuren spielen für alle Stoffwechselvorgänge im Körper eine entscheidende Rolle.

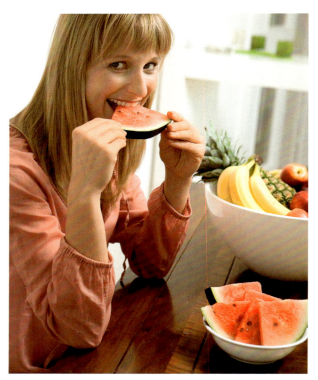

*Ein möglichst abwechslungsreicher Speiseplan schützt vor Vitamin- und Mineralstoffmangel.*

### KOHLENHYDRATE

Kohlenhydrate sind die Hauptenergielieferanten für Gehirn und Muskeln. Obwohl sie aus chemischer Sicht im Grunde nichts anderes als Zuckerverbindungen darstellen, unterscheiden sie sich doch erheblich in ihrer Qualität. Achten Sie daher darauf, dass Sie möglichst hochwertige Kohlenhydrate zu sich nehmen. Sie finden hochwertige Kohlenhydrate vor allem in:
- Kartoffeln
- Vollkornreis
- Vollkornnudeln
- Vollkornbrot

Diese Nahrungsmittel werden gleichmäßiger aus dem Darm aufgenommen und enthalten zusätzlich viele Mikronährstoffe und Ballaststoffe. Dadurch hält auch das Sättigungsgefühl länger an. Minderwertige Kohlenhydrate, zum Beispiel in Haushaltszucker, Süßigkeiten, Fruchtsaftgetränken, Weißmehlprodukten, Schokolade oder Eis, versorgen Ihren Körper zwar kurzfristig schnell mit Energie. Weil sie jedoch keine Ballaststoffe enthalten, gehen sie rasch ins Blut über und lassen dort den Zuckerspiegel schnell ansteigen. Der Blutzuckerspiegel sinkt aber ebenso schnell wieder ab. Und so dauert es nicht lange, bis sich der Hunger erneut meldet. Einfache Kohlenhydrate sind daher weniger zu empfehlen.

Normalerweise sollte der Anteil von Kohlenhydraten 55 bis 60 Prozent des täglichen Nährstoffbedarfs betragen. Das entspricht 1540 bis 1680 Kalorien oder 380 bis 420 Gramm am Tag. In der Schwangerschaft besteht ein Mehrbedarf von etwa 30 bis 60 Gramm pro Tag.

### FETTE

**Fette** gehören zu den wichtigsten Energiespeichern im Körper. Sie sind zusätzlich als »Lösungsmittel« für viele Vitamine (Vitamine

A, D, E, K) lebensnotwendig und dienen als Schutzpolster für die inneren Organe sowie das Nervensystem. Fette sollten 30 Prozent der täglichen Energiemenge ausmachen. Das entspricht 750 bis 800 Kalorien oder 60 bis 90 Gramm pro Tag – auch in der Schwangerschaft.

Wichtig sind dabei vor allem die mehrfach ungesättigten, sogenannten essenziellen Fettsäuren, die der Körper nicht selbst herstellen kann. Sie sind zum Beispiel enthalten in:

⊙ Rapsöl
⊙ Sojaöl
⊙ Olivenöl
⊙ Walnussöl
⊙ Fischöl (vor allem fettem Kaltwasserfisch wie Lachs, Hering und Makrele)

Minderwertiges Fett (hoher Energielieferant ohne essenzielle Fettsäuren) finden Sie vor allem in Wurstwaren, Käse mit hohem Fettgehalt, Butter, Schmalz und Speck.

## BALLASTSTOFFE

Bei Ballaststoffen handelt es sich weitgehend um unverdauliche Nahrungsbestandteile. Sie sorgen dafür, dass der Zucker aus der Nahrung gleichmäßig ins Blut übergeht, reduzieren die Blutfette und unterstützen bei ausreichender Flüssigkeitszufuhr den Stuhlgang. Gerade dies spielt in der Schwangerschaft eine wichtige Rolle, weil der Darm hormonbedingt langsamer arbeitet und es deshalb häufig zu Verdauungsproblemen kommt.

Die Deutsche Gesellschaft für Ernährung empfiehlt, täglich mindestens 30 Gramm Ballaststoffe zu sich zu nehmen, am besten durch

⊙ Getreide und Vollkornprodukte
⊙ Gemüse
⊙ frisches oder getrocknetes Obst und Nüsse

Trinken Sie dazu reichlich, um Blähungen oder einer Verstopfung vorzubeugen.

| Ballaststoffe | |
|---|---|
| Ballaststoffgehalt ausgewählter Lebensmittel pro 100 Gramm | |
| Weizenspeisekleie | 49,3 g |
| Mandeln | 9,8 g |
| Getrocknete Feigen | 9,6 g |
| Roggenmischbrot | 6,0 g |
| Weiße Bohnen (gegart) | 7,5 g |
| Erdnüsse | 7,1 g |
| Müsli | 4,6 g |
| Vollkornreis (gegart) | 3,7 g |
| Weizenbrötchen | 3,4 g |
| Cornflakes | 4,0 g |
| Äpfel | 2,3 g |
| Blattsalat | 1,8 g |

## EIWEISS

Eiweißstoffe (Proteine) gehören zu den Grundbausteinen der menschlichen Zelle. Sie sind aus verschiedenen Aminosäuren aufgebaut. Bestimmte Aminosäuren kann der Körper nicht selbst herstellen, sie müssen daher durch die Nahrung zugeführt werden. Diese kleinen Bausteine sind durch verschiedene Verbindungen in unterschiedlich langen Ketten aneinandergereiht. Sie werden für den Aufbau verschiedener Körperteile (Bindegewebe, Haut, Knochen, Haare) benötigt, als Transportstoffe (Hämoglobin für den Sauerstofftransport) verwendet und regulieren die Funktion von Zellen (Muskel- und Nervenzellen). Auch für die Blutgerinnung, die Bildung von Hormonen sowie für die Infektionsabwehr (Heilung von Wunden und Krankheiten durch Bildung von Antikörpern) sind

Proteine unerlässlich. Etwa 10 bis 15 Prozent der täglichen Nahrung sollte daher aus Proteinen bestehen. Das entspricht 280 bis 420 Kalorien oder etwa 70 bis 100 Gramm pro Tag.

In der Schwangerschaft besteht ein Mehrbedarf von täglich 15 bis 30 Gramm.

50 bis 70 Prozent der Proteinzufuhr sollten Sie aufgrund der besseren biologischen Verfügbarkeit aus tierischen Eiweißquellen decken. Den Rest sollten Proteine aus pflanzlichen Lebensmitteln ausmachen.

Besonders reich an Eiweiß sind:
- Milch und Milchprodukte
- Fleisch
- Fisch
- Eier
- Hülsenfrüchte
- Nüsse
- Getreide
- Kartoffeln

## Mikronährstoffe

Auch wenn Sie sich um eine ausgewogene Ernährung bemühen, kann während der Schwangerschaft eine Unterversorgung mit wichtigen Mikronährstoffen wie Vitaminen, Mineralien und Spurenelementen auftreten. Diese Substanzen kann der Körper nur in geringem Umfang speichern, sodass es rasch zu einem Defizit kommen kann, wenn plötzlich zwei Menschen zu versorgen sind. Bei der Zufuhr von Mikronährstoffen ist der Satz »Essen für zwei« daher ausnahmsweise einmal richtig.

Eigentlich könnte eine ausgewogene Ernährung den Mehrbedarf an Mineralstoffen und Vitaminen während Schwangerschaft und Stillzeit problemlos decken. Wenn Sie unsicher sind, ob Sie ausreichend versorgt sind, lassen Sie sich von Ihrem Arzt, Ihrer Hebamme oder einem Ernährungsberater ausführlich beraten.

In einigen Fällen kann die Verschreibung von Vitaminpräparaten durchaus sinnvoll sein. So empfehlen Ärzte zum Beispiel schon lange die Einnahme von Folsäure. Eine Unterversorgung ist selbst bei abwechslungsreicher Ernährung außerdem bei folgenden Substanzen möglich: Jod, Eisen, Zink und Omega-3-Fettsäuren.

### VITAMIN A

Auch wenn Vitamin A an vielen Prozessen im Körper beteiligt ist, steigt der Bedarf während der Schwangerschaft nur geringfügig an. Auch deshalb, weil Vitamin A zu den wenigen Vitaminen gehört, die der Körper speichert. Trotzdem ist es in fast allen frei verkäuflichen Multivitaminpräparaten enthalten.

Wahrscheinlicher als eine Unterversorgung ist daher eine Überdosierung. Und die hat Folgen: Ist eine gewisse Grenze überschritten, wirkt sich Vitamin A negativ auf das kindliche Wachstum aus, insbesondere auf Leber und Augen. Decken Sie daher den geringen Mehrbedarf in der Schwangerschaft durch Vitamin-A-reiche Kost wie gelbes Gemüse, Leber, Milch und Eigelb, ohne dabei zu übertreiben. Nehmen Sie entsprechende Nahrungsergänzungsmittel nur nach ärztlichem Rat.

### WICHTIG

**Vorsicht Überdosierung**

Bei den Vitaminen A, D, E sowie den Spurenelementen Mangan, Jod und Eisen bedeutet eine Überdosierung immer ein unnötiges Risiko. Nehmen Sie daher Nahrungsergänzungsmittel, die diese Stoffe enthalten, keinesfalls auf eigene Faust ein.

## VITAMINE $B_1$, $B_2$, $B_6$ UND $B_{12}$

Die Vitamine der Gruppe B sind für eine gesunde Entwicklung der Schwangerschaft wichtig. Eine Mangelversorgung ist dennoch nicht allzu häufig. Aufpassen müssen vor allem Ovolaktovegetarierinnen, also Vegetarierinnen, die auch auf Milch und Eier verzichten. Sie sollten mit ihrem Frauenarzt darüber sprechen, ob die Einnahme eines Vitaminpräparates in ihrem Fall sinnvoll ist. Vor allem in Hinblick auf die Versorgung mit Vitamin $B_{12}$ sollte der Bedarf abgeklärt werden, da dieses Vitamin von essenzieller Bedeutung für die Entwicklung des Gehirns und des Nervensystems Ihres Babys ist.

## VITAMIN C

Auch vom Immunpower-Vitamin C braucht Ihr Körper nun mehr als sonst, da Frauen während der Schwangerschaft meist anfälliger für Infekte sind. Zitrusfrüchte (Orangen, Zitronen), schwarze Johannisbeeren, Erdbeeren, Weißkohl und Paprika haben einen hohen Gehalt an Vitamin C. Hier dürfen Sie daher herzhaft zugreifen. Trinken Sie zu den Mahlzeiten ein Glas Orangen- oder Grapefruitsaft, denn das darin enthaltene Vitamin C hilft dem Körper, Eisen aufzunehmen.

## CALCIUM

Als Bestandteil der Knochensubstanz spielt Calcium eine wichtige Rolle. Steht dem Körper nicht genügend Calcium zur Verfügung, greift er auf die Reserven in den Knochen zurück. Dies fördert die Entstehung einer Osteoporose, also brüchiger Knochen. Um den täglichen Bedarf von 1200 Milligramm decken zu können, ist eine reichliche Zufuhr von Milch und Milchprodukten unerlässlich. Auch Nüsse und Hülsenfrüchte enthalten den Mineralstoff. Wenn Sie sich ausgewogen ernähren, ist ein Mangel dennoch unwahrscheinlich: Bereits ein halber

> ## TIPP
>
> ### Vitamin C erleichtert die Eisenaufnahme
>
> Vitamin C erhöht die Eisenaufnahme. Ein Glas Orangensaft zum Essen ist daher ideal. Greifen Sie ruhig auch zu Säften und Mineralwässern, die mit Eisen angereichert sind. Verzichten Sie dabei möglichst darauf, gleichzeitig gerbstoffhaltige Lebensmittel wie Kaffee, Schwarztee oder grünen Tee zu sich zu nehmen. Diese erschweren die Aufnahme von Eisen.

Liter Milch enthält 600 Milligramm Calcium und deckt somit den Tagesbedarf zu 50 Prozent.

## EISEN

Auch wenn Sie penibel auf eine ausgewogene und gesunde Ernährung achten, kann während der Schwangerschaft ein Eisenmangel auftreten. Der Mehrbedarf von 100 Prozent lässt sich nur selten ausschließlich durch die Nahrung decken. Um Ihrem Körper die Aufnahme von Eisen zu erleichtern, sollten Sie sich ab und an ein saftiges Steak gönnen: Vor allem in rotem Fleisch ist der Eisenanteil hoch.

Bei erniedrigten Bluteisen-Werten (Hb-Wert) ist eine zusätzliche Zufuhr von Eisen auf jeden Fall zu empfehlen. Viele Eisenpräparate werden allerdings schlecht vertragen. Sie führen zu Magenbeschwerden und stopfen schnell. Fragen Sie daher ruhig nach etwas sanfteren Alternativen, oder nehmen Sie das Präparat nicht nüchtern, sondern zu den Mahlzeiten ein. Am besten zusammen mit einem großen Glas Orangensaft: Vitamin C erleichtert dem Körper die Eisenaufnahme. Lebensmittel, die einen hohen Eisengehalt aufweisen, finden Sie auf Seite 176.

## WICHTIG

### Magnesium und Eisen

Viele Frauenärzte verschreiben vorbeugend Magnesiumpräparate. Empfohlen werden für Schwangere 310 Milligramm Magnesium pro Tag. Da sich die Aufnahme von Magnesium und Eisen gegenseitig behindert, sollten Eisen- und Magnesiumpräparate immer mit einem zeitlichen Abstand von mindestens zwei Stunden eingenommen werden.

### FOLSÄURE

Auch der Folsäurebedarf steigt um 100 Prozent. Ihr Baby benötigt dieses Vitamin dringend für die Ausbildung von Skelett und inneren Organen sowie für viele Wachstumsprozesse. Folsäure ist der wichtigste Faktor bei der Vorbeugung von Neuralrohrdefekten wie Spina bifida (offener Rücken). Eigentlich wird die Einnahme von Folsäure schon vor Eintritt der Schwangerschaft empfohlen. Aber auch jetzt können Sie noch damit beginnen und Ihr Baby bei seinem gesunden Wachstum unterstützen. Es wird eine Gabe von 0,4 Milligramm pro Tag empfohlen.

### JOD

Deutschland ist seit langem ein Jodmangelgebiet. Dies führt dazu, dass bei den meisten Schwangeren die tägliche tatsächliche Jodaufnahme deutlich unter dem erforderlichen Mehrbedarf von 15 Prozent liegt. Da Jod an der Steuerung des Wachstums, der Knochenbildung und der Gehirnentwicklung beim Heranwachsen des Babys im Mutterleib beteiligt ist, ist eine ausreichende Versorgung mit diesem Spurenelement unerlässlich für seine gesunde Entwicklung.

Sie sollten daher grundsätzlich nur jodiertes Speisesalz verwenden und zweimal wöchentlich Meeresfisch auf den Speiseplan setzen. Auch pasteurisierte Milch enthält den Mineralstoff.

### MAGNESIUM

Magnesium wird im Körper zum Knochenbau und als Cofaktor bei vielen Enzymen des Stoffwechsels benötigt. Ein Magnesiummangel kann neben Waden- und Bauchkrämpfen zu Fehlgeburten und frühzeitigen Wehen führen. Natürliche Magnesiumquellen sind vor allem grünes Gemüse, Sonnenblumenkerne, Naturreis, Mandeln, Weizenvollkornmehl, Haferflocken, Bananen und Mineralwasser mit einem entsprechenden Magnesiumgehalt.

### OMEGA-3-FETTSÄUREN

Omega-3-(und Omega-6-)Fettsäuren spielen eine wichtige Rolle bei der Stärkung des Abwehrsystems. Sie regulieren die Blutgerinnung und sind wichtige Bausteine für Auge und Nervensystem. Omega-3-Fettsäuren kommen vermehrt in Lachs, Hering und Makrele vor. Aber auch Leinsamen und Kürbiskerne enthalten diese wertvollen Stoffe. Um den Bedarf zu decken, sollten Sie zweimal pro Woche Meeresfisch essen. Falls dies nicht möglich ist, können Sie vor allem in der zweiten Schwangerschaftshälfte Fischölkapseln einnehmen, um eine ausreichende Versorgung sicherzustellen.

### ZINK

Ein Zinkmangel tritt sehr selten auf, führt aber zu Entwicklungsstörungen des kindlichen Gehirns. Manchmal kann er auch Verursacher von schwangerschaftsbedingtem Bluthochdruck sein. Da Zink nicht ausreichend über die Nahrung zugeführt werden kann, ist eine zusätzliche Einnahme in manchen Fällen sinnvoll.

## Gesunde Nahrungsmittel

- **Lebensmittel mit hoher Nähr- und Vital-stoffdichte:** fettarme Milch- und Milchprodukte, fettarmes Fleisch, Innereien, Geflügel, ein- bis zweimal die Woche fettarmer Fisch wie Seelachs, Schellfisch, Scholle, Kabeljau, frisches Obst und Gemüse, Obst- und Gemüsesäfte sowie Kartoffeln, Reis und Getreideerzeugnisse auf Vollkorn- und Schrotbasis.
- **Saisonale und aus der eigenen Region stammende Lebensmittel.**
- **Ökologisch angebaute und erzeugte Nahrungsmittel,** um eine zusätzliche Belastung mit Pestiziden und Tierarzneimitteln weitestgehend zu vermeiden.
- **Überwiegend ungesättigte Fettsäuren, mehrfach ungesättigte Fettsäuren:** pflanzliche Fette und Öle wie Sonnenblumen-, Raps-, Soja-, Maiskeim- und Olivenöl, Kaltwasserfische wie Makrele, Hering oder Lachs.
- **Mindestens 30 Gramm Ballaststoffe täglich.**
- **Ausreichende Flüssigkeitszufuhr:** natürliche Mineralwässer, verdünnte Gemüse- und Obstsäfte, Früchte- oder Kräutertee.
- **Regelmäßig eisenhaltige Lebensmittel** wie Fleisch, Fisch und Vitamin-C-reiche Lebensmittel zur Verbesserung der Eisenaufnahme.

## Zu meidende Nahrungsmittel

- **Minderwertige, raffinierte Kohlenhydrate:** zum Beispiel in Weißmehlprodukten, geschältem und poliertem Reis, Zucker.
- **Rohe, unpasteurisierte Milch und daraus ohne Erhitzen hergestellte Zubereitungen** wie Rohmilchkäse, Weichkäse wie Brie und Camembert, mildgereifte Käse wie Gorgonzola, da diese Produkte, ebenso wie Gemüserohkost, Listerien enthalten können.
- **Rohe oder nicht ausreichend lange erhitzte Eier und Salatsoßen auf Mayonnaisebasis;** Soßen und Süßspeisen, die rohe Eier enthalten, da diese mit Salmonellen belastet sein können.
- **Rohes oder nicht ganz durchgebratenes Fleisch:** insbesondere rohes Schweinefleisch, Hackfleisch, rohe Wurst wie Tatar, Salami, Mett- und Teewurst aufgrund der eventuell enthaltenen Toxoplasmoseerreger.
- **Kalt geräucherte Fleischwaren wie Parma-, Serrano- und Katenschinken.**
- **Kalt geräucherte Fische wie Räucherlachs, Aal oder Schillerlocken.**
- **Fertigsalate und Feinkostprodukte,** da diese Bakterien enthalten können.
- **Streng vegetarische Kost,** da zu geringe Mengen Eiweiß, Vitamin $B_{12}$, Calcium, Eisen und Zink über die Nahrung aufgenommen werden.
- **Zuckerreiche Erfrischungsgetränke, Kakao und Schokolade** nur in knappen Mengen, maximal 40 Gramm Zucker täglich.
- **Chininhaltige Limonaden** wie Bitter Lemon, Tonic Water.
- **Koffeinhaltige Getränke** wie Kaffee, Colagetränke, Energydrinks und schwarzer Tee.
- **Alkohol.**
- **Nahrungsmittelzusätze** (Saccharin, Aspartam).
- **Nahrungsmittel aus Industrie und Landwirtschaft, die Schwermetalle – Quecksilber, Blei, Cadmium – enthalten können** (zum Beispiel Blattgemüse, Kleie oder Sojabohnen). Blei kann die Plazenta überwinden, eine Frühgeburt auslösen oder die fetale Entwicklung beziehungsweise die geistige und motorische Entwicklung während der Kindheit beeinträchtigen. Quecksilber verursacht eine Reihe von Geburtsfehlern. Die häufig als Industriechemikalie verwendeten polychlorierten Biphenyle können das Wachstum des Fötus verlangsamen.

## DIE SCHWANGERSCHAFT | GESUND UND SICHER DURCH NEUN MONATE

| Die Ernährungsampel | | | |
|---|---|---|---|
| | Empfehlenswert | Weniger empfehlenswert | Nicht empfehlenswert |
| Obst und Gemüse | Alles, was vitamin- und nährstoffreich ist:<br>Frisches, gut gewaschenes oder geschältes Obst und Gemüse und daraus bereiteter Obstsalat oder Rohkost; frische, gut gewaschene Blattsalate, naturbelassenes Tiefkühlobst und -gemüse; Hülsenfrüchte (Linsen, Erbsen, Bohnen); selbst gepresste Säfte aus frischem, gewaschenem oder geschältem Obst und Gemüse und industriell hergestellte reine Fruchtsäfte. | Vitamin- und nährstoffärmere Lebensmittel beziehungsweise Lebensmittel mit erhöhtem Zucker- und Fettanteil:<br>Gekochtes Obst (Mus, Kompott, Marmelade), Dosenobst und -gemüse; fertig geschnittene, abgepackte Salate und Obstportionen; industriell hergestellte Säfte mit Zuckerzusatz (Nektar). | Gefahr einer Lebensmittelinfektion nicht völlig auszuschließen, hohe Schadstoffbelastung:<br>Ungewaschenes, rohes Obst und Gemüse und daraus hergestellte Säfte, Shakes und Speisen. |
| Brot, Backwaren, Getreide | Alles, was vitamin- und nährstoffreich ist:<br>Grundsätzlich alle Vollkornprodukte, jedoch nicht ausschließlich, da die Darmtätigkeit dadurch beeinträchtigt wird; ein- bis zweimal pro Woche Weißbrot oder -brötchen. | Vitamin- und nährstoffärmere Lebensmittel beziehungsweise mit erhöhtem Zucker- und Fettanteil:<br>Weißbrot und -brötchen, Weißmehlprodukte, gesüßte Frühstücksflocken, Kekse, Kuchen, Torten, Pommes, Chips. | Gefahr einer Lebensmittelinfektion nicht völlig auszuschließen, hohe Schadstoffbelastung:<br>Rohes Getreide und daraus zubereitete Speisen (wie Frischkornmüsli), Getreidekeimlinge. |
| Eier und Eierspeisen | Alles, was vitamin- und nährstoffreich ist:<br>Harte oder beim Backen beziehungsweise Kochen völlig durchgarte Eier (zwei bis drei Eier pro Woche genügen). | Vitamin- und nährstoffärmere Lebensmittel beziehungsweise Lebensmittel mit erhöhtem Zucker- und Fettanteil:<br>– | Gefahr einer Lebensmittelinfektion nicht völlig auszuschließen, hohe Schadstoffbelastung:<br>Nicht durchgegarte Eier wie nicht festes Spiegel- oder Rührei, rohe Eier und damit zubereitete Speisen (Tiramisu, Mousse au chocolat). |
| Milch und Milchprodukte | Alles, was vitamin- und nährstoffreich ist:<br>Fettarme Milch und daraus hergestellte Produkte wie Naturjoghurt, Sauer- und Buttermilch, fettreduzierte Butter, Margarine. Handelsübliche Milch ist wärmebehandelt, um Keime abzutöten. Nicht wärmebehandelte Milch ist als Rohmilch oder Vorzugsmilch gekennzeichnet (siehe rechte Spalte). | Vitamin- und nährstoffärmere Lebensmittel beziehungsweise Lebensmittel mit erhöhtem Zucker- und Fettanteil:<br>Vollfette Milch und daraus hergestellte Produkte, Butter, Sahne, Sahnepudding, fertige Fruchtjoghurts und Fruchtquarks. | Gefahr einer Lebensmittelinfektion nicht völlig auszuschließen, hohe Schadstoffbelastung:<br>Rohmilch/Vorzugsmilch und daraus hergestellte Milcherzeugnisse. |

Gesund essen für Mutter und Kind

| Die Ernährungsampel *Fortsetzung* | | | |
| --- | --- | --- | --- |
| | Empfehlenswert | Weniger empfehlenswert | Nicht empfehlenswert |
| Käse | Alles, was vitamin- und nährstoffreich ist: Käsesorten aus pasteurisierter Milch: Butterkäse, Edamer, Emmentaler oder Gouda sind in der Regel aus wärmebehandelter Milch hergestellt. Auch magerer Hartkäse aus Rohmilch ist in Ordnung, wenn die Rinde abgeschnitten wird. | Vitamin- und nährstoffärmere Lebensmittel beziehungsweise Lebensmittel mit erhöhtem Zucker- und Fettanteil: Sorten mit über 40 Prozent Fettgehalt (»Fett i. Tr.«), Streichkäse. | Gefahr einer Lebensmittelinfektion nicht völlig auszuschließen, hohe Schadstoffbelastung: Käserinde (immer abschneiden), Schnitt- und Weichkäse aus Rohmilch, Käse mit Rotschmiere, Sauermilchkäse (Harzer), offen verkaufter Frischkäse und eingelegter Käse. |
| Fleisch und Fleischwaren | Alles, was vitamin- und nährstoffreich ist: Mageres, gut durchgegartes Fleisch/Geflügel; magerer Bratenaufschnitt; gekochter Schinken ohne Fettrand. | Vitamin- und nährstoffärmere Lebensmittel beziehungsweise Lebensmittel mit erhöhtem Zucker- und Fettanteil: Fette Fleischsorten, Wurst, Würste, Leber. | Gefahr einer Lebensmittelinfektion nicht völlig auszuschließen, hohe Schadstoffbelastung: Rohes oder nicht durchgebratenes Fleisch (Tatar, Mett, Carpaccio); rohe Pökelfleischprodukte (Kassler, Rauchfleisch); Fleischsalat ohne Konservierungsstoffe; streichfähige Rohwurst (Tee- und Mettwurst, kalt geräucherte Fleischwaren (Parma-, Serrano- und Katenschinken sowie Salami). |
| Fisch | Alles, was vitamin- und nährstoffreich ist: Frischer Seefisch wie Seelachs, Kabeljau, Schellfisch. | Vitamin- und nährstoffärmere Lebensmittel beziehungsweise Lebensmittel mit erhöhtem Zucker- und Fettanteil: In Öl eingelegter oder panierter/frittierter Fisch; Fisch oder Fischsalat mit Mayonnaise (wenn, dann Mayonnaise ohne rohes Ei, mit Konservierungsmitteln). | Gefahr einer Lebensmittelinfektion nicht völlig auszuschließen, hohe Schadstoffbelastung: Roher Fisch (Sushi, Austern, Kaviar), Räucherfisch (Kieler Sprotten, Schillerlocken, Räucherlachs), Matjes. Die Seefische Rotbarsch, Hecht, Heilbutt, Seeteufel, Steinbeißer, Thunfisch können durch Methylquecksilber belastet sein. |

## Tagesmenü für die Schwangerschaft

Besonders in der Schwangerschaft ist es wichtig, dass Sie Ihren täglichen Bedarf an Vitaminen und Mineralstoffen ausreichend decken. Damit sorgen Sie einerseits dafür, dass Sie selbst fit und leistungsfähig bleiben, andererseits stellen Sie sicher, dass Ihr Baby mit allem versorgt ist, was es für eine gesunde Entwicklung braucht. Besonders gefragt sind jetzt Folsäure, Calcium und Eisen. Als Faustregel für eine ausgewogene Ernährung gilt: täglich etwas aus jeder Nahrungsmittelgruppe. Das heißt, dass Sie täglich Vollkorngetreide, Milch oder Käse, Fleisch oder Fisch, Obst, Gemüse, Sonnenblumen-, Raps- oder Olivenöl zu sich nehmen sollten. Reis, Kartoffeln und Nudeln sollten sich abwechseln.

# Gewicht

Während der Schwangerschaft ist es endlich einmal völlig normal, deutlich an Gewicht zuzunehmen. Und das vollkommen ohne schlechtes Gewissen. Genießen Sie diesen Zustand! Wenn Sie im Verlauf Ihrer Schwangerschaft 11 bis 16 Kilo zunehmen, bewegen Sie sich völlig im Rahmen. Dabei wird es immer wieder Phasen geben, in denen Sie besonders schnell zunehmen, und Zeiten, in denen das Wachstum zu stagnieren scheint. In den ersten 12 bis 14 Wochen werden Sie wahrscheinlich nur sehr wenig zunehmen. Wenn Ihnen häufig übel ist oder Sie ausgeprägte Nahrungsmittelaversionen entwickeln, kann es sogar sein, dass Sie etwas

| Tagesmenü für die Schwangerschaft | | | | | |
|---|---|---|---|---|---|
| | Getreideprodukte | Milchprodukte | Fleisch, Fisch, Wurst und Ei | Gemüse und Obst | Fette und Öle |
| Frühstück | 1 Scheibe Vollkorn- oder Knäckebrot | 1 Scheibe fettarmer Käse aus pasteurisierter Milch | 1 Scheibe magere Wurst, ab und zu ein hart gekochtes Ei | 1 Tomate oder Gurkenscheiben | etwas Butter oder Magarine |
| Zwischenmahlzeit | 60 g Haferflocken | ¼ l fettarme Milch | | 1 klein geschnittener Apfel und 1 bis 2 EL Rosinen | |
| Mittagessen | 80 bis 100 g Vollkornnudeln oder Naturreis | | 1 kleine Portion gebratenes Fleisch oder Fisch wie Seelachs, Schellfisch oder Kabeljau | 1 große Portion Gemüse nach Saison | Raps-, Oliven-, Soja- oder Walnussöl |
| Zwischenmahlzeit | Vollkornkekse oder Cracker | | | frisches Obst | |
| Abendessen | 1 Vollkornbrötchen | | | frischer Salat oder Gemüsesuppe | Raps-, Oliven-, Soja- oder Walnussöl |

Gewicht verlieren. Ab dem zweiten Schwangerschaftsdrittel (Woche 13 bis 24) werden Sie dann tüchtig an Gewicht zulegen: Ihr Baby ist jetzt auf Wachstum programmiert, und das lässt sich an Ihrem Bauchumfang erkennen. Und auch um den Geburtstermin geht die Waage meist noch einmal nach oben: Pro Woche nimmt Ihr Baby nun rund 300 Gramm zu. Auch Ihr Körper legt Reserven an, die Sie für die Stillzeit brauchen werden. Und so setzt sich das zusätzliche Gewicht bis zur Geburt zusammen:

⊙ Zum Geburtstermin wiegt Ihr Baby zwischen 3000 und 4000 Gramm.

⊙ Die Gebärmutter (etwa 900 Gramm), die Plazenta (etwa 300 bis 600 Gramm ) und das Fruchtwasser (etwa 1000 Milliliter) wiegen zusammen gut 2000 Gramm.

⊙ Die Zunahme des Blutvolumens (1200 Milliliter) mit Einlagerung von Gewebsflüssigkeit (etwa 2500 Milliliter) bringen weitere 3500 Gramm.

⊙ Fettpolster, die Sie zum Stillen brauchen, machen etwa 2500 bis 3500 Gramm aus.

## Übermäßige Gewichtszunahme

Bei Frauen, die schon vor der Schwangerschaft übergewichtig waren, besteht ein erhöhtes Risiko für Komplikationen: Häufiger als gewöhnlich sind sie von Stoffwechselstörungen wie Schwangerschaftsdiabetes (siehe Seite 233), Bluthochdruck (siehe Seite 120) oder Präeklampsie (siehe Seite 270) betroffen. Eine engmaschige Überwachung ist sinnvoll, um die Gesundheit von Mutter und Kind zu gewährleisten.

Dazu kommt, dass die Kinder übergewichtiger Mütter häufiger mit überdurchschnittlichem Gewicht zur Welt kommen. Dies kann während der Geburt zu Problemen führen. Geburtsverletzungen, Schulterdystokien und eine erhöhte Kaiserschnittrate sind die Folge.

---

### So berechnen Sie Ihren Body-Mass-Index

Ob ein bestimmtes Körpergewicht für die Schwangerschaft zu viel oder zu wenig ist, hängt von der Körpergröße ab. Diese wird bei der Bestimmung des Body-Mass-Index (BMI) mitberücksichtigt. Zur Berechnung des BMI benötigt man die Körpergröße in Metern und das Gewicht in Kilogramm.

$$\frac{\text{Körpergewicht in Kilogramm}}{(\text{Körpergröße in m})^2}$$

Ihr Ausgangsgewicht ist dabei Ihr Gewicht zu Beginn der Schwangerschaft.

**Beispiel:** Sie sind 1,75 m groß und haben in der 6. Schwangerschaftswoche 72 Kilogramm (laut Mutterpass) gewogen. Ihren BMI zu dieser Zeit errechnen Sie folgendermaßen:

$$\frac{72 \text{ kg}}{(1,75 \text{ m})^2} = 23,51 \text{ kg/m}^2$$

Ihr BMI liegt damit im Bereich des Normalgewichts und Sie können im Verlauf Ihrer Schwangerschaft 11,5–16,0 Kilogramm zunehmen.

Durchschnittliche, normale Gewichtszunahme in der Schwangerschaft nach BMI zu Beginn der Schwangerschaft:

| Body-Mass-Index | Wert (in kg/m²) | Gewichtszunahme |
|---|---|---|
| Niedrig | ‹ 19,8 | 12,5–18,0 kg |
| Normal | 19,8 – 26,0 | 11,5–16,0 kg |
| Hoch | 26,0 – 29,0 | 7,0–11,5 kg |
| Sehr hoch | › 29,0 | nicht über 6,0 kg |

DIE SCHWANGERSCHAFT | GESUND UND SICHER DURCH NEUN MONATE

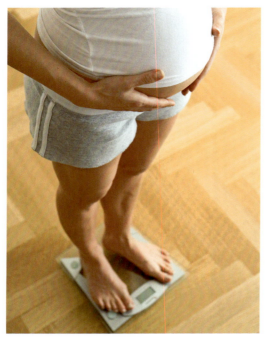

*Rund zwölf Kilo legen die meisten Frauen im Verlauf ihrer Schwangerschaft an Gewicht zu.*

### INFO

**Fetale Programmierung**

Die Gesundheit des Kindes im späteren Leben ist von einer gesunden Ernährung während der Schwangerschaft abhängig (sogenannte »fetale Programmierung«). Eine falsche Ernährung in der Schwangerschaft kann nicht nur die Entwicklung des Kindes im Mutterleib beeinträchtigen, sondern auch die Entstehung späterer Erkrankungen wie zum Beispiel Dickleibigkeit, Diabetes, Bluthochdruck oder Krebs entscheidend beeinflussen.

Dennoch: Schwangerschaft und Stillzeit sind nicht der geeignete Zeitpunkt für den Beginn einer Diät! Schadstoffe, die in Fettzellen eingelagert sind und durch eine Diät freigesetzt werden, könnten so zum Baby gelangen. Zudem kann eine einseitige Diät dazu führen, dass Ihr Baby unzureichend versorgt wird. Versuchen Sie, Ihr Gewicht zu halten beziehungsweise nicht zu viel zuzunehmen. Achten Sie besonders gut auf eine ausreichende Versorgung mit Vitaminen und Mineralstoffen. Die maximale Gewichtszunahme in der Schwangerschaft können Sie der Tabelle auf Seite 33 entnehmen.

Individuelle Ernährungsregeln besprechen Sie am besten mit Ihrem Arzt, Ihrer Hebamme oder einer Ernährungsberaterin. So gelingt es Ihnen bestimmt, die Ernährung umzustellen – auch für die Zeit nach der Schwangerschaft.

## Untergewicht

Wenn Sie sehr schlank sind und bereits vor der Schwangerschaft einen BMI unter 18 hatten, müssen Sie jetzt besonders auf eine ausreichende Ernährung achten. Kategorien wie Traumfigur und Idealgewicht sollten für die nächsten neun Monate keine Rolle spielen. Stattdessen brauchen Sie jetzt ausgewogene Kost, die Sie mit Energie und Vitaminen versorgt. Achten Sie auf ordentliche Portionen! Ihr Baby wird es Ihnen danken. Und auch Sie werden froh sein, wenn Sie für Geburt und Stillzeit kleine Energiereserven übrig haben.

Wenn Sie zu wenig essen, besteht für Sie ein erhöhtes Risiko, eine Anämie (siehe Seite 176) zu entwickeln. Auch für Ihr Baby ist es wichtig, dass Sie genügend essen: So können Sie dazu beitragen, dass es ausreichend wächst und nicht untergewichtig zur Welt kommt. Mit einer gesunden Ernährung können Sie auch dem Risiko einer Frühgeburt vorbeugen.

# Schadstoffe

Jede Schwangere wünscht sich ein gesundes Baby. Die gute Nachricht ist, dass Sie selbst viel dafür tun können, damit Ihr Baby sich gesund entwickelt. Indem Sie während der nächsten Monate auf Alkohol und Nikotin verzichten, sich gut ernähren und viel bewegen, bereiten Sie Ihrem Baby einen optimalen Start ins Leben.

## Alkohol

Alkohol schadet dem ungeborenen Kind. Diese Tatsache ist unumstößlich. Es ist bislang ungeklärt, ob es einen Grenzwert gibt, unterhalb dem der Genuss von Alkohol unproblematisch ist. Es gibt Kinder ohne erkennbare Schädigung, bei denen die Schwangere regelmäßig Alkohol getrunken hat. Ebenso gibt es Kinder mit schweren Schäden, bei denen die Schwangere nur wenig Alkohol getrunken hat. Neben der Menge spielt die Entwicklungsphase, in der sich das ungeborene Kind gerade befindet, eine wichtige Rolle. Es gibt Zeiten, in denen zum Beispiel das Gehirn sehr anfällig auf Schadstoffe reagiert, und Phasen, in denen der negative Einfluss von Schadstoffen gering ausfällt. Da diese Entwicklungsschritte nicht exakt zu bestimmen sind, ist von Alkoholkonsum ganz abzuraten.

Alkohol gelangt problemlos über die Plazenta zum ungeborenen Kind. Die im Wachstum befindlichen kindlichen Zellen können deshalb durch Alkohol leichter geschädigt werden als die Zellen der Mutter. Außerdem bleibt der Alkoholspiegel beim Kind länger erhöht. Das Kind scheidet den Alkohol durch die Nieren zwar aus. Im Gegensatz zur Mutter nimmt das Kind den ins Fruchtwasser ausgeschiedenen Alkohol durch Trinken des Fruchtwassers aber wieder auf. Das ungeborene Kind trinkt den Alkohol also gleich mehrmals.

> **TIPP**
>
> **Baby-Cocktail**
>
> Auch während Ihrer Schwangerschaft wird es viele Gelegenheiten geben, bei denen Freunde miteinander anstoßen wollen. Vitaminreiche Varianten zum stillen Glas Wasser sind zum Beispiel Traubensaftschorle (reich an Eisen und Vitamin C) oder Kirsch-Bananen-Saft (Calciumbombe). Für besondere Gelegenheiten wird in gut sortierten Supermärkten auch alkoholfreier Sekt angeboten. Einfach probieren!

Alkoholkonsum in der Schwangerschaft gilt als die häufigste vermeidbare Ursache für geistige und körperliche Fehlentwicklungen des Kindes. Neben Fehlbildungen kann Alkoholkonsum der werdenden Mutter zu einer verzögerten geistigen Entwicklung mit Lernbehinderung und Aufmerksamkeitsstörungen führen. Dies kann auch bei geringeren Alkoholmengen auftreten. Glücklicherweise kommt es beim Großteil der Kinder zu keinen Langzeitschäden, wenn Sie einmal Alkohol getrunken haben. Insbesondere, wenn dies zu einem Zeitpunkt geschah, an dem Sie von Ihrer Schwangerschaft noch nichts wussten, müssen Sie sich keine Sorgen machen.

## Koffein

Auch wenn für viele Menschen der Tag erst richtig beginnt, wenn die erste Tasse Kaffee auf dem Tisch steht, sollten Sie den Muntermacher jetzt sehr viel vorsichtiger dosieren als gewohnt. Neueste Studienergebnisse der Yale University deuten darauf hin, dass schon der geringe Konsum von nur zwei Tassen Kaffee pro Tag das Ungeborene negativ beeinflussen könnte.

Eine britische Studie belegt, dass Kaffeetrinkerinnen zudem im Durchschnitt leichtere Kinder bekommen. Schon zwei Tassen Kaffee täglich mindern das Geburtsgewicht um bis zu 70 Gramm. Dasselbe gilt für den Konsum von Schwarztee, Cola und Bitterschokolade, die ebenfalls koffeinhaltig sind. Zum Vergleich: Eine Tasse Kaffee enthält 30 bis 100 Milligramm, ein Espresso etwa 40 Milligramm, eine Tasse Schwarztee bis 50 Milligramm Koffein. 100 Gramm Teeblätter enthalten mehr Koffein als die gleiche Menge gerösteter Kaffeebohnen. Eine Tafel Vollmilchschokolade hat etwa 15 Milligramm, Bitterschokolade bis zu 90 Milligramm Koffein gelangt innerhalb von 45 Minuten und nahezu vollständig ins Blut und über die Plazenta zum Kind.

Da Koffein zusätzlich die Aufnahme von Eisen, Kalzium und Vitamin C behindert, sollten Sie unmittelbar nach den Mahlzeiten grundsätzlich keine koffeinhaltigen Getränke zu sich nehmen.

## Nikotin

Nikotin führt zu einer verminderten Durchblutung der Plazenta. Ihr Kind wird dadurch weniger mit lebenswichtigen Nährstoffen und

## WICHTIG

**Bitte kein Tonic Water!**

Auch wenn Sie bittere Getränke wie Tonic Water oder Bitter Lemon mögen, sollten Sie jetzt besser darauf verzichten. Das darin enthaltene Chinin kann in großen Mengen negative Wirkungen auf Ihr Baby entfalten. So kann ein erniedrigtes Geburtsgewicht die Folge sein. Greifen Sie daher lieber zu Mineralwässern, Saftschorlen oder Tee.

Sauerstoff versorgt. Zusätzlich wird das Kind mit giftigem Kohlenmonoxid belastet. Dabei spielt es nur eine geringe Rolle, ob die Mutter selbst raucht oder ob sie dem Rauch anderer ausgesetzt ist. Zigarettenrauch enthält etwa 4000 verschiedene giftige und krebserregende Substanzen wie Arsen, Benzol, Blausäure, Blei, Kadmium, Kohlenmonoxid und Teer. Da die Giftstoffe ungefiltert über die Plazenta in den Blutkreislauf des Ungeborenen gelangen, werden sie direkt an das Baby weitergegeben.

Die bisher bekannten Folgen zu hohen Nikotinkonsums sind neben einem zu niedrigen Geburtsgewicht die erhöhte Gefahr des plötzlichen Kindstods sowie Hyperaktivität und Lernschwierigkeiten im Schulalter. Besonders das Untergewicht der Neugeborenen wurde bislang als Gesundheitsrisiko unterschätzt. Denn Babys, die bei der Geburt zu leicht sind und in den ersten Lebenswochen viel zunehmen müssen, um auf ein normales Gewicht zu kommen, neigen als Erwachsene zu Übergewicht – und das mit den damit verbundenen Gesundheitsrisiken (Herzerkrankungen, Diabetes). Auch ist das Risiko für Babys rauchender Mütter, an Allergien und Asthma zu erkranken, um 30 Prozent erhöht. Zusätzlich besteht ein erhöhtes Risiko für das Kind, später einmal selbst zum Raucher zu werden. Und auch nach der Geburt bleibt das Rauchen für das Kind gefährlich. Allergien, Asthma und sogar der plötzliche Kindstod können durch Raucher in der Familie begünstigt werden.

Die Schwangerschaft ist eine gute Motivation, das Rauchen zu reduzieren oder es gänzlich zu unterlassen. Eine Rauchentwöhnung während der Schwangerschaft kann, falls erforderlich, auch durch ein Nikotinpflaster unterstützt werden. Dadurch wird zumindest die verminderte Sauerstoffsättigung im Blut verhindert.

# Schön und gepflegt

Pflege von Kopf bis Fuß tut besonders gut, wenn die eine oder andere Schwangerschaftsbeschwerde mal aufs Gemüt drückt. Sie unterstreicht aber auch die Schönheit der werdenden Mutter, die mit leuchtenden Augen, straffer Haut und glänzenden Haaren ihr kleines Geheimnis nach außen verrät. Geht es nun um die Wahl der Pflegeprodukte, können Sie beruhigt sein: Die meisten davon können Sie genauso benutzen wie vor der Schwangerschaft. Besonders sanft zur Haut sind Kosmetikartikel, Deos, Lotionen und Cremes ohne Alkohol, Parabene und andere Konservierungsstoffe.

## Die tägliche Dusche

Ein lauwarmer Wasserstrahl um die 37 °C schont den Kreislauf, macht fit und bringt Energie. Bei dieser Temperatur können Sie so oft duschen, wie es Ihnen guttut. Nur mit Seife und Duschgels sollten Sie sparsam umgehen, um die Haut nicht auszutrocknen. PH-neutrale und rückfettende Produkte sichern den natürlichen Barriereschutz der Haut genauso wie das regelmäßige Eincremen nach dem Duschen.

## Das Vollbad

Genießen Sie ruhig die entspannende Wirkung eines pflegenden Vollbads – achten Sie aber darauf, bis zur Geburt nicht heißer als bei 37 °C und nicht länger als zehn Minuten zu baden. So gehen Sie Kreislaufproblemen sicher aus dem Weg und auch einer möglichen Übertemperatur: Mit einem heißen Bad über 38 °C erhöht sich die Körperkerntemperatur der Mutter, aber auch die des Kindes. Das sollte vor allem in den ersten drei Monaten der Schwangerschaft vermieden werden, um die Gefahr einer Fehlbildung nicht zu erhöhen.

> **TIPP**
>
> **Gut für die Durchblutung: Peelings**
>
> Wer die Zeit in der Wanne für ein Ganzkörperpeeling nutzt, entfernt nicht nur die alten Hautschüppchen, sondern sorgt auch für eine gute Durchblutung. Pflegende Lotionen, Cremes und Öle nimmt die Haut nach dieser Spezialbehandlung besonders gut auf. Sie wird elastischer und widerstandsfähiger und kann Ihnen so einen guten Schutz vor schädigenden Umwelteinflüssen bieten.

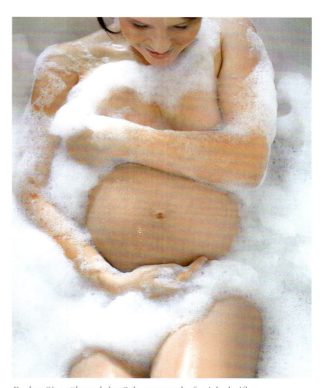

*Baden Sie während der Schwangerschaft nicht heißer als bei 37 °C und nicht länger als zehn Minuten.*

## Das Gesicht

Durch den erhöhten Östrogenspiegel lagert sich mehr Wasser im Gewebe ein. Das macht sich auch im Gesicht bemerkbar. Fältchen verschwinden, die Haut ist glatt und rosig. Doch nicht immer wirkt sich das viele Östrogen so positiv aus. Besonders wenn es die Talg- und Schweißdrüsen stärker arbeiten und Pickel und Mitesser entstehen lässt, fühlen viele Frauen sich nicht sehr wohl in ihrer Haut. Auch Schwangere mit Neigung zu Akne beklagen meist eine Verschlechterung des Hautbildes. Linderung schafft eine Umstellung der Pflegeprodukte, eine kosmetische Gesichtsbehandlung oder auch der Rat des Hautarztes. Hüten Sie sich aber bitte vor Pflegeprodukten, die Fruchtsäuren, Vitamin A oder Salicylsäure enthalten. Sie stehen im Verdacht, in hoher Konzentration das Baby zu schädigen oder auch Wehen auszulösen.

## Die Haut

Die hormonelle Veränderung in der Schwangerschaft lässt auch die Haut des Körpers nicht unberührt. Viele Frauen leiden unter trockener, schuppiger Haut, bei manchen kann sich eine leichte Neurodermitis aus der Zeit vor der Schwangerschaft sogar verschlimmern. Linde-

### INFO

**Ganz normal: mehr Schwitzen**

Mit Beginn der Schwangerschaft steigt die Tätigkeit der Schweißdrüsen. Als Folge kann es zu starkem Schwitzen und verstärktem Körpergeruch kommen. Neben einem sanften Deo hilft Körperpuder, der den Schweiß wie ein Schwamm aufsaugt.

rung verschaffen nicht nur reichhaltige Cremes, Lotionen oder Körperöle, sondern auch eine ausreichende Flüssigkeitszufuhr. Daher sollten Sie während der gesamten Schwangerschaft mindestens 2,5 Liter Mineralwasser oder Saftschorlen pro Tag trinken.

Besondere Pflege benötigt jetzt vor allem Ihr ständig wachsender Bauch. Seine Haut muss schließlich eine extreme Dehnung aushalten – bis zur Geburt bringt er es im Durchschnitt auf einen Umfang von 100 Zentimetern. Natürliche Pflanzenöle wie Aprikosenkernöl, Mandelöl, Sesamöl oder Weizenkeimöl schützen und pflegen die strapazierte Haut. In Kombination mit einer täglichen Zupfmassage (siehe Seite 156) beugen Sie gezielt der Entstehung von Schwangerschaftsstreifen vor.

## Lichtschutz und Selbstbräuner

Die stärkere Pigmentierung in der Schwangerschaft wird durch die vermehrte Produktion des Hormons MSH ausgelöst, das die Pigmentzellen der Haut (Melanozyten) anregt. Das Plus an MSH beschert nicht nur eine intensivere Bräune, sondern auch unregelmäßige braune Flecken. Besonders auffallend zeigen sie sich nach einem Sonnenbad im Gesicht. Hier helfen Cremes mit hohem Lichtschutzfaktor (ab LSF 20 für heimische Sonnenbäder, ab LSF 50 im sonnigen Süden), die vor Sonnenbrand schützen und braune Flecken in Schach halten. Sollten dennoch Pigmentflecken auftreten, verblassen diese bereits im Wochenbett. Vier bis sechs Wochen nach der Geburt sind sie dann meist ganz verschwunden.

Wer sich nicht lange in der Sonne aufhalten möchte, kann sich auch in der Schwangerschaft Bräune aus der Tube holen. Selbstbräunungscremes können bedenkenlos verwendet werden. Sie wirken lediglich in der obersten Hautschicht, wo die Inhaltsstoffe mit den Aminosäuren der Hornzellen reagieren und eine zarte Bräunung hinterlassen, ohne in die Tiefen des Organismus vorzudringen. Pigmentflecken verschwinden durch Selbstbräuner aber nicht, sie werden in der Schwangerschaft eher verstärkt.

## WICHTIG

**Vorsicht vor Vitamin A!**

Verzichten sollten Sie unbedingt auf die Einnahme von »bräunenden« Vitamin-A-Präparaten (Retinol). In der Schwangerschaft können erhöhte Mengen Vitamin A (mehr als 10 000 Internationale Einheiten pro Tag) das Baby schädigen und Fehlbildungen beim Kind hervorrufen. Mit einer ausgewogenen Ernährung wird diese Grenze nicht überschritten, zusätzliche Einnahmen sind also unötig.

## Die Haare

Ob Shampoo, Spülung, Kur oder Festiger: Bleiben Sie ruhig bei Ihren alten Produkten. Wenn Sie sie in der Vergangenheit vertragen haben, können Sie davon ausgehen, dass sie auch jetzt keine Allergien oder Hautreizungen auslösen. Oft wird es jedoch nötig, die gewohnte Pflege zu ändern, da in der Schwangerschaft mehr Östrogen produziert wird – und das wirkt sich direkt auf die Haare aus. Sie können dichter, fülliger, glänzender sein und weniger fetten als sonst, bei manchen Frauen aber auch fettig, dünner und matt erscheinen. Nach der Schwangerschaft, wenn der Östrogenspiegel wieder sinkt, kommt es kurzzeitig zu vermehrtem Haarausfall, der sich nach einigen Wochen wieder legt.

Auch für das Färben der Haare und für Dauerwellen gibt es grünes Licht: Chemikalien, die hier zum Einsatz kommen, gelten als ungefährlich für das ungeborene Kind. Wer auf Nummer sicher gehen will, kann in den ersten drei Wochen auf das Färben verzichten. Schließlich geht es auch ohne viel Chemie: Mit Lockenstab und -wicklern sowie mit pflanzlicher Farbe oder leicht tönendem Stylingschaum.

## Enthaarung

Vorsicht ist bei Enthaarungscremes geboten, deren chemische Inhaltsstoffe über die Haut zum Baby gelangen können. Alternativen bilden Cremes aus reinen Naturprodukten oder Wachs, das in der Schwangerschaft jedoch nach dem Gebrauch blaue Flecke hinterlassen kann. Grundsätzlich steht einer Rasur mit sterilen Klingen nichts im Wege – sofern Sie sich nicht schneiden. Zum einen besteht dann die Gefahr einer Infektion mit dem Risiko, Antibiotika einnehmen zu müssen, zum anderen bluten die in der Schwangerschaft geweiteten Gefäße nach einem Schnitt sehr heftig.

Da es bislang keine wissenschaftlichen Erkenntnisse darüber gibt, ob Laser-Epilation schädlich für das ungeborene Kind ist, sollte vorsorglich darauf verzichtet werden. Vermeiden sollten Sie auch jegliche Art von Elektro-Epilation wie Elektrolyse, Thermolyse oder Diathermie, Blend-Epilation oder Sequential-Epilation.

## Nagellack und Lippenstift

Lippen und Nägel können weiterhin in Ihrer Wunschfarbe glänzen, die Verwendung von Nagellack und Lippenstift in der Schwangerschaft gilt als unbedenklich. Zwar enthalten Nagellacke und -entferner giftige Substanzen, doch in so unerheblichen Mengen, dass gesundheitliche Folgen als unwahrscheinlich eingestuft

## INFO

### Lackfrei für den Nageltest

Nagellack und künstliche Nägel sollten vorsorglich zur Geburt entfernt werden, falls es zu Komplikationen kommt: Zur schnellen Überprüfung der Durchblutung drückt das medizinische Personal auf den Fingernagel. Dauert es länger als zwei Sekunden, bis die Haut unter dem Nagel wieder rosig und damit durchblutet wird, ist dies ein Hinweis auf zu niedrigen Blutdruck und damit verbundene Kreislaufprobleme.

werden. Ein geöffnetes Fenster und genügend Abstand zu den Händen schützen Sie in jedem Fall davor, frei werdende Dämpfe und Gerüche während der Nagellackentfernung und des Lackierens in erhöhter Konzentration einzuatmen. Für ausreichende Belüftung sollte auch im Nagelstudio gesorgt sein, wenn es um die Modellage von Kunstnägeln geht – die übrigens bei manchen Schwangeren aufgrund der Hormonumstellung nicht so gut haften wie sonst.

### Körperschmuck

Piercings und Tattoos schaden der Schwangeren nicht – sofern sie den Körper bereits schmücken. Ein Piercing am Bauchnabel wird allerdings gegen Ende der Schwangerschaft unbequem, wenn sich der Nabel durch die starke Wölbung des Bauches nach außen schiebt. Die rechtzeitige Entfernung des Schmuckstücks empfiehlt sich hier genauso wie bei gepiercten Brustwarzen.

Sollte eine Entbindung mit Kaiserschnitt nötig werden, muss metallischer Piercing-Schmuck – ganz gleich, an welcher Körperstelle – nicht nur aus hygienischen Gründen entfernt werden.

Bei einer Vollnarkose mit Beatmungsschlauch bergen Piercings im Mundraum Verletzungsgefahren, aber auch an anderen Körperstellen ist Schmuck dieser Art riskant: Wird beim Zerschneiden von Gewebe oder Verlöten von Blutgefäßen mit Strom gearbeitet, gelangt er durch die Leitfähigkeit des Körpers zum Piercing, das die umliegende Haut verbrennt.

Um zu vermeiden, dass sich Stichkanäle ohne Schmuck zusammenziehen, können in der Klinik erhältliche Röhrchen aus Plastik, die sonst als Verschluss von Venenverweilkanülen dienen, eingefädelt werden. Auf die nötige Größe zurechtgeschnitten, bleiben sie so lange in der Haut, bis der Piercing-Schmuck wieder eingesetzt werden darf.

Geht es um den Vorgang des Piercens und Tätowierens an sich, ist in der Schwangerschaft äußerste Vorsicht geboten: Durch die Einstiche in die Haut können Krankheitserreger in den Körper eintreten, bakterielle Infektionen entstehen, aber auch gefährliche Infektionskrankheiten wie Hepatitis C oder HIV übertragen werden. Beim Tätowieren sind zudem allergische Reaktionen auf die Farben und Tinten möglich. Nicht selten macht sich dann der mütterliche Kreislauf bemerkbar: mit Pulserhöhung, Steigerung der Atemfrequenz, Blutdruckabfall, Schwindel, Übelkeit und eventuell Bewusstlosigkeit – was wiederum eine Schädigung des Kindes wegen einer möglichen Unterversorgung mit Sauerstoff nach sich ziehen kann.

Zudem könnte es bei der Periduralanästhesie (PDA) zur Schmerzbehandlung unter der Geburt Probleme geben, sofern ein Tattoo den Rücken etwa auf Hüfthöhe ziert. Genau hier muss der Anästhesist die Punktionsnadel zwischen die Wirbel führen, um das Schmerzmittel in den Periduralraum einzuführen. Über die Nadel können allergene wie auch giftige Farbpigmente aus

## GUT ZU WISSEN

### Schmuckstück Brille

Kontaktlinsenträgerinnen sollten in der Schwangerschaft mal wieder einen Blick darauf werfen und die bewährte Sehhilfe aktivieren: Vermehrte Wassereinlagerungen im Körper können die Dicke und Krümmung der Hornhaut verändern, weshalb die Linsen nicht mehr richtig sitzen. Auch kann es gegen Ende der Schwangerschaft zu trockenen Augen kommen, die den Tragekomfort der Kontaktlinsen einschränken. Abhilfe schafft das vorübergehende Tragen der Brille, eventuell bis nach der Geburt. Genaues erfahren Sie beim Optiker, der Augen und Sitz der Linsen kontrollieren sollte. Er überprüft auch noch mal Ihre Brille, die Sie spätestens zur Geburt benötigen – damit Kontaktlinsen keine Komplikationen bereiten, falls beim starken Pressen Äderchen im Auge platzen.

---

dem Tattoo in den empfindlichen Hohlraum der Wirbelsäule transportiert werden, wo sie in seltenen Fällen toxische Reaktionen hervorrufen oder auch neurologische Ausfälle.

Aus Vorsicht lehnen viele Anästhesisten eine PDA bei bestehender Tätowierung auf der Einstichstelle ab.

## Schwangerschaftsstreifen

In der Schwangerschaft braucht das Bindegewebe eine extra Portion Pflege, denn die Haut an Bauch, Busen, Hüften und Schenkeln wird stark beansprucht: Zuständig für die Elastizität der Haut ist ein feines Netzwerk aus kollagenen Fasern. Die erhöhte Ausschüttung des Schwan-

gerschaftshormons Cortisol wird nunmehr dafür verantwortlich gemacht, die Elastizität der Haut zu mindern (siehe Tabelle Schwangerschaftshormone, Seite 117). So kann das Unterhautgewebe am wachsenden Bauch und Busen leichter zerreißen. Schwangerschafts- oder Dehnungsstreifen, sogenannte Striae cutis distensae oder auch Striae gravidarum, entstehen und zeigen sich oberhalb der Haut als bläuliche bis braunrote Linien in Wellenform, die am Bauch von oben nach unten verlaufen und am Busen strahlenförmig zum Warzenvorhof hin. Auch Oberarme, Oberschenkel und Po können betroffen sein; hier verlaufen die Striae quer.

Schwangerschaftsstreifen treten nur selten einzeln auf und zeigen sich daher nebeneinander in einer Länge von einem bis mehreren Zentimetern und einer Breite von wenigen Millimetern bis zu zwei Zentimetern. Die Streifen mit meist leicht vertiefter, unregelmäßiger Oberfläche entstehen oft unbemerkt, sind zu Beginn eher eben und nur leicht rosa und werden dann im Laufe der Schwangerschaft länger, breiter und dunkler. Nach der Entbindung verblassen die Schwangerschaftsstreifen, grobe verändern sich zu grau-weißen Streifen – sie bilden sich jedoch nie ganz zurück. Werden diese deutlich sichtbaren Hautstreifen nicht behandelt, können sie sich durch weitere Schwangerschaften und auch durch den natürlichen Prozess der Hautalterung verschlechtern. Zwar stellen die Hautstreifen keine Beeinträchtigung der Gesundheit dar, doch mancher Frau kann das besondere Hautbild auf die Seele schlagen.

### VORBEUGEN

Um die 80 Prozent aller schwangeren Frauen bekommen – mehr oder weniger ausgeprägte – Schwangerschaftsstreifen. Warum sie bei der einen stärker sind als bei der anderen oder war-

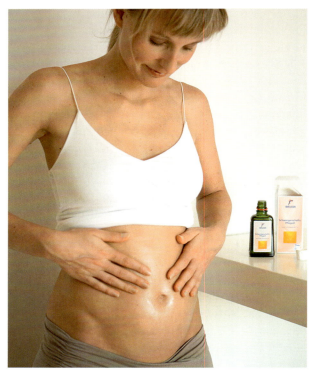

*Mit Öl und Massage halten Sie Ihre Haut geschmeidig, Schwangerschaftsstreifen haben dann kaum Chancen.*

um sie bei manchen gar nicht auftreten, hängt zum größten Teil von der individuellen Beschaffenheit des Bindegewebes ab. Auch die Gewichtszunahme scheint eine Rolle zu spielen: Frauen, die viel Gewicht zulegen, bekommen häufiger Striae als Frauen, die bei der Gewichtszunahme am unteren Ende der Skala bleiben. Leider sind auch Zwillingsmütter besonders häufig von diesem Übel betroffen.

Um die Elastizität Ihrer Haut zu unterstützen, bieten sich verschiedene Möglichkeiten an, mit denen Sie Schwangerschaftsstreifen reduzieren und manchmal sogar ganz verhindern können. Am besten fangen Sie mit einem speziellen Hautpflegeprogramm schon in der Frühschwangerschaft an, auch wenn Bauch und Busen noch nicht an Umfang zugenommen haben. Morgendliche Wechselduschen mit warmem und kaltem Wasser helfen genauso wie eine anschließende Zupfmassage (siehe Seite 156), Bürstenmassagen oder Abreibungen mit dem Sisalhandschuh. Während es Beinen, Armen und Rücken guttut, von oben nach unten abgerieben zu werden, empfehlen sich für den Po kreisende Bewegungen. Beim Bauch geht es im Uhrzeigersinn rund um den Nabel und bei den Brüsten sanft rund um den Warzenhof. Für das anschließende Ölen oder Cremen der Haut eignen sich Hautöle, zum Beispiel mit Vitamin E, oder auch Cremes mit Frauenmantel-, Efeu- und Schachtelhalmauszügen oder mit Hyaluronsäure. Darüber hinaus beugen Sie mit einer ausgewogenen, vitaminreichen Ernährung und regelmäßigem Sport wie Gymnastik oder Schwimmen Schwangerschaftsstreifen vor. Ein gut sitzender und vor allem stützender BH entlastet das Bindegewebe der Brust.

### NACHSORGEN

Sollten hartnäckige Streifen auch nach der Geburt noch deutlich sichtbar sein, kann sich der Gang zum Hautarzt lohnen. Selbst wenn es für ganz schlimme Fälle keine Versprechungen gibt, dass die Streifen vollständig zurückgehen, ist doch eine Besserung des Hautbildes möglich. Mehrere Therapiemöglichkeiten bieten sich an, zum Beispiel ein Glykolsäure-Peeling, die Anwendung von Gels zur Narbentherapie, die Behandlung mit dem Laser oder auch ein Dermasanding, bei dem die Hautoberfläche per »Sandstrahl« abgeschliffen wird. Unterstützend wirken Sport, Bindegewebsmassagen, Wechselduschen und die regelmäßige Pflege mit speziellen Cremes oder Ölen.

# Von Sauna bis Sonne

Wie für die Temperatur des Vollbades gilt auch für Sauna, Sonne und Co.: Erhöht sich die Körperkerntemperatur der Mutter, steigt auch die des Kindes. Das kann einen negativen Einfluss auf die Entwicklung des Babys haben.

## Sauna und Co.

Einem Saunabesuch ab dem vierten Monat steht nichts im Wege, wenn Sie bereits eine geübte Saunagängerin sind und nicht erst in der Schwangerschaft damit anfangen. Davon abgesehen sollten Sie den Aufenthalt in der Sauna auf etwa zehn Minuten begrenzen und sich nicht auf die oberste Stufe setzen, wo die Hitze am größten ist. Sobald Sie sich unwohl fühlen, Schwindel verspüren oder es vor den Augen flackert, wird es Zeit, den Saunagang abzubrechen. Für Sauna-Anfänger eignet sich ein Besuch in der Biosauna, die eine kreislaufschonende Temperatur um die 45 °C bietet.

Auf einen Besuch im Dampfbad sollten Sie eher verzichten, auch wenn es sich um niedrigere Temperaturen handelt als bei der Sauna: Die feuchte Hitze belastet den Körper stärker als die trockene Luft in der Sauna, was zu erheblichen Kreislaufproblemen führen kann.

Whirlpools oder Jacuzzis mit Wassertemperaturen über 37 °C bergen nicht nur Gefahren für die Entwicklung des Kindes und für den Kreislauf der Mutter – das warme Wasser im Sprudelbecken bietet Krankheitskeimen einen idealen Nährboden und kann vaginale Infektionen begünstigen. Und gerade jetzt sind Sie besonders anfällig: Wegen des speziellen Hormonhaushalts in der Schwangerschaft ist das Säureniveau in der Scheide herabgesetzt, was die Immunabwehr schwächt und die Infektionsanfälligkeit steigert.

## Sonnenbaden und Solarium

Abgesehen von Sonnenbrand und einer verstärkten Bildung von Pigmentflecken (siehe Seite 38) kann die Sonne besonders in Verbindung mit hohen Lufttemperaturen gefährlich werden: Sie lässt Ihre Körpertemperatur ansteigen und kann darüber hinaus den Kreislauf schwächen. Meiden Sie daher die pralle Sonne, und suchen Sie im Sommer oder im Urlaub einen schattigen, nicht zu warmen Platz für sich aus. Ein Sonnenhut oder Kopftuch schützt Sie zudem vor einem Sonnenstich mit Übelkeit, Schwindel und Kopfschmerzen.

Da die Haut in der Schwangerschaft besonders empfindlich ist und schnell mit Irritationen reagiert, kann ein Besuch auf der Sonnenbank unerwünschte Pigmentflecken oder auch Verbrennungen hervorrufen. Ob die Strahlungen der Röhren schädlich für das Ungeborene sind, konnte mit Studien noch nicht eindeutig belegt werden. Sicher ist jedoch, dass es unter, auf, zwischen oder auch vor den Röhren einerseits zu starkem Schwitzen und damit unerwünschtem Flüssigkeitsverlust kommen kann und andererseits auch zu einer Überwärmung des Körpers. Sie sollten mit Solariumsbesuchen daher zurückhaltend sein.

## GUT ZU WISSEN

### Negativ: zu viel UV-Strahlung

Intensive UV-Strahlung reduziert die Folsäure im Körper – dieses Vitamin der B-Gruppe ist besonders in den ersten Wochen der Schwangerschaft wichtig, um Fehlbildungen des Kindes sowie verschiedene Neuralrohrdefekte zu verhindern.

## Reisen

Die beste Reisezeit in der Schwangerschaft sind die Wochen zwischen dem vierten und siebten Monat. Die anfänglichen Unpässlichkeiten haben sich gelegt, und Sie sind noch beweglich genug, um den Urlaub aktiv zu genießen. Liegen keine Komplikationen vor, spricht nichts dagegen, per Auto, Zug, Bus oder Flugzeug in die Ferien zu starten – wenn Sie so oft wie möglich Pausen während der Fahrt einlegen, sich dazwischen immer wieder bewegen und, sofern es geht, die Füße hochlegen.

### Unterwegs mit dem Auto

Was die individuell gestalteten Pausen angeht, sind Sie mit dem Auto am flexibelsten. Achten Sie darauf, spätestens nach zwei Stunden Fahrt eine Rast einzulegen und das Steuer zu wechseln, falls Sie sich selbst am Fahren beteiligen. Sollten Sie alleine mit dem Auto unterwegs sein, ist eine größere Pause von mindestens 30 Minuten nötig, um sich zu entspannen und den Kreislauf mit Bewegung wieder anzuregen. Um einer Thrombose und allgemein geschwollenen Füßen und Beinen wirkungsvoll vorzubeugen, können Sie zusätzlich die Beine für einige Minuten hochlegen.

Vergessen Sie nicht, sich während der Fahrt anzuschnallen, auch wenn der Bauch sich schon gerundet hat. Eine spezielle Beckengurtpolsterung oder ein Gurtführungssystem für Schwangere aus dem Fachhandel schützt Sie und Ihr Baby vor möglichen Unfallfolgen. Generell sollte der über das Becken verlaufende Gurt so tief wie möglich unterhalb des Bauches sitzen. Bei Rückenschmerzen hilft ein zusammengerolltes Handtuch, das Sie zwischen die untere Rückenlehne und Ihr Kreuzbein legen.

### Zug, Bus und Flugzeug

Eng wird es in Zug, Bus oder Flugzeug, wo es nur wenig Beinfreiheit gibt. Zum Schutz vor einer Thrombose sollten Sie einen Gangplatz wählen, der es Ihnen ermöglicht, ab und zu die Beine auszustrecken. Auch die Bewegungsmöglichkeiten sind in diesen Transportmitteln eingeschränkt. Nutzen Sie daher im Zug die Gänge für »kleine Spaziergänge«, im Bus jede angebotene Toilettenpause, um sich die Füße zu vertreten, und gehen Sie im Flugzeug ruhig übertrieben oft zum WC. Zurück am Platz, sollten Sie in regelmäßigen Abständen Bein-Fußübungen durchführen: Am besten ziehen Sie Ihre Schuhe aus, stellen Ihre Füße im kleinen Abstand nebeneinander fest auf den Boden und gehen abwechseln auf die Zehenspitzen und kommen wieder runter auf die ganze Fußsohle. Beim »Laufen im Sitzen« wird der jeweilige Unterschenkel so hoch wie möglich gestemmt und auch der Oberschenkel mit angehoben.

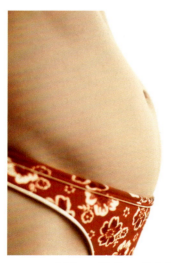

*Schützen Sie Ihren Babybauch vor zu viel Sonne: Überhitzung schadet dem Baby!*

Der Kabinendruck im Flugzeug hat übrigens keine negativen Auswirkungen auf die Sauerstoffversorgung des Kindes. Leiden Sie jedoch unter Flugangst, ist die Schwangerschaft nicht der geeignete Zeitpunkt, sich dieser Angst zu stellen. Wählen Sie in diesem Fall lieber ein anderes Verkehrsmittel.

Erkundigen Sie sich vor der Buchung eines Fluges nach den Schwangerschaftsregelungen der jeweiligen Airline, denn die Fluggesellschaften haben die Beförderung von Schwangeren wegen der Gefahr einer Thrombose oder einer Frühgeburt eingeschränkt: Während manche Linien ein ärztliches Attest verlangen, lassen andere Frauen ab der 36. Woche (oder auch schon früher) nicht mehr an Bord. Sollte es trotz aller Vorsorgeregelungen der Airline zu einer Geburt an Bord kommen, sind viele Flugbegleiter vorbereitet. Sie erlernen in einer Schulung die nötigsten Handgriffe.

## Vorsicht vor Reiserücktrittsversicherungen

Planen Sie den Abschluss einer Reiserücktrittsversicherung, bedenken Sie bitte, dass sich die Versicherungen darauf berufen können, dass der Versicherungsfall vorhersehbar war. Ein vorhersehbarer Versicherungsfall liegt vor, wenn Sie schon vor Abschluss der Versicherung schwanger waren und der Arzt Ihnen später von der Reise abrät oder wenn Sie eine Fernreise absagen müssen, weil die für das Land empfohlenen Impfungen nicht durchgeführt werden können. Dann müssen diese die Kosten bei einem Rücktritt in der Regel nicht übernehmen.

## Die Reisevenenthrombose

Mehrstündiges Reisen in beengter, sitzender Position erhöht das Thromboserisiko, egal ob Sie sich im Flugzeug, Bus, Zug oder Auto befinden.

Durch das starre Sitzen kann es zu einer Einschränkung des venösen Blutrückstroms kommen, da der Blutfluss durch die sitzende Position in der Leiste und in der Kniekehle eingeengt wird. Das langsam fließende Blut gerinnt leichter und begünstigt die Gerinnselbildung in den tiefen Leitvenen der Beine. Auch die niedrige Luftfeuchtigkeit im Flugzeug steigert das Thromboserisiko, da der Körper vermehrt Flüssigkeit verdunstet, was zu einer Austrocknung und Bluteindickung führt. Trinken Sie also besonders im Flugzeug so viel wie möglich: mindestens jedoch 0,25 Liter pro Stunde. Als Getränke bieten sich Mineralwasser ohne Kohlensäure an, Frucht- oder auch Gemüsesäfte und Kräutertees.

## Strahlen- und andere Belastungen

Die Sicherheitskontrollen am Flughafen sind auch für Schwangere unbedenklich: Der Metalldetektor schadet Ihrem Baby nicht. Ähnliches gilt für Langstreckenflüge, bei denen die Strahlenbelastung nur gering erhöht und keine Schädigung des Kindes zu befürchten ist. Doch Flüge, die länger als vier Stunden dauern, bergen dennoch Risiken. Neben dem erhöhten Thromboserisiko ist die körperliche Belastung für die Schwangere groß. Am Ziel angekommen, muss meist nicht nur ein Jetlag durch die Zeitumstellung bewältigt werden, sondern auch die veränderten klimatischen Verhältnisse und die ungewohnte Kost. Die erhöhte Gefahr von Magen-Darm-Erkrankungen in weit entfernten Ländern sollten Sie nicht unterschätzen – genauso wie die eventuell schlechte medizinische Versorgung vor Ort oder auch der lange Rückflug, der besonders anstrengt, wenn es Ihnen gesundheitlich nicht gut geht. Sollten Sie im Ausland von einem Arzt Medikamente verschrieben bekommen, haken Sie unbedingt nach, ob diese in der Schwangerschaft eingenommen werden dürfen.

## TIPP

### Thromboseschutz – nicht nur fürs Flugzeug

Das können Sie selbst für einen effektiven Thromboseschutz tun:

- Sorgen Sie für regelmäßige Bewegung, zum Beispiel, indem Sie abwechselnd von den Fußspitzen auf die Fersen abrollen.
- Strecken Sie Ihre Beine einmal pro Stunde lang aus und vermeiden Sie es, beim Sitzen die Beine übereinanderzuschlagen.
- Stellen Sie Ihre Füße nebeneinander ab oder strecken Sie sie lang unter den Sitz Ihres Vordermannes.
- Ziehen Sie Ihre Schuhe aus und achten Sie auf weite und bequeme Kleidung.
- Tragen Sie unbedingt Kompressionsstrümpfe. Ob für Sie die Stärke I oder II infrage kommt, sollten Sie mit Ihrem Frauenarzt oder Hausarzt besprechen, der Ihnen die Stützstrümpfe für eine Reise verschreiben kann.
- Fragen Sie Ihren Arzt, ob sich für Sie eine Anti-Thrombosespritze mit niedermolekularem Heparin zur Vorbeugung eignet.

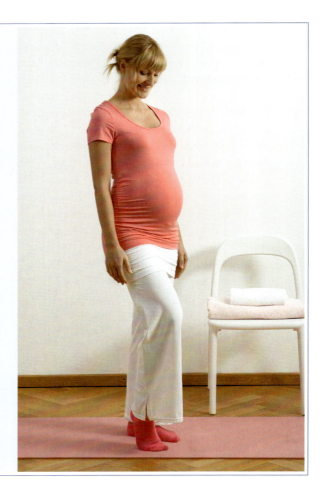

*Lassen Sie Ihre Füße abwechselnd von den Zehen bis zum Ballen abrollen. Das stärkt die Venen.*

### Eine Reise mit dem Schiff

Immer populärer werden Schiffsreisen auch für jüngere Reisende, Paare und Familien. Die freie Beweglichkeit, das Bett in unmittelbarer Nähe, die Anwesenheit des Bordarztes sowie die Auswahl der Kost machen Ferien auf See scheinbar auch in der Schwangerschaft sehr attraktiv. Es sei denn, das stürmische Meer schlägt Ihnen auf den Magen und die Seekrankheit mit Erbrechen dauert mehrere Tage an. In diesem Fall machen sich auch die begrenzten Möglichkeiten der ärztlichen Betreuung an Bord bemerkbar. Oft wird es nötig, die medizinische Versorgung an Land fortzusetzen, was je nach Anlegehafen Probleme mit sich bringen kann. Aus diesen Gründen nehmen viele Schiffe keine Frauen mit, die die 24. Schwangerschaftswoche überschritten haben. Befinden Sie sich zum Zeitpunkt der Einschiffung in einer früheren Schwangerschaftswoche, verlangen die meisten Kreuzfahrtschiffe ein Attest des Arztes, das Ihre Rei-

Reisen

sefähigkeit bestätigt. Überlegen Sie sich daher, ob ein Babymoon im Wellnesshotel (siehe Seite 48) für Sie und Ihren Partner nicht die entspanntere Alternative sein kann.

## Krank im Urlaub

Während der Schwangerschaft ist die Empfänglichkeit für Krankheiten erhöht. Zusätzlicher Reisestress und auch die Klimabelastung in tropischen Ländern können sich darüber hinaus ungünstig auf das Immunsystem auswirken. Eine kleine, gut sortierte Reiseapotheke mit Medikamenten, die Sie auch in der Schwangerschaft einnehmen können, hilft Ihnen im Akutfall. Verlassen Sie sich aber nicht nur auf die Eigentherapie, da Beschwerden auch immer auf ernste Probleme hindeuten können. Suchen Sie daher in jedem Fall einen Arzt auf. Zur Reiseapotheke gehört während der Schwangerschaft unbedingt auch der Mutterpass!

## DIE REISEAPOTHEKE

**Durchfall:** wasserlösliche Elektrolyttabletten und Kohlekompretten, Okoubaka*.

**Magen-Darm-Beschwerden mit Erbrechen und Übelkeit:** Ipecacuanha*, Perenterol-Kapseln.

**Fieber:** Paracetamol-Tabletten, viel trinken und Ruhe. Bei Fieber über 38,5 °C oder über mehr als 24 Stunden sofort zum Arzt!

**Halsschmerzen:** Gurgellösung mit dem Wirkstoff Hexetidin, Apis mellifica* und/oder feuchtwarme Halswickel.

**Husten:** Saft aus der Apotheke, der weder Codein noch Alkohol enthalten sollte (auf Schwangerschaft hinweisen), wie Spitzwegerich-Sirup bei trockenem Husten oder bei festsitzendem Schleim Saft aus Thymiantrockenextrakt und Eibischwurzelsirup.

**Insektenstiche:** Apis mellifica* und/oder ein abschwellendes Gel aus der Apotheke; bei einem Bienen- oder Wespenstich können Sie eine aufgeschnittene Zwiebel für einige Zeit auf die betroffene Hautpartie drücken.

**Kopfschmerzen:** Paracetamol-Tabletten (maximal 3000 Milligramm verteilt auf 24 Stunden; nur in Ausnahmefällen einnehmen, wenn keine kalten Umschläge auf der Stirn, Schläfenmassagen oder Ruhepausen helfen).

**Ohrenschmerzen:** Apis mellifica*; Zwiebelwickel, eventuell Paracetamol-Tabletten (Dosierung s. o.).

**Prellungen:** Arnica*, Traumeel-Salbe (homöopathisch).

**Schnitt- und Schürfwunden:** ein schmerzfreies Wunddesinfektionsmittel mit Octenidindihydrochlorid und Phenoxyethanol, Pflaster, Wund- und Heilsalbe.

**Schnupfen:** Bei stark laufender Nase: Allium cepa*; bei verstopfter Nase: Nux vomica* und/oder Speisesalz als Zutat für ein Dampfbad (1 Esslöffel auf etwa 2 Liter heißes Wasser).

**Sonnenbrand:** Apis mellifica* und/oder ein Gel aus der Apotheke.

**Zahnschmerzen:** eventuell Paracetamol-Tabletten (Dosierung s. o.).

**Stresssituationen, Angstzustände:** Rescue-Drops (Bach-Blüten).

* = homöopathisches Medikament aus der Apotheke, in D6-Potenz, im Akutfall stündlich 5 Globuli, dann bis zur Besserung dreimal täglich 5 Globuli einnehmen.

## Prophylaxen für die Fernreise

Schwangere auf Fernreisen bedürfen eines besonderen Schutzes vor Krankheiten wie beispielsweise der Malaria: Da zur medikamentösen Prophylaxe in der Schwangerschaft nicht alle Medikamente eingenommen werden dürfen, gelten Reisen in gefährdete Gebiete als besonders kritisch. Einmal infiziert, ist zum einen das Risiko einer Tot- oder Frühgeburt erhöht, zum anderen verläuft die Krankheit während der Schwangerschaft besonders schwer. Besser sieht es mit Impfungen gegen Tetanus, Diphtherie, FSME, Hepatitis A und B, Kinderlähmung, Typhus, Gelbfieber und Tollwut aus – sie dürfen nach Rücksprache mit dem Arzt auch während der Schwangerschaft verabreicht werden (siehe Seite 267).

Schwere Erkrankungen können auch durch Lebensmittel oder Getränke übertragen werden. So ist es ratsam, auf Reisen kein ungeschältes Obst, rohes Gemüse, Salate, rohes oder halbrohes Fleisch, Wurstaufschnitt, rohen Fisch, Milcherzeugnisse oder Speiseeis zu essen. Trinken Sie auf keinen Fall Leitungswasser und achten Sie darauf, dass die Getränke, die Ihnen in Restaurants serviert werden, noch verschlossen sind und erst am Tisch geöffnet werden. Dann können Sie sicher sein, keine mit Leitungswasser gestreckten Durstlöscher zu erhalten. Lassen Sie sich dennoch nicht davon abhalten, ausreichend zu trinken – aber ohne Eiswürfel. Das gefrorene Wasser kann genauso Krankheitserreger enthalten wie Wasser aus der Leitung.

## WICHTIG

### Reisekrankheit: keine Medikamente!

Medikamente gegen Reisekrankheit dürfen Sie während der ganzen Schwangerschaft nicht einnehmen. Nach Rücksprache mit dem Arzt ist im ersten und zweiten Trimenon eventuell die Gabe eines Präparats mit dem Wirkstoff Dimenhydrinat möglich. Vorbeugend sollten Sie während der Reise einen Platz in Fahrtrichtung wählen, nicht aus dem Seitenfenster schauen, die Reise nicht auf nüchternem Magen antreten und auf schwer verdauliche Kost verzichten.

## Entspannte Stunden im Babymoon

Wer den Honeymoon gerne noch einmal erleben möchte, dem bietet sich ein Wochenende oder auch Urlaub im Babymoon an: unbeschwerte Tage, bei denen auch Ihr Baby auf seine Kosten kommt. So haben sich verschiedene Hotels vor allem in Deutschland und Österreich ganz auf die Bedürfnisse schwangerer Paare eingestellt, kreieren spezielle Menüs unter Berücksichtigung der geschmacklichen Vorlieben in der Schwangerschaft oder bieten auch gezielte Entspannungs-, Verwöhn- und Fitnessprogramme für angehende Eltern. Seelisches und körperliches Wohlbefinden stehen bei diesem Wellness-Trend aus Amerika im Vordergrund und werden in manchen Hotels mit Luxus pur gekoppelt. Doch es gibt auch andere Angebote, die die Zeit vor der Geburt mit Massagen, Yoga, Tai Chi, Atemworkshops, pränataler Musik oder Traumreisen bereichern.

### GEBURTSVORBEREITUNG IM URLAUB

Bevor der Nachwuchs den Alltag auf den Kopf stellt, wird es im Babymoon möglich, noch einmal richtig auszuspannen und auch Paare in der gleichen Lebenssituation kennenzulernen. Je nach Geschmack und Vorlieben stehen ver-

## Sport

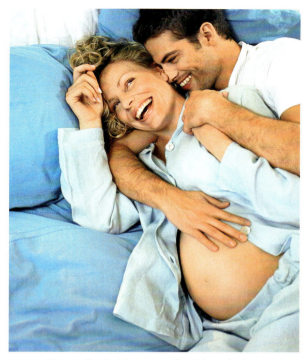

*Nutzen Sie die Monate vor der Geburt für intensive Zweisamkeit. Danach bleibt dafür erst mal keine Zeit.*

Richtig dosiert und ausgeführt, wirkt sich Sport positiv auf das Befinden von Mutter und Kind aus. Wissenschaftler sind sich einig: Bei einer normal verlaufenden Schwangerschaft müssen Sie zu keiner Zeit auf Bewegung verzichten. Solange Sie keinen Extremsport betreiben und nicht an die Grenze Ihrer Kräfte kommen, sind weder Fehl- noch Frühgeburt zu befürchten. Im Gegenteil: Sport in der Schwangerschaft kann den Schwangerschaftsverlauf positiv beeinflussen. Schon seit einigen Jahren wird Sport beispielsweise zur Vorbeugung von Schwangerschaftsdiabetes, zur Verbesserung des Wohlbefindens und der Fitness sowie zur Vermeidung einer überhöhten Gewichtszunahme empfohlen. Auch scheinen sportlich aktive Frauen mit dem Geburtsablauf besser zurechtzukommen. Sie benötigen weniger Schmerzmittel und auch operative Eingriffe wie eine Saugglocken- oder Zangenentbindung sind seltener nötig. Dazu trägt auch die gute Körperwahrnehmung bei, die durch Sport geschult wird.

Mit Sport bereiten Sie sich und Ihr Baby hervorragend auf die Geburt vor, denn:

- Ihr Körpergefühl wird gesteigert, Selbstbewusstsein und das Vertrauen in Ihre eigenen Fähigkeiten wachsen, Ängste und Stress werden leichter bewältigt.
- Sport stärkt Ihr Immunsystem, Sie sind eher vor Infekten geschützt.
- Ihre aufrechte Haltung wird trainiert, wodurch Sie den typischen, nach hinten geneigten Gang in der Schwangerschaft vermeiden. Becken, Wirbelsäule und Gelenke werden gekräftigt, Haltungs- und Rückenschäden vorgebeugt.
- Mit Sport vermindern Sie Kreislaufprobleme, regen die Verdauung und auch den

schiedene Hoteltypen zur Wahl: vom mondänen Design-Hotel sowie dem klassischen Thermen- und Wellnesshotel über das Kinder- und Familienhotel bis hin zur traditionellen Alpenresidenz und dem kuscheligen Bergrefugium. Die je nach Hotel individuellen Zusatzleistungen gehen auf die speziellen Bedürfnisse in der Schwangerschaft ein – viele davon werden in enger Kooperation mit Hebammen, Gynäkologen und Ärzten entwickelt. So erhalten die werdenden Eltern neben einem reinen Erholungs- und Wellnessprogramm auch gezielte Informationen zum Thema Schwangerschaft und zur individuellen Geburtsvorbereitung. (Weitere Infos siehe Anhang ab Seite 405.)

Appetit an. Gleichzeitig beugen Sie mit Sport einer zu hohen Gewichtszunahme (siehe Body-Mass-Index für die Schwangerschaft, Seite 33) vor.

⊙ Der Entstehung von Hämorrhoiden, Krampfadern, Thrombosen, Muskel- und Wadenkrämpfen wird vorgebeugt.

⊙ Der Beckenboden wird gestärkt, wodurch die Unterleibsorgane einschließlich der Blase an ihrem richtigen Platz bleiben und Inkontinenz vorgebeugt wird.

⊙ Trainierte Muskeln und Bänder bringen Sie körperlich fit durch die Schwangerschaft und machen Sie stark für die Geburt.

Nehmen Sie sich regelmäßig Zeit für Sport, zum Beispiel dreimal wöchentlich für eine Dauer von 20 Minuten. Vor dem Training sollten Sie Ihre Muskeln mit leichten Übungen aufwärmen (das verhindert Verletzungen) und sich dann kräftemäßig langsam steigern. Sobald Ihnen eine Übung schwerfällt oder Ihnen etwas wehtut, sollten Sie das Training umgehend beenden. Hören Sie beim Sport auf Ihre inneren Warnsignale – dann werden Sie sich auch unter Anstrengung wohlfühlen.

Zwingen sollten Sie sich jetzt zu nichts. Wenn Sie nur unter Überwindung zur Schwangerschaftsgymnastik gehen, dann weichen Sie lieber auf eine andere Sportart aus, und suchen Sie eine Bewegungsform, die Ihrem Typ entspricht. Schließlich sorgt Spaß beim Sport auch für emotionale Hochform. Fehlt der Spaßfaktor, bleibt die Stimmung im Keller und Sport wird eher zur Be- statt zur Entlastung. Beenden Sie Ihre sportliche Betätigung, sobald

⊙ Sie Schmerzen verspüren,

⊙ Ihnen schwindelig wird,

⊙ Übelkeit auftritt,

⊙ Sie Atemprobleme bekommen,

> **INFO**
>
> **Der Puls gibt den Takt vor**
>
> Der Trainingspuls für Schwangere beträgt
> ⊙ bei Frauen bis 29 Jahren
> 135 bis 150 Schläge pro Minute,
> ⊙ bei Frauen zwischen 30 und 39 Jahren
> 130 bis 145 Schläge pro Minute,
> ⊙ bei Frauen über 40 Jahre
> 125 bis 140 Schläge pro Minute.

⊙ Blutungen einsetzen. In diesem Fall sollten Sie umgehend Kontakt zu Ihrem Arzt oder Ihrer Hebamme aufnehmen.

Bei vorzeitigen Wehen, geöffnetem Muttermund, Unterleibsschmerzen, einer Unterversorgung des Babys oder anderen Komplikationen wird Ihnen Ihr Arzt dazu raten, sportliche Aktivitäten einzuschränken oder auch ganz zu unterlassen. Dasselbe gilt für Frauen, die in vorangegangenen Schwangerschaften Fehlgeburten hatten, Mehrlinge erwarten, an einer akuten Infektionskrankheit oder an einer Herzerkrankung leiden. Um kein Risiko einzugehen, sollten Sie Ihren Arzt – auch wenn es Ihnen und Ihrem Baby gesundheitlich gut geht – von Art und Umfang Ihrer sportlichen Übungen unterrichten und sich dafür ein Okay einholen.

## Lernen Sie Ihre Grenzen kennen

Der beste Gradmesser für die Belastung ist Ihre Pulsfrequenz. Legen Sie daher vor jeder Sportübung einen Pulsmesser an. Übersteigt die Anzahl Ihrer Pulsschläge pro Minute ein gewisses Maß (siehe Kasten oben), ist es an der Zeit, die Übung abzubrechen und beim nächsten Mal langsamer an das Training heranzugehen.

# Sport

Wer seine Pulsfrequenz beim Sport im Auge behält, sorgt dafür, dass das Herz nicht zu stark belastet wird. Denn das wird in der Schwangerschaft ohnehin schon ganz schön gefordert: Bis zur 40. Schwangerschaftswoche pumpt es drei Liter mehr Blut durch Ihren Körper als sonst.

Achten Sie unbedingt darauf, sich beim Training nicht zu verausgaben, nicht länger als 45 Minuten am Stück und pro Tag zu üben, niemals »außer Atem« zu kommen und Übungen im Freien nicht bei großer Hitze durchzuführen. Nutzen Sie im Sommer die kühleren Morgen- und Abendstunden. Von sportlichen Betätigungen in heiß-feuchten Klimaregionen ist ganz abzuraten.

## Ideale Sportarten

Während der Schwangerschaft eignen sich besonders Disziplinen wie Schwimmen, Wassergymnastik, sanfte Gymnastik im Trockenen, Radfahren, Training mit dem Radergometer, Yoga, Bauchtanz, Wandern, aber auch Spazierengehen und Treppensteigen.

Haben Sie schon vor der Schwangerschaft regelmäßig Sport getrieben, empfiehlt es sich, bei der bekannten Disziplin – in Maßen! – zu bleiben. Hier sind Sie in Ihrem Metier, wissen, wie Ihr Körper reagiert und wann Sie an Ihre Grenzen kommen. Alternativen sollten jedoch gesucht werden, wenn es sich um eine Extremsportart wie Marathon oder Triathlon handelt oder um eine Sportart mit hohem Verletzungsrisiko, beispielsweise Ballsport (Basketball, Handball, Tennis, Squash), Reiten, Inlineskaten, Mountainbiken, Klettern oder Skifahren. Auch Jogging auf holprigem Grund und in der Spätphase der Schwangerschaft birgt Verletzungsgefahren und belastet die Gelenke.

Sind Sie beim Sport oder Radfahren gestürzt oder haben Sie einen Stoß in den Bauch bekommen, sollten Sie umgehend eine Ultraschalluntersuchung und ein CTG machen lassen – auch wenn Sie sich kurz nach dem Unfall wieder wohler fühlen. Gefährliche Blutungen können intern oder auch erst Stunden später auftreten und auf eine Plazentaablösung deuten. In diesem Fall ist eine ärztliche Betreuung zwingend notwendig.

### SCHWIMMEN

Gönnen Sie sich das Gefühl der Schwerelosigkeit im Wasser und lassen Sie sich tragen – weit weg vom Alltag mit seinen kleineren und größeren Sorgen. Lassen Sie Ihre Seele baumeln im erfrischenden Nass, wo Sie mit ruhigen, fließenden Bewegungen Zug für Zug Stress abbauen. Nebenbei massiert das Wasser Ihre Haut, Dehnungsstreifen wird vorgebeugt und die Durchblutung angeregt. Das macht den Kreislauf fit,

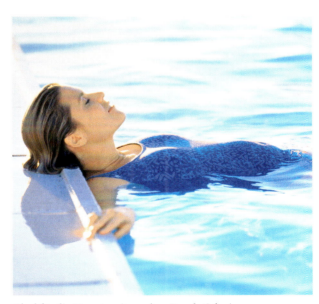

*Ideal für die Monate mit rundem Bauch: Schwimmen trainiert sanft und effektiv.*

während Gelenke, Wirbelsäule und Bandscheiben durch den Auftrieb im Wasser geschont werden. Der Druck, den das Wasser auf den Körper ausübt, kommt besonders Ihren Venen zugute. Wie ein Stützstrumpf hilft er Ihnen dabei, Krampfadern vorzubeugen.

Kraulen und Rückenschwimmen zeigen die beste Wirkung auf den Körper, indem sie die Rückenmuskulatur stärken. Brustschwimmen hingegen kann je nach Kopfhaltung Verspannungen im Nacken- und Schulterbereich hervorrufen. Wem Kraulen und Rückenschwimmen nicht so gut liegen oder wer nicht so sicher im Schwimmen ist, findet vielleicht mehr Spaß an Wassergymnastik. Spezielle Kurse für Schwangere (Aquafitness, Aquajogging, Wasseraerobic) werden vermehrt von den örtlichen Schwimmbädern angeboten.

Tauchen mit Druckluftflaschen ist während der ganzen Schwangerschaft verboten. Es besteht die Gefahr einer Fehlbildung oder einer Lungenembolie des Babys. Auch Tauchen ohne Geräte ist nicht zu empfehlen, da der Atem dabei lange angehalten wird und damit die Sauerstoffversorgung des Kindes gefährdet ist.

Nicht zuletzt ist die Wassertemperatur für Ihr Wohlbefinden beim Schwimmen oder bei der Gymnastik im Wasser verantwortlich: Sie sollte zwischen 18 und 25 Grad liegen. Krank machende Keime sind im ständig kontrollierten Wasser eines Schwimmbades nicht zu befürchten. Meiden sollten Sie in diesem Bereich jedoch Bänke oder Sitzflächen, hier können sich Bakterien ansiedeln und beim Kontakt eine Infektion begünstigen. Sollten Sie sich doch einmal hingesetzt haben, wechseln Sie am besten gleich die Badekleidung und nehmen eine Dusche. Auch ein in kalt gepresstem Olivenöl getränkter Tampon bietet Schutz vor Keimen: Wählen Sie dafür die kleinste Tampongröße und tränken Sie nur die Spitze in Olivenöl. Führen Sie den Öl-Tampon bereits zu Hause ein und entfernen Sie ihn erst, wenn Sie die Nassbereiche des Schwimmbads verlassen haben. Bakterien und Pilze mögen Olivenöl überhaupt nicht, und so werden beim Herausziehen des Tampons auch diejenigen unschädlich gemacht, die sich um die Scheide herum angesiedelt haben.

Am besten ist es jedoch, wenn Sie sich einfach ein sauberes Handtuch unterlegen, bevor Sie im Schwimmbad im Nassbereich Platz nehmen.

Wer regelmäßig schwimmen geht, sollte nach jedem Aufenthalt im Wasser daheim den pH-Wert in der Scheide untersuchen. Dazu eignen sich die Plastikhandschuhe des Handschuh-Tests (siehe Seite 149), die nach kurzer Berührung mit der Schleimhaut Auskunft geben, ob eine bakterielle Infektion vorliegt – die dann umgehend vom Arzt behandelt werden muss.

### GYMNASTIK

Während der Schwangerschaft ist jede Form von sanfter Gymnastik geeignet, um Muskeln und Bänder für die Geburt zu trainieren, den Kreislauf für das allgemeine Wohlbefinden in

> **WICHTIG**
>
> **Flüssigkeitsverlust augleichen!**
>
> Vergessen Sie nicht, zu trinken! Vor, während und nach dem Sport braucht der Körper ausreichende Flüssigkeitszufuhr. Starkes Schwitzen während des Trainings steigert auch den Bedarf an Mineralien. Mineralwasser oder Fruchtschorlen sind daher geeignete Durstlöscher, egal für welche Sportart Sie sich entscheiden.

Schwung zu halten und die Verdauung und den Appetit anzuregen. Doch auch hier gilt: Übertreibung ist genauso ungesund wie der Verzicht auf Bewegung. Passen Sie die Übungen Ihrer momentanen Befindlichkeit und auch der Größe Ihres Bauches an. Verzichten Sie auf Übungen aus der Bauchlage, auf ruckartige Bewegungen und generell auf solche, die Schmerzen verursachen.

### LAUFEN

Bewegung an der frischen Luft bringt Energie und macht den Kopf frei, auch bei schlechtem Wetter. Achten Sie beim Spazierengehen, Walken, Wandern oder auch beim leichten Joggen auf gut sitzende Schuhe. Durch die hormonelle Umstellung in der Schwangerschaft wird das Bindegewebe im Gelenk- und Bänderapparat des Körpers aufgelockert. Schnell kann ein falscher Tritt mit schlecht sitzendem Schuhwerk zu Verstauchungen oder anderen Verletzungen der Bänder oder Sehnen führen.

Beim Wandern in den Bergen sollten nicht nur sichere Wege gewählt werden, auch die Höhe, die Sie erklimmen, ist in der Schwangerschaft zu berücksichtigen: Ab 2000 Meter über dem Meeresspiegel wird die Luft für Sie »zu dünn«. Der Sauerstoffgehalt ist zu gering und die ausreichende Versorgung des Babys ist nicht mehr sichergestellt.

### RADFAHREN

Gemächliches Radfahren ist auch in der Schwangerschaft erlaubt. Da sich der Schwerpunkt des Körpers mit Bauch verändert, ist das Risiko, mit dem Fahrrad zu stürzen, erhöht. Das Tragen eines Helms schützt Sie auf alle Fälle vor gefährlichen Kopfverletzungen und zusätzliche Reflektoren vor Zusammenstößen mit anderen Verkehrsteilnehmern bei Dunkelheit. Auf riskantes

> ## INFO
>
> **Mit Expertenrat zur richtigen Sportart**
>
> Sie möchten gerne Expertenrat einholen und genau wissen, welche Sportart für Sie am besten ist oder ob Sie die bislang praktizierte, »exotische« Sportart weiter machen dürfen? Dafür steht Ihnen über das Internet ein Coaching-Angebot der Deutschen Sporthochschule Köln zur Verfügung. Unter www.sportundschwangerschaft.de finden Sie Empfehlungen und Tipps und haben die Möglichkeit, sich per E-Mail individuell beraten zu lassen.

Fahren im Gelände sollten Sie jedoch wegen erhöhter Sturzgefahr verzichten, ebenso auf Touren, bei denen Sie sich körperlich zu sehr anstrengen müssen und die Sie aus der Puste bringen.

### KRAFTTRAINING

Informieren Sie Ihren Trainer im Fitness-Center über Ihre Schwangerschaft, um keine falschen Übungen zu machen. Er weiß, worauf Sie achten müssen, und stellt Ihnen ein passendes Programm zusammen. Auf keinen Fall dürfen Sie weiter trainieren wie vor der Schwangerschaft. Vermeiden Sie vor allem alle Übungen, die die geraden Bauchmuskeln trainieren. Eine starke Rektusdiastase könnte die unerwünschte Folge sein. Dabei weichen die rechte und linke Bauchmuskelpartie auseinander und hinterlassen eine mehr oder weniger klaffende Lücke. Besser ist es, während der Schwangerschaft die am Bauch schräg verlaufenden Muskelpartien zu kräftigen und die Beckenmuskulatur in die Übungen mit einzubeziehen. Hierfür können Sie behutsam einige »schräge Sit-ups« machen.

# Yoga in der Schwangerschaft

Mit Yoga halten Sie Ihren Körper während der Schwangerschaft fit, bereiten sich auf die Geburt vor und auch auf die Zeit danach.

Zahlreiche Beschwerden wie Verspannungen, Rückenprobleme, Haltungsschäden, Krampfadern oder Hämorrhoiden, die sich im Laufe der 40 Wochen einstellen können, lassen sich mit verschiedenen Yoga-Übungen lindern. Bestimmte Asanas, so nennen sich die einzelnen Übungen, unterstützen Sie darin, Ihre Muskulatur zu stärken und Ihre Bänder zu dehnen, was Ihnen für die bevorstehende Geburt zugute kommt: Die Wirbelsäule wird gelenkiger, der Beckenboden gestärkt und einer Blasenschwäche nach der Geburt kann bereits jetzt vorgebeugt werden.

Aber auch hier gilt wie bei allen anderen Sportarten: Übertreiben Sie nichts. Strengt eine Übung zu sehr an, beenden Sie sie sofort. Achten Sie zudem darauf, während der Asanas re-

## WICHTIG

### Mit Achtsamkeit üben

Führen Sie keine Übungen durch, bei denen Sie auf dem Bauch liegen und Ihren Rücken nach hinten beugen sollen. Auch auf Übungen, die den Bauch einquetschen oder Ihnen das Luftholen erschweren, sollten Sie verzichten. Ebenso auf Atemübungen, bei denen die Luft angehalten wird. Wenn Sie sich daran halten, fühlt auch Ihr Baby sich während des Yoga-Trainings wohl und übt gerne mit.

## WICHTIG

### Meiden Sie die Rückenlage!

Sollte Ihnen in der Rückenlage schwindlig werden oder spüren Sie eine plötzliche Beklemmung, drehen Sie sich sofort auf die linke Seite. Besonders im letzten Schwangerschaftsdrittel kann das sogenannte Vena-cava-Syndrom auftreten (siehe Seite 206) und den venösen Rückstrom zum Herzen vermindern. Eine Drehung zur Seite behebt die Symptome.

gelmäßig zu atmen – auch dann, wenn Sie in einer Position verharren sollen.

Yoga, das ist nicht Gymnastik allein. Dazu gehören neben Entspannungs- und Atemübungen auch mentale Übungen, die innere Ruhe einkehren lassen und den emotionalen Kontakt zu Ihrem Baby fördern.

Mit Yoga können Sie jederzeit beginnen, extern angebotene Kurse ermöglichen den Einstieg in der Regel zu jeder Zeit. Je früher Sie allerdings starten, desto mehr profitiert Ihr Körper von den stärkenden Asanas – und das bis zur Geburt, denn üben können Sie so lange, wie es Ihnen guttut und körperlich gut geht. Bei Vorliegen einer Risikoschwangerschaft fragen Sie Ihren Arzt oder Ihre Hebamme, ob Yoga für Sie das Richtige ist.

## Der Yoga-Plan

Beginnen Sie jede Yoga-Sitzung mit einer Entspannungsübung (siehe rechte Seite). Es folgt eine Atemübung, der Sie eine Übung zum positiven Denken anschließen. Nun sind die Asanas an der Reihe, die mit einer letzten Entspannungsübung beendet werden.

# Yoga in der Schwangerschaft

## Eröffnungs-Entspannung

**1. STEP |** Legen Sie sich auf eine Gymnastikmatte oder eine zur Hälfte gefaltete Decke.
**2. STEP |** Strecken Sie sich lang aus, die Beine sind geschlossen, die Fußspitzen zeigen nach oben. Lassen Sie die Füße mit geschlossenen Beinen entspannt nach außen fallen.
**3. STEP |** Ihre Arme liegen locker neben dem Körper, ohne ihn zu berühren. Die Handinnenflächen zeigen nach oben zur Decke. Die Arme sind ganz entspannt.
**4. STEP |** Beugen Sie Ihren Kopf aus dem Liegen zur Brust. Senken Sie den Kopf langsam wieder ab und kommen Sie so zum Liegen, dass der Kopf mit dem unteren Teil den Boden berührt. Ihr Kinn zeigt dabei leicht zur Brust.
**5. STEP |** Schließen Sie die Augen und konzentrieren Sie sich auf Ihren Atem, der regelmäßig fließt. Atmen Sie dabei in Ihren Bauch hinein. Nur die Bauchdecke hebt und senkt sich, nicht der Brustkorb. Spüren Sie in sich hinein und genießen Sie die entspannende Rückenlage.
**6. STEP |** Spannen Sie kurz den linken Fuß an und entspannen Sie wieder. Das Gleiche machen Sie mit dem rechten Fuß, gefolgt vom linken Unterschenkel, dem rechten Unterschenkel, dem linken Oberschenkel, dem rechten Oberschenkel, dem Po, der linken und rechten Hand, dem linken und rechten Arm, dem Oberkörper, den Schultern, dem Nacken und zum Schluss dem vorderen Halsbereich. Bleiben Sie noch eine Minute in der Ausgangsposition liegen und spüren Sie die Entspannung.
**7. STEP |** Fürs Aufstehen drehen Sie sich zur linken Seite, winkeln die Beine an und stützen sich mit dem freien Arm ab. Kommen Sie langsam in den Stand. Halten Sie den Kopf dabei immer nach oben, damit Ihnen beim Aufstehen nicht schwindelig wird.

## ① Wechselseitige Nasenatmung

**1. STEP |** Setzen Sie sich in den Schneidersitz und schließen Sie Ihre Augen. Drücken Sie mit dem Daumen der rechten Hand ganz leicht das rechte Nasenloch zu. Die andere Hand ruht entspannt auf dem linken Bein. Atmen Sie lange und tief durch das linke Nasenloch ein und verschließen es mit leichtem Druck des rechten Zeigefingers. Atmen Sie durch das frei gewordene rechte Nasenloch lange und tief aus. Verschließen Sie das rechte Nasenloch wieder mit dem rechten Daumen und atmen Sie lange und tief durch das linke Nasenloch ein.
**2. STEP |** Sprechen Sie in Gedanken beim Einatmen das Wort »ein« und beim Ausatmen das Wort »aus«. Dann kommen Ihnen keine störenden Gedanken in die Quere und Sie können sich ganz auf Ihre Atmung konzentrieren.
**3. STEP |** Beenden Sie die Übung nach zwei Minuten, öffnen Sie Ihre Augen und spüren Sie Ihrem »normalen« Atem nach. Kommen Sie langsam wieder in den Stand.

*Ziel der Übung: Das abwechselnde Ansaugen und Ausstoßen der Luft kräftigt das Zwerchfell, es aktiviert die Verdauung und regt den Kreislauf an. Spüren Sie nach der wechselseitigen Nasenatmung tief in sich hinein und genießen Sie Ihren Atem, der ruhig und wie von selbst fließt.*

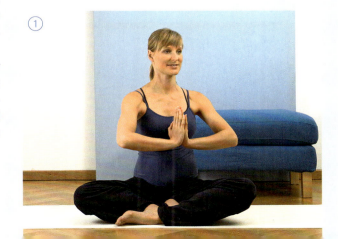

## ② Schenkelbeugen

**1. STEP** | Setzen Sie sich auf den Boden, beugen Sie Ihre Knie zur Seite und bringen Sie Ihre Fußsohlen gegeneinander. Umschließen Sie die Fußspitzen unterstützend mit Ihren Händen, und ziehen Sie die Füße soweit es geht an Ihren Körper heran. Der Oberkörper ist aufrecht, der Blick geht gerade nach vorn. Versuchen Sie, Ihre Knie gegen den Boden zu drücken, und konzentrieren Sie sich dabei auf Ihren gleichmäßig fließenden Atem. Verharren Sie für 30 Sekunden in dieser »drückenden« Position und lockern Sie anschließend Ihre Beine. Wiederholen Sie die Übung zweimal.

Ziel der Übung: Schenkelbeugen stärkt die Blase, weitet und kräftigt das Becken und bringt Erleichterung bei Ischiasbeschwerden.

### VARIANTE: SCHMETTERLING

Wenn das Schenkelbeugen Ihnen sehr leichtfällt, können Sie die Übung im Schmetterling intensivieren. Begeben Sie sich in die Ausgangsposition und bringen Sie Ihre Fußsohlen gegeneinander. Umfassen Sie die Fußspitzen mit beiden Händen, beugen Sie sich mit geradem unterem Rücken (kein Buckel!) leicht nach vorne und legen Sie Ihre Ellbogen ohne Druck auf den Knien ab, der Kopf hängt locker herab. Halten Sie die Dehnung für 30 Sekunden.

## ③ Fisch

**1. STEP** | Legen Sie sich in der Rückenlage auf eine Decke oder Gymnastikmatte. Die Beine sind lang ausgestreckt und liegen aneinander. Die ausgestreckten Arme liegen eng am Körper und die Hände befinden sich mit den Handflächen nach unten halb unter dem Po.

**2. STEP** | Winkeln Sie die Ellbogen leicht an und heben Sie Ihren Oberkörper vom Boden ab, während das Gewicht auf den Unterarmen ruht. Der Kopf hängt nach hinten, der Brustkorb schiebt sich nach oben und der Rücken formt ein Hohlkreuz – dabei nicht übertreiben! Versuchen Sie, mit Ihrem Scheitel den Boden zu berühren, und verlagern Sie Ihr Gewicht so, dass es hauptsächlich vom Po getragen wird.

**3. STEP** | Verharren Sie 30 Sekunden in dieser Position und achten Sie auf Ihren gleichmäßig fließenden Atem. Wiederholen Sie die Übung.

Ziel der Übung: Der Fisch lockert Schultern und Nacken, erleichtert die Atmung durch die Weitung des Brustkorbs, regt die Verdauung an und lindert Beschwerden bei Hämorrhoiden.

### VARIANTE: DER HALBE FISCH

Wenn Sie Probleme mit dem Rücken haben, können Sie diese sanftere Variante des Fischs üben. Legen Sie dazu zwei dicke Kissen unter Ihren mittleren Rücken. Begeben Sie sich in die Ausgangsposition, legen Sie beide Hände unter den Po Richtung Oberschenkel, heben Sie beim Einatmen den Brustkorb und legen Sie den Kopf nur leicht nach hinten. Zusätzlichen Halt gibt eine gefaltete Decke unter dem Hinterkopf.

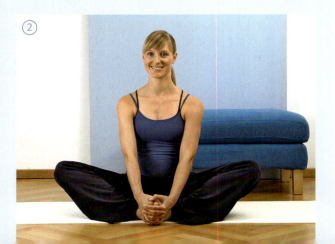

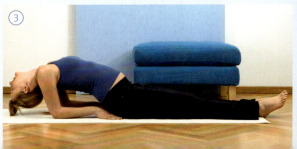

Yoga in der Schwangerschaft

## ④ Hocke

**1. STEP** | Begeben Sie sich in die Hocke, die Beine sind hüftbreit auseinander, die Füße zeigen leicht nach außen und das Gewicht ruht auf Ihren Zehen und Ballen.
**2. STEP** | Lassen Sie Ihre Arme locker zwischen den Beinen hängen. Ihr Rücken ist rund, Ihr Gesicht schaut nach vorne.
**3. STEP** | Kippen Sie ganz langsam von den Zehen auf die Ferse, sodass Sie mit den ganzen Fußsohlen den Boden berühren.
**4. STEP** | Verharren Sie in dieser Position 30 Sekunden und kommen Sie mit Unterstützung der Hände wieder in die Ausgangsposition. Wiederholen Sie die Übung zweimal.

*Ziel der Übung:* Die Hocke hilft, Krampfadern vorzubeugen, regt die Verdauung an und macht müde Füße munter. Hat sich der Gebärmutterhals bereits verkürzt, sollten Sie auf die Hocke verzichten. In diesem Zustand können alle Übungen, die starken Druck auf den Beckenboden ausüben, Ödeme in den Schamlippen sowie einen Blasensprung begünstigen.

**VARIANTE: UNTERSTÜTZTE HOCKE**
Bei dieser Übung gibt ein großes Kissen oder zwei dicke Bücher, auf die Sie sich setzen können, zusätzlichen Halt. Auch mit den Händen können Sie sich am Boden abstützen.

## ⑤ Berg

**1. STEP** | Stellen Sie sich aufrecht hin, die Beine sind geschlossen, die Füße zeigen nach vorne. Drücken Sie Ihre Handflächen auf Brusthöhe fest zusammen – die Fingerspitzen zeigen nach oben, die Unterarme bilden eine waagerechte Linie. Halten Sie Ihren Kopf gerade, der Blick geht nach vorne, und heben Sie die Arme über Ihren Kopf. Die Oberarme sind auf Höhe der Ohren, Ihr Kopf ist gerade, doch mit den Augen schauen Sie zur Decke. Verharren Sie für 30 Sekunden in dieser Position und führen Sie dann die Arme langsam wieder zurück zur Brust. Wiederholen Sie die Übung zweimal.

*Ziel der Übung:* Der Berg sorgt für eine gute Haltung, stärkt die Rückenmuskulatur und auch die Konzentrationsfähigkeit.

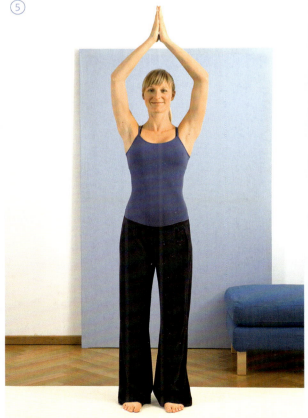

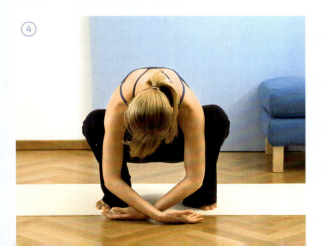

## DIE SCHWANGERSCHAFT | GESUND UND SICHER DURCH NEUN MONATE

## INFO

### Die Yoga-Ausrüstung

Auch wenn Sie für Ihre tägliche Yoga-Praxis eigentlich kein anderes Zubehör als Ihren Körper benötigen, gibt es doch einige Gegenstände, die Ihnen das Üben erleichtern können:

⊙ **Bequeme Kleidung:** Wählen Sie eine bequeme, nicht zu weite Baumwollhose mit elastischem Bund, der dem wachsenden Bauch viel Platz lässt. Dazu ein bequemes Baumwollshirt und eventuell eine Jacke und dicke Socken, damit Sie während der Entspannung nicht frieren.

⊙ **Yoga-Matte:** Idealerweise ist sie aus einem rutschfesten Material und so dünn, dass Sie bei Übungen im Stehen nicht ins Wanken geraten. Auch wenn die dickeren Modelle komfortabler erscheinen, sind sie ungünstig fürs Gleichgewicht.

⊙ **Keilkissen:** Sie können damit den unteren Rücken unterstützen, wenn Sie sitzende Übungen ausführen. Das ist vor allem ratsam, wenn Sie ohnehin unter Rückenbeschwerden leiden. Alternativ können Sie ein festes Kissen verwenden, das Sie einmal umschlagen.

⊙ **Gurt und Holzblöcke:** In einigen Yoga-Traditionen wird grundsätzlich nur mit diesen Hilfsmitteln unterrichtet. Für den Hausgebrauch und ohne Anleitung sollten Sie aber auf ihren Einsatz eher verzichten.

## End-Entspannung

Legen Sie sich ein großes Kissen griffbereit neben eine doppelt gefaltete Decke oder Gymnastikmatte. Begeben Sie sich in die Rückenlage und setzen Sie die Fußsohlen auf. Die Beine sind dabei bequem angewinkelt und stehen etwa hüftbreit auseinander. Die Arme liegen locker neben dem Körper, die Handflächen zeigen nach oben. Bewegen Sie das Kinn leicht zur Brust und legen Sie den Kopf entspannt am Boden ab. Schließen Sie die Augen und kippen Sie die Knie gegeneinander und wieder auseinander. Beobachten Sie Ihren Atem, der ruhig und gleichmäßig strömt. Der Oberkörper liegt ganz entspannt am Boden, während Sie Ihre Beine locker zueinander und wieder auseinander bewegen.

### BEGEGNEN SIE IHREM KIND

Öffnen Sie nach einer Minute Ihre Augen und drehen Sie Ihren Körper auf die Seite. Das untere Bein ist lang gestreckt, das obere liegt angewinkelt darüber. Greifen Sie das Kissen und schieben Sie es unter das angewinkelte Bein. Legen Sie Ihren Kopf auf den angewinkelten unteren Arm, der obere Arm liegt locker vor Ihnen am Boden. Schließen Sie die Augen und beginnen Sie eine innere Reise, die Sie von den Zehenspitzen ganz langsam über die Beine, das Becken, den Bauch, den Rücken bis hin zu Ihrem Kopf führt. Bleiben Sie zwei Minuten ganz entspannt liegen. In dieser Zeit können Sie mit Ihrem Kind in Verbindung treten. Stellen Sie sich vor, dass Ihr gleichmäßiger Atem Sie direkt zu Ihrem Kind bringt. Wenn Sie sich Ihrem Baby langsam genähert haben, können Sie es begrüßen und in den Arm nehmen. Vielleicht wollen Sie es ganz sanft streicheln oder einfach nur betrachten. Genießen Sie das Gefühl der Verbundenheit und der Stille. Verabschieden Sie sich dann von Ihrem Kind. Bleiben Sie noch einen Moment still liegen, lassen Sie Ihren Atem tiefer werden, bewegen Sie Finger und Zehen und kommen Sie dann langsam über die Seite wieder in den Stand.

# Atemübungen

Der Atem spielt eine maßgebliche Rolle für das Wohlbefinden des Menschen. Auf körperliche Anstrengung, große Freude oder auch auf Erschrecken reagiert der Körper mit veränderter überaktiver Atmung, die ein Unwohlsein auslöst. Erst wenn wieder Beruhigung einkehrt und der Atem flacher und regelmäßig fließt, bessert sich der Zustand.

Wenn Sie in der Schwangerschaft frühzeitig den natürlichen Atemrhythmus erspüren lernen, sich den sonst unbewussten Atemvorgang bewusst machen, lernen Sie, den Atem gezielt für Ihr Wohlbefinden einzusetzen: Egal ob Sie eine steile Treppe erklimmen müssen, Geburtswehen verarbeiten oder aber das Gefühl der Beklemmung verjagen wollen, wenn Ihnen etwas Sorge oder Angst bereitet.

## Atmung in der Schwangerschaft

Durch die Atmung wird der Körper mit Sauerstoff versorgt. Während das Gehirn den Vorgang des Atmens steuert, wird es unter Willenseinsatz möglich, die Atmung zu beeinflussen. Und so lassen sich das Zwerchfell und die Muskeln zwischen den Rippen mit speziellen Übungen trainieren, wodurch das Volumen des Brustkorbs und der Lunge vergrößert wird. Das lässt Sie tiefer und mehr einatmen, was dem in der Schwangerschaft erhöhten Sauerstoffbedarf entgegenkommt: Schließlich müssen Kind und Plazenta zusätzlich durchblutet und mit Sauerstoff versorgt werden. Gegen Ende der Schwangerschaft ist die Gebärmutter so groß, dass sie das Zwerchfell nach oben in die Bauchhöhle drückt. Die Lunge kann sich nicht mehr voll ausweiten, und es kann zu Schmerzen im Rippenbereich kommen. Eine Lunge, deren Volumen schon vor diesem Zustand erweitert wurde, kann jetzt mehr Atemluft aufnehmen und verringert Kurzatmigkeit und Atemnot.

## Übung für mehr Atemvolumen

Setzen Sie sich auf einen Hocker, die Beine sind knapp hüftbreit auseinander, die Fußsohlen stehen fest am Boden und die Zehen zeigen nach vorne. Beugen Sie Ihren Oberkörper nach vorne und stützen Sie Ihre Unterarme auf Ihren Oberschenkeln auf. Lassen Sie den Kopf entspannt nach vorne hängen. Atmen Sie durch die Nase ein und lassen Sie die Luft langsam durch den Mund entweichen, während sich die Lippen noch ganz leicht berühren und Sie einen deutlichen Widerstand spüren. Damit sich dabei der Beckenboden nicht verspannt, dürfen Sie die Zähne nicht zusammenbeißen. Beim Einatmen sollten Sie zudem darauf achten, in den Bauch zu atmen. Wenn sich der Bauch dabei anhebt, machen Sie es völlig richtig.

Atmen Sie dreimal ein und aus.

Setzen Sie sich wieder aufrecht hin, lockern Sie sich und lassen Sie die Arme entspannt neben dem Körper herabhängen. Atmen Sie dreimal kurz hintereinander durch die Nase ein, ohne dazwischen auszuatmen, und heben Sie dabei die gestreckten Arme über die Seite nach oben. Atmen Sie lang und vollständig durch den Mund aus, während Sie die Arme seitlich wieder zurückfallen lassen.

Atmen Sie zehnmal ein und aus und lockern Sie sich.

## Atmung für die Geburtswehen

Lassen Sie sich von Ihrem Atem bei der Geburt unterstützen. Atemübungen machen Sie darin stark, Ihrem Atem vertrauen zu können, sich von ihm durch die Geburt führen zu lassen und den Schmerz unter den Wehen besser zu ertragen. Wenn Sie lernen, Einfluss auf Ihre Atmung zu nehmen, müssen Sie sich keine Sorgen darüber machen, ob Sie die eine oder andere Technik, die Sie im Geburtsvorbereitungskurs kennenlernen, bei der Geburt vielleicht nicht mehr parat haben. Eine kurze Erinnerung oder auch Anleitung der Hebamme genügt – sie gibt immer Atemtipps während der Geburt –, und Sie sind garantiert auf dem richtigen Weg.

Machen Sie die folgende Übung im Stehen, Sitzen, Liegen und beim Gehen, am besten immer dann, wenn Sie daran denken: im Bett nach dem Aufwachen, auf dem Stuhl beim Frühstücken, im Gehen auf dem Weg zum Einkaufen: Atmen Sie durch die Nase ein und durch den Mund aus, wobei das Ausatmen rund dreimal so lang ist wie das Einatmen. Wenn Sie ungestört sind, begleiten Sie das Ausatmen mit einem lauten, tiefen Aaaaaaaa, Oooooooo oder Uuuuuuuu und spüren Sie dabei in Ihre Gebärmutter hinein. So halten Sie Kontakt zu dem Organ, das Sie mit Ihrer Atmung bei der Geburt kräftig unterstützen können. Und auch Ihr Baby freut sich über die Extraportion Sauerstoff, die über das tiefe Atmen zu ihm gelangt. So können Sie es auch bei der Geburt bestens mit Ihrem Atem unterstützen.

## INFO

### Atmen Sie die Anstrengung weg!

Geräuschvolles Ausblasen der Luft ist übrigens immer dann gut, wenn Sie eine anstrengende Tätigkeit ausüben. Beim Treppensteigen zum Beispiel: Atmen Sie lang und kräftig aus, begleitet von einem deutlich hörbaren Ffffffffffffffff. Das ist gleichzeitig eine gute Übung für die Geburt.

# Massagen: Verspannungen lösen – Nähe genießen

Tränken Sie ein Frottierhandtuch mit heißem Wasser und drücken Sie es gut aus. Setzen Sie sich mit entblößtem Oberkörper auf einen Hocker und legen Sie das noch sehr warme Tuch so auf Ihren Rücken, dass es gleichzeitig Schultern und Nacken bedeckt. Nehmen Sie eine bequeme Stellung ein und genießen Sie fünf Minuten lang die wohltuende Wärme.

Entfernen Sie das feuchte Tuch und drehen Sie ein trockenes Tuch der Länge nach ein. Greifen Sie das eine Ende mit der linken und das andere mit der rechten Hand. Führen Sie das Tuch hinter Ihren Rücken, die linke Hand ist auf Höhe der linken Pobacke und die rechte oberhalb der rechten Schulter. Rubbeln Sie sich mit kräftigen Auf- und Abbewegungen trocken und ziehen Sie dabei das Handtuch auch über die Schulter. Wechseln Sie die Seite und rubbeln Sie den Rücken über die linke Schulter trocken.

Beugen Sie Ihren Kopf leicht nach vorne und schlingen Sie das Handtuch um den Nacken. Die Hände greifen wiederum die Enden des Handtuchs, während Sie durch Ziehen am Tuch den Nacken von links nach rechts und umkehrt kräftig abreiben.

Wickeln Sie sich nach der Massage in eine Decke und ruhen Sie sich mit hochgelegten Beinen eine Viertelstunde aus. So kann die Behandlung ihre optimale Wirkung entfalten. Versuchen Sie, sich ganz zu entspanen, zum Beispiel indem Sie sich bewusst für einige Minuten auf Ihre Atmung konzentrieren.

## Partnermassage

Ziehen Sie sich bis auf den Slip aus und setzen Sie sich falsch herum auf einen Stuhl mit Lehne, vor der Sie ein großes Kissen platziert haben.

## Massagen: Verspannungen lösen – Nähe genießen

Verschränken Sie Ihre Arme auf der Rückenlehne und legen Sie Ihre Stirn darauf ab.
Nun ist Ihr Partner an der Reihe: Mit in den Händen verriebenem Massage- oder Hautöl beginnt er unter sanftem Druck erst Ihren Nacken, dann Ihre Schultern zu kneten. Danach streicht er links und rechts neben der Wirbelsäule mit sanftem Druck der Hände mehrmals nach unten. Jetzt kommt das Kreuzbein am Ende der Wirbelsäule dran und wird mit der flachen Hand des Partners unter sanftem Druck mit kreisenden Bewegungen massiert.
Mit streichenden Bewegungen führt der Partner seine Hände anschließend über Ihre Oberarme. Zwischendurch kann er seine Hände nach Bedarf immer wieder mit Öl benetzen.
Setzen Sie sich nun richtig herum auf den Stuhl und lehnen Sie sich mit Ihrem Rücken an – je nachdem, wie es Ihnen gefällt, mit oder ohne Kissen. Mit beiden Händen streicht Ihr Partner die Arme rauf und runter. Sagen Sie ihm, welcher Druck für Sie dabei am angenehmsten ist. Danach sind Hände und Finger dran, die er abwechselnd mit beiden Händen knetet.
Für die Massage der Beine stellen Sie sich aufrecht hin, während Ihr Partner ein Bein nach dem anderen von oben nach unten und wieder zurück abstreicht.
Setzen Sie sich wieder auf den Stuhl und lehnen Sie sich mit dem Rücken an. Legen Sie erst die linke, dann die rechte Ferse in die Hand Ihres Partners. Dafür setzt er sich auf einen Stuhl, der Ihnen gegenübersteht. Solange die Ferse in seiner Hand ruht, massiert er mit der anderen Hand die Unterseite Ihres großen Zehs.
Ruhen Sie sich nach der Massage mindestens 15 Minuten aus. Legen Sie Ihre Beine hoch und decken Sie sich zu. Vielleicht gehen Sie auch gleich ins Bett – denn gerade bei Schlafproblemen ist die Massage eine prima Einschlafhilfe.

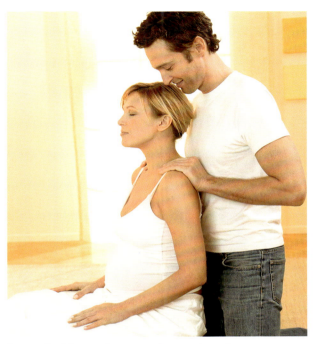

*Lassen Sie sich verwöhnen – am besten mit sanften, streichenden Bewegungen.*

### INFO

**Richtig massieren**

⊙ In der Schwangerschaft sollte nur sanft und behutsam massiert werden.
⊙ Für eine Massage in der Schwangerschaft kommt die Bauchlage nicht infrage. Legen Sie sich daher auf die Seite oder setzen sich auf einen Hocker, Stuhl oder Gymnastikball.
⊙ Die Stimulation der Unterseite des großen Zehs bringt Ihnen genauso wie die Massage des Kreuzbeins auch während der Wehen Wohltat und Entspannung.

## Sex – erlaubt ist, was Spaß macht

Haben Sie Lust? Dann steht der Freude am Liebesspiel nichts im Wege. Vorausgesetzt, die Schwangerschaft verläuft komplikationslos, der Gebärmutterhals ist fest verschlossen und es tritt kein Fruchtwasser aus. In diesen Fällen sollten Sie eher vorsichtig sein. Im Einzelfall wird Ihr Arzt Sie aber sicher darauf hinweisen, wenn tatsächlich Enthaltsamkeit angesagt ist.

Gerade in den ersten Monaten der Schwangerschaft macht sich in Sachen Sex allerdings eher Unlust bemerkbar, wenn Übelkeit, Müdigkeit und Berührungsempfindlichkeit der Brust Ihr Wohlbefinden einschränken. Darüber sollten Sie mit Ihrem Partner reden, damit er sich nicht aus falschen Gründen zurückgesetzt fühlt oder das Kind gar als Konkurrenten betrachten könnte. Kuscheln und Schmusen bringt Sie auch in dieser Zeit einander nahe und steigert die gemeinsame Freude auf das Kind.

### Zweites Schwangerschaftsdrittel: Für viele eine lustvolle Zeit

Gehören Müdigkeit und Übelkeit der Vergangenheit an, kommt es bei manchen Frauen besonders durch die gesteigerte Durchblutung des Genitalbereichs zu einem völlig neuen Lustempfinden. Und Experimentierfreudigkeit steht auch in der Schwangerschaft nichts im Wege – ausgenommen Ihr Bauchumfang, der vor allem in der Spätschwangerschaft einige Stellungen verkompliziert. Davon abgesehen gibt es genug bequeme Ausweichmöglichkeiten und viele Kissen, die Ihren Körper in angenehme Lagen versetzen. Nur Positionen, bei denen Sie auf dem Bauch oder auf dem Rücken liegen, sollten Sie jetzt vermeiden.

### Lust und Unlust

Doch bei vielen Paaren kommt es erst gar nicht so weit. Ihre Gedanken kreisen um das neue Leben als Familie, um neue Verantwortungen und Verpflichtungen, sodass der Kopf für unbeschwerten Sex ganz einfach nicht frei ist. Man-

## SEXSTELLUNGEN

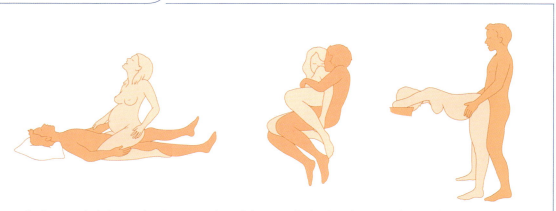

Stellungen, bei denen der Partner nicht auf den Bauch drücken kann, sind mit Babybauch günstig: Möglich ist eine sitzende oder stehende Haltung oder die Löffelchenposition.

che Frauen halten sich aus Scham zurück, da sie sich mit rundem Bauch unattraktiv fühlen. Dabei ist es gerade die pralle Fülle, die viele Männer anziehend finden: Die rosige Haut, die vollen Brüste, die weichen Rundungen entsprechen eben auch einem Ideal von Weiblichkeit, das vielleicht nicht von Modemagazinen propagiert wird, nichtsdestotrotz aber seine hohe Berechtigung hat. Freuen Sie sich daher über Ihre neuen Kurven! Gerade im zweiten Schwangerschaftsdrittel, wenn die Gefahr einer Frühgeburt gering ist und Sie noch nicht von typischen Beschwerden geplagt werden, sollten Sie sich noch einmal richtig Zeit für Ihre Zweisamkeit nehmen. Das stärkt Sie beide für Phasen, die vielleicht ein wenig hektischer verlaufen.

Manchmal liegt es aber auch an den Männern, wenn die Sexualität zeitweise etwas brach liegt. Mit Bekanntwerden der Schwangerschaft erwacht in vielen Männern ein bisher unbekanntes Gefühl der Ritterlichkeit, das sie geradezu zwingt, ihre Partnerin von nun an wie ein rohes Ei zu behandeln. An Sex ist in dieser Situation natürlich überhaupt nicht zu denken. Dazu kommt die tief sitzende Angst, das Baby verletzen zu können. Auch wenn der Verstand das Gegenteil sagt, fühlen die betroffenen Männer sich in ihrer Sexualität gehemmt.

Um auf beiden Seiten Gefühle der Zurückweisung zu vermeiden, hilft nur der ehrliche gegenseitige Austausch. Versuchen Sie, einander auch ohne Sex nah zu sein. Nehmen Sie sich häufig in den Arm, kuscheln und schmusen Sie gemeinsam auf der Couch und versichern Sie sich oft Ihrer gegenseitigen Liebe.

## Sex ohne Bedenken

Geschlechtsverkehr und Orgasmus samt Kontraktionen der Gebärmutter lösen keine frühzeitigen Wehen aus und steigern bei einer nor-

> ## INFO
>
> **Absolut unbedenklich: Sex**
>
> Seien Sie versichert: Dem Kind geht es gut – auch beim Sex. Umhüllt vom schützenden Fruchtwasser und der Fruchtblase kann dem Kind während des Aktes nichts passieren. Es schaukelt entspannt hin und her und genießt es, wenn es Ihnen gut geht und Ihre Hormone Ihnen die Sinne berauschen. Lassen Sie sich fallen in eine Zweisamkeit, die Sie jetzt nicht mehr ans Verhüten denken lassen muss und bei der es allein um die Liebe geht.

mal verlaufenden Schwangerschaft nicht das Risiko einer Fehl- oder Frühgeburt.

Das Kind kann weder erdrückt noch berührt oder verletzt werden, da es von Fruchtblase und Gebärmutter geschützt wird.

## Jetzt besser kein Sex

Gingen der jetzigen Schwangerschaft mehrere Aborte voraus, sollten Sie sich besonders schonen. Das betrifft auch die Einschränkung der sexuellen Aktivität oder sogar den Verzicht, insbesondere in den ersten vier Monaten. Zwischen der 14. und 20. Schwangerschaftswoche wird Ihr Arzt Sie noch einmal im Hinblick auf eine eventuelle Zervixinsuffizienz untersuchen. Ist alles in Ordnung, fragen Sie nach, ob Sie Ihre Zurückhaltung langsam aufgeben können.

Bei folgenden Schwangerschaftsproblemen ist vom Geschlechtsverkehr dringend abzuraten, um die Schwangerschaft so lange wie möglich aufrechtzuerhalten:

⊙ Blutungen

⊙ vorzeitige Wehen oder Blasensprung

DIE SCHWANGERSCHAFT | GESUND UND SICHER DURCH NEUN MONATE

- Placenta praevia (siehe Seite 184) oder Plazentainsuffizienz (siehe Seite 215)
- Frühgeburtsbestrebungen
- Vorliegen einer Zerklage (siehe Seite 209)

### Hygiene ist wichtig

Besonders in der Schwangerschaft kommt es auf die richtige Intimpflege an. Bakterien und Pilze können sich dann gar nicht erst breitmachen. Wählen Sie dafür ein sanftes, seifenfreies Pflegeprodukt mit saurem pH-Wert, um den wichtigen Säureschutzmantel im Bereich der Scheide aufrechtzuerhalten und damit Keimen so wenig Einlass wie möglich zu gewähren. Übertreiben Sie dabei aber nicht. Häufiges Waschen kann den natürlichen Säureschutzmantel der Scheide ebenso negativ beeinflussen wie mangelhafte Pflege. Ihr Mann dagegen sollte zum Schutz vor einer Infektion beim Sex frisch gewaschen sein.

### Sex zum Geburtstermin

Seit Langem hält sich das Gerücht, die im Sperma des Mannes enthaltenen Prostaglandine könnten um den Geburtstermin herum Wehen auslösen. So nutzen viele Paare diese Zeit, um die ersehnte Geburt mit Geschlechtsverkehr einzuleiten. Ob es klappt, bleibt auszuprobieren. Vielleicht ist es ja auch der Zustand der Entspannung, kombiniert mit Glücksgefühlen, der Sie für die Geburt bereit macht und die erste richtige Wehe anlockt.

Manchmal kommt es vor, dass sich nach dem Geschlechtsverkehr eine leichte Blutspur im Vaginalschleim zeigt. Kein Grund zur Sorge. Die leichte Blutung kommt vom Muttermund, der wegen der guten Durchblutung bei Berührung schnell zu bluten beginnt. Die Rede ist von einer sogenannten Kontaktblutung. Dennoch: Zu jedem Zeitpunkt der Schwangerschaft sollte eine Blutung ärztlich abgeklärt werden.

# Förderung im Mutterleib

Frühkindliche Förderung beginnt nicht erst im Kindergartenalter – alles, was Sie Ihrem Baby im Bauch erzählen, vorsingen oder vorspielen, hat Wirkung auf den kleinen Menschen. Musik von Mozart beispielsweise soll das Kind beruhigen. Das klappt schon ab dem siebten Monat. Denn die Gehörentwicklung ist dann nahezu abgeschlossen. Zwischen der 26. und 28. Schwangerschaftswoche kann Ihr Baby bereits Geräusche von außerhalb wahrnehmen. In Studien wurde gezeigt, dass Kinder in diesem Alter auf Hardrock-Musik mit Unruhe reagieren. Sanfte klassische Musik dagegen beruhigt sie.

Belegt werden diese Regungen mit Messungen des kindlichen Herzschlags und auch anhand seiner Bewegungen. Neben Empfindungen des Fötus konnten in Studien auch erste Lernprozesse beobachtet werden. So erkennen Babys nach der Geburt nicht nur Geräusche und Musik wieder, die sie während der Schwangerschaft hörten, sondern auch die Stimmen von Mutter und Vater. Ein Test zeigte beispielsweise, dass ein Neugeborenes stärker am Schnuller saugt, wenn es beim Vorspielen eines Bandes mit verschiedenen Frauenstimmen die seiner Mutter hört – und erkennt.

Das Wiedererkennen der Stimme gilt als Beweis für die Lernfähigkeit des Babys im Bauch. Doch Wissenschaftler warnen davor, es mit der vorgeburtlichen Förderung zu übertreiben. Wenn das Kind mit zu vielen Reizen überflutet wird, könnte das seiner Entwicklung eher schaden als nutzen. Das Angebot von Lehrplänen über Musik bis hin zu Rekordern für Ungeborene ist zwar verlockend, ob auf diese Weise gezielt Begabungen gefördert werden, konnte jedoch noch nicht bewiesen werden. Prüfen Sie die einzelnen Angebote daher eingehend.

# Förderung im Mutterleib

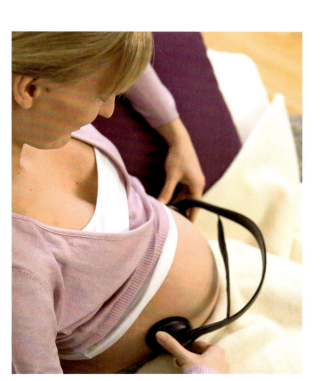

*Ab der 26. Woche ist das Gehör ausgebildet. Wenn Sie Ihrem Baby leise Mozart vorspielen, reagiert es darauf.*

Zuwendung hingegen kann das Ungeborene nicht genug bekommen. Sprechen Sie ruhig schon jetzt mit Ihrem Baby, streicheln Sie es über die Bauchdecke und betrachten Sie es von Anfang an als Mitglied Ihrer Familie. Das fördert schon früh seine körperliche, seelische und auch geistige Entwicklung und soll auch den Geburtsverlauf erleichtern. Die Zuwendung kann die verschiedensten Wege nutzen: Streicheln, Reden, Musikhören und allgemeine Einbeziehung ins Leben der Familie. Sie werden sehen: Die während der Schwangerschaft in die Beziehung zum Kind investierte Zeit zahlt sich durch eine leichtere und unproblematischere Entwicklung des Heranwachsenden vielfach aus.

## Die Mutter als Botschafterin

Die Gefühle der Mutter übertragen sich auf das ungeborene Kind. Geht es der Mutter emotional nicht so gut, kommt dies beim Baby genauso an wie eine ausgelassene Hochstimmung – mit negativer beziehungsweise positiver Auswirkung auf Körper und Seele. Nun ist es kaum möglich, Tag für Tag gut gelaunt zu sein und dementsprechend die Entwicklung des Kindes zu fördern. Unmut, Sorge und Niedergeschlagenheit gehören zum Leben dazu. Fühlen Sie sich daher bitte nicht schuldig, wenn es Ihnen während der Schwangerschaft einmal nicht so gut gehen sollte. In solchen Phasen hilft Musik, die Stimmung anzuheben und Harmonie bei Mutter und Kind einkehren zu lassen.

Das geht mit den Ergebnissen einer Forschung einher, die sich mit den Auswirkungen der Medizinischen Resonanz Therapie auf die Schwangerschaft und den Fötus befasste. Diese »medizinische Musik« des Komponisten Peter Hübner folgt den Harmoniegesetzen der Natur und gilt als vielversprechendes Phänomen in der modernen Medizin. Behandelt wurde primär die Mutter, die sich die Musik über Kopfhörer anhört. Bei annähernd 70 Prozent der getesteten Frauen stellte sich eine Verbesserung des psycho-physischen Zustandes ein, was sich auch auf das Kind auswirkte. Verzeichnet wurden darüber hinaus ein Rückgang in der Anzahl der Frühgeburten, eine Normalisierung des Schlafs bei Schlafstörungen, eine Normalisierung des Blutdrucks bei Schwangeren mit Bluthochdruck sowie eine Niveauverringerung des Stresshormons Kortisol. Auch half die Musik, in der ersten Phase der Wehen den Körper der Schwangeren zu entspannen, ihr Gemüt zu stärken und die Schmerzgrenze heraufzusetzen. Weitere Informationen gibt es unter www.medizinischeresonanztherapiemusik.de.

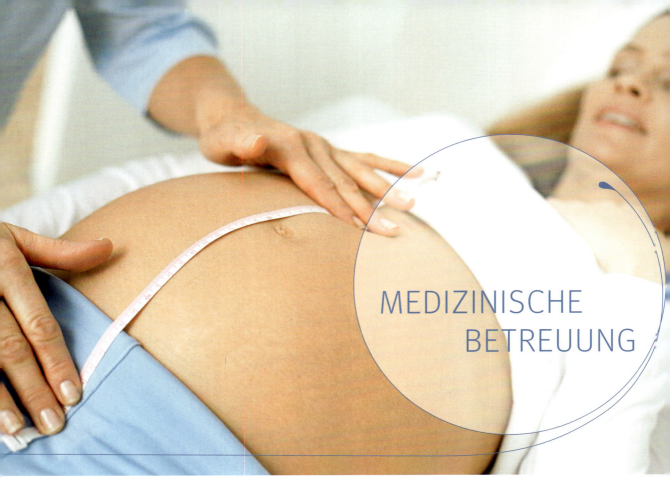

# MEDIZINISCHE BETREUUNG

## Arzt und Hebamme

Auch wenn es sich bei Schwangerschaft und Geburt um natürliche Vorgänge handelt, ist eine kompetente medizinische Betreuung wichtig. Wahrscheinlich haben Sie schon lange bevor Sie schwanger wurden einen Frauenarzt Ihres Vertrauens gefunden, der von nun an auch die regelmäßigen Vorsorgeuntersuchungen übernimmt (siehe Seite 105). Er ist Ihr erster Ansprechpartner in allen medizinischen Fragen. Notieren Sie sich ruhig vor jedem Termin, was Sie fragen und wissen wollen. So können Sie sicher sein, dass Sie nichts vergessen. Manche niedergelassenen Frauenärzte verfügen über Belegbetten in einem bestimmten Krankenhaus. In diesem Fall könnte Ihr vertrauter Arzt sogar die Geburt leiten. Fragen Sie rechtzeitig danach, wenn Ihnen dies am Herzen liegt.

Neben einer guten ärztlichen Betreuung sollten Sie zudem bereits in der Schwangerschaft Kontakt zu einer Hebamme aufnehmen. Sie betreut Sie in allen Fragen rund um die Schwangerschaft und die Geburt und kann auf Ihren Wunsch auch Vorsorgeuntersuchungen durchführen. Gerade Hebammen, die in Geburtshäusern oder als Beleghebammen arbeiten, übernehmen häufig im Wechsel mit dem Arzt die Vorsorgeuntersuchungen, sodass Sie sich schon gut kennen, wenn die ersten Wehen einsetzen.

Viele Hebammen sind zusätzlich in Homöopathie und Akupunktur ausgebildet und bieten zudem oft Geburtsvorbereitungskurse, Schwangerschaftsyoga oder Atemtechniken an.

## Hebammen-Vorsorge

Bei jedem Vorsorgetermin ertastet Ihre Hebamme den Fundusstand, das heißt, sie fühlt die Größe der Gebärmutter. Diese lässt sich daran beurteilen, wie groß der Abstand zwischen dem oberen Rand der Gebärmutter und dem Nabel ist. Anfangs lässt sich die Gebärmutter etwa eine Handbreit unter dem Nabel tasten, in der 24. Woche ist sie dann bereits am Nabel angekommen, bis zur 36. Woche wächst sie noch bis zum Rippenbogen. Durch die Tastuntersuchung fällt schnell auf, ob ein Kind besonders klein oder groß ist. Die Hebamme kann aber auch noch andere Abweichungen erkennen: Ist der Fundusstand mit 20 Wochen bereits am Nabel angelangt, könnte zum Beispiel eine Zwillingsschwangerschaft vorliegen. Ebenso kämen eine Zunahme des Fruchtwassers oder ein Gebärmuttermyom als Auslöser infrage. Weil eine genaue Klärung von außen nicht möglich ist, wird

## FUNDUSSTAND

Anhand des Abstandes zwischen Schambein (Symphyse) und oberem Gebärmutterrand lässt sich das Schwangerschaftsalter bestimmen.

## WICHTIG

### Zum Arzt

Hebammen können bei den Vorsorgeuntersuchungen mehr Zeit investieren, als dies üblicherweise in der Arztpraxis möglich ist. Auch verschiedene Blutuntersuchungen zum Ausschluss von Infektionen können Sie ohne weiteres von Ihrer Hebamme machen lassen. Einige wichtige Untersuchungen führt jedoch nur Ihr Frauenarzt durch:

⊙ alle im Mutterpass vorgeschriebenen Ultraschalluntersuchungen,

⊙ alle invasiven Untersuchungen im Rahmen der Pränataldiagnostik.

Ihre Hebamme Sie zur weiteren Untersuchung an Ihren Arzt überweisen. Er kann mithilfe eines Ultraschallgeräts dann den tatsächlichen Grund für die Abweichung herausfinden.

Die kindlichen Herztöne sind in der zweiten Schwangerschaftshälfte mit einem Hörrohr oder einem Ultraschallhörrohr (Dopton) zu hören. Mit Erstem kann nur die Hebamme das leise Klopfen kontrollieren. Kommt ein Dopton zum Einsatz, können auch Sie sich davon überzeugen, dass das kleine Herzchen schlägt. So können Sie schon früh eine weitere Verbindung zu Ihrem Kind knüpfen und machen die beruhigende Erfahrung, dass alles in Ordnung ist.

Zudem wird Ihre Hebamme bei jedem Vorsorgetermin Ihren Urin auf Eiweiß, Zucker, Bakterien sowie weiße und rote Blutkörperchen untersuchen. Sie kontrolliert Blutdruck und Gewicht und überzeugt sich davon, dass Sie sich

## DIE SCHWANGERSCHAFT | MEDIZINISCHE BETREUUNG

### INFO

**Wie Sie selbst die Entwicklung Ihres Kindes beobachten können**

Wenn Sie sich und Ihren Körper aufmerksam beobachten, werden Sie selbst im Verlauf der Schwangerschaft immer wieder Zeichen dafür finden, dass Ihr Baby kontinuierlich wächst und sich gut entwickelt. Wenn Sie ein Schwangerschaftstagebuch führen, können Sie Ihre Beobachtungen darin regelmäßig festhalten.

**Zunahme des Bauchumfanges:** Ab der 14. Woche werden Sie erleben, wie Ihr Bauch sich allmählich rundet. Wenn Sie Ihren Bauchumfang regelmäßig mit einem Maßband messen, können Sie den Fortschritt schwarz auf weiß dokumentieren. Das ist auch später interessant – etwa beim Vergleich zwischen der ersten und zweiten Schwangerschaft.

**Spüren der Kindsbewegungen:** Viele Frauen spüren ihr Baby ab der 20. Schwangerschaftswoche. Ein Kind, dem es gut geht, bewegt sich kräftig und mehrmals am Tag. Daher sind abnehmende Kindsbewegungen ein wichtiges Zeichen, das Kind genauer zu untersuchen, auch wenn sie nicht automatisch bedeuten müssen, dass es dem Kind schlecht geht. Vor allem bei einer dicken Vorderwandplazenta spürt die

Schwangere die Tritte gegen die Bauchdecke deutlich abgeschwächt. Zudem kann das Kind manchmal längere Ruhepausen einlegen. Normalerweise jedoch spüren Sie Ihr Kind täglich mindestens zehnmal. In Ländern ohne ausreichende medizinische Betreuung wird daher empfohlen, die Kindsbewegungen zu zählen. Diese Methode ist aber äußerst unzuverlässig, weshalb Sie besser darauf verzichten sollten. Versuchen Sie stattdessen, die Bewegungen Ihres Kindes einfach zu genießen. Überlassen Sie die Beurteilung des kindlichen Zustands ruhig Ihrem Geburtshelfer. Er hat die zuverlässigeren Methoden zur Verfügung und kann im Notfall schnell helfen.

**Tasten des Fundusstandes:** Sie können auch selbst das Wachstum der Gebärmutter beobachten. Wenn Sie sich flach auf den Rücken legen, spüren Sie ab der zwölften Woche die etwa faustgroße Gebärmutter über Ihrem Schambein (Symphyse). Je weiter die Schwangerschaft fortschreitet, desto höher wächst die Gebärmutter, bis sie um die 36. Woche am Rippenbogen anstößt. Sie werden froh sein, wenn Ihr Kind ins Becken rutscht: Dann passen wieder zwei Finger zwischen Gebärmutter und Rippenbogen und Sie bekommen besser Luft.

allgemein wohlfühlen. Wenn sich bei diesen Untersuchungen Auffälligkeiten ergeben, wird sie Sie zur weiteren Kontrolle sicherheitshalber an Ihren Frauenarzt überweisen.

Nutzen Sie die Termine bei Ihrer Hebamme für ausführliche Gespräche. Oft hat sie mehr Zeit als ein Arzt und kann Ihnen ganz praktische

Tipps geben, wie Sie mit Beschwerden in der Schwangerschaft umgehen können. Auch für Sorgen und Ängste hat sie ein offenes Ohr und kann Sie durch ihre Erfahrung sicher in den meisten Fällen beruhigen. Und auch für die Zeit nach der Geburt wird sie einige wichtige Ratschläge bereithalten – wenn Sie danach fragen.

## Schwangerschaftstagebuch

Tipp: Diese Tabelle können Sie auch als Kopiervorlage verwenden und damit Ihr eigenes Schwangerschaftstagebuch gestalten.

Datum: _____

Schwangerschaftswoche: _____

Gewicht: _____

Fundusstand: _____

Bauchumfang: _____

Kindsbewegungen:

Zum ersten Mal gespürt: _____

Zum ersten Mal gesehen: _____

Anlass (laute Musik, Mama im Stress etc.):

_____

_____

Beschwerden und Verfassung:

_____

_____

_____

Was sonst noch auffällt:

_____

_____

Notizen:

_____

_____

Ultraschallfoto:

# Hebammencheck

Eine gute Hebamme ist mit Geld nicht zu bezahlen. Denn sie ist die Person, mit der Sie in den nächsten Monaten am intensivsten zusammenarbeiten werden. Wichtig sind daher vor allem drei Dinge: Ihre Hebamme sollte in Ihrer Nähe sein, damit keine langen Anfahrten anfallen. Sie sollte kompetent und gut ausgebildet sein. Und: Zwischen Ihnen und Ihrer Hebamme sollte die Chemie stimmen! Sprechen Sie daher ruhig mit mehreren Hebammen, bevor Sie sich endgültig entscheiden.

## Arbeitserfahrung

⊙ Wie lange arbeitet sie schon in ihrem Beruf?
⊙ Wie viele Stationen hat sie dabei durchlaufen? (Hat sie Erfahrungen im Kreißsaal, im Geburtshaus oder bei Hausgeburten?)
⊙ Wie viele Geburten hat sie bereits betreut?

## Medizinischer Hintergrund

⊙ Orientiert sie sich bei der Arbeitet vor allem an der Schulmedizin?
⊙ Steht sie alternativen Heilmethoden (Homöopathie, Traditionelle Chinesische Medizin, Akupunktur) aufgeschlossen gegenüber?
⊙ Verfügt sie über eine oder mehrere medizinische Zusatzausbildungen?

## Arbeitsweise

⊙ Arbeitet sie freiberuflich oder in einem Krankenhaus?
⊙ Führt sie Vorsorgeuntersuchungen durch?
⊙ Übernimmt sie nach der Geburt auch die Nachsorge im Wochenbett?
⊙ Führt sie selbstständig Geburten durch?
⊙ Arbeitet sie als freiberufliche Hebamme mit Rufbereitschaft?
⊙ Bietet sie Kurse zur Geburtsvorbereitung an?

## Bei freiberuflich arbeitenden Hebammen

⊙ Welche Möglichkeiten hat sie, auf individuelle Probleme vor, während und nach der Geburt zu reagieren?
⊙ Arbeitet sie mit einem Frauenarzt oder einer Klinik zusammen?
⊙ Nimmt sie regelmäßig an Fortbildungen und Erste-Hilfe-Kursen teil?

## Ihre Erwartungen

⊙ Suchen Sie eine Hebamme, die mit alternativen Methoden arbeitet?
⊙ Wünschen Sie sich eine Beleghebamme, die Sie auch zur Geburt begleitet?
⊙ Suchen Sie eine Hebamme, bei der Sie vom Geburtsvorbereitungskurs übers Schwangerschaftsyoga bis zur Rückbildungsgymnastik alles aus einer Hand bekommen?
⊙ Brauchen Sie mehr medizinischen Rat oder eher seelischen Zuspruch?

Wenn Sie alternativen Methoden wie Moxibustion (siehe Seite 264), Bach-Blüten-Therapie (siehe Seite 86) oder Fußreflexzonenmassage skeptisch gegenüberstehen und sich eine schnell wirkende PDA und einige ganz pragmatische Tipps wünschen, werden Sie Ihre Hebamme wahrscheinlich eher beim Personal einer großen Klinik finden. Wenn Sie dagegen eine möglichst natürliche Geburt und eine vorzugsweise intime Atmosphäre bevorzugen, ist eine freiberuflich arbeitende Hebamme für Sie vielleicht die bessere Wahl. Das gilt auch, wenn Sie sich eine Haus- oder Geburtshausgeburt (siehe Seite 317) wünschen. Wichtig ist, dass Sie mit den Fragen im Lauf dieser Seite einen ersten Qualitätscheck durchführen. Und wenn Sie nach den ersten Treffen merken, dass Sie sich nicht wohlfühlen, wechseln Sie einfach noch einmal.

# Pränataldiagnostik

Bei allen Untersuchungen, die während Ihrer Schwangerschaft erfolgen, geht es ausschließlich um die Gesundheit Ihres Kindes und um Ihr eigenes Wohlergehen. Noch nie waren die Verfahren so ausgereift wie heute, um Mutter und Kind bestmöglich zu schützen und zu begleiten. Ihr Frauenarzt berät und unterstützt Sie darin, die passenden Untersuchungsmethoden und -verfahren zu finden. Er zeigt Ihnen alle Möglichkeiten auf und bespricht die jeweiligen Vor- und Nachteile mit Ihnen. Danach können Sie entscheiden, welche der Methoden Sie in Anspruch nehmen wollen.

Das Ziel der Pränataldiagnostik ist es, mögliche Erkrankungen des Kindes schon vor der Geburt festzustellen (pränatal = vorgeburtlich). Sie beinhaltet alle Maßnahmen, die zum aktuellen Zeitpunkt zur Verfügung stehen, um den Zustand des Ungeborenen zu ermitteln. Dazu gehören natürlich alle Untersuchungen im Rahmen der normalen Vorsorgetermine: das Abtasten des Bauches, die Kontrolle von Blutwerten und Urin sowie regelmäßige Ultraschall- und CTG-Kontrollen. Darüber hinaus gibt es verschiedene weitere Verfahren, mit denen die Gesundheit des Kindes noch im Mutterleib beurteilt werden kann. So können zum Beispiel mit invasiven (in den Körper eindringenden) Verfahren Chromosomenveränderungen erkannt werden. Diese zusätzlichen Untersuchungen bedürfen jedoch Ihrer ausdrücklichen Zustimmung. Sie stellen ein Angebot dar und sind nicht verpflichtend.

## Ultraschalluntersuchung

Vor jeder Ultraschalluntersuchung wird der Fundusstand ertastet, um zu beurteilen, ob die Größe der Gebärmutter in etwa der Schwanger-

### INFO

**Inhalte der Ultraschalluntersuchung**

Mithilfe von Ultraschalltechnik lassen sich viele Faktoren, die für die gesunde Entwicklung Ihrer Schwangerschaft wichtig sind, einfach und schnell überprüfen:

- ⊙ Kindliche Herztätigkeit
- ⊙ Anzahl der Kinder
- ⊙ Fruchtwassermenge
- ⊙ Lage und Größe der Plazenta
- ⊙ Größe und Wachstum des Kindes
- ⊙ Ungefährer Entbindungstermin
- ⊙ Ausschluss von Fehlbildungen

schaftswoche entspricht. Als wichtigste weiterführende Untersuchungsmethode steht dem Geburtshelfer dann der Ultraschall zur Verfügung. Mit ihm lässt sich der Gesundheitszustand des Kindes rasch und einfach beurteilen. Bei der ersten Ultraschallkontrolle wird vor allem das Schwangerschaftsalter ermittelt. Weil sich im ersten Schwangerschaftsdrittel alle Babys in etwa gleich schnell entwickeln, lässt sich das Alter in dieser Zeit exakt bestimmen. Und das ist wichtig, um den Geburtstermin möglichst genau festzulegen und unnötige Risiken zu vermeiden, die durch ein Übertragen des Babys entstehen können.

Zudem lassen sich mit dem Ultraschall die Herztätigkeit und die Fruchtwassermenge zuverlässig kontrollieren. Zu wenig Fruchtwasser ist immer ein Hinweis darauf, dass das Kind nicht ausreichend versorgt wird. In manchen Fällen ist dafür eine zusammengedrückte Nabelschnur verantwortlich, welche die Versorgung des Kindes mit Sauerstoff und wichtigen Nährstoffen erschwert. Besteht der Verdacht,

DIE SCHWANGERSCHAFT | MEDIZINISCHE BETREUUNG

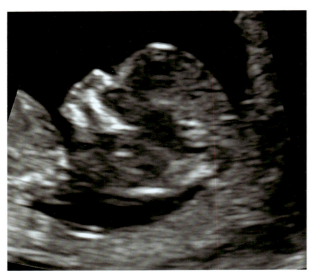

*Mithilfe von Ultraschallwellen überprüft der Arzt die gesunde Entwicklung – und Sie bekommen ein Bild.*

### Fehlbildungsdiagnostik

Mit der Ultraschalluntersuchung kann Ihr Arzt bereits vor der Geburt beurteilen, ob die Organe Ihres Babys sich normal entwickeln. Glücklicherweise sind Fehlbildungen sehr selten: 97 Prozent aller Kinder kommen gesund zur Welt. Betroffenen Kindern kann aber umso besser geholfen werden, je früher eine Fehlbildung (Herzfehler, Lungenerkrankungen, offener Rücken, offene Bauchwand) erkannt wird.

Wie jedes Verfahren bringt natürlich auch die Fehlbildungsdiagnose Nachteile mit sich. Auffällige Befunde können die werdende Mutter stark verunsichern, auch wenn sie sich im weiteren Verlauf als harmlos erweisen. Ein gutes Beispiel dafür sind eine geringe Nierenbeckenerweiterung oder ein Kind, das einfach nur etwas kleiner ist als normal, obwohl es ausreichend versorgt wird. Es ist daher auf jeden Fall wichtig, dass Ihr Frauenarzt den Befund ausführlich mit Ihnen bespricht.

Bitten Sie Ihren Arzt unbedingt auch um ein Gespräch, wenn Sie verunsichert sind. Idealerweise findet so ein Gespräch ohne Zeitdruck statt. Notieren Sie sich zudem bereits im Vorfeld alle Fragen, die Sie gerne klären würden. Bitten Sie ruhig um einen zweiten Termin, vielleicht auch mit Ihrer Hebamme, wenn Sie sich immer noch Sorgen machen. In den meisten Fällen gelingt es so, wieder zu einem unbeschwerten Umgang mit der Schwangerschaft zu finden.

Wenn kindliche Erkrankungen mit ernsten Konsequenzen einhergehen, lassen sich Ängste und Unsicherheit leider nicht vermeiden. Die Zeit nach der Geburt wird für die Eltern aber um einiges leichter, wenn sie sich darauf vorbereiten können. Nutzen Sie daher in so einem Fall die Schwangerschaft, um sich mit den teilweise komplizierten Fragen auseinanderzusetzen und sich in Beratungsgesprächen mit Geburtshelfer,

dass Ihr Kind durch die Plazenta nicht ausreichend versorgt wird, kann eine Dopplersonografie (Messung des Blutstromes, Seite 240) Klarheit bringen. In den meisten Fällen kann dadurch frühzeitig eingeschritten werden.

Viel genauer als durch die Beurteilung von Bauchumfang und -größe lassen sich durch eine Ultraschalluntersuchung auch Gewicht und Größe Ihres Kindes bestimmen. Beide Daten sind nicht nur für die Wahl der Geburtsart wichtig. Ist das Kind zu klein, herrscht vielleicht eine Unterversorgung. Ist es zu groß, weist dies möglicherweise auf einen Schwangerschaftsdiabetes (siehe Seite 233) hin. Darüber hinaus lässt sich mit Ultraschall die Anzahl der zu erwartenden Kinder meist sehr zuverlässig bestimmen. Nicht zuletzt muss auch die Lage der Plazenta vor der Geburt bekannt sein. Liegt sie vor dem Muttermund, kommt es mit dem Einsetzen der Wehen zu schweren Blutungen.

Hebamme, Kinderarzt und Psychologen ausführlich darüber zu informieren, was sie erwartet. Durch diese intensive Vorbereitungsphase
bleibt das Schockerlebnis bei der Geburt aus.
Bestes Beispiel: eine Lippenkiefergaumenspalte.
Wird diese Missbildung vor der Geburt nicht
erkannt, dreht sich nach der Entbindung erst
einmal alles um sie. Die Eltern, aber auch die
Geburtshelfer sind häufig zutiefst verunsichert
– vor allem weil sie nicht genau wissen, was jetzt
zu tun ist. Steht die Diagnose dagegen schon in
der Schwangershaft fest, ist die Spaltbildung bei
der Geburt eher eine Nebensache und stört das
wunderbare Erlebnis kaum. Schließlich wissen
die Eltern schon, was auf sie zukommt und wie
die Behandlung ihres Babys aussehen wird. So
bleibt die Freude über die Geburt ungetrübt.

In sehr seltenen Fällen können so schwere Fehlbildungen auftreten, dass ein Kind nach der Geburt nicht lebensfähig ist. In so einer Situation
müssen die Eltern auch über eine Beendigung
der Schwangerschaft nachdenken. Wie die Entscheidung ausfällt, ist von Frau zu Frau, von
Paar zu Paar verschieden. In einem Fall entscheiden sich die Eltern, die Schwangerschaft
trotzdem fortzuführen. In einem anderen stellt
ein Abbruch die erträglichere Lösung dar.

Um in dieser schwierigen und seltenen Kon-
fliktsituation die beste Lösung für das betroffene Paar zu finden, ist unbedingt eine umfassende Beratung und Hilfestellung erforderlich. Es
gibt spezielle Beratungsstellen, deren Personal
für ebensolche Extremsituationen besonders geschult sind. Auch Selbsthilfegruppen und seel-
sorgerischer Beistand hilft vielen Paaren dabei,
mit der großen Belastung umzugehen. Erste
Anhaltspunkte bieten Bücher und Internet-
seiten wie www.initiative-regenbogen.de, die
dabei helfen, sich zu orientieren (siehe Anhang,
ab Seite 405).

# Invasive Diagnostik

Erkrankungen aufgrund einer genetischen
Ursache können nicht immer allein durch eine
Ultraschalluntersuchung erkannt werden. Für
eine entsprechende Diagnose bedarf es spezieller Verfahren: sogenannter invasiver Methoden,
für die ein minimaler Eingriff notwendig ist.
Auch wenn das Risiko sehr gering ist (0,5 bis
1 Prozent), bergen all diese Methoden doch die
Gefahr, eine Fehlgeburt auszulösen. Deshalb
werden invasive Maßnahmen nur angewendet,
wenn bereits ein auffälliger Befund erhoben
wurde, familiäre Vorerkrankungen bestehen
oder die werdenden Eltern die Untersuchungen
ausdrücklich wünschen.

## Fruchtwasseruntersuchung (Amniozentese)

Bei der Amniozentese entnimmt der Arzt
mit einer Hohlnadel über die Bauchdecke der
Schwangeren Fruchtwasser aus der Gebärmutter. Die darin enthaltenen kindlichen Zellen
werden anschließend im Labor auf genetische
Abweichungen, Infektionen und andere Krankheitszeichen untersucht.

Im Normalfall wird die Amniozentese zur
genetischen Abklärung zwischen der 14. und
16. Woche durchgeführt. Die Untersuchung
kann jedoch auch zu einem späteren Zeitpunkt
erfolgen, wobei das Risiko für eine Fehlgeburt
mit jeder Schwangerschaftswoche abnimmt. In
erster Linie ist dieses jedoch abhängig von der
Erfahrung des untersuchenden Arztes. Fragen
Sie ihn, wie häufig er die Untersuchung vor-
nimmt und vor allem, wie oft er sie schon alleine durchgeführt hat.

Dass das Kind bei der Amniozentese versehentlich verletzt wird, lässt sich dank der heutigen
Untersuchungstechnik (Punktion unter perma-

## DIE SCHWANGERSCHAFT | MEDIZINISCHE BETREUUNG

### INFO

**Amniozentese – was man wissen muss**

Auch wenn Sie sich für eine Amniozentese entscheiden, haben Sie keine Garantie, dass Ihr Kind ganz gesund auf die Welt kommt. Denn die Untersuchung gibt nur bedingt Aufschluss über den Schweregrad und die Ausprägung der gefunden Erkrankung. So kann zum Beispiel ein Down-Syndrom ganz unterschiedlich ausfallen; es gibt Kinder, die alle Entwicklungsschritte ihrer gesunden Altersgenossen durchlaufen – nur eben etwas langsamer.

Unter Umständen stellt der Arzt bei der Fruchtwasseruntersuchung auch sehr seltene Chromosomenveränderungen fest, über deren mögliche Auswirkungen heute noch nichts bekannt ist. Bei anderen auffälligen Befunden ist vielleicht gar keine Therapie möglich. Zu guter Letzt kann der Arzt anhand einer Amniozentese überhaupt nicht alle Krankheiten und Behinderungen erkennen.

Darüber hinaus kommt es immer wieder zu Fehldiagnosen. Eventuell muss die Untersuchung dann wiederholt werden. Die unendlich lang erscheinende Wartezeit bis zum endgültigen Ergebnis belastet viele werdenden Eltern sehr. Besonders, weil mit jeder Woche das Baby wächst – und die Verbindung zwischen Mutter und Kind immer intensiver wird.

der Eihaut wieder und die Schwangerschaft verläuft weiterhin so problemlos wie bisher. Trotzdem sollte sich die Mutter in den ersten zwei bis drei Tagen nach der Punktion nach Möglichkeit körperlich schonen.

### Chorionbiopsie (CVS), Plazentapunktion

Eine der Amniozentese vergleichbare Methode besteht in der Chorionbiopsie. Ihr wesentlicher Vorteil besteht darin, dass sie bereits ab der zehnten Woche durchgeführt werden kann und rasch erste Ergebnisse liefert. Die Gründe für die Durchführung einer Chorionbiopsie ähneln den Indikatoren für die Amniozentese: Es geht um den Ausschluss genetischer Erkrankungen des Kindes.

Bei der Chorionbiopsie wird Gewebe punktiert, aus dem sich im Verlauf des ersten Schwangerschaftsdrittels die Plazenta entwickelt. Dieses Gewebe hat die gleiche genetische Information wie das Kind. Ab der 14. Woche spricht man nicht mehr von einer Chorionbiopsie, sondern von einer Plazentapunktion. Die Plazentapunktion kann dann zu jedem Zeitpunkt in der Schwangerschaft durchgeführt werden, um eine Vielzahl genetischer Erkrankungen auszuschließen. Die Risiken einer Komplikation sind mit der Amniozentese vergleichbar.

Der Eingriff kann in Ausnahmefällen nicht über die Bauchdecke, sondern auch durch den Muttermund erfolgen.

### Nabelschnurpunktion

Bei der Nabelschnurpunktion wird mithilfe einer Nadel über die Bauchdecke aus der Nabelschnur Blut entnommen, das für weitere Untersuchungen benötigt wird. Dadurch können weitere Risiken für das Kind ausgeschlossen werden. Dazu gehören:

nenter Ultraschallsicht) ausschließen. Vielmehr besteht die Gefahr eines vorzeitigen Blasensprungs. Allerdings tritt bei routinierten Ärzten auch dieser nur in 0,5 Prozent der Fälle auf. In 90 Prozent der Fälle verschließt sich die Lücke in

74

Invasive Diagnostik

- Verdacht auf Blutgruppenunverträglichkeit,
- Anämie (Blutarmut) des Kindes,
- Ausschluss von Infektionskrankheiten,
- Ausschluss von Erbkrankheiten,
- Ausschluss einer Mangelversorgung (pH-Wert-Messung) bei unklaren Befunden.

## Unerlässlich: Ausführliche Beratung

Werden Verfahren der Pränataldiagnostik angewendet, ist vor, während und nach der Durchführung eine ausführliche und einfühlsame Beratung extrem wichtig. Dabei sollten Sie immer auch im Auge behalten, dass bei auffälligen Befunden sehr oft medizinische Hilfe möglich ist. Weil die Diagnosen jedoch sehr unterschiedlich sind, gibt es keine allgemeingültige Regel dafür, wie es weitergeht. Die Behandlung wird immer an die individuelle Situation angepasst. So können einige Erkrankungen bereits im Mutterleib behandelt werden. Beim Großteil erfolgt die Therapie jedoch erst nach der Geburt. Das Wichtigste ist, dass die Erkrankung überhaupt erkannt wird. Vor allem, wenn sie den Geburtszeitpunkt beziehungsweise die Geburtsart beeinflusst.

Es ist die Aufgabe Ihres Arztes, Sie über die verschiedenen Möglichkeiten der vorgeburtlichen Untersuchungen aufzuklären. Warum ist eine Ultraschalluntersuchung sinnvoll? Wann soll sie durchgeführt werden? Was wird zu welchem Zeitpunkt untersucht? Auch auf die Möglichkeiten der Fehlbildungsdiagnostik und der invasiven Verfahren sollte er Sie in einem ausführlichen Beratungsgespräch hinweisen. Fragen Sie unbedingt nach, wenn Ihnen etwas unklar ist. Lassen Sie sich auch mögliche Risiken und Komplikationen genau erklären. Erst dann können Sie entscheiden, welche Untersuchungen Sie durchführen lassen wollen und welche nicht. Attestiert der Arzt tatsächlich auffällige Befunde

(Störung des Wachstums, auffallende Fruchtwassermenge, Fehlbildungen), ist es besonders wichtig, dass zwischen ihm und Ihnen ein vertrauensvolles Verhältnis besteht. Schließlich koordiniert er als medizinischer Experte für Sie den Austausch zwischen den verschiedenen Disziplinen, die von nun an in die Betreuung Ihrer Schwangerschaft eingebunden werden.

Ist eine Frühgeburt zu erwarten oder sind bestimmte Fehlbildungen beim Kind vorhanden, erfolgt ein ausführliches Gespräch mit dem Kinderarzt. Er klärt mit Ihnen wichtige Fragen:

- Was kommt auf Sie zu?
- Wie lange muss das Baby nach der Entbindung in der Klinik bleiben?
- Welche weiterführenden Behandlungen sind nach der Geburt erforderlich?
- Wird das Baby sich dank medizinischer Hilfe normal weiterentwickeln?
- Wird seine geistige und körperliche Entwicklung gesund verlaufen?
- Welche Fördermaßnahmen können schon ab der Geburt begonnen werden?

Es ist sehr wichtig, sich mit diesen Fragen bereits vor der Geburt auseinanderzusetzen. Die Erfahrung zeigt, dass Eltern sich weniger überfordert fühlen, wenn sie zum Zeitpunkt der Entbindung bereits genau wissen, was auf sie zukommt. Behandlungen, Arzttermine und Alltagsabläufe sind dann häufig schon organisiert. Und nach der Geburt kann erst einmal das Kind im Mittelpunkt stehen.

Wenn es sich um genetische Erkrankungen handelt, informieren Sie sich am besten in einer humangenetischen Beratungsstelle. Dort erfahren Sie am zuverlässigsten, welche Diagnosemöglichkeiten es gibt und welche Auswirkung die Erkrankung je nach Art und Schwere hat. Auch wenn eine Chromosomenstörung oder eine seltene genetische Erkrankung festgestellt

75

wurde, können Sie sich in einer genetischen Beratungsstelle informieren.

Die Hebamme spielt nicht nur bei unauffälligen Schwangerschaften, sondern vor allem bei Risikoschwangerschaften (siehe rechte Spalte) eine wichtige Rolle. Sie erklärt Ihnen bei Auffälligkeiten die Befunde und bespricht mit Ihnen, wie Geburt und erste Babyzeit ablaufen werden. Suchen Sie daher frühzeitig Kontakt; vielleicht kann Ihr Arzt Ihnen dabei behilflich sein. Wenn Sie sich beim ersten Kennenlernen nicht wohlfühlen, vereinbaren Sie einfach noch Termine mit weiteren Hebammen. Denn der gute persönliche »Draht« ist in dieser intensiven Zeit von großer Bedeutung.

Auffällige Befunde sind immer eine große Belastung für die Eltern. Wenn Sie sich durch die Situation zunehmend überfordert fühlen, ist es am besten, Sie nehmen Kontakt zu einer Beratungsstelle auf, die Erfahrung in pränatalen Fragestellungen hat. Vor allem bei schwierigen Entscheidungen ist eine entsprechende Beratung sinnvoll, damit Sie sich in Ihrem Kummer nicht allein gelassen fühlen. Viele Ergebnisse verlieren nach einer eingehenden Beratung ihren Schrecken. Es gibt darüber hinaus ein Netzwerk von Schwangerenberatungsstellen (siehe Adressen im Anhang, Seite 405), die den Eltern vor allem in Konfliktsituationen eine große Hilfe sind. Adressen erhalten Sie bei Ihrem Arzt, Ihrer Hebamme und den zuständigen Gemeindeämtern (siehe auch Adressen und Literaturhinweise im Anhang, ab Seite 405). Der Kontakt zu betroffenen Eltern kann ebenfalls Mut machen und Wege für die Zukunft aufzeigen.

Neben medizinischen Problemen werden im Grenzbereich des Lebens auch religiöse Fragen aufgeworfen. Das Gespräch mit einem Seelsorger wird in dieser schwierigen Situation von vielen als großer Trost empfunden.

# Risikoschwangerschaften

Wenn Sie in Ihrem Mutterpass lesen, dass Ihre Schwangerschaft als riskant eingestuft wird, ist das natürlich erst einmal ein Schreck. Meist besteht aber kein wirklicher Anlass zur Sorge. Eine Risikoschwangerschaft besteht, wenn

⊙ die Mutter über 35 ist,

⊙ bei den Vorsorgeuntersuchungen bestimmte Erkrankungen der Mutter festgestellt werden,

⊙ eine chronische Grunderkrankung vorliegt,

⊙ Vorerkrankungen bestehen,

⊙ sich bei vorangegangenen Schwangerschaften Komplikationen ergeben haben,

⊙ Familienmitglieder von bestimmten Krankheiten wie Diabetes betroffen sind.

Doch auch eine Risikoschwangerschaft verläuft in den allermeisten Fällen ganz normal und komplikationsfrei. Der größte Unterschied besteht darin, dass die ärztlichen Kontrollen häufiger erfolgen, eventuell andere Fachärzte hinzugezogen werden und zusätzliche Untersuchungen anfallen. Die vorsorgliche Einweisung in eine Klinik ist dagegen nur in sehr seltenen Fällen nötig – zum Beispiel, wenn die Mutter einen schweren Herzfehler hat, an Diabetes erkrankt ist, Symptome einer Präeklampsie (siehe Seite 271) auftreten oder eine Fehl- oder Frühgeburt droht. Die engmaschige Überwachung macht es möglich, dass die Ärzte jederzeit handeln können, um Ihre Gesundheit und die des Babys so gut es geht zu schützen. Sie selbst können ebenfalls Vorsorgemaßnahmen treffen. Sprechen Sie mit Ihrem Arzt darüber, was Sie im Alltag besonders beachten sollten.

Bei einer Risikoschwangerschaft ist die Geburt im Krankenhaus oder Perinatalzentrum die sicherste Alternative. Selbst wenn Probleme auftreten, sind Sie und Ihr Baby bestens versorgt.

Risikoschwangerschaften

## Schwanger nach IVF

Wenn Sie nach langem unerfülltem Kinderwunsch durch eine künstliche Befruchtung (In--vitro-Fertilisation) schwanger wurden, ist das Anlass zu großer Freude. Versuchen Sie, die Schwangerschaft möglichst sorgenfrei zu genießen. Doch das fällt vielen Frauen anfangs schwer. Sie erleben die erste Zeit häufig als Phase der Unsicherheit und der Sorge. Vielleicht hilft in diesem Fall ein Termin beim Frauenarzt. Eine Ultraschalluntersuchung wird Ihnen bestätigen, dass alles in Ordnung ist. Nach einer künstlichen Befruchtung erscheint die Schwangerschaft meist als besonders lang. Das ist auch nicht weiter verwunderlich, schließlich wissen die Partner ja bereits kurz nach der Befruchtung, dass sie Eltern werden. Doch keine Sorge: Die Schwangerschaft nach einer Kinderwunschbehandlung verläuft genauso wie nach einer spontanen Befruchtung. Es sind weder höhere Risiken noch Komplikationen zu erwarten. Halten Sie sich in Phasen der Sorge diesen Leitsatz immer wieder vor Augen. Es tauchen zwar immer wieder Berichte auf, die von einem geringfügig erhöhten Risiko für Fehlbildungen ausgehen. Eine Ultraschalluntersuchung außerhalb des üblichen Rhythmus wird Ihnen aber schnell zeigen, ob Ihr Kind gesund ist. Doch Vorsicht: Nehmen Sie im Übereifer nicht unbedacht alle Angebote der Pränatalmedizin (siehe ab Seite 71) wahr. Lassen Sie sich genau über Chancen und Risiken der einzelnen Methoden aufklären und entscheiden Sie dann in Ruhe, welche Untersuchung Sie vornehmen lassen wollen. Wenden Sie sich an Ihren Arzt, wenn Sie sich Sorgen machen.

Die Betreuung während der Schwangerschaft unterscheidet sich nicht von einer »normalen« Schwangerschaft. Durch den meist langjährigen Kinderwunsch und die psychisch belastende

---

### TIPP

**Die Schwangerschaft genießen**

Wenn Sie nach einer IVF schwanger wurden, bedeutet das nicht, dass Monate voller Sorgen auf Sie warten. Genießen Sie Ihre Schwangerschaft! Damit das gelingt, helfen folgende Tipps:

⊙ Scheuen Sie sich nicht, Ihren Arzt oder Ihre Hebamme zu kontaktieren, wenn Sie sich Sorgen machen.

⊙ Machen Sie sich immer wieder klar, dass keine höheren Risiken zu erwarten sind als bei einer gewöhnlichen Schwangerschaft. Je gelassener Sie an Schwangerschaft und Geburt herangehen, desto mehr werden Sie beides genießen können.

⊙ Lernen Sie eine Entspannungstechnik wie Yoga oder Autogenes Training. Neben der wohltuenden Entspannung schärft diese Art der Körperarbeit die Selbstwahrnehmung und macht Sie sensibler für die Vorgänge in Ihrem Körper. Davon werden Sie auch bei der Geburt profitieren.

⊙ Besuchen Sie Kurse für Schwangere. Der Kontakt zu anderen Frauen zeigt Ihnen, wie normal alles verläuft.

⊙ Knüpfen Sie Kontakte zu Paaren, die Ähnliches erlebt haben.

⊙ Pflegen Sie Ihre Partnerschaft. Besonders wenn Sie die Kinderwunschbehandlung als belastend erlebt haben, ist es nun an der Zeit, wieder gemeinsam zu lachen.

⊙ Tun Sie sich selbst immer wieder etwas Gutes: Verwöhnen Sie sich mit Bio-Produkten, planen Sie ein Wellness-Wochenende und reduzieren Sie berufliche sowie private Belastungen.

Zeit der künstlichen Befruchtung ist jedoch häufig eine besonders umfangreiche und liebevolle Betreuung wichtig.

## Schwanger über 35

Frauen werden heute deutlich später Mütter als noch vor gut 30 Jahren. Mittlerweile ist es keine Seltenheit mehr, dass eine Frau mit 37 ihr erstes Kind bekommt – und somit das einstige Durchschnittsalter für Erstgebärende von rund 24 Jahren weit hinter sich lässt. Noch vor wenigen Jahren galt eine Schwangere über 30 offiziell als Spätgebärende. Auch wenn die Bezeichnung noch immer geläufig ist, so zeigen die in der Mehrzahl problemlos verlaufenden Schwangerschaften doch: Diese Frauen sind keinesfalls zu spät dran.

Bleibt die Frage, warum die magische Grenze von 35 Jahren noch immer eine so große Rolle zu spielen scheint. Aus medizinischer Sicht ist es klar: Mit dem Alter nimmt auch das Risiko einer Chromosomenstörung zu. Obwohl die Rate nur in sehr geringem Maße steigt, sollten betroffene Frauen die Möglichkeit bekommen, per Amniozentese (siehe Seite 73) Sicherheit zu erhalten. Deshalb wird jede Frau über 35 automatisch als Risikoschwangere eingestuft.

Entsprechend den Mutterschaftsrichtlinien markiert die Altersgrenze also lediglich den Zeitpunkt, ab dem jeder Arzt eine werdende Mutter über die Möglichkeit der Fruchtwasseruntersuchung informieren muss.

Tatsache aber ist: Sofern keine Grunderkrankungen vorliegen, ist das Risiko für Mütter zwischen 35 und 40 Jahren genauso wie für ihre Kinder nicht höher als gewöhnlich. Fehl- und Frühgeburten sowie Chromosomenstörungen kommen nur unwesentlich öfter vor. Auch auf die allgemeine Gesundheit der Frau hat die späte Schwangerschaft dann keine Auswirkung.

Da sich Beschwerden wie Bluthochdruck, Bandscheibenvorfälle oder auch chronische Erkrankungen oftmals erst im »höheren« Alter ausprägen, leiden Frauen über 35 prozentual gesehen jedoch eher unter Vorerkrankungen als jüngere. Doch selbst dies führt in den seltensten Fällen zu größeren Komplikationen (siehe Seite 96). Gute Behandlungsmöglichkeiten und eine intensive medizinische Überwachung ermöglichen sowohl der Mutter als auch dem Kind in den meisten Fällen eine völlig unbeschwerte Schwangerschaft.

Gesunde Schwangere über 35, die zur Gruppe mit nur einem theoretisch erhöhten Risiko gehören, benötigen hingegen keine intensive Überwachung. Deshalb unterscheidet sich die Betreuung einer 38-jährigen Schwangeren heute nicht von der einer 28-Jährigen. Und auch bei den Babys lässt sich kein Unterschied feststellen: Nach der Geburt sind die Kinder älterer Mütter im Durchschnitt genauso gesund und vital wie die Babys jüngerer Frauen.

### BEGLEITERSCHEINUNGEN 35+

Viele Frauen entscheiden sich ganz bewusst erst nach ihrer Ausbildung und den ersten Erfolgen im Beruf für eine Schwangerschaft. Doch auch wenn der Entschluss gefasst ist, müssen manche Paare lange auf ein Baby warten. Der Grund: Stress in Job und Alltag ist nicht gerade förderlich, wenn die Fruchtbarkeit altersbedingt ohnehin abnimmt.

Hat es dann endlich geklappt, ist die Freude umso größer. Gerade ältere Frauen achten jetzt besonders auf eine gesunde Lebensweise, informieren sich umfassend und halten alle Vorsorgetermine ein. Das alles wirkt sich positiv auf Schwangerschaft und Geburt aus. Wer darauf bedacht ist, jetzt bloß alles richtig zu machen und keine Untersuchungsmöglichkeit auszulas-

# Risikoschwangerschaften

sen, kann jedoch schnell an seine psychischen Grenzen stoßen. Denken Sie daran: Pränatale Diagnostik ist kein Muss, nicht jede der möglichen Untersuchungen ist im Einzelfall nötig oder sinnvoll. Sprechen Sie in aller Ruhe mit Ihrem Frauenarzt darüber und nutzen Sie die beruhigende Begleitung einer Hebamme, die Ihnen auch in einer Flut von Untersuchungen, Befunden und Entscheidungen zusätzliche Unterstützung bietet.

Auch Frauen jenseits der 40 können fast immer mit einer ganz »normalen« Schwangerschaft rechnen. Es gibt jedoch ein paar Besonderheiten: Das Bindegewebe beispielsweise verliert schon ab 30 an Elastizität. Infolgedessen ist es möglich, dass Bänder, Sehnen und Muskulatur schneller nachgeben, wenn das Gewicht des Babys in der fortgeschrittenen Schwangerschaft nach unten drückt. Das wiederum kann zu vorzeitigen Wehen führen oder eine Wehenschwäche während der Geburt auslösen. Vermehrte Wadenkrämpfe, Hämorrhoiden und Scheidenkrampfadern sind ebenfalls oft auf ein geschwächtes Bindegewebe zurückzuführen.

Ab 30 steigt zudem das Risiko der Myombildung. Abhängig von der Menge der Myome, ihrer Größe und ihrer Platzierung an oder in der Gebärmutter, kann der Verlauf der Schwangerschaft und der Geburt beeinflusst werden. Es besteht das Risiko einer Frühgeburt oder eines Kaiserschnitts. Doch engmaschige Vorsorgeuntersuchungen, unter Umständen sogar im wöchentlichen Turnus, helfen, Probleme frühzeitig zu erkennen und zu behandeln.

### KEINE SELTENHEIT: ZWILLINGE

Frauen über 35 bekommen eher (zweieiige) Zwillinge als jüngere Frauen. Denn in diesem Alter wachsen während eines Zyklus öfter zwei Eizellen gleichzeitig heran, die dann befruchtet

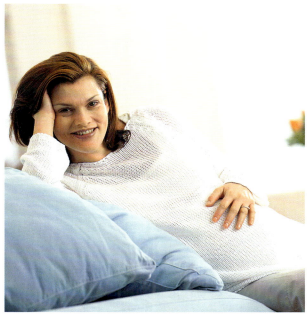

*Risikoschwangerschaft? Für gesunde Frauen ist ein Kind auch über 35 kein Problem.*

werden können. Dass in den letzten Jahren die Zahl der Mehrlingsgeburten weiter angestiegen ist, liegt aber auch an den Fortschritten der In-vitro-Fertilisation (IVF, siehe Seite 77). Dank dieser Technik kann der Kinderwunsch trotz abnehmender Fruchtbarkeit und steigendem Alter von Mann und Frau doch noch in Erfüllung gehen. Eine Chance, die mittlerweile immer mehr Paare nutzen und dabei auch die Wahrscheinlichkeit einer Mehrlingsgeburt gerne in Kauf nehmen.

Zweieiige Zwillinge sind übrigens zweimal so häufig wie eineiige. Darauf ist auch die Babyindustrie vorbereitet. Kinderwagen, Babybett, Erstausstattung – all das gibt es auch im Doppelpack. Nur Sie müssen noch lernen, mit dem doppelten Glück umzugehen.

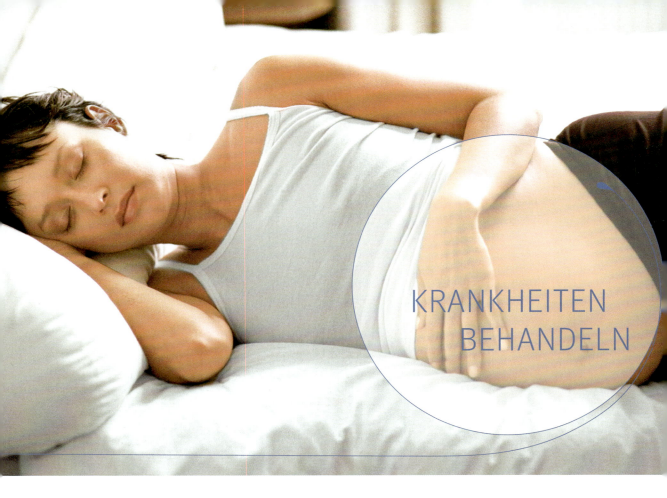

KRANKHEITEN BEHANDELN

## Medikamente in der Schwangerschaft

Arzneimittel sollten Sie während der Schwangerschaft sehr vorsichtig verwenden. Auch scheinbar harmlose Medikamente können Ihr Kind beeinträchtigen. Glücklicherweise stehen aber für die meisten Erkrankungen auch in der Schwangerschaft Medikamente zur Verfügung, die Sie gefahrlos einnehmen können. Dennoch ist es sehr wichtig, dass Sie nur nach Rücksprache mit Ihrem Arzt zu Arzneimitteln greifen. Das gilt auch für solche Produkte, die Sie rezeptfrei in der Apotheke kaufen können.

Um einschätzen zu können, wie hoch das Risiko bei der Einnahme eines Medikaments in der Schwangerschaft ist, werden in Deutschland alle Arzneimittel in zehn Kategorien eingeteilt. Die Einteilung erfolgt von G1 bis G10. G1 bedeutet absolut kein Risiko. Ab der Gruppe G7 kann die Anwendung Gefahren für das Kind mit sich bringen. Diese Medikamente sollen Sie auf keinen Fall einnehmen, wenn Sie schwanger sind.

### Erkältung

Einfache Erkältungen, die mit Husten, Schnupfen und Heiserkeit einhergehen, sind für das Kind unproblematisch. Nehmen Sie keine Kombinationspräparate aus der Apotheke ein, auch dann nicht, wenn Sie unter hartnäckigen Beschwerden wie verstopfter Nase oder schmerzhaftem Husten leiden. Viele dieser Mittel enthalten Substanzen (zum Beispiel Alkohol oder

Schmerzmittel), die während der Schwangerschaft nicht ungefährlich sind. Halten Sie auf jeden Fall Rücksprache mit Ihrem Arzt, wenn Sie ein Erkältungsmittel einnehmen wollen. Ihr Frauenarzt ist jetzt übrigens auch für all solche Erkankungen der richtige Ansprechpartner, für die Sie sonst den Allgemeinmediziner aufgesucht hätten, wie zum Beispiel eine Erkältung. Auch bei starkem Husten ist eine ausreichende Flüssigkeitszufuhr wichtig. Das Inhalieren ätherischer Öle kann die Beschwerden ebenfalls lindern. Ist der Hustenreiz jedoch sehr unangenehm, können Sie vorübergehend auch codeinhaltige Hustentropfen oder schleimlösende Medikamente einnehmen, ohne dass davon ein Risiko für das Kind ausgeht.

Ein starker Schnupfen ist für Ihr Kind kein Problem, solange Sie noch ausreichend Sauerstoff einatmen. Ein Gesichtsdampfbad mit ätherischen Ölen oder Kochsalzlösung bringt fast immer Linderung. Auf die Anwendung von schleimhautabschwellenden Mitteln sollten Sie dagegen verzichten, da sie generell zu einer Verengung von Gefäßen führen können. Meersalz-Sprays oder Nasentropfen für Neugeborene sind ungefährlich und in der Regel auch ausreichend. Bei Fieber und Kopfschmerzen dürfen Sie nach ärztlicher Absprache 500 Milligramm Paracetamol einnehmen. Achten Sie dabei streng auf die Dosierung. Hohes Fieber ab 38,5 °C gehört immer in ärztliche Behandlung. Bei lang anhaltenden (bakteriellen) Erkältungen, die sich nicht bessern wollen, sollte in Absprache mit dem Arzt ein Antibiotikum eingesetzt werden, damit Sie wieder zu Kräften kommen.

## Kopfschmerzen

Kopfschmerzen sind in der Schwangerschaft leider keine Seltenheit. Bei der Auswahl des richtigen Schmerzmittels ist allerdings große Vorsicht

geboten: Es gibt nur sehr wenige Präparate, die Sie jetzt ohne Gefahr für Ihr Baby einnehmen dürfen. Selbst Paracetamol und Acetylsalicylsäure sind nicht ganz unproblematisch. Sprechen Sie auf jeden Fall mit Ihrem Arzt darüber, bevor Sie sich für ein Präparat entscheiden. Vielleicht helfen Ihnen auch alternative Behandlungswege, um die Kopfschmerzen zu bekämpfen:

⊙ Gehen Sie für 10 bis 15 Minuten an die frische Luft.
⊙ Lernen Sie eine Entspannungstechnik.
⊙ Lassen Sie sich Massagen verschreiben, wenn Verspannungen im Nackenbereich die Ursache für Spannungskopfschmerzen sind.

Kopfschmerzen mit Sehstörungen, Erbrechen und Übelkeit im letzten Schwangerschaftsdrittel müssen Sie immer sehr ernst nehmen. Der Auslöser für die Beschwerden könnte eine Präeklampsie (siehe Seite 270) sein, die dringend medizinisch behandelt werden muss.

## Fieber

Kurzzeitiges Fieber im Zuge einer Erkältung stellt für das ungeborene Kind in der Regel kein Problem dar. Wenn die Temperatur jedoch auf über 38,5 °C ansteigt, sollte ein fiebersenkendes Medikament (Paracetamol) zum Einsatz kommen. Zusätzlich müssen Sie möglichst viel trinken, um den Flüssigkeitsverlust des Körpers wieder auszugleichen. Wenn das Fieber über einen längeren Zeitraum anhält, muss der Arzt die weitere Behandlung übernehmen.

Die bei grippalen Infekten üblicherweise verwendeten Kombinationspräparate aus der Apotheke sollten Sie jetzt auf keinen Fall einnehmen. Sie enthalten fast immer Inhaltsstoffe, die dem Kind schaden können. Halten Sie daher in jedem Fall erst einmal Rücksprache mit Ihrem Arzt, wenn Sie trotz allem ein solches Arzneimittel nehmen wollen.

## DIE SCHWANGERSCHAFT | KRANKHEITEN BEHANDELN

### INFO

**Wie Medikamente auf das Baby wirken**

Weil sie noch nicht wissen, dass sie ein Kind erwarten, greifen viele Frauen in den ersten Schwangerschaftswochen zu mitunter kritischen Medikamenten. Machen Sie sich nicht zu viele Gedanken, wenn Sie zu dieser Gruppe gehören: Das Risiko einer kindlichen Schädigung ist sehr gering. Denn die Auswirkung des Medikaments hängt von vielen Faktoren ab:

⊙ Nicht jedes Kind reagiert gleichermaßen auf negative Einflüsse.

⊙ Die Schädigung kann nur zu bestimmten Entwicklungsphasen (meist sehr kurze Zeitspanne) eintreten. Aus diesem Grund sind die meisten Medikamente in der Spätschwangerschaft weniger gefährlich.

⊙ Wenn das Kind tatsächlich Schaden nimmt, kann der kleine Körper diese unter Umständen selbst wieder »reparieren«.

⊙ Die Schädigung hängt von der Menge des Arzneimittels ab. Langfristige Einnahmen sollten daher generell tabu sein. Eine einzelne Anwendung führt jedoch sehr wahrscheinlich nicht zu Problemen.

### Harnwegsinfekt

Harnwegsinfekte kommen in der Schwangerschaft relativ häufig vor. Überprüfen Sie gleich bei den ersten Anzeichen Ihre Flüssigkeitszufuhr. Trinken Sie möglichst viel stilles Wasser oder milde Kräutertees. Meiden Sie nach Möglichkeit Kaffee und stark säurehaltige Obst- und Fruchtsäfte. Sie reizen die Blase zusätzlich. Wenn Sie sich dazu möglichst warm halten, bessern sich die Beschwerden häufig schon dadurch.

Haben Sie bereits eine Blasenentzündung, müssen Sie auf jeden Fall antibiotisch behandelt werden. Dazu halten Sie am besten Rücksprache mit Ihrem Frauenarzt. Informieren Sie auch Ärzte anderer Fachrichtungen unbedingt über Ihre Schwangerschaft.

### Magen-Darm-Infekte

Magen-Darm-Infekte verschwinden in den meisten Fällen ebenso plötzlich wieder, wie sie auftauchen. Wenn Sie sich nach spätestens zwei Tagen wieder gut fühlen, ist die Erkrankung für das Baby unbedenklich. Am besten kurieren Sie sich in diesem Fall mit einer Elektrolytlösung aus der Apotheke. Nur wenn Sie länger als zwei Tage krank sind und Symptome wie

⊙ Fieber
⊙ Erbrechen
⊙ Kopf- und Gliederschmerzen
⊙ Schüttelfrost

hinzukommen, sollten Sie dringend einen Arzt zu Rate ziehen. Eine Lebensmittelvergiftung oder eine schwere Infektion könnten die Ursache sein. Medizinische Hilfe ist dann wichtig.

### Durchfall

Während der Schwangerschaft kommt es selten zu Durchfall. Wenn doch, ist es wichtig, dass der Durchfall nicht zu lange andauert (mehr als zwei Tage), um einen Flüssigkeitsmangel und eine Elektrolytstörung zu verhindern.

⊙ Bei Durchfall sollten Sie grundsätzlich sehr viel trinken. Essen Sie Zwieback und Salzstangen – das gleicht den Elektrolythaushalt aus.

⊙ Vermeiden Sie schwer verdauliche und fettige Nahrungsmittel.

⊙ Nach Absprache mit Ihrem Arzt kann bei stärkerem Durchfall gegebenenfalls auch eine Behandlung mit Kohletabletten oder Tabletten mit dem Wirkstoff Loperamid erfolgen.

Medikamente in der Schwangerschaft

### Auswahl der wichtigsten Medikamente, die auf keinen Fall genommen werden dürfen

| Medikament | Schädigung in der Frühphase der Schwangerschaft (Embryonalperiode) |
|---|---|
| Aminoglykoside | Innenohr-, Nierenschädigung |
| Androgene | Vermännlichung (ab ca. 8. SSW) |
| Antikonvulsiva (bei Epilepsie) | Kopf-, Gesichtsfehlbildungen, Extremitätenfehlbildungen |
| Ergotamin | Schwere Extremitätenfehlbildungen |
| Kumarinderivate (Acenocoumarol, Phenprocoumon, Warfarin) | Extremitätenfehlbildungen |
| Lithium | Herz-/Gefäßfehlbildungen |
| Misoprostol | Hydrozephalus, Extremitätendefekte |
| Radioaktive Substanzen (zur Diagnose, Therapie) | Zahlreiche verschiedene Fehlbildungen |
| Retinoide/Vitamin A (> 25 000 IE/d) | Multiple Fehlbildungen (Gehirn, Herzfehler, Lippenkiefergaumenspalte), einer der Wirkstoffe mit den schwersten Nebenwirkungen |
| Thalidomid | Extremitätenfehlbildungen |
| Zytostatika (zur Krebstherapie) | Multiple Fehlbildungen (z.B. Skelettanomalien) |
| ACE-Hemmer (Blutdruckmittel) | Nierenschäden |

| Medikament | Schädigung in der späten Schwangerschaft |
|---|---|
| Aminoglykoside | Innenohr-, Nierenschäden |
| Antiphlogistika (Indometacin) | Verschluss des Ductus arteriosus, Nierenversagen |
| Androgene | Vermännlichung |
| Ergotamin | Durchblutungsstörungen, Fruchttod |
| Glukokortikoide | Wachstumsstörungen |
| Jodüberdosierung | Schilddrüsenstörung |
| Kumarinderivate | Hirnblutungen |
| Radioaktive Substanzen (zur Diagnose, Therapie) | Verschiedene Fehlbildungen, Wachstumsstörungen, Leukämie |
| Tetrazykline | Gelbfärbung der Zähne, verkürzte Extremitäten |
| Zytostatika (zur Krebstherapie) | Störung des Abwehrsystems, Wachstumsstörungen, erhöhtes Krebsrisiko |

| Medikament | Schädigung zum Zeitpunkt der Geburt |
|---|---|
| ACE-Hemmer | Nierenschäden |
| Aminoglykoside | Innenohr-, Nierenschädigung |
| Antidepressiva | Anpassungsstörungen |
| Barbiturate | Atemdepression, Entzugssymptome |
| Benzodiazepine | Floppy-infant-Syndrom (Muskelschwäche bei Neugeborenen) |
| Kumarinderivate | Blutungsrisiko |
| Chloramphenicol | Grey-Syndrom |
| Lithium | Zyanose, Hypotonie, Hypothermie, Lethargie |
| Nitrofurantoin | Hämolytische Anämie, Ikterus |
| Opioide | Entzugssymptome |
| Sulfonamide | Hyperbilirubinämie |
| Tetrazykline | Gelbfärbung der Zähne |

DIE SCHWANGERSCHAFT | KRANKHEITEN BEHANDELN

| Medikamente, die während der Schwangerschaft genommen werden dürfen | |
| --- | --- |
| Indikationen | Wirkstoffe |
| Allergie | Cromoglicinsäure<br>Ältere Antihistaminika: Dimetinden, Clemastin<br>Nach 1. Trimenon auch neuere nicht-sedierende Antiallergika wie Loratadin, Cetirizin, Terfenadin, Fexofenadin<br>Glukokortikoide (lokal, inhalativ; bei systemischer Gabe möglichst Prednisolon) |
| Antikoagulation | Heparin (auch niedermolekulares Heparin)<br>niedrigdosierte Acetylsalicylsäure |
| Asthma bronchiale | Möglichst inhalative Therapie:<br>Erprobte Betamimetika (z. B. Fenoterol, Reproterol, Salbutamol)<br>Cromoglicinsäure<br>Glukokortikoide (z. B. Budesonid) |
| Autoimmunerkrankungen | Prednisolon/Prednison |
| Bakterielle Infektion | Penicilline, Cephalosporine, Erythromycin<br>Im 2. Trimenon Cotrimoxazol zulässig |
| Chronisch entzündliche Darmerkrankungen | Mesalazin<br>Bei Bedarf: Glukokortikoide (Budesonid, Prednisolon) |
| Depression | Ältere trizyklische Antidepressiva (z. B. Amitriptylin)<br>Fluoxetin, Citalopram |
| Epilepsie | Möglichst niedrigdosierte Monotherapie im 1. Trimenon unter Folsäuresubstitution (v. a. bei Carbamazepin) mit erprobten Substanzen (bei Primidon, Phenobarbital, Phenytoin peripartale Vitamin-K-Gabe!)<br>Hinweise auf erhöhtes Risiko unter Valproinsäure |
| Erbrechen | Dimenhydrinat<br>Meclozin<br>Metoclopramid |
| Gastritis/ Ulkusprophylaxe | Antazida (z. B. Magaldrat, Hydrotalcit, Sucralfat)<br>2. Wahl: Ranitidin<br>Bei Bedarf Omeprazol möglich |
| Husten | Gegen Husten: Dextromethorphan<br>Schleimlösend: Ambroxol |
| Hypertonie | Methyldopa<br>Dihydralazin<br>Betablocker (Metoprolol) |
| Malariaprophylaxe | Chloroquinphosphat (500 mg/Wo.)<br>Ggf. in Kombination mit Proguanil (100–200 mg/d) |
| Mykose | Nystatin<br>Clotrimazol |
| Schizophrenie | Ältere Phenothiazine<br>Haloperidol |
| Schmerzen | Paracetamol (1. Wahl)<br>ASS, Diclofenac, Ibuprofen (2. Wahl; keine Dauermedikation im 3. Trimenon)<br>Bei Bedarf kurzfristiger Einsatz von Opioidanalgetika (z. B. Tramadol, Pethidin)<br>**Lokale Schmerztherapie:** Articain, Bupivacain |

# Alternative Behandlungsmöglichkeiten

Krank während der Schwangerschaft – ein Albtraum, denken viele. Schließlich darf man kaum Medikamente einnehmen und muss zum Teil unangenehme Beschwerden bis zu ihrem Abklingen ertragen. Zum Glück lassen sich viele alltägliche Beschwerden mit alternativen Verfahren gut behandeln. Der große Vorteil von Hömöopathie, Schüßler-Salzen und Co. ist, dass von ihnen keine Nebenwirkungen zu erwarten sind. Ihr Einsatz in der Schwangerschaft ist also bedenkenlos möglich. Um eine gute Wirkung zu erzielen, ist jedoch in den meisten Fällen eine Beratung durch einen erfahrenen Therapeuten nötig, da es gar nicht so einfach ist, das richtige Mittel auszuwählen. Wichtig ist, dass Sie sich selbst genau beobachten und sich Ihre Symptome ehrlich eingestehen. Gerade wenn es um die Behandlung von psychosomatischen Beschwerden geht, ist diese Analyse sehr wichtig.

## Akupunktur

Mit kleinem Stich und großer Wirkung zeigt sich die Akupunktur als Teilgebiet der Traditionellen Chinesischen Medizin auch während der Schwangerschaft. Der Therapeut, Arzt oder die speziell ausgebildete Hebamme macht sich hier die Wechselwirkung zwischen Haut und Organen zunutze: Durch das Stechen mit Nadeln in die sogenannten Akupunkturpunkte lösen sie Heilreize aus, die über den Nervenweg zu den Organen geleitet werden. Häufig reichen schon wenige Behandlungssitzungen aus, um körperliche Harmonie und die Wiederherstellung der Gesundheit zu erzielen.

Besonders geeignet ist Akupunktur bei Schwangerschaftsbeschwerden wie Übelkeit und Erbrechen, Kopfschmerzen, Migräne, Schlafstörungen, Karpaltunnelsyndrom, Ischialgien, Schmerzen im Becken oder der Symphyse – oder zur Raucherentwöhnung.

Auch zur Verkürzung der Geburtsdauer wird Akupunktur vermehrt eingesetzt (für Erstgebärende ab der 37. Schwangerschaftswoche, siehe Seite 86) sowie zur Schmerzlinderung und Entspannung während der Geburt, bei Plazentalösungsstörungen nach der Geburt, schmerzhaften Nachwehen und Stillproblemen im Wochenbett.

Im Allgemeinen ist Akupunktur gut verträglich und hat keine schädigende Wirkung auf

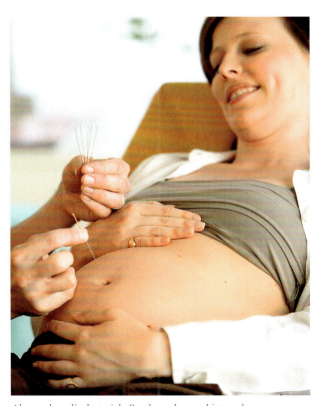

*Akupunktur lindert viele Beschwerden und ist auch zur Geburtsvorbereitung gut geeignet.*

85

DIE SCHWANGERSCHAFT | KRANKHEITEN BEHANDELN

die Schwangerschaft. So wird diese bewährte Heilmethode bereits in vielen Geburtskliniken angeboten, vor allem um die werdende Mutter während der Geburt bei Kräften zu halten. Neben der seelischen Entspannung und Schmerzreduzierung regt Akupunktur die Wehentätigkeit an, fördert die Reifung des Muttermunds und minimiert den Geburtsstress.

Als mögliche Nebenwirkung kann es während der Behandlung manchmal zu Schwindel kommen. In diesem Fall lagert der Therapeut die Schwangere entsprechend, bis der Kreislauf wieder stabil ist.

### AKUPUNKTUR ZUR GEBURTSVORBEREITUNG

Vier Wochen vor dem voraussichtlichen Geburtstermin wird die geburtsvorbereitende Akupunktur möglich. Die Behandlung findet von nun an bis zur Geburt einmal pro Woche statt und dauert 20 bis 30 Minuten. Dabei nadelt der Therapeut vier Punkte im Bereich der Unterschenkel: unter den Knien, an den Fußinnenknöcheln, an der oberen seitlichen Wade und an der äußeren Seite der kleinen Zehen. Äußerst feine, nur 0,3 Millimeter dicke Nadeln ermög-

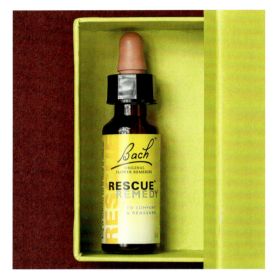

*Bach-Blüten wirken vor allem auf die Seele und von da sanft auf den ganzen Körper.*

lichen schmerzfreie Einstiche in einer Tiefe von bis zu 1,5 Zentimetern.

Die Behandlung umfasst in der Regel vier Sitzungen und verspricht Erstgebärenden laut einer Studie der Frauenklinik Mannheim eine Verkürzung der durchschnittlichen Geburtsdauer um zwei Stunden, das heißt von zehn auf acht Stunden.

## Bach-Blüten

Zur Kräftigung während der Schwangerschaft und des Wochenbetts haben sich die 38 Blütenessenzen des englischen Arztes und Homöopathen Dr. Edwin Bach bereits vielfältig bewährt – vor allem wenn das emotionale Gleichgewicht der Frau ins Schwanken gerät. Bach-Blüten leisten seelischen Beistand auch in schwierigen Momenten, erleichtern Phasen der Umstellung und helfen auf sanfte Weise, sich gefühlsmäßig auf die Rolle der Mutter vorzubereiten.

> **WICHTIG**
>
> **Geburtsvorbereitende Akupunktur**
>
> Die Akupunktur zur Geburtsvorbereitung sollte nicht vor der 36. Schwangerschaftswoche durchgeführt werden, um keine vorzeitigen Wehen auszulösen. Bei Schwangerschaftskomplikationen wie der vorgelagerten Plazenta (Placenta praevia) darf diese spezielle Akupunktur nicht angewendet werden.

Bach-Blüten-Essenzen aus der Apotheke müssen für den Gebrauch mit Wasser verdünnt werden. Für die spätere, leichte Dosierung empfehlen sich 10- oder 20-Milliliter-Leerfläschchen mit Pipette, ebenfalls aus der Apotheke. Für die individuelle Mischung gilt die Regel: 1 Tropfen der Essenz auf 10 Milliliter Wasser, wobei sich stilles Mineralwasser gut eignet. Wenn gewünscht, können Sie bis zu sieben verschiedene Bach-Blüten in ein Fläschchen geben oder Sie stellen pro ausgewählter Blüte eine Verdünnung her.

Als Standarddosierung tropfen Sie täglich dreimal fünf Tropfen Ihrer Verdünnung direkt auf die Zunge. Da Bach-Blüten keine Nebenwirkungen verursachen, können sie so lange eingenommen werden, wie es Ihnen guttut.

Im Akutfall können es auch alle 30 Minuten vier Tropfen sein oder zwei Tropfen auf ein Glas Wasser, das Sie über zwei bis drei Stunden verteilt in kleinen Schlucken austrinken. Auch hier gilt wie bei den homöopathischen Heilmitteln: Jede Verdünnung macht das Mittel stärker. So eignen sich Bach-Blüten sehr gut auch für Umschläge, zum Beispiel auf die Stirn oder auf die Brust – je nachdem, wo Sie Ihren Schmerz spüren. Geben Sie dafür drei Tropfen Ihrer Verdünnung auf einen Liter warmes oder kaltes Wasser und wringen Sie den Umschlag darin aus. Fünf Tropfen Ihrer Mischung machen zudem ein Vollbad bei 37 °C zu einer wahren Heilquelle.

## DIE WICHTIGSTEN BACH-BLÜTEN IN DER SCHWANGERSCHAFT

**Crab Apple** – bei Übelkeit und auch Unwohlsein wegen körperlicher Veränderungen

**Elm** – bei einem Gefühl, der neuen Aufgabe als Mutter nicht gewachsen zu sein. Diese Blüte hilft auch, wenn Sie sich nach der Entlassung aus der Klinik überfordert fühlen.

**Gentian** – bei Niedergeschlagenheit und Trübsinn; hilft das Selbstvertrauen zu stärken

**Hornbeam** – bei Antriebsschwäche; wenn es schwer fällt, Aufgaben anzugehen, um sie zu erledigen

**Impatiens** – sorgt für Entspannung und Gelassenheit, auch bei Terminüberschreitung

**Mimulus** – hilft bei Sorgen über die Geburt

**Olive** – bei allgemeiner Erschöpfung in der Schwangerschaft, zum Beispiel nach einem anstrengenden Arbeitstag

**Red Chestnut** – bei großen Sorgen und Ängsten um das Baby

**Rescue Remedy** – Notfalltropfen können bei plötzlicher Angst, Panik oder einer extremen Stresssituation unverdünnt direkt auf die Zunge oder auf die Lippen getropft werden

**Scleranthus** – bei Stimmungsschwankungen und Launenhaftigkeit. Immer dann, wenn Sie sich mit sich selbst nicht wohl fühlen.

> ## TIPP
>
> ### Bach-Blüten für die Schwangerschaft
>
> Eine Schwangerschaft, die Sie mit Gelassenheit genießen können, verspricht folgende Mischung: Rock Rose (entspannt), Impatiens (gegen Ungeduld), White Chestnut (bringt Ruhe) und Aspen (vertreibt Unbehagen und Furcht vor Unbekanntem).

**Star of Bethlehem** – hilft bei der seelischen Verarbeitung schlimmer Erlebnisse oder bei Schicksalsschlägen

**Walnut** – erleichtert die Bewältigung des neuen Lebensweges und unterstützt darin, seinen Wünschen treu zu bleiben

**Wild Rose** – bei einem Gefühl der Kraftlosigkeit, während der Schwangerschaft und bei der Geburt

## Homöopathie

Mithilfe homöopathischer Arzneimittel können Sie viele akute Beschwerden auch ohne Therapeuten selbst behandeln. Wichtig ist, dass Sie über eine gute Körperwahrnehmung verfügen, sich selbst gut kennen und auch wissen, wann die Grenzen der Selbstbehandlung erreicht sind. Bei Blutungen, vorzeitigen Wehen, Bluthoch-

---

### INFO

**Der Weg zum richtigen Mittel**

Um das richtige Mittel zu finden, müssen Sie sich genau beobachten. Das Beantworten folgender Fragen hilft Ihnen weiter:

⊙ Wo genau tut es weh?
⊙ Wann haben Sie die Beschwerden zum ersten Mal bemerkt?
⊙ Wann und wodurch verändert sich das Beschwerdebild?
⊙ Wie ist Ihre Stimmung und Verfassung?
⊙ Haben Sie Hunger oder Durst? Wie steht es um Ihr Schlafbedürfnis?
⊙ Gibt es irgendwelche außergewöhnlichen Erscheinungen?

---

druck und Fieber müssen Sie sich auf jeden Fall in ärztliche Behandlung begeben.

Für die Behandlung akuter Beschwerden haben sich die Potenzen D6 und D12 am besten bewährt. Verlangen Sie gezielt danach, wenn Sie sich ein Mittel in der Apotheke besorgen. Am besten informieren Sie sich vorher, welche Apotheke in Ihrer Nähe auf homöopathische Mittel spezialisiert ist. Dort bekommen Sie häufig auch praktische 1-Gramm-Röhrchen, die für die Behandlung eines Infekts auf jeden Fall ausreichen. Wenn Sie ein Mittel ausgewählt haben, können Sie dreimal täglich fünf Kügelchen davon unter der Zunge oder in der Wangentasche langsam zergehen lassen. Sobald Sie merken, dass Ihr Zustand sich bessert, brauchen Sie das Mittel nicht mehr zu nehmen.

### BLASENSCHWÄCHE, REIZBLASE

① **Causticum D12:** Beim Husten, Niesen, Lachen bemerken Sie einen unwillkürlichen Urinabgang, der im Verlauf der Schwangerschaft eher zunimmt.

② **Staphisagria D12:** Nach jedem Sex macht sich Ihre Blase bemerkbar, meist kommt der Urin nur tröpfchenweise, der ganze Harnwegsbereich fühlt sich gereizt an.

③ **Pulsatilla D6:** Ihr Kind drückt auf die Blase, sodass Sie ständig eine Toilette im Auge behalten müssen. Sie frieren leicht und sind mitunter etwas weinerlich.

### DURCHFALL, BRECHDURCHFALL

① **Nux vomica D6:** Nach üppigen, fettigen Mahlzeiten oder wenn Sie Verschiedenes durcheinander gegessen haben, bekommen Sie Durchfall. Manchmal begleitet von Kopfschmerzen und Erbrechen.

② **Pulsatilla D6:** Eis, Obst und fettige Speisen verursachen Durchfall und Übelkeit, begleitet von saurem Aufstoßen und unangenehm klebrigem Geschmack im Mund. Sie frieren leicht.

③ **Arsenicum album D12:** Der Durchfall ist flüssig, fast wässrig. Der After brennt wie Feuer. Sie ekeln sich vor jedem Essen.

④ **Veratrum album D6:** Der heftige Brechdurchfall ist begleitet von akuter Kreislaufschwäche: Sie fühlen sich blass, kaltschweißig und schwach. Bei der geringsten Anstrengung wird Ihnen sofort schwindlig.

### ERSCHÖPFUNG, MÜDIGKEIT

① **Acidum phosphoricum D12:** Schon vor der Schwangerschaft kamen Sie mit Ihrem Leben kaum zu Rande, nun wissen Sie nicht, wie Sie alles schaffen sollen. Sie fühlen sich leer und kraftlos.

② **Ambra D6:** Sie sind von Natur aus pessimistisch veranlagt. Obwohl alles in Ordnung ist, machen Sie sich permanent Sorgen um Ihre Schwangerschaft.

③ **Cocculus D12:** Sie können keine Nacht durchschlafen, weil Sie sich um Familienmitglieder kümmern müssen, und finden auch tagsüber wenig Gelegenheit, sich auszuruhen. Das Schlafdefizit zehrt an Ihren Kräften, Ihnen wird immer wieder schwindlig.

④ **Nux vomica D12:** Trotz fortgeschrittener Schwangerschaft sind Sie beruflich stark eingespannt und bekommen zu wenig Schlaf. Sie fühlen sich unausgeschlafen und erschöpft.

### HÄMORRHOIDEN

① **Collinsonia canadensis D6:** Seit Sie schwanger sind, ist Ihr Stuhl unregelmäßig und hart. Die Hämorrhoiden schmerzen und bluten. Jeder Stuhlgang schmerzt und verursacht brennenden Juckreiz.

② **Aesculus D6:** Die Beschwerden werden im Verlauf der Schwangerschaft immer schlimmer

und machen sich vor allem abends bemerkbar, häufig stellen sich Rückenschmerzen ein.

③ **Hamamelis D6:** Jeder Stuhlgang ist quälend für Sie. Die Hämorrhoiden bluten jedes Mal und sind stark entzündet.

### HARNWEGSINFEKT

① **Cantharis D6:** Sie müssen häufig zur Toilette. Trotzdem kommt nur wenig Urin. Während und nach dem Wasserlassen haben Sie teils heftig brennende Schmerzen.

② **Dulcamara D6:** Sie haben sich verkühlt und müssen jetzt häufig zur Toilette, obwohl nur wenig Urin kommt.

### HUSTEN

① **Bryonia D6:** Der Husten ist trocken und verursacht stechende Schmerzen. Kopf, Brustkorb und Bauch tun weh. Sie haben großen Durst auf kalte Getränke.

② **Rumex D6:** Ihr Kitzelhusten macht ein längeres Gespräch unmöglich, sogar tief Luft holen fällt Ihnen schwer. Obwohl Sie permanent husten, löst sich kaum Schleim.

③ **Sticta D6:** Sie müssen krampfartig husten und fühlen sich stark verschleimt. Sie würgen, um den Schleim loszuwerden.

### KRAMPFADERN

① **Calcium fluoratum D12:** Ihr Bindegewebe ist eher schwach. Schon lange haben Sie mit Besenreisern und Krampfadern zu tun.

② **Sabdariffa D6:** Zu bestehenden Besenreisern gesellen sich hervortretende Venen. Ihre Beine sind geschwollen. Vor allem bei sitzenden Tätigkeiten fühlen sie sich schwer und unbeweglich an. Bewegung lindert.

③ **Hamamelis D6:** Eine Vene ist verdickt und bläulich verfärbt. Die Stelle tut weh und ist sehr berührungsempfindlich.

DIE SCHWANGERSCHAFT | KRANKHEITEN BEHANDELN

### RÜCKEN- UND ISCHIASSCHMERZEN

① **Aesculus D6:** Mit fortschreitender Schwangerschaft werden auch die Rückenschmerzen immer schlimmer. Besonders betroffen sind die Lendenwirbelsäule und das Darm-Kreuzbein-Gelenk. Venenbeschwerden und Krampfadern kommen hinzu. Oft werden Sie auch von Verstopfung geplagt.

② **Kalium carbonicum D12:** Die Rückenschmerzen werden kontinuierlich schlimmer und strahlen bis in die Oberschenkel aus. Sie fühlen sich schwach und schwitzen bei der geringsten Anstrengung. Wärme und Massagen wirken lindernd.

③ **Rhus toxicodendron D12:** Sie haben vor allem Probleme mit dem Ischiasnerv. Wenn Sie aus dem Ruhen aktiv werden sollen, sind die Schmerzen unerträglich.

④ **Gnaphalium D6:** Die Rückenschmerzen strahlen über den Po bis in die Beine, sogar die Zehen fühlen sich wie betäubt an. Sie fühlen ein Kribbeln in den Beinen und sind unsicher beim Gehen.

### INFO

#### Homöopathische Komplexmittel

Einige Therapeuten arbeiten vor allem mit Komplexmitteln. Das sind homöopathische Arzneien, die mehrere Wirkstoffe enthalten, um den Behandlungserfolg zu erhöhen. Diese homöopathische Schule geht davon aus, dass viele körperliche Störungen so komplex sind, dass mehrere Mittel eingesetzt werden müssen, um sie zu beheben. Häufig enthalten diese Mittel Sepia, Nux vomica oder Tabacum.

### SCHLAFSTÖRUNGEN, INNERE UNRUHE

① **Coffea D12:** Sie sind durch viele Eindrücke oder die intensive Beschäftigung mit einem Thema völlig überreizt und können nicht abschalten.

② **Phosphorus D12:** Sie haben Angst vor dem Alleinsein. Sie sind schreckhaft und geräuschempfindlich und sehen überall Gespenster.

③ **Scutellaria D6:** Obwohl Sie sich müde und erschöpft fühlen, schlafen Sie nachts schlecht ein und wachen immer wieder auf. Tagsüber können migräneartige Kopfschmerzen auftreten.

④ **Zincum metallicum D12:** Ihre innere Anspannung und Nervosität drückt sich in Ruhelosigkeit aus. Obwohl Sie tagsüber müde sind, können Sie schlecht einschlafen. Sie knirschen mit den Zähnen und leiden unter Albträumen.

### SCHNUPFEN

① **Allium cepa D6:** Sie haben eine starken Fließschnupfen, Ihre Augen tränen und die Stimme klingt rau. Das Einatmen tut Ihnen weh, weil die Nase vom vielen Putzen ganz wund ist.

② **Nux vomica D6:** Sie leiden unter verstopfter Nase. Besonders abends, wenn Sie sich hinlegen, können Sie nicht einschlafen, weil beide Nasenlöcher zu sind und Sie nur durch den Mund atmen können.

③ **Luffa D6:** Das Nasensekret ist zähflüssig, gelb oder grünlich. Es löst sich nur schwer, Sie haben Kopfschmerzen und fühlen sich kraftlos.

### SCHWANGERSCHAFTSSTREIFEN

① **Calcium carbonicum D12:** Sie neigen zu Übergewicht und hatten schon vor der Schwangerschaft ein eher schwaches Bindegewebe. Das Gewebe ist wie aufgequollen.

② **Calcium fluoratum D12:** Die Bindegewebsschwäche zeigt sich in einer Neigung zu Krampfadern, Nagelwachstumsstörungen und dünnem Haar.
③ **Silicea D12:** Sie haben viele Fältchen, auch um den Mund, und immer wieder Beschwerden mit Sehnen und Bändern. Wenn Sie längere Zeit stehen müssen, haben Sie starke Rückenschmerzen.

### SODBRENNEN

① **Robina pseudoacacia D6:** Sie müssen häufig sauer aufstoßen. Ihre Zähne fühlen sich davon ganz stumpf an. Auch Ihr Stuhl hat einen säuerlichen Geruch.
② **Bismutum subnitricum D12:** Sie müssen immer wieder sauer aufstoßen. Nach dem Essen gesellen sich Magenschmerzen dazu, die bis in die Schultern ausstrahlen können.

### ÜBELKEIT, ERBRECHEN

① **Sepia D12:** Ihnen ist vor allem morgens übel. Allein der Geruch von Speisen ekelt Sie an. Einzige Ausnahme bilden saure Speisen.
② **Ipecacuanha D12:** Die Übelkeit lässt selbst dann nicht nach, wenn Sie sich erbrochen haben. Sie würgen immer wieder Schleim und Magensäure hoch. Besonders schlimm wird es abends und nachts, was Sie zunehmend reizbarer macht. Ihre Zunge ist rein und sauber.
③ **Colchicum D12:** Ihre Übelkeit wird von einer Überempfindlichkeit gegen Gerüche hervorgerufen. Sie haben Magenschmerzen und gelegentlich auch Durchfall. Ihnen ist kalt.

### VERSTOPFUNG

① **Collinsonia D6:** Seit Sie schwanger sind, ist der Stuhlgang hart und trocken. Zusätzlich leiden Sie unter Stauungen der Beine und unter Hämorrhoiden.

> **INFO**
>
> **Geburtsvorbereitung mit Homöopathie**
>
> Häufig hört man die Empfehlung, ab der 36. Schwangerschaftswoche generell Pulsatilla und Caulophyllum einzunehmen. Dadurch soll der Muttermund vorbereitet und die Geburt erleichtert werden. Da die Homöopathie aber eine hoch individualisierte Mittelverschreibung erfordert, sind solche allgemeinen Verordnungen eher mit Vorsicht zu betrachten.

② **Nux vomica D12:** Ihr Leben verläuft hektisch: Für nichts haben Sie Zeit, schon gar nicht fürs Essen. Ihre Ernährungsgewohnheiten führen zu Verdauungsstörungen mit Übelkeit, Magendrücken und Verstopfung.
③ **Opium D12:** Die Darmträgheit wurde verursacht, weil Sie wochenlang das Bett hüten mussten. Sie spüren keinen Stuhldrang.

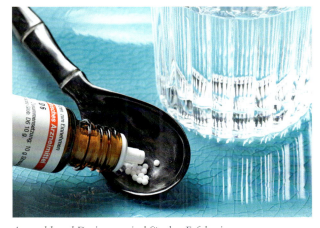

*Auswahl und Dosierung sind für den Erfolg einer homöopathischen Behandlung entscheidend.*

### WADENKRÄMPFE

① **Cuprum metallicum D6:** Sie leiden abends oder nachts immer wieder unter stark schmerzenden Wadenkrämpfen, die auch die Zehen erfassen können.

② **Cuprum aceticum D6:** Wenn Cuprum metallicum nicht geholfen hat, ist dieses Mittel angezeigt. Es hilft besonders gut, wenn gleichzeitig eine Anämie vorliegt.

## Phytotherapie – Heilpflanzen für die Schwangerschaft

Die sanfte Wirkung von Heilpflanzen lässt viele Schwangere gerne zur Teekanne greifen. Denn hier verbindet sich das Angenehme bestens mit dem Nützlichen: Eine heiße Tasse Tee tut auch der Seele gut, lädt zum kurzen Innehalten ein und bewirkt häufig schon allein dadurch eine Verbesserung des Allgemeinbefindens.

Dennoch ist auch hier Vorsicht geboten. Nicht alle Kräuter eignen sich für die Kräutertherapie während der Schwangerschaft (siehe Kasten), da sie unerwünschte Nebenwirkungen hervorrufen können. Fragen Sie im Zweifel immer Ihre Hebamme oder Ihren Arzt, ob einzelne Heilkräuter unbedenklich sind. Problematisch sind manchmal auch Teekuren, die über Wochen hinweg fortgesetzt werden. Auch in diesem Fall sollten Sie medizinischen Rat einholen.

## VORSICHT

**Manche Kräuter sind wehenauslösend**

Während der Schwangerschaft sollten Sie mit Heilkräutern nicht auf eigene Faust experimentieren, da einige Pflanzen in hoher Konzentration Wehen auslösen können.

### ERBRECHEN UND ÜBELKEIT

⊙ Bewährt hat sich die Anwendung von Ingwer. Raspeln Sie dazu ein Stück Ingwer klein und geben Sie davon einen halben Teelöffel auf eine Tasse Tee. Lassen Sie den Tee zehn Minuten ziehen. Sie können täglich bis zu vier Tassen Ingwertee zu sich nehmen. Trinken Sie den Tee in möglichst kleinen Schlucken.

⊙ Wem Ingwertee zu scharf ist, kann es mit einer Mischung aus Himbeerblättern und Hopfen zu gleichen Teilen versuchen. Lassen Sie den Tee fünf bis sieben Minuten ziehen, und trinken Sie den ersten Schluck möglichst schon vor dem Aufstehen.

### EISENMANGEL

⊙ Brennnesseln als Tee oder im Salat unterstützen die Blutbildung und können dazu beitragen, einem Eisenmangel vorzubeugen. Den vollen Eisengehalt liefern junge, unverarbeitete Brennnesselblätter, mit denen sich Suppen und Soßen gut verfeinern lassen. Wenn sie vor dem Verzehr kurz gekocht oder ausgerollt und klein gehackt werden, brennen die pfeffrig schmeckenden Blätter auch nicht auf der Zunge. Zum Entwässern ist Brennnesseltee dagegen nicht geeignet! Wenden Sie sich in diesem Fall an Ihren Arzt.

⊙ Schwangerschaftsbedingtem Eisenmangel kann durch eine gezielte Ernährung gut vorgebeugt werden. Fleisch, grünes Gemüse und Salate enthalten einen hohen Eisenanteil. Siehe dazu auch Seite 176.

### HARNWEGSINFEKTE

⊙ Wohltuend ist ein Tee aus Brennnesselkraut, das auch in vielen fertigen Blasen- und Nierentees enthalten ist. Brennnessel wirkt harntreibend, sodass die Entzündung quasi »ausgespült« wird.

## Alternative Behandlungsmöglichkeiten

### HÄMORRHOIDEN

⊙ Nehmen Sie täglich ein Sitzbad mit Eichenrinde. Kochen Sie dazu drei Esslöffel Eichenrinde für 15 Minuten in einem halben Liter Wasser. Den abgesiebten Sud fügen Sie dem Sitzbad hinzu.

⊙ Kamille eignet sich ebenfalls als Zusatz für ein Sitzbad. Dazu bereiten Sie aus 50 Gramm Kamille und einem Liter Wasser einen Teeaufguss, den Sie zum Sitzbad geben.

⊙ Linderung verschafft auch eine Auflage von rohen Kartoffeln. Schneiden Sie eine Kartoffel in Scheiben und legen Sie diese für 20 Minuten auf die Hämorrhoiden.

⊙ Gute Wirkung zeigen Fertigpräparate, die als Wirkstoff Hamamelis (Zaubernuss) enthalten.

### SCHLAFSTÖRUNGEN

⊙ Nehmen Sie jeden Abend vor dem Schlafengehen ein warmes Bad (nicht zu heiß!), dem Sie Lavendel zusetzen. Die ätherischen Öle des Lavendels wirken beruhigend und entspannend. Alternativ ist auch ein Bad mit Melisse möglich, der ebenfalls eine schlaffördernde Wirkung nachgesagt wird.

⊙ Als Tee kommen Melisse, Hopfen und Passionsblume infrage. Verzichten Sie aber lieber auf Mischungen, die Baldrian enthalten. Einige Inhaltsstoffe des Baldrians werden als toxisch eingestuft, sodass eine Einnahme während der Frühschwangerschaft nicht uneingeschränkt empfohlen werden kann.

### SODBRENNEN

⊙ Vielen Frauen hilft Fencheltee. Nach dem Essen getrunken, unterstützt er den Magen bei der Verdauung.

⊙ Auch eine Senfkur verspricht Erfolg: Ein Teelöffel Senf nach den Mahlzeiten vertreibt das Sodbrennen wirkungsvoll.

> **WICHTIG**
>
> **Bei Ödemen zum Arzt!**
>
> Vermehrte Wassereinlagerungen (Ödeme) in den Beinen und am übrigen Körper können ein erstes Anzeichen für eine beginnende Präeklampsie (siehe Seite 270) sein, die auf jeden Fall medizinischer Behandlung bedarf. Lassen Sie die Ursache daher unbedingt ärztlich abklären!

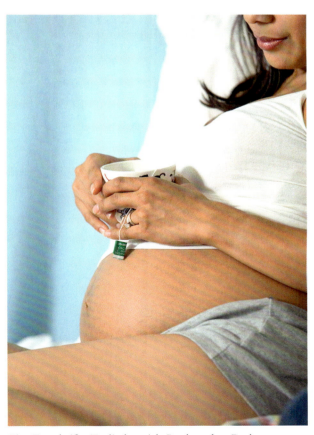

*Eine Tasse heißer Tee lindert viele Beschwerden. Doch Vorsicht: Manche Kräuter sind jetzt tabu.*

DIE SCHWANGERSCHAFT | KRANKHEITEN BEHANDELN

⊙ Ein weiteres bewährtes Heilmittel bei Sodbrennen ist Kartoffelsaft. Sie können davon drei- bis viermal täglich fünf Milliliter zu sich nehmen. Hochwertiger Kartoffelsaft ist als Frischpflanzen-Presssaft mit arzneilicher Zulassung in Reformhäusern oder Apotheken erhältlich. Sie können den Saft aber auch selbst aus Bio-Kartoffeln herstellen, in dem Sie die Kartoffeln auf einer Reibe fein reiben und anschließend in einem sauberen Geschirrtuch auspressen.

### WASSEREINLAGERUNGEN

⊙ Vielfach wird bei Wassereinlagerungen eine Kartoffeldiät empfohlen. Da es bei allen natürlichen Methoden zur Entwässerung jedoch zu teils schwerem Mineralstoffmangel kommen kann, ist davon unbedingt abzuraten. Therapieren Sie Ödeme (siehe Seite 208) niemals auf eigene Faust sondern nur in enger Absprache mit Ihrem Arzt!

## Schüßler-Salze

Ganz sanft und ohne Nebenwirkungen helfen Schüßler-Salze auch bei verschiedenen seelischen wie körperlichen Beschwerden in der Schwangerschaft. Als Zell- oder Gewebesalze entwickelte der Homöopath Heinrich Wilhelm Schüßler bereits im 19. Jahrhundert zwölf verschiedene Zubereitungen, die in ihrer Zusammensetzung dem chemischen Aufbau der Körperzellen gleichen sollen. Krankheiten, die nach Ansicht Schüßlers durch einen Mineralmangel in der Biochemie der Zellen ausgelöst werden, werden so geheilt. Jedes der zwölf Salze hat ein bestimmtes Anwendungsgebiet, wobei alle das Immunsystem anregen und Energien ausgleichen. Noch gibt es allerdings keine Studien, die die Wirkung belegen.

Um die vorbeugende Wirkung der Schüßler-Salze zu nutzen, können Sie die Präparate bereits zu Beginn der Schwangerschaft einnehmen oder auch erst beim Auftreten einer Beschwerde. In Tablettenform sind die genannten Zubereitungen leicht zu dosieren (in D6) und werden dreimal täglich eingenommen, bis sich der Zustand gebessert hat. Gibt es zur Linderung einer Beschwerde mehrere Schüßler-Salze, haben Sie die Wahl, sich für eines zu entscheiden, für einen Teil davon oder gleich für alle. Salze, die Sie erst einmal ausgelassen haben, können Sie später ruhig hinzufügen. Achten Sie darauf, von jeder Sorte nur eine Tablette zu nehmen, und lassen Sie die verschiedenen Tabletten nacheinander langsam im Mund zergehen.

| Schüßler-Salze in der Schwangerschaft – zur Linderung der Beschwerden | |
|---|---|
| Abstillen | Nr. 10 Natrium sulfuricum |
| Albträume | Nr. 3 Ferrum phosphoricum  \|  Nr. 8 Natrium chloratum  \|  Nr. 11 Silicea |
| Antriebsschwäche | Nr. 5 Kalium phosphoricum  \|  Nr. 8 Natrium chloratum |
| Blähungen | Nr. 3 Ferrum phosphoricum  \|  Nr. 6 Kalium sulfuricum  \|  Nr. 7 Magnesium phosphoricum  Nr. 9 Natrium phosphoricum |
| Brustwarzen, rissige | Nr. 1 Calcium fluoratum |
| Dammverletzungen | Nr. 1 Calcium fluoratum  \|  Nr. 11 Silicea |

## Alternative Behandlungsmöglichkeiten

| Schüßler-Salze in der Schwangerschaft – zur Linderung der Beschwerden  *Fortsetzung* | |
|---|---|
| Erkältung | Nr. 3 Ferrum phosphoricum  \|  Nr. 5 Kalium phosphoricum  \|  Nr. 10 Natrium sulfuricum |
| Gebärmutterrückbildung | Nr. 1 Calcium fluoratum  \|  Nr. 10 Natrium sulfuricum  \|  Nr. 11 Silicea |
| Gereiztheit | Nr. 1 Calcium fluoratum  \|  Nr. 2 Calcium phosphoricum  \|  Nr. 5 Kalium phosphoricum<br>Nr. 8 Natrium chloratum |
| Haarausfall | Nr. 1 Calcium fluoratum  \|  Nr. 3 Ferrum phosphoricum  \|  Nr. 6 Kalium sulfuricum<br>Nr. 11 Silicea |
| Hämorrhoiden | Nr. 1 Calcium fluoratum  \|  Nr. 4 Kalium chloratum  \|  Nr. 7 Magnesium phosphoricum<br>Nr. 11 Silicea |
| Infektanfälligkeit | Nr. 2 Calcium phosphoricum |
| Ischias-Beschwerden | Nr. 2 Calcium phosphoricum  \|  Nr. 5 Kalium phosphoricum  \|  Nr. 7 Magnesium phosphoricum<br>Nr. 9 Natrium phosphoricum  \|  Nr. 11 Silicea |
| Kopfschmerzen | Nr. 2 Calcium phosphoricum  \|  Nr. 7 Magnesium phosphoricum  \|  Nr. 8 Natrium chloratum<br>Nr. 10 Natrium sulfuricum |
| Krampfadern | Nr. 1 Calcium fluoratum  \|  Nr. 4 Kalium chloratum  \|  Nr. 9 Natrium phosphoricum<br>Nr. 11 Silicea |
| Milchbildung, Anregung | Nr. 2 Calcium phosphoricum |
| Milchstau | Nr. 11 Silicea  \|  Nr. 12 Calcium sulfuricum |
| Nachwehen | Nr. 1 Calcium fluoratum  \|  Nr. 5 Kalium phosphoricum  \|  Nr. 7 Magnesium phosphoricum |
| Nackenschmerzen | Nr. 7 Magnesium phosphoricum |
| Nervosität | Nr. 2 Calcium phosphoricum  \|  Nr. 5 Kalium phosphoricum  \|  Nr. 8 Natrium chloratum<br>Nr. 11 Silicea |
| Rückenschmerzen | Nr. 2 Calcium phosphoricum  \|  Nr. 5 Kalium phosphoricum  \|  Nr. 7 Magnesium phosphoricum |
| Schlaflosigkeit | Nr. 5 Kalium phosphoricum  \|  Nr. 7 Magnesium phosphoricum  \|  Nr. 12 Calcium sulfuricum |
| Schulterverspannungen | Nr. 2 Calcium phosphoricum  \|  Nr. 7 Magnesium phosphoricum |
| Schwangerschaftserbrechen | Nr. 2 Calcium phosphoricum  \|  Nr. 5 Kalium phosphoricum  \|  Nr. 7 Magnesium phosphoricum<br>Nr. 12 Calcium sulfuricum |
| Schwangerschaftsstreifen | Nr. 1 Calcium fluoratum  \|  Nr. 11 Silicea |
| Sodbrennen | Nr. 8 Natrium chloratum  \|  Nr. 9 Natrium phosphoricum  \|  Nr. 10 Natrium sulfuricum |
| Verstopfung | Nr. 7 Magnesium phosphoricum  \|  Nr. 8 Natrium chloratum  \|  Nr. 10 Natrium sulfuricum |
| Wehen-Erleichterung | Nr. 7 Magnesium phosphoricum |
| Zahnfleischentzündung | Nr. 3 Ferrum phosphoricum  \|  Nr. 4 Kalium chloratum |

# Die Therapie bestehender Krankheiten

Wenn Sie aufgrund einer Vorerkrankung (Epilepsie, Bluthochdruck, Diabetes, Asthma bronchiale) regelmäßig Medikamente einnehmen müssen, ist die Rücksprache mit Ihrem behandelnden Arzt besonders wichtig. Am besten informieren Sie ihn sofort, wenn Sie von Ihrer Schwangerschaft erfahren. Sie können dann gemeinsam überlegen, wie die Behandlung fortgesetzt wird. Setzen Sie niemals auf eigene Faust einfach Ihre Medikamente ab. Ihr Zustand könnte sich dadurch dramatisch verschlechtern und damit auch das Wohl Ihres Kindes gefährden. Nehmen Sie notwendige Medikamente daher unbedingt weiter. Wenn die Behandlung sachgerecht durchgeführt wird, hat eine Schwangerschaft keinen nachteiligen Einfluss auf den Krankheitsverlauf.

## Asthma

Studien beweisen, dass ausreichend kontrolliertes und behandeltes mütterliches Asthma während einer Schwangerschaft weder für die Mutter noch für das Kind ein erhöhtes Risiko darstellt. Die Behandlung mit Kortison (Steroiden) hat keine negative Auswirkung auf den Schwangerschaftsverlauf, solange das Asthma unter Kontrolle ist. Allerdings scheint ein direkter Zusammenhang zwischen schlecht behandeltem Asthma und einem niedrigen Geburtsgewicht zu bestehen.

## Diabetes

Sämtliche Probleme lassen sich bei fachgerechter Behandlung gut beherrschen. Wird der Blutzucker optimal eingestellt und die Insulintherapie angeglichen, trägt die werdende Mutter kaum ein Risiko. Für das Kind besteht bei guter Blutzuckereinstellung kein erhöhtes Fehlbildungsrisiko und auch die vorgeburtliche Versorgung wird nicht beeinträchtigt. Die Geburt kann spontan erfolgen und Ihr Gesundheitsrisiko im späteren Leben ist nicht erhöht.

## Epilepsie

Mit einer Häufigkeit von 0,5 bis 1 Prozent ist die Epilepsie die verbreitetste schwere neurologische Erkrankung während der Schwangerschaft. Um das Risiko einer Unterversorgung des Kindes zu vermeiden, muss sie auf jeden Fall behandelt werden. Bei der Auswahl der Medikamente ist dabei größte Sensibilität gefragt. Denn manche Arzneien (Valproinsäure) können die Fehlbildungsrate beim Kind erhöhen.

Wichtig ist, dass bereits vor der Schwangerschaft die Behandlung durch ein Medikament mit einem einzigen Wirkstoff erfolgt. Zudem sollte die Patientin auf die niedrigste Dosierung eingestellt werden. Eine tägliche Folsäuregabe schützt das Kind im ersten Schwangerschaftsdrittel zusätzlich vor Neuralrohrdefekten.

## HIV

Mit der richtigen Behandlung bestehen heute hervorragende Chancen, dass die Kinder HIV-positiver Mütter gesund zur Welt kommen. Durch die Kombination einer antiretroviralen Behandlung in der Schwangerschaft und einer primären Schnittentbindung konnte das Ansteckungsrisiko von rund 20 Prozent auf unter ein Prozent reduziert werden. Ist die Viruslast bei der Mutter sehr niedrig und wurde eine zuverlässige Therapie durchgeführt, ist sogar eine Spontangeburt möglich.

## Thromboseerkrankungen

Wenn Sie an einer Thrombose leiden, brauchen Sie sich für die Schwangerschaft keine Sorgen zu machen: Heparin kann während der gesamten Schwangerschaft ohne negative Folgen für das Kind eingenommen werden – so wie Ihr Arzt es Ihnen verordnet hat.

## Schwangerschaftscholestase

Bei vielen Frauen verändert sich die Haut während der Schwangerschaft. Pigmentflecken häufen sich, es kommt zu Juckreiz und Hautausschlägen. Auch wenn diese in der Regel völlig harmlos sind, muss geklärt werden, ob es sich um eine Hauterkrankung handelt oder nur um eine schwangerschaftstypische Hautveränderung (siehe Seite 175). Eine Schwangerschaftscholestase, die mit Juckreiz und Leberveränderungen einhergeht, bedeutet für das Kind ein hohes Risiko. Gehen Sie daher sicherheitshalber immer zum Arzt. Eine lokale Behandlung von außen (Salben, Lotionen mit Glukokortikoiden) ist einer systemischen Therapie mittels Tabletten oder Spritzen vorzuziehen. Durch die Gabe von Ursodesoxycholsäure können sowohl die Symptome der Mutter als auch das Risiko für das Kind bei einer Schwangerschaftscholestase deutlich reduziert werden.

## Lebererkrankungen
### HEPATITIS A

Schwangere Frauen, die in Endemiegebiete reisen, können sich gegen Hepatitis A aktiv impfen lassen und im Notfall auch rückwirkend innerhalb der ersten zehn Tage mit spezifischem Humanimmunglobulin behandelt werden. Wenn die akute Hepatitis in den Zeitraum der Geburt fällt, ist eine aktive und passive Immunisierung des Neugeborenen sinnvoll.

### HEPATITIS B (HBV)

Eine Hepatitis-B-Impfung in der Schwangerschaft ist sicher und effektiv. Neugeborene HBV-infizierter Mütter müssen innerhalb von 12 Stunden nach der Geburt aktiv und passiv (Hepatitis-B-Immunglobulin) geimpft werden. Dann ist sogar der Aufbau einer erfolgreichen Stillbeziehung möglich.

### HEPATITIS C

Für diese Erkrankung steht leider keine Impfung zur Verfügung. Ein Kaierschnitt zum Schutz des Kindes ist nicht erforderlich. Auch Stillen ist möglich und erwünscht.

## Herzerkrankungen der Schwangeren

Der überwiegende Anteil von Herzerkrankungen stellt bei entsprechender Betreuung während der Schwangerschaft und der Geburt kein außerordentliches Problem dar.
Es gibt jedoch einige wenige Erkrankungen, die für die Mutter ein hohes Risiko bedeuten, weshalb von einer Schwangerschaft abgeraten wird.

## Schilddrüsenerkrankungen

Zu den häufigen Erkrankungen in der Schwangerschaft zählen Schilddrüsenerkrankungen. Dabei können sowohl die Unter- als auch die Überfunktion für Mutter und Kind zu erheblichen gesundheitlichen Risiken führen.
Um Problemen mit der Schilddrüse vorzubeugen, sollten Sie immer genügend Jod aufnehmen. Die Versorgung gelingt am besten, wenn Sie in der Küche ausschließlich jodiertes Speisesalz verwenden und zweimal wöchentlich frischen Meeresfisch essen.
Um eine Schilddrüsenstörung rechtzeitig zu erkennen, sollte der Arzt zumindest bei gefährdeten Frauen (etwa bei bekannter Schilddrüsenerkrankung oder einer familiären Vorbelastung) zu Beginn der Schwangerschaft eine Schilddrüsenfunktions- und Schilddrüsenantikörperbestimmung durchführen.

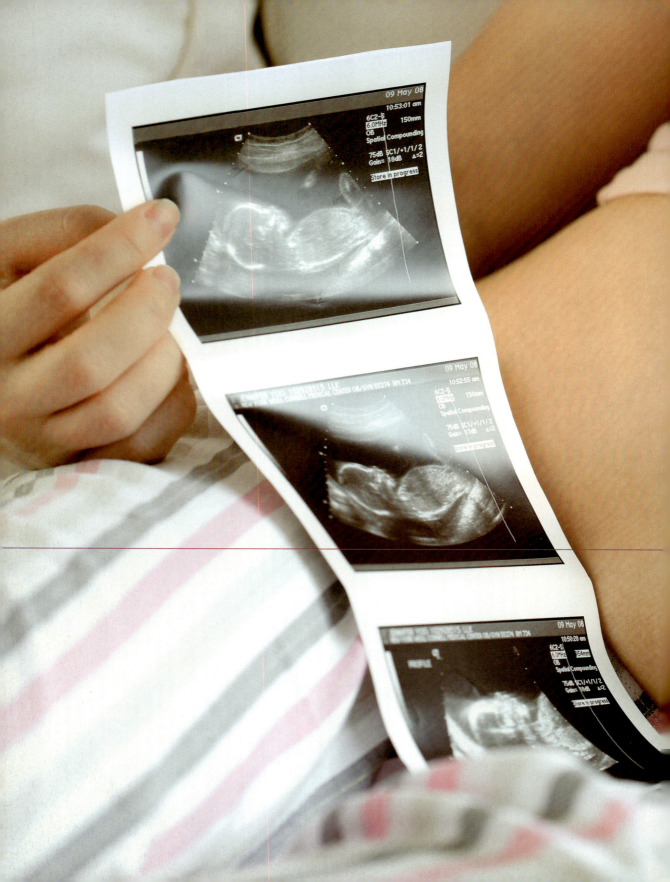

KAPITEL 2

# Woche
# für Woche

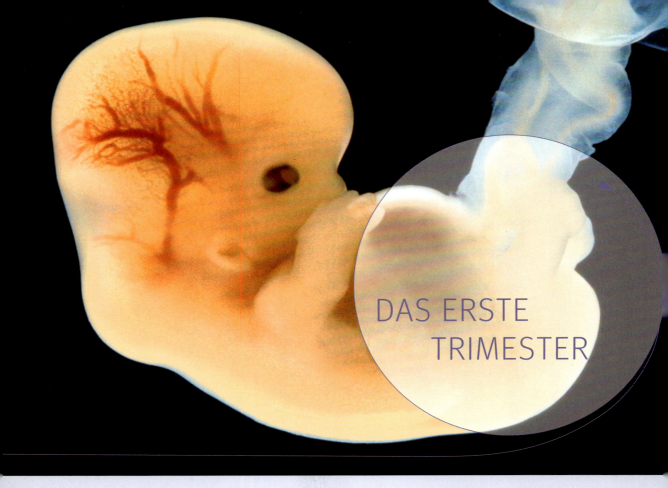

# DAS ERSTE TRIMESTER

## Sie erwarten ein Kind

Die ersten Wochen einer Schwangerschaft sind auch die spannendsten. Die werdende Mutter erfährt meist um die fünfte bis sechste Woche, dass ein Kind in ihr heranwächst. Diese Erkenntnis stellt natürlich erst einmal alles auf den Kopf – egal, ob die Schwangerschaft geplant war oder überraschend eingetreten ist. In rasanten Bildern verändern sich innerhalb von Minuten ganze Lebensentwürfe, denn schon bald wird jede Mahlzeit, jeder Urlaub, jedes Wochenende nur noch mit Kind denkbar sein. Diese Erkenntnis taucht viele Frauen zunächst in ein Wechselbad der Gefühle.

Noch ist die Vorstellung, bald Mutter zu sein, sehr abstrakt, denn von der Schwangerschaft ist bis jetzt noch nichts zu sehen oder zu fühlen. Das Wichtigste ist in Ihrem Inneren aber schon passiert. Die befruchtete Eizelle hat sich schon viele hundert Mal geteilt und in ihren Zellen stehen alle Informationen zur Bildung von Organen, Nervenzellen, Knochen und Haut abrufbereit. Ein kleiner Mensch entsteht. Dieser Entwicklungsprozess ist so komplex und sensibel, dass Störungen von außen massive Eingriffe bedeuten können. Viele Frauen verkünden ihre frohe Botschaft daher erst nach Ablauf der ersten zwölf Wochen, wenn die sensible Phase vorbei ist.

Tiefe Bande knüpfen sich aber schon vorher: Bei der ersten Vorsorgeuntersuchung ist das kleine hüpfende Herzchen des winzigen Embryos auf dem Bildschirm des Ultraschallgeräts oft deutlich zu erkennen. Es verkündet, dass alles in Ordnung ist und das neue Leben sich prächtig entwickelt. Mehr kann man zu diesem Zeitpunkt noch nicht feststellen – zu klein sind die Vorgänge in Ihrem Inneren.

Bei der ersten Vorsorgeuntersuchung, wenn der Arzt Ihre Schwangerschaft bestätigt, bekommen Sie auch den Mutterpass. Hier steht schwarz auf weiß, dass Sie bald Mutter werden. Es werden dort alle Untersuchungsergebnisse eingetragen, sodass Sie auch bei einem Arztwechsel richtig weiterbehandelt werden können. Tragen Sie ihn immer bei sich, so wissen medizinische Helfer auch im Notfall sofort, dass Sie schwanger sind.

## Erste Anzeichen

Manche Frauen bemerken schon einige Tage nach Ausbleiben der Periode erste Anzeichen der körperlichen Umstellung. Die Brüste spannen, die Mutterbänder schmerzen und der Appetit bleibt erst einmal aus. Vielleicht ist Ihnen auch anhaltend übel und Sie müssen sich schon bei dem Gedanken an Essen übergeben. In diesem Fall gibt es viele sanfte Wege, Ihre Unpässlichkeit zu lindern (siehe Seite 115). Bei vielen Frauen macht die Schwangerschaft sich aber auch einfach durch eine verstärkte Sensibilität bemerkbar: Sie können besser riechen, schmecken intensiver, fühlen Wärme und Kälte deutlicher. All das dient dem Schutz des ungeborenen Lebens. Nehmen Sie plötzlich auftretende Aversionen daher ernst.

Dass sich auch Kreislauf und Stoffwechsel auf die neue Situation erst einstellen müssen, merken Sie daran, dass Sie öfter müde und abgespannt sind. Kein Wunder: Allein die Hormonumstellung (siehe Seite 117) ist gewaltig. Dazu kommt die Mehrarbeit des Herzens, das kontinuierlich zusätzliche Mengen Blut durch den Körper pumpt (siehe Seite 125). Gönnen Sie

sich über den Tag verteilt mehrere Pausen, in denen Sie kurz Ihre Beine hochlegen und die Gedanken zur Ruhe kommen lassen. Daneben ist aber auch Bewegung wichtig, damit der Kreislauf in Schwung bleibt. Flottes Spazierengehen, Radfahren oder Schwimmen sind jetzt ideale Sportarten (siehe Seite 49).

## Gesunde Ernährung

Sie können Ihren Körper bei seiner Arbeit unterstützen, wenn Sie sich von Anfang an vitamin- und mineralstoffreich ernähren. Essen Sie aber nicht für zwei – denn eine zu starke Gewichtszunahme belastet nur Gelenke und Wirbelsäule. Viele Frauen nehmen in den ersten Wochen noch gar nicht zu. Manche, vor allem wenn sie von Übelkeit geplagt werden, verlieren sogar an Gewicht (siehe Seite 129). Sie werden merken, dass Sie von ganz allein keine Lust mehr auf Alkohol und Koffein verspüren, dass Sie plötzlich Appetit auf frisches und gesundes Gemüse und Obst haben und dass Sie viel mehr trinken wollen als gewohnt. Geben Sie diesen Gefühlen nach. Mit einer ausgewogenen Ernährung leisten Sie einen wichtigen Beitrag dafür, dass Ihr Baby sich gesund entwickeln kann (siehe Seite 23).

Von Anfang an sollten Sie bei der Verwendung von Medikamenten größte Vorsicht walten lassen. Nehmen Sie keine Arzneimittel ein, die Ihnen nicht von Ihrem Arzt ausdrücklich als schwangerschaftsverträglich empfohlen wurden. Verzichten Sie auch auf Alkohol, Koffein und Nikotin.

Sie merken: Das erste Trimester bringt viele Umstellungsprozesse mit sich. Ihr Leben verläuft ab jetzt nicht mehr wie gewohnt. Zum Glück bleiben Ihnen noch einige Monate Zeit, sich auf die neue Rolle vorzubereiten und sich an die neue Verantwortung zu gewöhnen.

WOCHE FÜR WOCHE | DER 2. MONAT

# DER 2. MONAT

## Woche 5
4+0 – 4+6 SSW

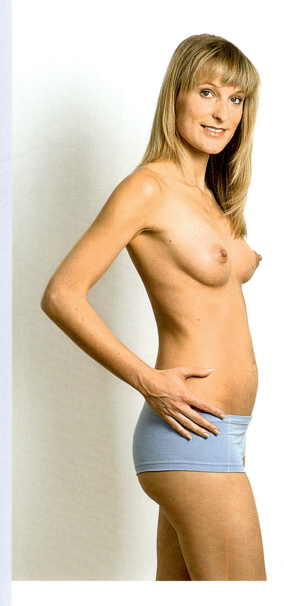

### Entwicklung des Babys

In dieser Woche entwickelt sich der 0,5 bis 1 Millimeter große Embryo zu einer ovalen Scheibe. Er hat nun Ähnlichkeit mit einer fliegenden Untertasse, die ja auch aus einer fremden Welt kommt. Er besteht aus drei Keimblättern (Ektoderm, Mesoderm, Entoderm), aus denen sich die verschiedenen Organe entwickeln. Das äußere Keimblatt bildet die Zellen für die Entwicklung des Nervensystems, der Sinnesorgane sowie der Haut. Aus dem Mesoderm (mittleres Keimblatt) entstehen das Herz und das Blutgefäßsystem sowie das Bindegewebe. Aus dem Entoderm (inneres Keimblatt) entwickeln sich die inneren Organe wie Lunge, Darm und die Geschlechtsorgane. In der Mittellinie der Keimscheibe kommt es zu einer Verdickung (Neuralrinne), aus der sich später das Nervensystem entwickelt (siehe Seite 15). Aus dem vorderen Anteil der Keimscheibe entwickelt sich der Kopf, aus dem hinteren Anteil entsteht der übrige Körper. Das Herz hat zu diesem Zeitpunkt noch nicht zu schlagen begonnen.

### Der Körper der Mutter

In dieser Woche macht sich die Schwangerschaft erst einmal durch das Ausbleiben der Periode bemerkbar und schon jetzt können erste Spannungsgefühle in den Brüsten auftreten. Die Gebärmutter ist noch nicht oder nur sehr wenig vergrößert und durch die Bauchdecke noch nicht zu tasten. Bei der vaginalen Untersuchung durch den Arzt oder die Hebamme erscheint die Gebärmutter aber bereits etwas weicher. Der Gebärmutterhals ist noch in alle Richtungen verschiebbar, fester wird er erst ab der 16. Schwangerschaftswoche. Der Muttermund ist jedoch bereits durch einen Schleimpfropf fest verschlossen, sodass von der Scheide keine Bakterien – und damit Krankheitserreger – in die Gebärmutter aufsteigen können. Auch die Vagina hat sich merklich verändert: Durch den Anstieg der Schwangerschaftshormone fühlt sie sich weicher an als früher und ist dehnbarer.

An Gewicht nehmen Sie so schnell noch nicht zu, im Gegenteil: Vielleicht ist Ihnen in der nächsten Zeit vermehrt übel und Sie müssen sich erbrechen, wodurch Sie ein paar Kilo verlieren können. Auch ein Bäuchlein, das Ihren Zustand verrät, ist erst sehr viel später zu sehen.

### DER TÄGLICHE ENERGIEBEDARF

Der normale Kalorienbedarf liegt noch bis zur 13. Schwangerschaftswoche pro Tag etwa bei 2200 Kalorien, er hängt jedoch individuell von Ihrem Alter, Ihrer Körpergröße und Ihrem Gewicht ab. Zur Gewichtskontrolle reicht es, einmal wöchentlich auf die Waage zu steigen. Sollten Sie schon früh eine hohe Zunahme des Gewichts verzeichnen, werden Arzt oder Hebamme Sie sicherlich beruhigen können – denn jede Schwangerschaft verläuft anders und das trifft auch auf das Gewicht zu. Auffällige Abweichungen vom Mittelwert sollten mit dem Arzt oder der Hebamme besprochen werden, um eine eventuelle Erkrankung auszuschließen beziehungsweise rechtzeitig zu behandeln.

### DIE PERIODE BLEIBT AUS

Bei einem regelmäßigen Zyklus von 28 Tagen ist in dieser Woche die Periode fällig. Bleibt sie aus, kann dies ein Zeichen für eine Schwangerschaft sein. Ein frei verkäuflicher Schwangerschaftstest etwa aus der Apotheke bringt bereits am Tag, an dem die Regelblutung einsetzen sollte, mit einer Sicherheit von 90 bis 98 Prozent Genaueres ans Licht. Zwar gibt es auch Tests, die sich schon vor Ausbleiben der Menstruation durchführen lassen, doch ihr Ergebnis ist nicht so genau.

## WICHTIG

### Eileiterschwangerschaft

Bei einer sogenannten Extrauteringravidität kann der Schwangerschaftstest wie bei einer regulären Schwangerschaft ein positives Ergebnis anzeigen. Das Ei hat sich jedoch nicht in der Gebärmutter eingenistet, sondern außerhalb: zu 96 Prozent im Eileiter (Eileiterschwangerschaft) und zu je einem Prozent im Eierstock, im Gebärmutterhals, in der Scheide oder im Bauchraum. Eine Extrauteringravidität kommt bei einer von 100 Schwangerschaften vor. Wird die Extrauteringravidität nicht früh genug diagnostiziert, wächst der Embryo weiter heran und kann bei einer Eileiterschwangerschaft ein Zerreißen des Eileiters hervorrufen. Begleitet von heftigen Unterleibsschmerzen treten starke innere Blutungen auf und die Frau muss notoperiert werden. Durch die frühzeitige Diagnose kommt es nur noch sehr selten zu starken Blutungen. Die Operation erfolgt, noch bevor der Eileiter zerreißt. Aus diesem Grund ist es wichtig, schon wenige Tage nach Ausbleiben der Periode zum Arzt zu gehen.

### DER SCHWANGERSCHAFTSTEST

Nachdem sich das Ei rund sieben Tage nach der Befruchtung in der Gebärmutterschleimhaut eingenistet hat, beginnt der Keimling, das Schwangerschaftshormon hCG (humanes Choriongonadotropin) zu bilden. Es verhindert das Schwinden des Gelbkörpers, der nach dem Eisprung aus dem Eibläschen entstanden ist. Kommt es zu keiner Befruchtung, geht der Gelbkörper zurück und die Gebärmutterschleimhaut wird mit der Menstruation abgestoßen. Im Falle einer Befruchtung bleibt der Gelbkörper und produziert in großen Mengen Progesteron. Auf diese Weise wird die Gebärmutterschleimhaut erhalten, stärker durchblutet und mit Nährstoffen angereichert. Das Hormon hCG sichert also die Schwangerschaft und ist nach Einnistung der Eizelle auch im Urin der Mutter zu finden. Kommt der Teststreifen des Schwangerschaftstests am 28. Zyklustag mit dem Urin in Kontakt, reagiert er auf hCG und zeigt ein positives Ergebnis. Ist kein hCG im Urin vorhanden, fällt der Test negativ aus. Doch auch verfrühte Tests können aufgrund eines zu niedrigen hCG-Spiegels im Urin negativ ausfallen. So sollte der Test bei Verdacht auf eine Schwangerschaft zu einem etwas späteren Zeitpunkt noch einmal wiederholt werden. Bluttests beim Arzt bringen übrigens schon eher Sicherheit: Sie spüren hCG bereits sechs bis acht Tage nach der Empfängnis auf und liefern zwei Tage vor der erwarteten Monatsblutung ein verlässliches Ergebnis.

Wie auch immer der Test ausgefallen ist: Der Gang zum Frauenarzt ist auf alle Fälle wichtig. Er kann den Grund für das Ausbleiben der Periode feststellen und im Falle einer Schwangerschaft – die zwei bis drei Tage nach Ausbleiben der Regelblutung im Ultraschall zu sehen ist – gleich die ersten Blut- und Urinuntersuchungen durchführen. Die Ergebnisse werden dann im Mutterpass festgehalten und Sie haben die Gewissheit: Sie erwarten ein Baby!

Ein neuer Lebensabschnitt mit vielen ungeahnten Gefühlen, Freuden und manchmal auch Sorgen beginnt. Doch nicht nur Ihr Seelenleben steht mehr oder weniger kopf, auch Ihr Körper macht bis zur Geburt enorme Veränderungen durch: anfangs noch im Geheimen, später deutlich sichtbar. Bis dahin ist aber noch Zeit.

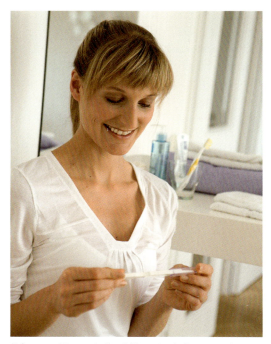

*Schon am Tag nach der fälligen Periode verrät ein Test, ob Sie schwanger sind.*

### SPANNUNGSGEFÜHL IN DEN BRÜSTEN

Die Brüste fühlen sich meist gleich zu Beginn der Schwangerschaft verändert an. Sie erscheinen fester, größer oder spannen. Auch die Brustwarzen können auf Berührung empfindlich reagieren. Durch die Ausschüttung der Schwangerschaftshormone Progesteron, Östrogen und Prolaktin vermehrt sich das Drüsengewebe der Brust, während sich das Fett- und Bindegewebe zurückbildet. Diese Entwicklung zeigt sich zum einen durch eine Zunahme des Brustvolumens und zum anderen durch vorübergehende Beschwerden wie Berührungsempfindlichkeit. Wenn Sie Ihren Körper gut kennen und von Anfang an genau beobachten, werden Sie diese Veränderungen sicher bemerken.

## WOCHENINFO

- Wenn Sie vermuten, dass Sie schwanger sind, gibt ein **Schwangerschaftstest** Ihnen schnell Gewissheit.
- Sobald die Periode ausbleibt, sollten Sie auf **Alkohol, Nikotin** und die Einnahme ärztlich nicht verordneter Medikamente verzichten (siehe Seite 35). Wenn Sie dauerhaft Medikamente einnehmen müssen, sollten Sie so rasch wie möglich einen Termin bei Ihrem Frauenarzt vereinbaren.
- Nicht jede Frau spürt unmittelbar nach Ausbleiben der Periode **körperliche Veränderungen**, die auf eine Schwangerschaft hindeuten. So kann es gut sein, dass ein Andersfühlen oder Unwohlsein erst mehrere Wochen später auffällt. Besonders Frauen mit unregelmäßigem Zyklus können die Anzeichen einer Schwangerschaft als Begleiterscheinungen der prämenstruellen Phase deuten.
- Bei manchen Frauen kommt es durch die Einnistung der befruchteten Eizelle in der Gebärmutter zu einer **leichten Blutung**, die mit der Periodenblutung verwechselt wird. Sie fühlen sich nicht schwanger, da sie diese Möglichkeit nicht in Betracht ziehen.
- Haben Sie das Gefühl, dass sich Ihr Körper irgendwie verändert hat, sind Sie häufig müde und bleibt in dieser Woche die Monatsblutung aus, sollten Sie zur Abklärung der Symptome einen Termin beim **Frauenarzt** ausmachen. Bestätigt er die Schwangerschaft, fallen von nun an bis zur 32. Schwangerschaftswoche alle vier Wochen Vorsorgeuntersuchungen beim Arzt oder auch bei der Hebamme an.

# Aus der Arztpraxis

## Die erste Kontrolluntersuchung

Wenn Sie den Verdacht haben, dass Sie schwanger sind, führt der nächste Weg zu Ihrem Frauenarzt. Bei der ersten Vorsorgeuntersuchung wird er die Schwangerschaft durch eine Ultraschalluntersuchung bestätigen, Ihren Mutterpass ausstellen und Ihnen genau erklären, was in den nächsten Monaten wichtig ist.

Bei der ersten Untersuchung wird Ihr Frauenarzt folgende Daten erheben und in den Mutterpass eintragen:

- die Familiengeschichte (Familienanamnese)
- die Eigenanamnese
- die Schwangerschaftsanamnese
- die Arbeits- und Sozialanamnese
- Ihr Körpergewicht
- den Blutdruck
- Urinwerte (Eiweißgehalt, Zucker, Sediment und Bakterien)
- Hämoglobingehalt
- Bestimmung der Blutgruppe und des Rhesusfaktors, Antikörpersuchtest

Die Vorsorgeuntersuchungen finden bis zur 32. Woche alle vier Wochen statt. Danach wird der Rhythmus auf einen 14-tägigen Abstand verkürzt. Wenn der Geburtstermin verstrichen ist, stehen sogar jeden zweiten Tag Kontrollen an. Insgesamt ergeben sich dadurch zehn bis zwölf Vorsorgetermine. Es werden dabei jeweils folgende Untersuchungen durchgeführt:

- Gewichtsmessung
- Blutdruckmessung
- Untersuchung des Urins auf Eiweiß- und Zuckergehalt, Sediment und Bakterien
- Bestimmung des Hämoglobingehaltes, Bestimmung der Erythrozyten (roten Blutkörper-

chen) und eventuell der Eisenreserven (Ferritin), wenn der Hämoglobingehalt unter einem Wert von 10,0 g/dl liegt

◉ Feststellung des Höhenstandes der Gebärmutter

◉ Kontrolle der Herztöne des Kindes

◉ In der zweiten Schwangerschaftshälfte: Feststellung der Lage des Kindes

## ANAMNESE

Eine wichtige ärztliche Tätigkeit während der Schwangerenbetreuung ist das Gespräch. Die dabei gestellten Fragen zu bisherigen Krankheiten und Operationen bezeichnet man als Anamnese. In Hinblick auf Ihren Zustand sind vor allem Erkrankungen wichtig, die Schwangerschaft und Geburt beeinflussen können. Neben der Eigenanamnese spielen auch Erkrankungen in der Familie (Familienanamnese) eine wichtige Rolle. Bedeutend ist natürlich auch, ob und wie oft Sie schon zuvor schwanger waren (Schwangerschaftsanamnese). Sind Vorerkrankungen wie Diabetes mellitus, Bluthochdruck, Herzerkrankungen, Nieren- oder Schilddrüsenerkrankungen bekannt, nimmt Ihr Gynäkologe auch Kontakt zu dem Arzt auf, der die Grundkrankheit betreut. Schließlich muss geklärt werden, inwieweit die Schwangerschaft zu zusätzlichen gesundheitlichen Problemen führen kann. Glücklicherweise ist heute bei den allermeisten Erkrankungen auch während der Schwangerschaft und der Geburt eine zuverlässige Behandlung möglich.

Neben dem körperlichen Wohlbefinden spielt auch die Frage nach der seelischen Verfassung eine wichtige Rolle. Vor allem in der Frühschwangerschaft können Sorgen, Ängste und depressive Verstimmungen den Allgemeinzustand stark beeinträchtigen. Es ist normal, dass in der neuen Lebenssituation Zweifel aufkei-

men, ob man die Schwangerschaft, die Geburt und die Betreuung eines Kindes überhaupt bewältigen kann. Das Gespräch mit Ihrem Arzt kann Ihnen dabei helfen, viele Ängste auszuräumen und Lösungsstrategien zu entwickeln.

Auch das soziale Umfeld wird in die Befragung miteinbezogen (Arbeits- und Sozialanamnese). Dabei spielt es vor allem eine Rolle, ob die Arbeitsbedingungen die Schwangerschaft negativ beeinflussen könnten. Zudem ist zu klären, ob Probleme am Arbeitsplatz zu erwarten sind.

Nehmen Sie Medikamente ein, muss geklärt werden, welche Sie eventuell absetzen müssen, weil sie für die Schwangerschaft ungeeignet sind. Fast alle Arzneimittel, deren Einnahme aufgrund einer Grunderkrankung weiterhin nötig ist, können durch solche ersetzt werden, die auch für Schwangere erlaubt sind.

## VORSORGEUNTERSUCHUNGEN

Sobald sich Ihr Arzt ein genaues Bild von Ihrem Gesundheitszustand gemacht hat, wird er Sie über den Ablauf der medizinischen Betreuung während der Schwangerschaft informieren. Dabei wird auch die Frage aufkommen, ob Sie sich Zusatzuntersuchungen wünschen, die im Rahmen der Mutterschaftsrichtlinien nicht vorgesehen sind. Dazu gehören zusätzliche Ultraschalluntersuchungen wie die sogenannte Nackentransparenz-Messung (siehe Seite 164), die Abklärung von Infektionen (Zytomegalie, siehe Seite 190, Toxoplasmose, siehe Seite 140) oder ein Zuckerbelastungstest zum Ausschluss eines Schwangerschaftsdiabetes (siehe Seite 233).

Neben dem Blutdruck wird bei jeder Vorsorgeuntersuchung erst einmal das Gewicht kontrolliert. Anschließend wird der Urin auf Eiweiß, Zucker und gegebenenfalls auf Bakterien untersucht. Der rote Blutfarbstoff, der sogenannte Hb-Wert, zum Ausschluss einer Eisenmangelanämie wird in der Schwangerschaft ebenfalls regelmäßig bestimmt. Beim ersten Termin erfolgen zusätzlich ein Krebsabstrich sowie eine Untersuchung auf Chlamydien (siehe Seite 192). Man bestimmt Ihre Blutgruppe und führt einen Suchtest nach Antikörpern durch, die eventuell das Kind schädigen können (siehe Seite 234). Auch ein Suchtest nach Syphilis (Lues) gehört dazu. Nach 32 Schwangerschaftswochen erfolgt eine Hepatitis-B-Serologie (HBsAg). Ein HIV-Test ist nicht routinemäßig vorgesehen, da für diese Maßnahme Ihre Zustimmung erforderlich ist. Da das Untersuchungsergebnis aber für die weitere Behandlung wichtig ist, sollten Sie sich für den Test entscheiden.

Der Zuckerbelastungstest wird zwischen der 24. und 28. Woche durchgeführt. Ab der 36. Woche ist der bakteriologische Abstrich auf Streptokokken an der Reihe.

## ULTRASCHALLUNTERSUCHUNGEN

Im Verlauf der Schwangerschaft sind nach den Mutterschaftsrichtlinien mindestens drei Ultraschalluntersuchungen vorgesehen.

⊙ 9. bis 12. Woche: Bestimmung des Schwangerschaftsalters, Bestätigung der Herztätigkeit, Erkennen von Mehrlingsschwangerschaften, Feststellen von Entwicklungsstörungen und Wachstumsverzögerungen. Wünscht die Schwangere zusätzlich eine sogenannte Nackentransparenz-Messung (siehe Seite 164), wird die Untersuchung sinnvollerweise erst zwischen der 12. und 15. Woche durchgeführt.

⊙ 19. bis 22. Woche: Beurteilung von Plazenta und Fruchtwasser, Bestätigung der Herztätigkeit und von Kindsbewegungen, Entwicklungs- und Wachstumskontrolle – dazu gehört die Messung von Kopf- und Bauchumfang sowie der Länge des Oberschenkelknochens und ebenso die Beurteilung der Organentwicklung.

⊙ 29. bis 32. Woche: Beurteilung von Plazenta und Fruchtwassermenge, Überprüfung von Herztätigkeit, Kindesbewegungen und Lage, Wachstums- und Entwicklungskontrolle.

Je eine weitere Ultraschalluntersuchung steht zu Beginn der Schwangerschaft und ganz am Ende an. Dabei wird überprüft, ob der Embryo sich sicher in der Gebärmutter eingenistet hat beziehungsweise ob gegen Ende der Schwangerschaft noch ausreichend Fruchtwasser vorhanden ist. Bei Auffälligkeiten während der Schwangerschaft bringen zusätzliche Ultraschalluntersuchungen Klarheit.

Bislang gibt es keine Anzeichen, die darauf hindeuten, dass Ultraschallwellen das ungeborene Kind schädigen. Trotzdem sollten Ultraschalluntersuchungen nur aus einem nachvollziehbaren, medizinisch sinnvollen Grund erfolgen, um das Baby in seiner Entwicklung nicht zu stören. Vor allem länger dauernde Untersuchungen mit der Farbdopplersonografie (siehe Seite 240) sollten in der Frühschwangerschaft vermieden werden, um das Kind nicht der erhöhten Energieintensität dieser Methode auszusetzen.

## ⌐ INFO

### Das zeigt der Ultraschall

Ab der fünften Woche zeigt ein kleiner Punkt, dass Sie schwanger sind. Rund eine Woche später sieht man sogar schon das kleine Herzchen schlagen. Ab der siebten Woche kann man den Embryo vom übrigen Gewebe unterscheiden. Mit neun Wochen zeichnen sich bereits Arme und Beine deutlich ab.

## WOCHE FÜR WOCHE | DER 2. MONAT

### 3-D-SONOGRAFIE

Die 3-D-Sonografie ermöglicht es, ein dreidimensionales Bild des ungeborenen Kindes darzustellen. Allerdings sind die schönen Bilder nur bei guten »Schallbedingungen« möglich. Es klappt nur, wenn ausreichend Fruchtwasser vorhanden ist und das Baby dem Schallkopf sein Gesicht zuwendet.

Verläuft die Schwangerschaft normal, kommt der 3-D-Sonografie heute noch keine wesentliche Bedeutung zu. Bei Verdacht auf Fehlbildungen ermöglicht sie jedoch eine bessere Dokumentation. Auf Wunsch der Eltern kann zusätzlich zu den vorgesehenen Ultraschalluntersuchungen eine 3-D-Sonografie durchgeführt werden. Allerdings müssen Sie in den meisten Fällen die Kosten selbst tragen; die Krankenkassen übernehmen sie fast nie.

Wenn Sie sich diese Untersuchung für Ihr Kind wünschen, sollten Sie eine auf 3-D-Sonografie spezialisierte Praxis aufsuchen.

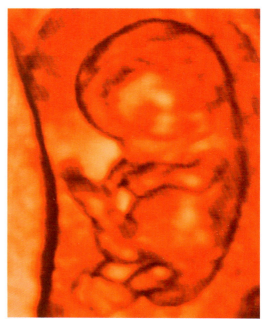

*Mit der 3-D-Sonografie können Sie Ihr Baby wie auf einem Foto betrachten.*

| Die Inhalte der Vorsorgeuntersuchungen | | | | | |
|---|---|---|---|---|---|
| | Zeitraum | Körperliche Untersuchung | Labor | Ultraschall | Zusätzliches |
| Erst-vorstellung | 6. bis 10. SSW | | Blutgruppe, 1. Antikörper-Suchtest, Infektionen: Lues (Syphilis), Röteln, Toxoplasmose, HIV nach Aufklärung, Hämoglobinwert | Feststellung der Schwangerschaft | Familienanamnese, Eigenanamnese, geburtshilfliche Anamnese |
| 1. Termin | 11. SSW | Vaginale Untersuchung, zytologischer Zervixabstrich, Chlamydienabstrich | Anlegen des Mutterpasses mit Laborergebnissen | 1. Screening 10 ± 2 SSW Bestimmung des Schwangerschaftsalters, Ausschluss einer Mehrlingsschwangerschaft | Falls gewünscht: Nackenfaltenmessung, Chorionbiopsie, Laborwerte PAPP-A und -hCG |

108

| Die Inhalte der Vorsorgeuntersuchungen *Fortsetzung* | | | | | |
|---|---|---|---|---|---|
| | Zeitraum | Körperliche Untersuchung | Labor | Ultraschall | Zusätzliches |
| 2. Termin | 15. SSW | – | – | – | Falls gewünscht: Amniozentese Triple-Test |
| 3. Termin | 18. SSW | – | – | 2. Screening. 20 ± 2 SSW Beurteilung von Wachstum, Plazenta, Fruchtwasser. Beurteilung der Organentwicklung, Fehlbildungsdiagnose | Falls erforderlich: Doppleruntersuchung der Blutgefäße der Gebärmutter |
| 4. Termin | 22. SSW | – | 2. Antikörper-Suchtest bei 24. bis 27. SSW | – | Oraler Glukosebelastungstest nach Beratung |
| 5. Termin | 26. SSW | – | Hämoglobinwert, 28. bis 30. SSW ggf. Anti-D-Gabe | – | – |
| 6. Termin | 30. SSW | – | – | 3. Screening 30 ± 2 SSW Beurteilung von Wachstum, Plazenta, Fruchtwasser | – |
| 7. Termin | 34. SSW | – | Hämoglobinwert, 32. SSW Hepatitis-B-Serologie (HBsAg) | – | |
| 8. Termin | 36. SSW | – | – | – | 35. bis 37. SSW Abstrich auf B-Streptokokken |
| 9. Termin | 38. SSW | – | Hämoglobinwert | – | – |
| 10. Termin | 40. SSW | – | | – | Sonographische Fruchtwassermessung |
| Kontrolle bei Terminüberschreitung | – | – | – | – | Kardiotokografie (CTG, Herztonkurve) |
| 4–6 Wo. nach Geburt | – | Wundkontrolle nach Sectio, vaginale Untersuchung | Hämoglobinwert | – | – |

### SPEZIAL

# Stoffwechsel-veränderungen

Damit Kind, Plazenta und mütterliches Gewebe entsprechend wachsen können, werden in der Schwangerschaft alle Stoffwechselfunktionen dem größeren Energiebedarf angepasst. Eine ausreichende Energiezufuhr ist daher wichtig, auch wenn der tatsächliche Kalorienbedarf meist überschätzt wird: Erst in der zweiten Schwangerschaftshälfte erhöht sich der Grundumsatz um etwa 13 Prozent.

**Zuckerstoffwechsel:** Zucker (Glukose) ist für die Entwicklung des Kindes – vor allem für das Gehirn – enorm wichtig. Damit im Blut des Kindes immer ausreichend davon vorhanden ist, wird dieser Nährstoff auch bevorzugt durch die Plazenta transportiert. Zwar sind bei Schwangeren die Zuckerwerte im Blut aufgrund des höheren Verbrauchs etwas niedriger als normalerweise. Durch die ausreichende Zuckerzufuhr über die Plazenta stellt dies für das Kind jedoch kein Problem dar.
Probleme können jedoch auftreten, wenn die mütterlichen Blutzuckerwerte zu hoch sind (siehe Seite 233). Ein Zuckerbelastungstest ab der 24. Woche ist für jede Frau empfehlenswert.

Im **Fettstoffwechsel** erhöhen sich in den Schwangerschaftsmonaten der Blutlipidspiegel und die freien Fettsäuren. Dadurch können wichtige Energiereserven freigesetzt werden. Die Erhöhung der Blutspiegel von Fetten und Cholesterin (bis 50 Prozent des Normalwertes) ist in der Schwangerschaft normal und kein Grund zur Besorgnis.

**Eiweißstoffwechsel:** Eine ausreichende Versorgung mit Eiweiß spielt während der Schwangerschaft eine wichtige Rolle. Denn ein Eiweißmangel im Mutterleib kann beim Kind auch noch im späteren Leben zu Erkrankungen, wie zum Beispiel Diabetes mellitus, Hochdruckerkrankungen und Herzerkrankungen, führen. Um diesen Risiken vorzubeugen, steigt der Gehalt an Eiweißsubstanzen im Blut in der Schwangerschaft an.

**Elektrolytstoffwechsel:** Elektrolyte stehen bei einer ausgeglichenen Ernährung ausreichend zur Verfügung; die wichtigsten Substanzen sind Magnesium, Calcium, Kalium und Natrium. Durch falsche und einseitige Ernährung oder durch Erbrechen, Durchfall, Stress, Nikotin und Alkohol kann es zu Störungen im Elektrolytstoffwechsel kommen.

⊙ **Magnesium** ist ein wichtiger Informationsvermittler zwischen Nerven und Muskulatur. Wadenkrämpfe, nervöse Störungen und die Neigung zu vorzeitigen Wehen sind klassische Symptome für einen Magensiummangel.

⊙ **Calcium** festigt nicht nur die Knochen der Mutter, sondern ist auch für das wachsende Skelett und die Zähne des Kindes sehr wichtig. Der Mehrbedarf hält während der Stillzeit an.

⊙ **Kalium** steuert die Weitergabe von Impulsen in Nervenzellen, reguliert den Herzschlag und steigert die Leistung der Muskulatur. Bei Mangelerscheinungen kommt es zu Muskelschwäche und zu Krämpfen. Auch Sportler achten daher auf eine ausreichende Zufuhr.

⊙ **Natrium** muss meist nicht zusätzlich zugeführt werden. Es reguliert den Wasserhaushalt und ist notwendig für die Erregbarkeit von Nerven und Muskeln.

Woche 5

| Empfohlene Mehrzufuhr für Mineralien, Spurenelemente und Vitamine in der Schwangerschaft | | | |
|---|---|---|---|
| Nährstoff | Mehrbedarf in Prozent | Wichtig für | Lebensmittel mit einem hohen Anteil |
| Calcium | 20 | Wachstum, Knochenbau | Milch, Milchprodukte, auch Kohl, Nüsse |
| Eisen | 100 | Blutbildung, Wachstum, Gehirnentwicklung | Mageres Fleisch, Fleischprodukte, Vollkornprodukte, Nüsse, Fisch, Ei, Brokkoli, Erbsen, Bohnen, Feldsalat |
| Jod | 15 | Bildung von Schilddrüsenhormonen, körperliche und geistige Entwicklung | Jodsalz, Meeresfische, Meeresfrüchte, Meersalz, Milchprodukte |
| Kalium | 5 | Wasser- und Elektrolythaushalt, Übertragung von Nervenimpulsen | Vollkornprodukte, Spinat, Brokkoli, Feldsalat, Nüsse, Champignons, Bananen |
| Magnesium | 35 | Muskeln, Nerven | Vollkornprodukte, Milch und Milchprodukte, Nüsse, Schokolade, Mais, Hülsenfrüchte |
| Zink | 20 | Hormonhaushalt | Tierische Lebensmittel |
| Carotinoide (pflanzliches Provitamin A) | 35 | Sehfunktion, Infektionsabwehr, Haut | Butter, Margarine, Karotten, Petersilie, Grünkohl, Feldsalat, Fenchel, Spinat |
| Vitamin $B_1$ | 20 | Stoffwechsel | Haferflocken, Weizenvollkornmehl, Vollkornreis, Schweinefleisch, Erbsen, Hefe, Milch, Milchprodukte, Fisch |
| Vitamin $B_2$ | 20 | Stoffwechsel | Rindfleisch, Schweinefleisch, Huhn, Frischkäse, Vollmilch, Erbsen, Bohnen, Weizenvollkornmehl |
| Vitamin $B_6$ | 60 | Blutbildung, Eiweißstoffwechsel | Schweinefleisch, Huhn, Fisch, Bohnen, Avocado, Spinat, Kartoffeln, Brokkoli, Mais, Pilze, Erdnüsse, Vollkornreis |
| Vitamin $B_{12}$ | 20 | Zellteilung, Blutbildung | tierische Lebensmittel |
| Vitamin C | 15 | Zellstoffwechsel, Immunsystem | Obst, Paprika, grünes Gemüse, Sanddorn |
| Vitamin D | 100 | Knochenstabilität | Margarine, Eigelb, Fischöl |
| Folsäure | 100 | Zellteilung und -wachstum, Blutbildung, beugt Fehlentwicklungen wie Neuralrohrdefekten vor | Feldsalat, Spinat, Weißkohl (auch Sauerkraut), Grünkohl, Rosenkohl, Brokkoli, Erbsen, Fenchel, Spargel, Kartoffeln |

111

# Gymnastik für die 5. bis 8. SSW

### ① Sanfte Magenmassage

**1. STEP |** Stellen Sie sich aufrecht hin und grätschen Sie die Beine etwa hüftbreit.
**2. STEP |** Stemmen Sie Ihre Hände auf die Hüften – die Daumen zeigen zum Rücken, die Finger zum Bauch – und beugen Sie leicht die Knie. Kippen Sie mit geradem Rücken etwas nach vorne, die Beinhaltung bleibt dabei unverändert. Ihr Gewicht ruht auf beiden Fußsohlen.
**3. STEP |** Ziehen Sie Bauch und Magen so weit ein, wie Sie können, und lassen Sie gleich wieder los. Wiederholen Sie das Einziehen und Loslassen in schnellen Abständen und zählen Sie dabei innerlich bis zehn.
**4. STEP |** Kommen Sie wieder in den Stand und schütteln Sie Ihre Arme und Beine aus.

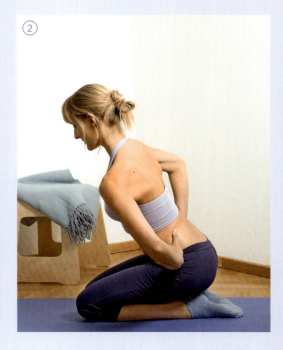

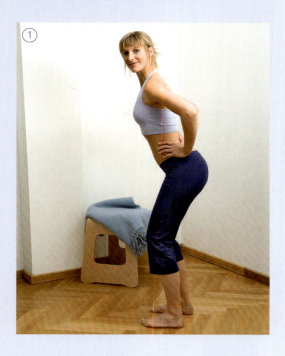

### ② Der Kreisel

**1. STEP |** Knien Sie sich auf eine gefaltete Decke oder eine Gymnastikmatte, die Fußrücken berühren den Boden. Schließen Sie die Beine und setzen Sie Ihren Po auf den Fersen ab.
**2. STEP |** Halten Sie Ihren Oberkörper gerade und legen Sie Ihre Hände auf die Hüften. Kippen Sie mit geradem Rücken leicht nach vorne und konzentrieren Sie sich auf Ihren Bauchnabel.
**3. STEP |** Beschreiben Sie aus dieser Position mit Ihrem Oberkörper – die Wirbelsäule ist gerade – kleine Kreise, die sich in Ihren Gedanken um den Nabel herumdrehen.
**4. STEP |** Drehen Sie zehnmal rechts herum. Schütteln Sie die Arme aus und lassen Sie den Kopf kreisen.
**5. STEP |** Kommen Sie wieder in die Kreiselposition und drehen Sie Ihren Oberkörper zehnmal links herum.

# Woche 6

## 5+0 – 5+6 SSW

### Entwicklung des Babys

Der Embryo befindet sich nun in einer höchst empfindlichen Entwicklungsphase: Aus der ovalen Keimscheibe entwickelt sich ein »kleines Würmchen«. Es ist nun eine winzige, gekrümmte Gestalt zu erkennen: mit einer Verdickung am oberen Ende als Kopf und einem gebeugten Rücken, der in einer Art Schwanz endet. Im Inneren des kleinen Wesens passiert jetzt einiges, sind doch Herz und Kreislauf in fortwährender Entwicklung. In dieser Woche bildet sich vor allem das Herz, damit für die Bildung der weiteren Organe eine ausreichende Versorgung zur Verfügung steht.

Das Herz klopft anfangs noch etwas langsamer, steigert sich aber rasch auf 100- bis 120-mal pro Minute. Bedenkt man, dass der durchschnittliche Ruhepuls eines Erwachsenen bei 60 Schlägen pro Minute liegt, ist Ihr Baby schon ganz schön flott unterwegs. Die Nabelschnur reicht vom Bauch des Embryos bis zum Choriongewebe, aus dem sich gerade der Mutterkuchen (Plazenta) entwickelt. In der Nabelschnur selbst bilden sich Blutgefäße für den Nährstofftransport vom mütterlichen Organismus zum kindlichen.

### Der Körper der Mutter

In Ihrem Inneren beginnt nun langsam die Gebärmutter zu wachsen und bei einer vaginalen Tastuntersuchung kann der Arzt oder die Hebamme eine Veränderung des Gebärmutterhalses erkennen. Er fühlt sich fest und weniger beweglich an und nicht mehr weich und geschmeidig wie vor der Schwangerschaft. Das ist das sogenannte Pschyrembelsche Stock-Tuch-Zeichen und eines der ersten tastbaren Anzeichen einer Schwangerschaft.

### ERSTE BESCHWERDEN

Die typischen anfänglichen Schwangerschaftsbeschwerden wie Übelkeit, Erbrechen oder Schwindel setzen manchen Frauen ganz schön zu – die Hormonumstellung kann besonders in den ersten zwölf Wochen der Schwangerschaft recht heftig ausfallen. Manche Frauen bemerken dies bereits kurz nach Ausbleiben der Periode zum ersten Mal – untrügliches Zeichen dafür, dass sich in ihrem Inneren rasante Veränderungen vollziehen.

Wichtig ist vor allem zu wissen, dass es sich nicht um Symptome einer Erkrankung handelt und dass die Gesundheit des Babys genauso wie Ihre eigene in der Regel nicht gefährdet ist. Wenn die Beschwerden heftiger ausfallen, sollten Sie ärztlichen Rat einholen. Vorübergehend können Ihnen die auf Seite 115 vorgeschlagenen Maßnahmen helfen.

### DIE GEFÜHLE FAHREN ACHTERBAHN

Wenn Sie sich momentan öfters verunsichert fühlen, Ihr Selbstbewusstsein nicht mehr so stark ist wie gewohnt, liegt das an den vielen Veränderungen, die Sie gerade erleben. In Ihrem Bauch wächst von Ihnen noch unbemerkt ein Kind heran und entwickelt sich ununterbrochen weiter – kaum vorzustellen, was da plötzlich in einem und mit einem passiert.

Eigentlich sind Sie doch noch dieselbe wie vor wenigen Wochen, und doch fühlt sich alles anders an. Diese Verunsicherungsphase kann Stress, Ängste, Unwohlsein oder andere psychosomatische Beschwerden auslösen. Auch das ist ganz normal und geht vorüber. Je mehr Sie sich mit Ihrer Schwangerschaft befassen, Ihr Anderssein akzeptieren und ruhig schon jetzt gedanklich oder über Gespräche Kontakt mit Ihrem Baby aufnehmen, desto eher werden Sie wieder selbstsicher durchs Leben gehen können.

WOCHE FÜR WOCHE | DER 2. MONAT

## WOCHENINFO

⊙ Es lohnt sich, schon früh Informationen bei der gesetzlichen **Krankenkasse** oder der Privatversicherung einzuholen: Erkundigen Sie sich, welche Leistungen bei Schwangerschaft, Geburt und Wochenbett erstattet oder anteilsmäßig gefördert werden. Manche Kassen oder Versicherer verschicken auch Broschüren zu interessanten Themen rund um die Schwangerschaft oder halten wertvolle Tipps auf der Homepage ihrer Internetseite bereit.

⊙ Eine **Hebamme** kann von Beginn der Schwangerschaft an mit Rat und Tat zur Seite stehen: Sie ist nicht nur Fachfrau in puncto Geburtsvorbereitung, Entbindung, Nachsorge und Stillen – sie führt auch alle anfallenden Vorsorgeuntersuchungen durch, ausgenommen Ultraschalluntersuchungen. Auch stellt sie den Mutterpass und die Bescheinigung über den errechneten Geburtstermin aus und spricht über Wünsche und Ängste, Probleme im Alltag oder mit der Arbeits- oder Familiensituation. Wichtig ist auch, dass die gesetzlichen Krankenkassen sowie die Privatversicherer umfassende Hebammenhilfe erstatten. Dazu gehören unter anderem: Schwangerenvorsorge, persönliche oder telefonische Beratungen, Hilfe bei Schwangerschaftsbeschwerden jeglicher Art, Geburtsvorbereitungskurs für die Mutter, Geburtshilfe, Wochenbettbetreuung, Stillberatung und Rückbildungsgymnastik. Bei einer Risikoschwangerschaft leistet die Hebamme auch zusätzlich zur ärztlichen Betreuung Hilfe. Vermehrt arbeiten Arzt und Hebamme Hand in Hand. Auch das bezahlen die Kassen. So können Sie Ihre Vorsorge beim Arzt machen und beratende Gespräche bei der Hebamme wahrnehmen. Oder Sie gehen nur für den Ultraschall und andere diagnostische Maßnahmen zum Arzt, während sich die Hebamme um die Vorsorgeuntersuchungen und die weitere Betreuung kümmert. Nur ein und denselben Vorsorgetermin dürfen Sie nicht gleichzeitig einmal beim Arzt und einmal bei der Hebamme durchführen lassen. Die Hebamme ist übrigens genauso zur Schweigepflicht verpflichtet wie der Arzt.

⊙ Haben Arzt oder Hebamme die Schwangerschaft mit einer Untersuchung bestätigt, ist es ratsam, den **Arbeitgeber** sogleich darüber zu informieren, um in den Genuss des Mutterschutzes zu kommen (siehe Seite 393). Denn das Unternehmen kann die Mutterschutzbedingungen nur einhalten, wenn Sie es von der Schwangerschaft unterrichten.

⊙ Neben dem **Kündigungsschutz** bis zu vier Monate nach der Entbindung haben Sie unter anderem ein Recht darauf, dass Ihr Arbeitsplatz Gefahren für Ihr Leben und die Gesundheit ausschließt. Maschinen, Werkzeuge und Geräte müssen dementsprechend eingerichtet werden. Außerdem dürfen werdende Mütter keine schweren körperlichen Arbeiten oder Tätigkeiten ausüben, die sie gesundheitsgefährdenden Stoffen oder Strahlen, Staub, Gasen oder Dämpfen, Hitze, Kälte oder Nässe, Erschütterungen oder Lärm aussetzen. Müssen Sie bei Ihrer Arbeit ständig stehen oder sich erheblich strecken oder beugen und müssen Sie sich oft gebückt halten, kann es sein, dass für Sie ein Beschäftigungsverbot besteht. Genaueres zu diesem Thema erfahren Sie beim Bundesministerium für Familie, Senioren, Frauen und Jugend in Berlin (Adresse siehe Anhang Seite 405).

# Aus der Arztpraxis

## Übelkeit und Erbrechen

Fast jede Frau hat zu Beginn der Schwangerschaft damit zu kämpfen: Übelkeit und Erbrechen gehören zu den häufigsten unangenehmen Begleiterscheinungen. Zum Glück verschwinden die Beschwerden bei den meisten werdenden Müttern jedoch in den ersten 20 Schwangerschaftswochen. Es gibt nur ganz wenige Frauen, denen während der gesamten Schwangerschaft schlecht ist.

Die Übelkeit alleine – egal ob sie von gelegentlichem Erbrechen begleitet wird oder nicht – hat keine negativen Folgen für die Entwicklung des Babys. Verantwortlich für die Unpässlichkeit ist meist eine Vielzahl von unterschiedlichen Faktoren wie Schwankungen im Stoffwechsel und Hormonhaushalt. Seltener kommen als mögliche Ursachen Mehrlingsschwangerschaften, zu hohe Werte der Schwangerschaftshormone oder Schilddrüsenerkrankungen infrage. Und auch psychische Belastungen können eine Rolle spielen. Interessant ist eine entwicklungsgeschichtliche Theorie: Das Kindes soll in der Frühphase vor giftigen Substanzen geschützt werden.

## Behandlung

### GEGEN DIE ÜBELKEIT

Das können Sie selbst gegen die Übelkeit tun:
- Fünf kleine Mahlzeiten, über den Tag verteilt, belasten den Magen nicht.
- Das Essen sollte nicht zu stark gewürzt sein, nicht zu säurehaltig und auch nicht zu fettig.
- Getränke sollten nicht kalt sein, am besten haben sie Raumtemperatur oder sind lauwarm.
- Verzichten Sie auf kohlensäurehaltige Getränke und saure Fruchtsäfte. Auch Essig, Zitrusfrüchte sowie rohe Zwiebeln können die Übelkeit fördern.

- Nehmen Sie die erste Mahlzeit des Tages möglichst noch im Bett ein. Stellen Sie sich dafür schon vor dem Einschlafen eine Thermoskanne mit Pfefferminztee, eine Dose mit Zwieback, Ingwerplätzchen oder (wenn Sie es lieber herzhaft mögen) Salzstangen ans Bett.
- Gönnen Sie sich über den Tag verteilt immer wieder ein paar kleine Ruhepausen; auch das wirkt gegen das Unwohlsein.
- Werden die Beschwerden zu einer Belastung, dann kann eine psychosomatische Betreuung hilfreich sein.

### COCKTAIL FÜR EINEN STARKEN MAGEN

Als »Notfalltropfen« gegen Übelkeit hat sich Ingwerwasser bewährt. Für die Basis benötigen Sie:
- zehn Gramm frischen Ingwer (geschält und in Scheiben geschnitten)
- zehn Gramm getrocknete Mandarinenschalen aus der Apotheke
- einen Esslöffel Zucker

Bringen Sie alle Zutaten mit einem Liter Wasser in einem Topf zum Kochen und lassen Sie das Ganze dann ohne Deckel 20 Minuten köcheln. Sobald die Flüssigkeit abgekühlt ist, füllen Sie sie durch ein Haarsieb in eine Flasche oder ein Glas mit Schraubverschluss und stellen sie in den Kühlschrank. Trinken Sie zweimal täglich ein Glas warmes Wasser, in das Sie zuvor ein Schnapsgläschen von der Mixtur einrühren.

### AKUPRESSUR BEI ÜBELKEIT

Wenn es darum geht, Übelkeit per Fingerdruck zu überwinden, hat sich der Akupunkturpunkt Nei Kuan bewährt – auf hoher See genauso wie in der Schwangerschaft.

Drücken Sie hierfür dreimal täglich mit dem Daumen ungefähr drei Zentimeter unterhalb des Handgelenks in die kleine Grube zwischen den Sehnen. Halten Sie den Druck eine halbe

Minute aufrecht, wobei es nicht zu sehr schmerzen darf. Eine mittlere Druckstärke reicht aus. Auch ein Akupressur-Armband aus der Apotheke hilft: Einmal angelegt, drückt ein auf der Innenseite angebrachter Knopf permanent auf den richtigen Punkt.

## AKUPRESSURPUNKT

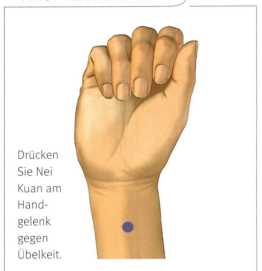

Drücken Sie Nei Kuan am Handgelenk gegen Übelkeit.

### GEGEN DAS ERBRECHEN

Natürlich müssen Sie den Flüssigkeitsverlust durch das Erbrechen ausgleichen, indem Sie viel trinken. Geeignet sind Mineralwässer ohne Kohlensäure, Ingwer- oder Pfefferminztee, die zugleich auch gegen Übelkeit wirken, sowie schwarzer Tee, der den Magen beruhigt. Weil dem Körper durch starkes Erbrechen auch Salze verlorengehen, sollten Sie ihm diese durch Trinkelektrolyte aus der Apotheke wieder zuführen. Spülen Sie nach dem Erbrechen Ihren Mund nur mit warmem Wasser aus und warten Sie mit dem Zähne putzen rund 30 Minuten. Da die Säure aus dem Magen beim Übergeben den Zahnschmelz angreift, würde vorzeitiges Bürsten wichtigen Zahnschmelz abtragen und die Zähne angreifbar machen. Zahnbürste und -pasta lösen darüber hinaus zusätzlich einen Brechreiz aus. Ein kleiner Bürstenkopf und milde Zahnpasta reizen weniger.

### MEDIKAMENTÖSE BEHANDLUNG

Akupressur und Ingwerextrakte beeinflussen die Beschwerden oftmals positiv (siehe Seite 115). Reichen diese Maßnahmen nicht aus, können Sie es nach Absprache mit dem Arzt mit der Einnahme von Vitamin $B_6$ (Pyridoxin) versuchen (10 bis 25 Milligramm dreimal täglich). Sind die Beschwerden weiterhin behandlungsbedürftig, können auch Medikamente eingesetzt werden, die direkt in das Krankheitsgeschehen eingreifen (Antihistaminika, Anticholinergika, Antiemetika) und von denen bislang keine negativen Auswirkungen auf das Baby bekannt sind. Nehmen Sie auch diese Medikamente nur unter ärztlicher Aufsicht ein.

### ÜBERMÄSSIGES ERBRECHEN

Wird ein übermäßiges Erbrechen von einer Gewichtsabnahme von mehr als fünf Prozent begleitet und fällt es Ihnen zunehmend schwer, sogar Getränke bei sich zu behalten, müssen Sie von einer ernsthaften Erkrankung ausgehen, die umgehend behandelt werden muss. Zum Glück kommt diese Komplikation recht selten vor; die Ursachen sind unklar.
Die betroffenen Frauen leiden unter starkem Flüssigkeitsmangel, einer Übersäuerung des Blutes und Elektrolytstörungen. Um den gestörten Flüssigkeits- und Elektrolythaushalt wieder ins Gleichgewicht zu bringen, ist auf jeden Fall ein Krankenhausaufenthalt notwendig. Eine Therapie mit Infusionen zeigt aber meist schnell Wirkung – und Sie können wieder nach Hause.

## SPEZIAL

## Die Hormonumstellung

Daran sind die Hormone schuld – diesen Satz werden Sie im Laufe der Schwangerschaft bestimmt noch oft zu hören bekommen. Tatsächlich haben Hormone in der Schwangerschaft großen Einfluss auf Ihr Wohlbefinden: Ist Ihnen übel, sind Sie müde, haben Sie Pickel oder einen niedrigen Blutdruck, neigen Sie zu Krampfadern oder Thrombosen, vermehrten Harnwegsinfekten, Verstopfung, Sodbrennen oder Heißhunger … die Hormone sind immer im Spiel. Kein Wunder: Mit der Empfängnis wird eine Flut an Hormonen aktiv, die nicht nur in Ihren Hormondrüsen produziert werden, sondern auch von der Plazenta und dem Baby selbst. Die Aufgaben dieser Hormone sind unterschiedlich, sie sind jedoch in der Hauptsache für die kindliche Entwicklung und die dafür nötigen Veränderungen in Ihrem Körper zuständig. Manche Hormone zeigen aber auch Nebenwirkungen bei der Mutter. Progesteron beispielsweise schützt die Schwangerschaft, indem es die Muskulatur der Gebärmutter beruhigt und damit das Wachstum des Organs ermöglicht. Diese beruhigende Wirkung hat auch Einfluss auf andere Organe wie den Darm. Er bewegt sich nicht mehr so stark wie zuvor, es kann zu Verstopfung kommen.

### Plazentare Hormone

**hCG:** Dieses Hormon regt die Gelbkörper an, vermehrt Östrogen und Progesteron zu produzieren. Sie fördern die Umwandlung der Gebärmutterschleimhaut in die nährstoffreiche Eihaut, die Dezidua.

**hPL** (human placental lactogen): Es veranlasst das Wachstum und die Milchproduktion der Brustdrüse. Auch fördert es das Wachstum von Gewebe und erhöht den Glukosespiegel der Mutter. Damit steht mehr Glukose für die Versorgung des Babys bereit.

**Östrogen:** Es bereitet die Brust auf die Milchproduktion vor, fördert die Durchblutung der Organe und damit auch das Wachstum der Gebärmutter.

**Progesteron:** Das Hormon hemmt die Muskeltätigkeit der Gebärmutter und verhindert Kontraktionen. Es lockert Bänder und Sehnen für die Entbindung sowie das Bindegewebe für den wachsenden Bauch und die Brüste. Außerdem erweitert es die Blutgefäße für die verstärkte Durchblutung.

### Mütterliche Hormone

**Prolaktin:** Das Hormon wirkt auf das Brustdrüsengewebe, lässt es wachsen und bereitet es auf die Milchproduktion vor. Nach der Geburt wird das Hormon durch das Saugen des Kindes an der Brust stimuliert und so die Milchproduktion in den Brustdrüsen gefördert.

**Oxytocin:** Das Hormon regt die Wehentätigkeit ebenso an wie den Milchfluss nach der Geburt. Saugt das Kind an der Brust, wird Oxytocin freigesetzt, wodurch sich die Gebärmutter zusammenzieht (Nachwehen) und der Transport der Milch auch von kleineren Milchausführungsgängen bis zu den sogenannten Milchseen in der Nähe der Brustwarzen erfolgt.

**Schilddrüsenhormone:** Durch die erhöhten Stoffwechselvorgänge während der Schwangerschaft hat der Körper der Mutter einen bis zu 50 Prozent gesteigerten Bedarf an Schilddrüsenhormonen. Da die Schilddrüse dementsprechend mehr arbeiten muss, vergrößert sie sich bei der Schwangeren in einem gewissen Maß.

## SPEZIAL — Fortsetzung

Diese Veränderung erklärt auch einen früher weit verbreiteten Brauch: Eltern legten ihren heranwachsenden Töchtern ein Kropfband an, um zu erkennen, ob das Mädchen schwanger war. Wurde das Band zu eng, hatten die Eltern Gewissheit – ein Kind war unterwegs.

**Cortisol:** Der Cortisol-Spiegel ist in der Schwangerschaft erhöht, was auch die Bildung von Schwangerschaftsstreifen begünstigen soll. Der Grund: Cortisol ist dafür verantwortlich, ausreichend Glukose bereitzustellen, um den Körper in Stresssituationen mit zusätzlicher Energie zu beliefern. Dafür wandelt das Hormon Eiweiße, die sich unter anderem als Kollagen und Elastin auch im Bindegewebe der Haut befinden, in Zucker um.

Wegen der vermehrten Glukosebereitstellung in der Schwangerschaft verliert die durch den Eiweißabbau »geschwächte« Haut immer mehr an Elastizität. Sobald die Haut gedehnt wird, entstehen Risse.

**Aldosteron:** Dieses Hormon der Nebennierenrinde wird in der Schwangerschaft vermehrt ausgeschüttet. Es reguliert nicht nur den Elektrolyt- und Wasserhaushalt im Körper, sondern soll auch zur Bewältigung lebensbedrohlicher Stresssituationen benötigt werden.

**Relaxin:** In der Schwangerschaft setzt der Körper der Frau vermehrt das Hormon Relaxin frei. Es bewirkt, dass die Bandverbindungen im Bereich des knöchernen Beckens sich lockern. Gebildet wird das knöcherne Becken von den beiden Hüftbeinen, die sich aus Darmbein, Sitzbein und Schambein zusammensetzen, sowie aus dem Kreuz- und dem Steißbein. Es bildet zusammen mit dem unteren Teil der Gebärmutter, dem Gebärmutterhals, dem Beckenboden und der Scheide den sogenannten Geburtskanal, den das Kind während der Geburt passiert. Können die Knochen aufgrund der verstärkten Relaxinproduktion etwas auseinanderweichen, wird die Geburt leichter.

## DAS BECKEN

Die Hormone Progesteron und Relaxin lassen das Becken auseinanderweichen und schaffen Platz fürs Kind.

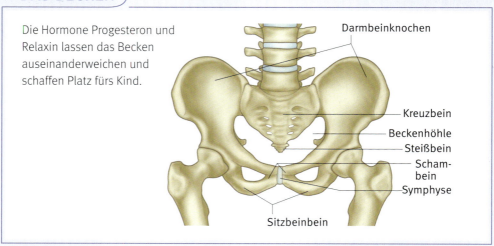

# Woche 7

6+0 – 6+6 SSW

## Entwicklung des Babys

Die äußerlichen Veränderungen des Embryos sind in dieser Woche eher unauffällig. Es herrscht besonders das Wachstum des Kopfes vor. Mittlerweile misst das kleine Wesen zwischen 2,5 und 7 Millimeter. Die Vergrößerung des vorderen Poles hängt mit der schnellen Entwicklung des Nervensystems zusammen. Auch die Entwicklung des Gesichts beginnt allmählich. Das Rückenmark schließt sich vollständig. Es entstehen die Knospen der oberen und der unteren Extremitäten und auch die Sinnesorgane werden in der siebten Schwangerschaftswoche angelegt. Außerdem entwickeln sich das Augenbläschen und der Augenbecher sowie der Ansatz der Nase und das Ohrengrübchen. Während dieser Woche ist das Vorhandensein eines embryonalen Schwanzes charakteristisch, dieser bildet sich aber ab der achten Schwangerschaftswoche wieder zurück.

## Der Körper der Mutter

Der sichtbare Herzschlag des Babys wird bestimmt auch Ihr Herz höher schlagen lassen. Glücksmomente wie diese schütten gleichzeitig ein Wohlfühlhormon aus, das Ihre Stimmung steigen lässt. Genießen Sie den Moment, der Sie Unpässlichkeit und Zukunftssorgen vergessen lässt. Auch viele Ruhephasen helfen über momentane Stimmungsschwankungen hinweg und kommen den nun vermehrt auftretenden Müdigkeitsphasen entgegen. Trotz verstärkter Müdigkeit am Tag oder frühen Abend sind Schlafstörungen in der Nacht nicht selten. Und die können einen arbeitsamen Tag schon mal ganz schön anstrengend werden lassen. Auch hier helfen kleine Ruhepausen zwischendurch gegen die Erschöpfung – und wenn es der Fünfminutenschlaf am Schreibtisch ist.

Als tastbares Zeichen der Schwangerschaft ist eine Schwellung der Scheidenpapillen zu erkennen: Die Haut der Scheide ist leicht aufgeraut und fühlt sich ähnlich wie Samt an. Sie ist jetzt nicht mehr so feucht und rutschig wie vor der Empfängnis.

### DIE MÜDIGKEIT

Sie schlummern plötzlich kurz nach Beginn des Spielfilms ein und erleben eine bis dahin nicht dagewesene Müdigkeit – und das bereits am frühen Abend? Auch das ist ein gutes Indiz für eine Schwangerschaft, sofern Sie diese noch nicht vom Arzt bestätigt bekommen haben. Verursacher der Müdigkeit ist vor allem das auf alle Organe beruhigend wirkende Schwangerschaftshormon Progesteron. Es bremst zwar den Körper ein wenig aus, doch gerade zu Beginn der

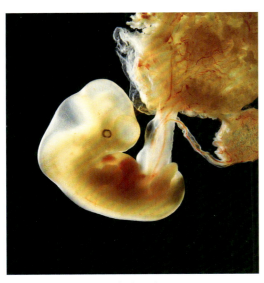

*So klein – und doch sind schon die Ansätze von Armen und Beinen, von Augen und Ohren zu erkennen.*

Schwangerschaft, wenn Hormonhaushalt, Stoffwechsel und Kreislauf kopfstehen, tut es Ihnen besonders gut, eine verordnete Ruhepause einzulegen. Sammeln Sie Kraft durch vermehrten Schlaf – er wird Sie darin unterstützen, mit Beschwerden besser zurechtzukommen und schneller wieder stabil zu werden.

### DAS BRINGT DEN KREISLAUF IN SCHWUNG

Um den Morgen jedoch nicht gleich müde zu beginnen, bringen Sie Ihren Kreislauf am besten schon kurz nach dem Aufstehen auf Trab:

⊙ Gut geeignet sind Wechselduschen, bei denen Sie den Körper von Kopf bis Fuß erst mit warmem, dann mit lauwarmem Wasser und dann wieder mit warmem abbrausen.

⊙ Kreislaufanregend wirken auch kalte Beinduschen, die im Anschluss an das normale Duschbad schnell gemacht sind.

⊙ Alternativ bieten sich lauwarme Armbäder für zwischendurch an: Füllen Sie dafür ein Handwaschbecken bis zu zwei Drittel mit lauwarmem Wasser und geben Sie einen Esslöffel Zitronensaft hinzu. Entblößen Sie Ihre Arme und tauchen Sie die Unterarme so weit es geht in das Wasser ein. Nach rund zwei Minuten rubbeln Sie die Arme mit einem Handtuch kräftig trocken.

⊙ Auch Bewegung bringt Sie in Schwung. Besonders wenn Sie unter niedrigem Blutdruck leiden, sollten Sie nicht zu viel ruhen!

### DER BLUTDRUCK

Wenn Sie vermehrt unter Müdigkeit, Schwindelgefühlen, Flimmern vor den Augen, Ohrensausen und auch Kopfweh leiden, kann die Ursache ein niedriger Blutdruck sein, der vielen Schwangeren in den ersten drei Monaten zu schaffen macht. Gerade bei niedrigem Blutdruck braucht Ihr Körper eine Extraportion

Bewegung wie häufiges Spazierengehen an der frischen Luft. Damit kurbeln Sie den Kreislauf an und bringen mehr Sauerstoff in Ihren Körper, was Sie wiederum frisch und wach macht.

Zu niedriger und zu hoher Blutdruck können ähnliche Symptome zeigen. Schwarzwerden und Flimmern vor den Augen beispielsweise sind für beide Erscheinungen typisch. Für eine erste Diagnose bietet sich auch der Gang zur Apotheke an, wo Sie Ihren Blutdruck fachmännisch messen lassen können. Orientierung gibt Ihnen dabei der Normalwert von 120 zu 80 mmHg. Liegt der Wert bei Ihnen unter 100 zu 60 mmHg, ist er viel zu niedrig, liegt er über 140 zu 90 mmHg ist er zu hoch. In beiden Fällen sollten Sie Ihren Arzt aufsuchen, der Ihnen eventuell Medikamente für eine Normalisierung des Blutdrucks verschreibt. Insbesondere hohe Blutdruckwerte können auf eine Präeklampsie deuten (siehe Seite 270).

## WOCHENINFO

Der **Mutterpass** – bis zur Geburt Ihres Kindes wird er zum ständigen Begleiter, der seinen festen Platz in Ihrer Handtasche einnehmen sollte, denn: Er beinhaltet alle Untersuchungsergebnisse, sodass zu jedem Zeitpunkt der Schwangerschaft ein genaues Bild über Ihre Gesundheit vorliegt. Im Notfall kann sich der Mutterpass durchaus als »Lebensretter« erweisen, indem er alle wichtigen Informationen für eine gezielte und schnelle Behandlung liefert. Doch nur die lückenlose Dokumentation vermittelt eine umfassende Aussage über den Verlauf der Schwangerschaft.

# Das verrät der Mutterpass

## Seite 1
Gleich zu Beginn ist Platz für den Stempel des betreuenden Arztes oder der Hebamme. Darunter haben Sie die Möglichkeit, die Daten Ihrer vereinbarten Untersuchungstermine einzutragen.

## Seite 2 und 3
Neben Ihrer persönlichen Adresse und dem Geburtsdatum stehen hier die Ergebnisse aller nötigen Blutuntersuchungen.

**Ihre Blutgruppe:** Falls Sie eine Bluttransfusion benötigen, reicht dieser Eintrag aber nicht aus.

**Der Rhesusfaktor** gibt an, ob sich das Blut der Mutter mit dem des Kindes »verträgt«. Ist dies nicht der Fall, liegt eine sogenannte Rhesusunverträglichkeit vor. Bei negativem Rhesusfaktor und negativen Rhesus-Antikörpern erfolgt während der Schwangerschaft eine prophylaktische Anti-D-Gabe in der 28. Woche und wenn es zu Blutungen kommt (siehe Seite 234).

**Ein erster Antikörper-Suchtest:** Es wird nachgeforscht, ob im Blut der Mutter bestimmte Antikörper existieren (ähnlich wie bei der Bestimmung des Rhesusfaktors), die das Kind schädigen könnten. Gemeint sind nicht-natürliche Antikörper, die beispielsweise durch eine Bluttransfusion gebildet wurden. In den meisten Fällen ist dieser Test negativ. Sollte er doch einmal positiv ausfallen, wird im Mutterpass vermerkt, welcher Antikörper gefunden wurde.

**Der Röteln-HAH–Test** (Hämagglutinationshemmtest) gibt Hinweis darauf, ob Sie gegen Röteln immun sind. Ist keine Immunität anzunehmen, sollte sich die Schwangere besonders in den ersten zwölf Wochen äußerst vorsichtig verhalten und alle Orte oder Personen meiden, die Ansteckungsgefahren bergen (Kindergarten, Grundschule, überfüllte öffentliche Verkehrsmittel etc.).

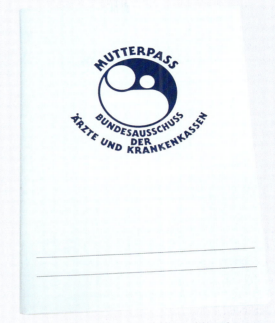

*Der Mutterpass dokumentiert alle medizinischen Details Ihrer Schwangerschaft.*

**Nachweis von Chlamydia trachomatis:** Dafür wird ein Abstrich am Muttermund gemacht, der zeigt, ob eine Chlamydien-Infektion vorliegt. Wenn ja, muss umgehend eine – für das Kind gefahrlose – Behandlung mit Antibiotika eingeleitet werden, damit es zu keinem vorzeitigen Blasensprung beziehungsweise keiner Frühgeburt kommt.

**HIV-Test:** Er darf nur mit Einverständnis der Mutter durchgeführt werden. Im Mutterpass wird daraufhin lediglich festgehalten, dass ein Test gemacht wurde, sein Ergebnis allerdings nicht. Fällt der Test positiv aus, kann eine medikamentöse Therapie die Ansteckungsgefahr für das Kind reduzieren.

**TPHA- oder LSR-Test:** Mit diesen Tests (Treponema-pallidum-Hämagglutinations-Assay oder Lues-Suchreaktion) wird untersucht, ob eine – oft unbemerkte – Syphiliserkrankung der Mutter vorliegt.

Wie beim HIV-Test wird auch hier das Ergebnis nicht im Mutterpass vermerkt.

**Nachweis von HBs-Antigen:** Nach der 32. Schwangerschaftswoche wird das Blut der Mutter auf Hepatitis B, eine infektiöse Entzündung der Leber, untersucht. Bei vorliegender Infektion bekommt das Neugeborene unmittelbar nach der Geburt eine Impfung, die in den meisten Fällen eine Ansteckung und damit den Ausbruch der Krankheit beim Kind verhindert.

**Röteln-HAH-Test-Kontrolle:** Lagen beim ersten Test keine Antikörper oder ein niedriger Titer-Wert von 1:8 oder 1:16 vor, wird der Röteln-Test zu einem späteren Zeitpunkt der Schwangerschaft noch einmal wiederholt. Hat sich der Wert verändert, muss davon ausgegangen werden, dass die Schwangere zwischenzeitlich eine Röteln-Erkrankung durchgemacht hat.

**Antikörper-Suchtest-Kontrolle:** In der 24. bis 27. Schwangerschaftswoche wird bei allen Schwangeren (ganz gleich ob Rh-positiv oder Rh-negativ) ein zweiter Antikörper-Suchtest durchgeführt, um festzustellen, ob sich zwischenzeitlich Antikörper gegen Blutgruppen-Antigene gebildet haben.

## Seite 4

Unter »Angaben zu vorangegangenen Schwangerschaften« werden alle vorherigen Geburten einschließlich Angaben zu Geschlecht, Gewicht, Größe und Schwangerschaftswoche aufgelistet, aber auch Abgänge, Fehl- oder Totgeburten sowie Eileiterschwangerschaften.

## Seite 5

Hier werden alle Punkte aufgeführt, die während der ersten Vorsorgeuntersuchung mit dem Arzt oder der Hebamme geklärt werden sollten. Die Antworten geben Aufschluss darüber, ob eine Risikoschwangerschaft vorliegt beziehungsweise worauf Arzt oder Hebamme im Schwangerschaftsver-

lauf besonders zu achten haben. Von großer Bedeutung sind beispielsweise Allergien oder auch ernsthafte Erkrankungen in der Familie.

Am Ende der Seite 5 können Arzt oder Hebamme ankreuzen, in welchen Bereichen sie die Schwangere beraten haben. Wurde eine Krebsfrüherkennungsuntersuchung durchgeführt, vermerkt der Arzt auch dieses Ergebnis: Pap I und Pap II sind gute Befunde, alles was darüber liegt (Pap III, IVa, IVb/V), bedarf einer medizinischen Abklärung beziehungsweise Therapie.

## Seite 6

Ergeben sich im Laufe der Schwangerschaft besondere Befunde, können diese hier angekreuzt und in dem Feld »Kommentar« genauer erläutert werden. Die Risikonummer, die zu dem entsprechenden Befund dazugehört, wird dann vom Arzt oder von der Hebamme in die rosafarbene Spalte auf Seite 8 eingetragen – unter dem Datum, an dem der Befund gestellt wurde. Auf Seite 6 ist zusätzlicher Platz für den voraussichtlichen Geburtstermin sowie weitere Felder, in denen Korrekturen des Termins eingetragen werden können.

## Seite 7 und 8

Über zwei Seiten erstreckt sich die Tabelle für das Gravidogramm. Hier werden alle Befunde eingetragen, die beim jeweiligen Untersuchungstermin gemacht wurden:

**Schwangerschaftswoche** am Untersuchungstag beziehungsweise Platz für eine Korrektur der Schwangerschaftswoche

**Der Fundusstand:** Der höchste Punkt der Gebärmutter wird in Querfingern gemessen, entweder ausgehend von der Symphyse (S), dem Nabel (N) oder dem Rippenbogen (RB). Kann der Fundusstand in der Frühschwangerschaft noch nicht ertastet werden, bleiben die Felder unausgefüllt.

**Kindslage:** Meist wird die Lage des Kindes erst in

der zweiten Schwangerschaftshälfte dokumentiert. Eingetragen wird zum Beispiel SL für Schädellage oder BEL für Beckenendlage.

**Herztöne, Kindsbewegungen:** Ein + wird eingetragen, wenn der Arzt das kindliche Herz hört beziehungsweise Kindsbewegungen feststellt, ein – steht für »nicht nachweisbar«. Das trifft insbesondere auf die Kindsbewegungen in den ersten Schwangerschaftswochen zu. Erst um die 20. Schwangerschaftswoche können Sie mit einem + rechnen.

**Ödeme, Varikosis:** Werden bei den Vorsorgeuntersuchungen Ödeme (Wasseransammlungen) oder Varikosen (Krampfadern) erkannt, gibt es ein +, wenn nicht ein –.

**Gewicht:** Die Gewichtszunahme während der Schwangerschaft kann beispielsweise Auskunft darüber geben, ob die Mutter viel Wasser eingelagert hat.

**RR:** Hier wird der Blutdruck vermerkt. Ist er zu hoch oder zu niedrig, kann eine entsprechende Therapie eingeleitet werden.

**Hb:** Bei der Hämoglobin-(Hb)-Bestimmung aus dem Blut verrät der Farbstoff (Hämoglobin), ob die roten Blutkörperchen genug Sauerstoff transportieren können. Fällt der Wert unter 10,0 g/dl, dann wird das Ferritin bestimmt, um eine genaue Information über den Eisengehalt im Blut zu erhalten. Eine Eisenprophylaxe ist bei allen Schwangeren zu empfehlen.

**Urinuntersuchung:** Spuren von Eiweiß, Zucker, Nitrit oder Blut im Urin geben unter anderem Hinweise auf eine Harnwegsinfektion. Eine geringe Glukosurie (Zucker im Urin) während der Schwangerschaft ist meist normal. Es sollte jedoch trotzdem eine Glukosebelastungstest durchgeführt werden, um einen Schwangerschaftsdiabetes auszuschließen. Der pH-Wert sowie das Vorhandensein von Leukozyten und Hämoglobin im Urin können auf eine Entzündung deuten.

**Vaginale Untersuchung:** Dabei wird vor allem überprüft, ob der Muttermund geschlossen und der Gebärmutterkanal erhalten ist. In diesem Fall steht im Mutterpass MM Ø oder Zervix o. B. (das heißt: ohne Befund).

**Risiko-Nummer:** Sie entspricht der Nummer des Untersuchungsbefundes von Seite 6.

**Sonstiges:** Wurden bestimmte Therapien oder auch Untersuchungen durchgeführt, können sie hier genauso aufgeführt werden wie Befunde oder Kommentare.

## Seite 9

Diese Seite hält Raum frei für Besonderheiten bezüglich einer Erkrankung oder eines Befundes der Schwangeren, für die Dokumentation stationärer Behandlungen und für Untersuchungsergebnisse der kindlichen Herztöne (kardiotokographische Befunde).

## Seite 10 und 11

Die Ergebnisse von drei Ultraschalluntersuchungen können einschließlich Befunden und Bemerkungen eingetragen werden.

## Seite 12 und 14

Werden mehrere Ultraschall- oder dopplersonographische Untersuchungen durchgeführt, ist hier Platz für Befunde und Kommentare.

## Seite 13

**Normkurven für den fetalen Wachstumsverlauf:** Die Tabelle bietet die Möglichkeit, anhand der Ultraschallergebnisse die Wachstumsentwicklung des Kindes einzutragen.

## Seite 15 und 16

Die letzten beiden Seiten sind für die Dokumentation der Geburt, des Wochenbetts und der Abschlussuntersuchungen vorgesehen.

## Aus der Arztpraxis

### Kreislaufprobleme

Ihr Herz-Kreislauf-System ist während der Schwangerschaft einigen Veränderungen unterworfen. So steigt etwa der Ruhepuls auf rund 80 Schläge pro Minute an. Im Durchschnitt sind das zehn Schläge mehr als gewöhnlich. Auch den Anstieg des Blutvolumens um etwa 30 Prozent muss der Kreislauf erst einmal verkraften. Kreislaufprobleme können die Folge sein. Zusätzlich führt der Anstieg der Herzfrequenz manchmal zu einem Druckgefühl im Brustbereich, das viele als unangenehm empfinden. Die Beschwerden haben jedoch keinen Krankheitswert, Sie müssen sich daher keine Sorgen machen. Für Ihr Wohlbefinden können Sie selbst in dieser Phase viel tun:

⊙ Damit Ihnen nicht schwarz vor Augen wird, sollten Sie es vermeiden, länger zu stehen und rasch aufzustehen.

⊙ Stützstrümpfe erleichtern den Rückfluss des Blutes aus den Beinen. Sie schützen dadurch vor Krampfadern und reduzieren das Risiko, einen Kreislaufkollaps zu erleiden.

⊙ Unterstützend sollten Sie darauf achten, dass Sie über den Tag verteilt ausreichend trinken. Damit stellen Sie Ihrem Blut genug Flüssigkeit zur Verfügung, beheben große Müdigkeit und beugen einem Kreislaufkollaps vor. Zugleich haben Kopfschmerzen weniger Chancen, überhaupt zu entstehen.

⊙ Ein Trinkfahrplan kann Ihnen dabei helfen, die empfohlenen 2,5 Liter pro Tag auch wirklich zu sich zu nehmen.

### TRINKFAHRPLAN (2,5 LITER)

Jeden Tag zweieinhalb Liter zu trinken, ist gar nicht so einfach. Am besten klappt es, wenn Sie stets eine Flasche stilles Mineralwasser oder milden Kräutertee in Griffweite haben. Trinken Sie über den Tag verteilt zum Beispiel:

⊙ Ein Glas Wasser vor dem Frühstück (0,2 Liter)

⊙ Ein Glas Saft, zwei Tassen Kaffee oder Tee zum Frühstück (0,5 Liter)

⊙ Zwei Gläser Mineralwasser oder Saftschorle am Vormittag (0,4 Liter)

⊙ Eine Tasse Gemüsebrühe und ein Glas Wasser zum Mittagessen (0,4 Liter)

⊙ Eine große Tasse Tee und ein Glas Milch am Nachmittag (0,4 Liter)

⊙ Zwei große Tassen Kräuter- oder Früchtetee zum Abendessen (0,4 Liter)

⊙ Ein Glas Wasser vor dem Schlafengehen (0,2 Liter)

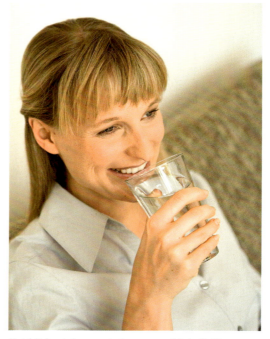

*Reichlich trinken – mindestens zweieinhalb Liter am Tag – hilft auch bei Kreislaufproblemen.*

## SPEZIAL

## Die Veränderungen des mütterlichen Kreislaufs

### Zunahme des Blutvolumens

Bereits ab der fünften Schwangerschaftswoche steigt Ihr Blutvolumen an. Vor allem die flüssigen Anteile des Blutes, das sogenannte Plasmavolumen, nimmt stärker zu als die zellulären Bestandteile. Das Blutvolumen erhöht sich und gleichzeitig tritt ein »Verdünnungseffekt« ein: Das Blut gelangt leichter zur Plazenta. Die Zunahme der Flüssigkeit ist in erster Linie darauf zurückzuführen, dass in den Nieren Elektrolyte und Flüssigkeit zurückgewonnen werden. Mit 32 Schwangerschaftswochen erreicht das Blutvolumen das Maximum: Es hat um 50 Prozent zugenommen.

### Erweiterung der Blutgefäße mit Erniedrigung des Gefäßwiderstandes

Die Hormonumstellung in der Schwangerschaft führt dazu, dass sich die Gefäßmuskulatur entspannt. Von dieser »Weitstellung« wird jetzt reichlich Gebrauch gemacht, weil sich dadurch die Durchblutung der Plazenta nochmals verbessert. In erster Linie werden zwar die Blutgefäße im Bereich der Gebärmutter beeinflusst, die Hormone wirken aber auch auf die übrigen Gefäße.

### Mehrarbeit des Herzens

Durch das erhöhte Blutvolumen muss auch das Herz als »Kreislauf-Pumpe« in der Schwangerschaft mehr Arbeit leisten. Um diese Mehrarbeit zu bewältigen, wird das Herz zum einen ein wenig größer, zum anderen verstärkt sich die Pumpfunktion, indem die Herzschlagfrequenz und die Auswurfleistung zunehmen. Der Puls steigt in der zweiten Schwangerschaftshälfte um 10 bis 30 Schläge pro Minute an. Es wird mehr Blut pro Zeiteinheit aus dem Herz gepumpt: Normalerweise sind es etwa 4,2 Liter pro Minute, mit 32 Schwangerschaftswochen beträgt der Wert bereits sieben Liter pro Minute. Während der Geburt steigt er auf bis zu zehn Liter pro Minute an. Dem Herzen wird während Schwangerschaft und Geburt also einiges abverlangt. Aber keine Sorge: Es ist bestens dafür ausgerüstet.

Ein normaler **Blutdruck** liegt zwischen 100 bis 130 mmHg (systolischer Wert, erster Wert) und 60 bis 85 mmHg (diastolischer Wert, zweiter Wert). Der systolische Blutdruck fällt bis zur Mitte der Schwangerschaft etwas ab, erreicht aber gegen Ende der Schwangerschaft wieder die Ausgangswerte. Der diastolische Blutdruckwert kann bis zu 15 mmHg abnehmen. Ihr Blutdruck wird während der gesamten Schwangerschaft regelmäßig bei allen Vorsorgeuntersuchungen kontrolliert. Ist er bereits vor der Schwangerschaft erhöht, sind engmaschige Kontrollen angezeigt. Vor allem wenn der Blutdruck ab Mitte der Schwangerschaft über 140/90 mmHg steigt, ist dies ein hoher Risikofaktor für ernsthafte kindliche und mütterliche Erkrankungen (siehe Seite 270). Eine Behandlung des Blutdrucks erfolgt in der Schwangerschaft jedoch erst bei Werten über 170/110. Bei bereits bestehendem Bluthochdruck oder zusätzlichem Diabetes mellitus ist eine Blutdrucksenkung bereits bei Werten ab 160/100 mmHg erforderlich. Eine zu starke Blutdruckabsenkung sollte dabei vermieden werden, um die Durchblutung der Plazenta nicht zu gefährden.

# Woche 8
## 7+0 – 7+6 SSW

### Entwicklung des Babys

Neun bis annähernd 16 Millimeter groß ist der Embryo in der achten Woche. Wenn in dieser Woche die Erstuntersuchung (siehe Seite 105) stattfindet, sind Kopf und Herz bereits getrennt voneinander darstellbar. In der jetzigen Entwicklungsphase tritt eine kleine Schleife des Darmes in einen Abschnitt der Nabelschnur über, weil die Bauchhöhle noch zu klein ist, um ihn ganz aufzunehmen. Es kommt zum physiologischen Nabelbruch. Dabei handelt es sich um ein normales Phänomen, das auf das schnelle Wachstum des Darms zurückzuführen ist. Auch die Hirnentwicklung nimmt nun sehr rasch zu. Die Leber tritt zwischen Herz und Nabelschnur als Leberwulst in Erscheinung. Die Differenzierung der Arme und Beine setzt sich rasch fort, wobei die obere Extremität stets etwas weiter entwickelt ist als die untere. Langsam beginnt die Verknorpelung der zukünftigen Knochen.

### Der Körper der Mutter

In Ihrem Körper hat sich wieder einiges getan: Die Gebärmutter ist mittlerweile so groß wie ein Gänseei, eine deutliche Vergrößerung, die bei der Vorsorgeuntersuchung auch schon vaginal zu ertasten ist. Der Uterus kann jetzt bereits auf die Blase drücken, sodass Sie häufiger Wasser lassen müssen. Auch die Mutterbänder, die die Gebärmutter an ihrem Platz halten, dehnen sich etwas und können leichte, ziehende Schmerzen im Unterleib hervorrufen.

#### GEFÜHLSSCHWANKUNGEN

Starke Emotionen und Gefühlsschwankungen stellen das Seelenleben vieler Frauen besonders in den ersten Wochen der Schwangerschaft auf den Kopf. Übelkeit und Hormonumstellungen begünstigen dabei Launenhaftigkeit, allgemeines Unwohlsein oder auch ganze Heultage. Oftmals schleicht sich dann auch noch ein schlechtes Gewissen ein, wenn die Freude auf das vielleicht lang ersehnte Baby nicht so recht aufkommen will. Darauf folgen wieder Hochstimmungen und Sie können es kaum abwarten, Ihr Baby in den Armen zu halten. Doch was ist von diesem Wechselbad der Gefühle zu halten? Keine Sorge, das ist völlig normal. Zwar kann Ihr Körper von heute auf morgen problemlos auf »schwanger« umstellen, Ihre Psyche braucht aber erst einmal Zeit.

Es ist ja auch fast unvorstellbar, dass ein Mensch im eigenen Bauch heranwächst und bald für immer mit allen Konsequenzen zum eigenen Leben gehören wird. Lassen Sie daher alle Gefühle zu, sie helfen Ihnen, sich zu entwickeln und Schritt für Schritt dem Muttersein näherzukommen. Angst und Zweifel gehören genauso dazu. Immerhin werden Sie bald nicht mehr nur für Ihr Leben allein Verantwortung tragen, sondern auch für das Ihres Kindes. Und genau das haben Sie gefühlsmäßig bereits erkannt – Sie sind also schon auf dem besten Weg, eine »gute Mutter« zu sein, die sich um ihr Kind sorgt, ihm eine sichere Zukunft bereiten will und sich den Kopf darüber zerbricht, ob sie alles richtig macht. Vertrauen Sie Ihren Gefühlen und haben Sie Vertrauen in Ihre Fähigkeiten, das ist die beste Vorbereitung für Ihr Leben mit Kind. Mutterglück – ein schönes Wort, doch es bedeutet nicht, dass Sie von nun an jeden Tag jubeln müssen. Es bedeutet vor allem, als Frau und Mutter ausgeglichen und zufrieden zu sein, indem Sie Hochs und Tiefs gleichermaßen akzeptieren, weil Sie wissen, dass sie zur Ihrem Leben und zum jeweiligen Entwicklungsschritt dazugehören.

## REDEN HILFT AM BESTEN

Das Wichtigste in dieser Umstellungsphase Ihres Lebens ist es, sich auszusprechen: mit Ihrem Partner, einer Freundin, der Mutter, einer Hebamme oder vielleicht auch mit einem Psychotherapeuten. Nehmen Sie sich gemeinsam die Zeit, Ihre Gefühle in Worte zu fassen. Das hilft auch, verborgene Ängste, die tief im Inneren schlummern, zu erkennen und vielleicht als unbegründet zu entlarven und damit zu verscheuchen.

Offenheit gegenüber dem Partner bringt Sie beide darüber hinaus recht nahe, was nicht nur die Partnerschaft stärkt, sondern auch das Elternwerden erleichtert. Wenn Sie den Weg durch die Schwangerschaft schon früh gemeinsam gehen, können Sie sich beide besonders in Zeiten, in denen Sie sich nicht so wohlfühlen, eine Stütze sein. Denn auch der Partner fühlt sich oftmals irritiert von Gefühlsschwankungen, ist doch die Vaterrolle für ihn genauso neu und zum Teil abstrakt wie die Rolle der Mutter für die Frau. Ihre Aussprachen finden sozusagen unter Gleichgesinnten statt, berücksichtigt man zudem, dass viele Männer deutliche Schwangerschaftssymptome zeigen: Ihnen ist übel in der Frühschwangerschaft, sie haben Kopfweh, leiden unter Angstzuständen, nehmen einige Kilos zu und bekommen in manchen Fällen sogar eine verhärtete Brust durch eine erhöhte Ausschüttung des Hormons Prolaktin. Das ganze »Krankheitsbild« nennt man Couvade-Syndrom, bei dem der Mann sich körperlich und seelisch ähnlich der Schwangeren fühlt. Auch wenn nicht jeder Mann auf diese Weise mitempfindet, ist es für das Seelenleben der werdenden Mutter hilfreich, ihn durch vermehrte Gespräche, Teilnahme an Kontrolluntersuchungen und Vorbereitungskursen für den Verlauf der Schwangerschaft und der Geburt zu sensibilisieren.

Ausreichender Schlaf, regelmäßiges Essen und Trinken sowie Sport oder Bewegung an der Luft stärken Ihr körperliches Befinden und machen Sie weniger angreifbar für trübe Gedanken.

Leiden Sie jedoch vermehrt unter Abgeschlagenheit, Schlafstörungen und depressiven Verstimmungen, sollten Sie Ihren Arzt oder Ihre Hebamme aufsuchen. Das Gleiche gilt für Frauen, die bereits vor der Schwangerschaft schon einmal an einer Depression oder Angsterkrankung litten. Eine psychotherapeutische Begleitung oder auch eine medikamentöse Therapie kann unter Umständen während der gesamten Schwangerschaft angeraten sein.

> ## TIPP
>
> Das hebt die Stimmung und pflegt zugleich: Gönnen Sie sich ein Vollbad bei 37 °C warmem Wasser, in das Sie je fünf Tropfen ätherische Öle mit den Duftnoten Vanille und grüne Mandarine geben sowie einen kleinen Becher flüssige Sahne.

## KONKRETE ÄNGSTE

Solche Ängste sollte man von Stimmungsschwankungen oder auch kurzfristigen emotionalen Tiefs unbedingt unterscheiden. Wenn Sie beispielsweise an einer ernsthaften Grunderkrankung leiden, die durch die Schwangerschaft verschlimmert werden oder eine Gefahr für das Baby darstellen kann, brauchen Sie professionelle psychische Unterstützung. Ängste können sich aber auch dann manifestieren, wenn eine vorausgegangene Schwangerschaft sehr problematisch oder eine Fehlgeburt zu verkraften war. Fragen Sie Ihren Arzt nach einer

## WOCHE FÜR WOCHE | DER 2. MONAT

entsprechenden Überweisung zum Spezialisten oder auch zu einer Fachsprechstunde beispielsweise in einer Universitätsklinik. Jede Angst, die Ihnen – auch nur teilweise – genommen werden kann, macht Ihre jetzige Schwangerschaft unbeschwerter und lässt die Freude auf Ihr Baby wachsen.

### ERSCHÖPFUNG UND ATEMNOT

Ihr Baby braucht Nährstoffe und auch Sauerstoff. Da es noch nicht selbst an der Luft atmen kann, sichert der Körper der Mutter die ausreichende Versorgung. So gelangt der Sauerstoff über das Blut der Mutter zum Kind, was auch bedeutet, dass von Ihnen Sauerstoff für die zusätzliche Versorgung abgezweigt wird. Ein leichter Mangel kann sich daher besonders bei körperlicher Anstrengung mit Erschöpfung und leichter Atemnot bemerkbar machen.

Um ein Mehr an Sauerstoff für das Kind zu erhalten, steigt zum einen das mütterliche Blutvolumen, zum anderen passt sich die Atmung der Mutter automatisch den Erfordernissen an: Sie wird schneller und die einzelnen Atemzüge tiefer, das heißt, Ihr Atemminutenvolumen steigt bis zum Ende der Schwangerschaft um etwa 40 Prozent.

Um einer ausgeprägten Atemnot in der Spätschwangerschaft vorzubeugen, wenn das Kind durch seine Größe den Brustraum der Mutter einengt und das Zwerchfell hochdrückt, helfen schon jetzt einfache Atemübungen für zwischendurch (siehe Seite 59).

Sorgen Sie für ausreichend Bewegung. Jeden Tag ein flotter Spaziergang bringt nicht nur den Kreislauf in Schwung, sondern füllt auch die Lungen reichlich mit frischer Luft.

Wenn Sie sich sehr beengt fühlen, kann Ihnen die Yoga-Übung »Fisch« (siehe Seite 56) Erleichterung verschaffen.

## WOCHENINFO

⊙ Anmeldung zu einem »Frühschwangerschaftskurs«: Vermehrt werden solche Kurse von Hebammen, Hebammenpraxen oder anderen Institutionen für Frauen am Anfang ihrer Schwangerschaft angeboten. Er unterscheidet sich vom Geburtsvorbereitungskurs, indem speziell auf die vielen offenen Fragen in der Frühschwangerschaft eingegangen wird. Thematisiert werden beispielsweise körperliche Beschwerden wie Übelkeit, die richtige Ernährung, Änderungen in der Paarbeziehung, Ängste und Unsicherheiten, Entscheidungen für oder gegen Pränataldiagnostik oder die Vorstellung verschiedener Geburtsorte.

⊙ **Schwangerenberatung:** Im Zusammenhang mit einer Schwangerschaft hat jede Frau und jeder Mann Anspruch auf kostenlose Beratung. Ein Netz von Beratungsstellen in ganz Deutschland bietet Ratsuchenden Informationen, praktische Hilfen sowie weitergehende Betreuung. Beratung gibt es nicht nur bei Schwangerschaftskonflikten, sondern auch hinsichtlich Vorsorgeuntersuchungen, Kosten der Entbindung, Rechtsberatung, Partnerschaftsproblemen, Schwangerschaft in besonderen Lebenslagen. Auch alle Fragen zu Methoden der Pränataldiagnostik können hier geklärt werden. Praktische Unterstützung erfolgt außerdem bei der Beantragung finanzieller Mittel, der Wohnungssuche oder Kinderbetreuung nach der Geburt (siehe Anhang Seite 405).

⊙ **Bewegung:** Sorgen Sie für ausreichend Bewegung, vor allem, wenn erste Beschwerden Sie plagen.

## Aus der Arztpraxis
### Gewichtsentwicklung

»Man sieht ja noch gar nichts!« Halb fragend, halb enttäuscht betrachten sich viele Frauen zu Beginn der Schwangerschaft im Spiegel und wundern sich darüber, dass die große Veränderung in ihrem Inneren von außen noch gar nicht zu sehen ist. Aber auch wenn sich in Ihrem Körper rasante Entwicklungen vollziehen, dauert es noch eine Weile, bis der Bauch sich rundet und das Babyglück auch für alle anderen deutlich sichtbar wird.

Rein rechnerisch nimmt eine Frau während der gesamten Schwangerschaft pro Monat bis zu zwei Kilo zu. In neun Monaten sind es insgesamt also 12 bis 18 Kilo. Dabei entwickelt sich die Zunahme exponentiell zum Schwangerschaftsalter: Das heißt, je weiter die Schwangerschaft fortschreitet, desto mehr Gewicht legen Sie zu. Kein Wunder. Schließlich sind Kind und Gebärmutter in den ersten Wochen noch so klein, dass dieses Gewichtsplus kaum der Rede wert ist. Der erste Anstieg erfolgt in der Regel erst zwischen der 12. und 16. Schwangerschaftswoche. Zu diesem Zeitpunkt ist die wichtige Organentwicklung abgeschlossen und Ihr Baby muss nur noch eines tun: wachsen, wachsen, wachsen.

Ab der 20. Woche schlagen dann auch zusätzliche Fettpölsterchen und Wassereinlagerungen im Gewebe der Mutter mit Extragewicht zu Buche. Die Kurve geht jetzt recht steil nach oben. Bis zum Ende des zweiten Trimesters nehmen Sie pro Woche etwa 250 Gramm zu. In den letzten Wochen vor der Geburt beschleunigt sich dieser Prozess noch einmal: Jetzt beträgt das wöchentliche Gewichtsplus sogar satte 400 Gramm – und das ist ganz normal.

Machen Sie sich daher keine Sorgen, wenn Ihr Gewicht anfangs relativ stabil bleibt. Die Phase

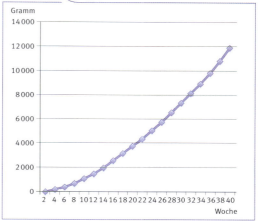

**ZUNAHME IN GRAMM**

des größten Zuwachses kommt erst ab der 20. Woche. Von da an wird Ihr Bauch auch für alle anderen deutlich zu sehen sein. Es gibt aber auch Frauen, die viel weniger zunehmen und trotzdem den Geburtstermin gesund und voller Energie erreichen. Gerade in den ersten Wochen verlieren viele Frauen sogar an Gewicht. Schuld daran ist die morgendliche Übelkeit (siehe Seite 115), die ihnen den Appetit verdirbt. Auch plötzlich auftretende Nahrungsmittelaversionen führen dazu, dass so mancher Teller unberührt stehen bleibt. Wenn Sie diese Symptome auch an sich selbst wahrnehmen, können Sie also ganz gelassen bleiben. Ihr Körper durchläuft momentan gewaltige Umstellungsprozesse (siehe Seite 110) und braucht einige Wochen, bis er sich auf die Schwangerschaft eingestellt hat. Sie werden merken: Um die 14. Woche kehrt der Appetit plötzlich zurück. Wahrscheinlich nehmen Sie in den darauffolgenden Wochen dann sogar mehr zu, als die Kurve eigentlich vorsieht.

Verantwortlich für die Gewichtszunahme ist nicht nur das wachsende Kind. Auch Fett- und Wasseransammlungen tragen dazu bei, dass der Zeiger der Waage nach oben geht.

WOCHE FÜR WOCHE | DER 2. MONAT

SPEZIAL

## Veränderungen der Fortpflanzungsorgane

### Die Brust

Bereits in den ersten Schwangerschaftswochen bemerken die meisten Frauen ein Spannungsgefühl in der Brust. Die Brust wird empfindlicher und im Bereich der Brustwarzen fällt eine verstärkte Pigmentierung auf: Die Haut wird zunehmend dunkler. Im zweiten Schwangerschaftsmonat nimmt die Brust an Größe zu und es können sogar »Knötchen« getastet werden. Erschrecken Sie nicht: Das hängt damit zusammen, dass Fett und Bindegewebe den Milchdrüsen Platz machen, und ist völlig ungefährlich.

Weil die Brust größer und stärker durchblutet wird, werden unter der Haut häufig dünne Venenverzweigungen sichtbar. Auch dieses Phänomen ist harmlos und bildet sich nach dem Ende der Stillzeit wieder zurück. Bei manchen Frauen treten im Bereich der Brust zudem rötliche Schwangerschaftsstreifen (siehe Seite 41) auf. Mit der richtigen Pflege können Sie Ihrer Haut dabei helfen, die zunehmende Dehnung besser zu verkraften. Bei manchen Frauen tritt jetzt schon etwas Vormilch aus. Auch das ist ein sicherer Beweis dafür, dass alles seinen guten Gang geht.

### Die Genitalorgane

Im Bereich der Genitalorgane verstärkt sich die Durchblutung und die Gefäße stellen sich weit. Die Venen werden durch diese Entwicklung mehr belastet und können Krampfadern entwickeln. Alle Genitalorgane verändern sich im Verlauf der Schwangerschaft kontinuierlich:

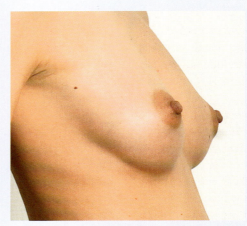

*Im Verlauf der Schwangerschaft werden die Brüste voller und der Warzenhof dunkler.*

**Veränderung der Vagina:** Vor allem die Durchblutung der Vagina nimmt stark zu, wodurch sich ihre Schleimhaut violett verfärbt. Bevor es die Ultraschalldiagnostik gab, war dieses Symptom ein wichtiges Zeichen dafür, dass eine Frau schwanger war. Während der Schwangerschaft wird die Haut der Vagina zunehmend dicker, während sich das Bindegewebe gleichzeitig stark auflockert. Dadurch wird die Vagina dehnbarer: Während der Geburt ist sie so vor Verletzungen besser geschützt. Zusätzlich bildet sich mehr Schleim, was Sie daran merken, dass der Ausfluss zunimmt. Auch dies ist eine typische Veränderung und kein Hinweis auf eine Infektion.

In seltenen Fällen kann auch der Genitalbereich von Krampfadern betroffen sein. Sie treten geschlängelt hervor und lassen sich leicht tasten. Schuld daran sind die stark erweiterten Venen. Die Krampfadern im Genitalbereich können vor allem bei Belastung und im Stehen stark anschwellen. Eine Behandlung während der Schwangerschaft ist schwierig und meist auch gar nicht notwendig, da sich die Krampfadern nach der Geburt vielfach vollständig zurückbilden.

**Veränderung der Gebärmutter:** Zu besonders ausgeprägten Veränderungen führt die Schwangerschaft bei der Gebärmutter. Schließlich muss ihr Volumen etwa um das 100-Fache zunehmen, um ausreichend Platz für das Kind zu schaffen. Möglich wird dieser enorme Größenzuwachs durch die scherengitterförmig angelegten Muskelfasern. Zusätzlich vermehrt sich das elastische Bindegewebe. Mit der Vergrößerung der Muskelfasern verstärkt sich auch die Durchblutung. Die Gebärmutter ist vor der Schwangerschaft etwa sieben bis zehn Zentimeter groß und wiegt rund 50 Gramm. Am Ende der Schwangerschaft wiegt sie das 20- bis 30-fache: etwa 1000 bis 1500 Gramm. Durch die Bauchdecke ist der obere Rand der Gebärmutter (der sogenannte Fundusstand) mit 12 Wochen tastbar. Mit 16 Wochen steht der Fundus zwei Querfinger über der Symphyse. Dies können Sie auch selbst gut spüren (siehe Seite 68). Mit 24 Wochen erreicht die Gebärmutter den Nabel, in der 36. Woche stößt sie am Rippenbogen an und hat damit ihren höchsten Stand erreicht. Zum Entbindungstermin hin senkt der Fundusstand sich dann wieder auf ein bis zwei Querfinger unterhalb des Rippenbogens (siehe Seite 67).

**Ausgang der Gebärmutter, Zervix:** Abgesehen von der Vergrößerung der Gebärmutter muss sich auch der Muttermund umformen. Der Ausgang aus der Gebärmutter ist vom inneren und äußeren Muttermund normalerweise bis zum Geburtsbeginn gut verschlossen. Ein Schleimpfropf dichtet den Zervixkanal ab und verhindert so, dass Bakterien in die Gebärmutter eindringen. Vor allem Veränderungen des Bindegewebes ermöglichen es, dass das Kind einerseits neun Monate in der Gebärmutter gehalten werden kann, diese das Kind bei der Geburt aber auch rasch freigibt. Bereits in den ersten Wochen der Schwangerschaft verändert sich das Bindegewebe der Gebärmutter: Es wird weicher. Bei einer vaginalen Untersuchung kann durch die Auflockerung der Gebärmutter im Vergleich zur noch festen Zervix eine Schwangerschaft vermutet werden (Hegar-Schwangerschaftszeichen, Stock-Tuch-Zeichen). Diese indirekten Zeichen spielen in der Diagnose heute jedoch keine Rolle mehr, weil sie weder eine genaue Bestimmung des Schwangerschaftsalters noch der Kinderzahl oder der Vitalität erlauben.

## GEBÄRMUTTERAUSGANG

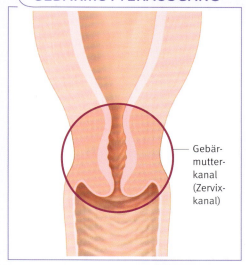

Gebärmutterkanal (Zervixkanal)

WOCHE FÜR WOCHE | DER 3. MONAT

# DER 3. MONAT

## Woche 9

8+0 – 8+6

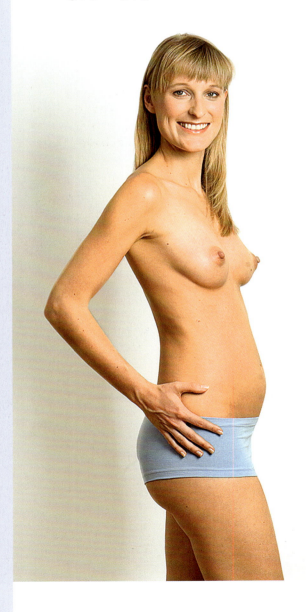

### Entwicklung des Babys

16 bis 24 Millimeter misst der Embryo, der nun seine ersten Bewegungen macht. An den Gliedmaßen des Menschleins geschehen in dieser Woche zahlreiche Veränderungen. Die Stellen, wo Finger und Zehen entstehen, werden sichtbar. Zudem differenziert sich die Herzmuskulatur und in der Leber beginnt die Blutbildung. Der physiologische Nabelbruch ist immer noch vorhanden. Während die Verknöcherung der oberen Extremität bereits begonnen hat, rundet sich der Kopf, richtet sich auf und erhält immer mehr ein menschliches Aussehen. Die Augen befinden sich allerdings noch am seitlichen Rand des Kopfes. Je größer der Kopfumfang mit der Zeit wird, desto näher rutschen sie dann aneinander und zur Mitte. Ansonsten bekommt das Gesicht des Embryos mehr und mehr Formen und Farbe: Die Nasenöffnungen und die äußeren Ohren sind gut zu erkennen, genauso wie die Oberlippe und eine starke Pigmentierung der Augen.

Jetzt sind alle Organsysteme angelegt und funktionieren zum Teil bereits. Und das Wachstum geht bis zur Geburt unaufhörlich weiter.

### Der Körper der Mutter

Während der Erschöpfungszustand etwas abnehmen kann, nimmt die Empfindlichkeit gegenüber Gerüchen zu. Der Geschmackssinn ist insgesamt geschärft. Das kann sogar Brechreiz hervorrufen oder auch eine Abkehr von früheren Lieblingsdüften und -speisen. Vielleicht beginnt damit auch die »Saure-Gurken-Zeit« und neue, ungewohnte Speisenzusammenstellungen oder -reihenfolgen fangen an zu schmecken. Auch wenn mit Forschungen immer wieder versucht wird, spezielle Schwangerschaftsgelüste zu widerlegen – lassen Sie es sich schmecken, was auch immer es ist, solange es Ihnen guttut.

Einige Frauen bemerken schon eine Veränderung des Bauches, doch noch keinen deutlich größeren Umfang. Kräftiges Wachstum zeigt auf alle Fälle die Gebärmutter: Sie ist jetzt doppelt so groß wie bei der Empfängnis und damit in der Länge auf etwa zehn Zentimeter gewachsen.

## GERUCHS- UND GESCHMACKSEMPFINDLICHKEIT

Um Ihr Baby vor Gefahren aus der Umwelt zu schützen, sind die Sinne in der Schwangerschaft auf »Alarmbereitschaft« gestellt. In früheren Zeiten, als man Risiken, die beispielsweise von giftigen Dämpfen oder verdorbenem Essen ausgingen, nicht so gut kannte wie heute, war die gesteigerte Empfindlichkeit der Schwangeren gegenüber Gerüchen oder Geschmacksrichtungen überlebenswichtig. Sie konnte sich auf ihre Sinne verlassen und Räume oder Nahrungsmittel meiden, die ihr und damit ihrem Baby in irgendeiner Form schaden konnten.

Noch heute funktioniert das Frühwarnsystem, doch davon sind auch vermeintlich ungefährliche oder einst angenehme Dinge betroffen: das Lieblingsparfüm, das man plötzlich genauso wenig verträgt wie den Dunst in überfüllten Bussen, Straßen- oder U-Bahnen bei Regen. Bis zum Brechreiz kann sich die Überempfindlichkeit steigern. Wer Kaffeegeruch oder Zigarettenqualm folglich aus dem Weg geht, schützt sein Baby vor den Auswirkungen überhöhten Koffeingenusses sowie vor schädlichem Nikotin. Abneigungen gegen Parfüm mögen darin ihren Sinn haben, keine undefinierbaren Substanzen auf die Haut zu geben, die über den mütterlichen Körper zum Baby gelangen können.

Vertrauen Sie daher ruhig auf Ihre Sinnesempfindungen, auch wenn es manchmal jeder Logik entbehrt. Oder doch nicht? Vielleicht ist es ja die Ansammlung von Menschen auf engstem Raum und damit die erhöhte Ansteckungsgefahr von Infektionskrankheiten, vor der sich die Schwangere schützen möchte.

Neben Geruchs- und Geschmackssinn schärfen sich übrigens auch das Gehör und die Empfindlichkeit der Haut. Auch diese Neuerungen können zum Schutze Ihrer Gesundheit und der des Babys angesehen werden: Bedenkt man, dass Schwangere etwas langsamer und behäbiger zu Fuß unterwegs sind und Gefahren durch ein gutes Gehör rechtzeitig aus dem Weg gehen können oder dass Reizungen der Haut durch ein Pflegeprodukt den Anlass dazu geben, es für die nächsten Monate im Schrank stehen zu lassen.

## WOCHENINFO

⊙ **Anmeldung beim Zahnarzt** für die erste von zwei empfohlenen Untersuchungen. Lassen Sie sich gleich einen zweiten Kontrolltermin geben, der um die 30. Schwangerschaftswoche herum liegen sollte.

⊙ Nutzen Sie die Möglichkeit des **Vortritts**: Vor allem bei Behörden können Sie in der Schwangerschaft ohne Wartezeiten sogleich den zuständigen Sachbearbeiter aufsuchen. Dieser Vorzug lohnt sich gerade am Anfang der Schwangerschaft, wenn Übelkeit oder Geruchsempfindlichkeit das Allgemeinbefinden trüben.

⊙ **Arztbesuche** während der Arbeitszeit sind zulässig, wenn es um Untersuchungen geht, die im Rahmen der Schwangerschaft und Mutterschaft erforderlich sind. Dabei spielt es keine Rolle, ob Sie bei einer gesetzlichen Krankenkasse, privat versichert oder in keiner Versicherung sind.

# Aus der Arztpraxis

## Zahnpflege

Gesunde und gepflegte Zähne werden sich in der Schwangerschaft nicht von heute auf morgen zum Problemfall entwickeln. Dennoch bemerken viele Frauen zwischen dem zweiten und dritten Schwangerschaftsmonat, dass ihr Zahnfleisch blutet und entzündet ist. Nehmen Sie diese Beschwerden ernst, denn bereits existierender Zahnbelag (Plaque) kann jetzt Schaden anrichten: Da das Schwangerschaftshormon Progesteron auch bewirkt, dass sich die Gefäße von Zahnfleisch und Mundschleimhaut erweitern, kommt es zu einer verstärkten Durchblutung. Das Gewebe schwillt an und lockert auf. Dadurch können Plaquebakterien und andere schädliche Substanzen leichter eindringen und zu Entzündungen führen.

Wenn Sie gleich zu Beginn der Schwangerschaft den Zahnarzt aufsuchen, beurteilt er rechtzeitig den Zustand des Zahnfleisches und befreit die Zähne wenn nötig mit einer professionellen Reinigung von Plaque und Zahnstein. Anschließend sorgt ein regelmäßiges Pflegeprogramm daheim für die notwendige Mundhygiene – denn bei Zahnfleischbluten und -entzündungen darf das Putzen der Zähne keinesfalls reduziert werden.

### KARIES IN DER SCHWANGERSCHAFT

Auch die Zusammensetzung des Speichels verändert sich in der Schwangerschaft. Der Säuregehalt wird höher, was wiederum den schützenden Zahnschmelz angreift. Kariesbakterien

---

## WICHTIG

### Richtig Zähne putzen

In der Schwangerschaft ist die tägliche Zahnhygiene besonders wichtig, damit Entzündungen und Karies gar nicht erst entstehen:

⊙ Putzen Sie Ihre Zähne nach jeder Mahlzeit, mindestens aber morgens und abends.

⊙ Um das empfindliche Zahnfleisch nicht unnötig zu reizen, empfiehlt sich eine Zahnbürste mit weichen Borsten.

⊙ Bürsten Sie immer von Rot nach Weiß, also vom Zahnfleisch zum Zahn hin. Die weichen Borsten massieren und kräftigen das Zahnfleisch, sie schädigen es nicht, sondern unterstützen den Rückgang von Entzündungen.

⊙ Löst die herkömmliche Zahnbürste beim Putzen Brechreiz aus, probieren Sie eine Zahnbürste mit kleinem Kopf (eventuell eine Kinderzahnbürste). Notfalls geben Sie etwas Zahnpasta auf einen Finger und kreisen damit über die Zähne.

⊙ Die Zahnpasta sollte Fluorid sowie plaque- und entzündungshemmende Stoffe enthalten.

⊙ Spülen Sie den Mund mit einer alkoholfreien Mundspüllösung aus, die zum Beispiel Aminfluorid oder Zinnfluorid enthält.

⊙ Reinigen Sie die Zahnzwischenräume einmal pro Tag mit Zahnseide (weiches Dentalfloss) oder einer speziellen Zwischenraumbürste, um Zahnbelag auch an unzugänglichen Stellen zu entfernen, an die Sie mit der Zahnbürste nicht hinkommen.

⊙ Zur Kariesvorbeugung können Sie einmal pro Woche ein Fluoridgel auftragen, das den Zahnschmelz härtet.

## SPEZIAL

# Schwangerschaftsgingivitis

Eine Sonderform der Parodontitis ist die Schwangerschaftsgingivitis, eine Zahnfleischentzündung, die sich durch gerötetes und geschwollenes Zahnfleisch, Zahnfleischbluten und auch Mundgeruch bemerkbar macht. Zwar klingt die Erkrankung in den meisten Fällen nach der Schwangerschaft ohne bleibende Schäden ganz von allein wieder ab. Dennoch besteht bei einer unbehandelten Gingivitis beziehungsweise bei unzureichender Mundhygiene das Risiko des Zahnverlusts.

Frauen, die bereits vor der Schwangerschaft an einer Parodontalerkrankung litten, müssen besonders vorsichtig sein. Bei ihnen kann sich die Gingivitis sozusagen noch auf die Grunderkrankung setzen und sie verschlimmern. Kommt es in der Schwangerschaft dann zu massiven Entzündungen, ist unter Umständen die Gabe von Antibiotika nötig – auch um eine Frühgeburt zu verhindern. Es wird nämlich vermutet, dass durch die chronische Zahnfleischentzündung Substanzen in die Blutbahn gelangen, die vorzeitige Wehen auslösen. Tatsächlich hat eine Studie gezeigt, dass Frauen mit Parodontalerkrankungen ein erhöhtes Risiko für eine Frühgeburt haben. Eine rechtzeitige und gründliche Therapie beim Zahnarzt trägt dazu bei, die Gefahr einer Frühgeburt zu senken.

können die Zähne nun leichter schädigen. Sie können sich vor allem dann ausbreiten, wenn bereits eine kariöse Schädigung vorliegt oder auch versteckte und damit noch nicht erkannte Herde existieren. Nur der rechtzeitige Besuch beim Arzt verspricht, Karies mit geringem Aufwand zu beheben. Verzichten Sie während der Schwangerschaft jedoch vorsichtshalber darauf, Ihre Zähne mit Amalgam füllen zu lassen. Dieses Material steht unter Verdacht, zum Beispiel die Nieren zu schädigen. Auch große zahnärztliche Eingriffe sollten Sie besser auf die Zeit nach der Geburt verschieben. Das Risiko nicht vorhersehbarer Komplikationen ist ganz einfach zu hoch. Aus dem gleichen Grund sollten Sie in den folgenden Monaten auch keine langwierigen und zeitintensiven Zahnbehandlungen durchführen lassen.

War Ihr Mund schon vor der Schwangerschaft kariesfrei, ist die Gefahr eines Neuauftritts dieser Infektionskrankheit gering.

### ZAHNBEHANDLUNGEN IM NOTFALL

Auch wenn Sie restaurative oder chirurgische Eingriffe erst nach der Schwangerschaft durchführen sollten, ist eine Behandlung im Akutfall möglich. Schmerzen können Stress verursachen, der wiederum Kreislaufprobleme oder gar Wehen auslösen kann. Daher sind Schmerzmittel, betäubende Medikamente oder auch Antibiotika aus zahnärztlicher Sicht in der Schwangerschaft durchaus sinnvoll und bis zu einem bestimmten Maß auch unbedenklich. Vor einer Selbstmedikation bei Zahnschmerzen ist dennoch unbedingt abzuraten. Gehen Sie stattdessen gleich zum Arzt, wenn Schmerzen auftreten, und unterrichten Sie ihn von Ihrer Schwangerschaft. So kann er nach der Diagnose das für Sie richtige und wirksame Medikament verschreiben. Wird eine kleine Zahnröntgenaufnahme absolut notwendig, kann auch sie toleriert werden, wenn Sie während des Röntgens eine vor Strahlen schützende Bleischürze tragen.

## Woche 10
### 9+0 – 9+6 SSW

### Entwicklung des Babys

Die zehnte Woche bildet die letzte Phase der Embryonalperiode. Die Finger und Zehen sind noch durch Schwimmhäute verbunden, die jedoch zunehmend aufgelöst werden. Dadurch werden sie voneinander getrennt und können sich verlängern.

Der Kopf hat sich aufgerichtet und ist über den Hals mit dem Rest des Rumpfes verbunden. Dabei nimmt der Rumpf die Hälfte des ganzen Embryos ein. Das Gesicht ist gut entwickelt. Man erkennt bereits Lippen und Nase, was dem Embryo sein menschliches Aussehen verleiht. Augen und Ohren haben sich fast bis zu ihrer endgültigen Form entwickelt. Ein Teil des Darms befindet sich noch immer in einem Abschnitt der Nabelschnur, dem physiologischen Nabelbruch. Die äußeren Geschlechtsorgane haben sich noch nicht so weit ausgebildet, dass das Geschlecht bestimmt werden könnte. An Armen und Beinen können jedoch Ellbogen, Knie, Finger und Zehen gut voneinander unterschieden werden. Die ersten Bewegungen von Armen und Beinen finden zu diesem Zeitpunkt statt. Die Schwanzknospe hat sich vollkommen zurückgebildet.

In dieser Woche ist der Embryo 25 bis 32 Millimeter groß. Jetzt vollzieht er den Schritt vom Embryo zum Fötus. Noch zwei Wochen und die erste sensible Phase ist geschafft. Dann sinkt das Risiko einer Fehlgeburt mit jedem Tag weiter nach unten.

### Der Körper der Mutter

Gedanken über den Verlauf der Schwangerschaft und das Leben mit dem Baby rücken immer mehr ins Leben der Mutter. Damit Sie nicht unnötig ins Grübeln kommen, sollten Sie rechtzeitig mit einer Hebamme oder dem Frauenarzt über mögliche und individuell nötige pränatale Untersuchungen sprechen. Das bedeutet jedoch nicht, in ein Karussell aus Untersuchungen einzusteigen, das manchmal mehr verunsichert als beruhigt. Wählen Sie gemeinsam mit der Person Ihres Vertrauens die für Sie wichtigen Untersuchungen aus.

Zu den ersten sichtbaren Zeichen Ihrer Schwangerschaft kann ein verändertes Hautbild gehören, das vom erhöhten Östrogenspiegel beeinflusst wird. Die verschiedensten Ausprägungen sind dabei zu beobachten: von der rosig zarten Haut über Pickel und Mitesser im Gesicht und auf dem Dekolleté bis hin zur plötzlichen Verbesserung einer Akneerkrankung. Entsprechend ist es wichtig, die Pflegeprodukte anzupassen. Gönnen Sie sich ruhig eine Beratung bei der Kosmetikerin, wenn Sie unsicher hinsichtlich der neuen Pflege sind.

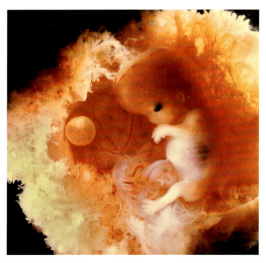

*In der zehnten Woche sind die menschlichen Züge des Embryos bereits unverkennbar.*

## TROCKENE HAUT

Trockene Haut wirkt schnell spröde. Abhilfe schaffen Barrierefettstoffe wie Ceramide, freie Fettsäuren und Cholesterol. Diese drei wichtigen Fettstoffe dringen tief in die Haut ein und bewahren die Feuchtigkeit über mehrere Stunden. Die Haut wird weich und geschmeidig. Tragen Sie reichhaltige Gesichtscremes mehrmals am Tag auf, besonders wenn Sie viele Stunden im geheizten Büro sitzen. Im Winter schützt eine Nachtcreme auch tagsüber. Wenn Sie sich längere Zeit in der Kälte aufhalten, eignet sich auch eine spezielle Kälteschutzcreme.

## MISCHHAUT UND FETTIGE HAUT

Problemzonen sind Stirn, Nase und Kinn. Sie glänzen leicht fettig, während die andere Gesichtshaut normal bis trocken ist. Die Pflege sollte fettfrei sein, dafür viel Feuchtigkeit liefern – zum Beispiel harnstoffhaltige Gesichtscremes. Glänzende Stellen lassen sich mit einem Hauch Puder oder Heilerde kaschieren, die mit einem dicken Kosmetikpinsel aufgetragen wird. Auf eine reichhaltige Nachtcreme sollten Sie verzichten, die Pflege für den Tag empfiehlt sich auch für die Nacht.

Zeigen sich verstärkt Pickel im Gesicht, lässt sich die Tagespflege ergänzen durch warm-kalte Gesichtsbäder: Beginnen Sie Ihr morgendliches Pflegeritual, indem Sie Ihr Gesicht mehrmals hintereinander kurz mit warmem und kaltem Wasser abspülen. Tupfen Sie das Gesicht vorsichtig mit einem Papiertuch trocken und reiben Sie es mit einem klärenden Gesichtswasser ab. Danach legen Sie Ihre Tagescreme auf.

## PICKEL AM DEKOLLETÉ

Das Dekolleté können Sie wie das Gesicht pflegen: Nach der morgendlichen Dusche mit Wattepad und Gesichtswasser abreiben und eine Gesichtscreme für fettige oder Mischhaut auftragen. Um Entzündungen zu vermeiden, dürfen Pickel – auch hier – nicht ausgedrückt werden. Lassen Sie sie besser austrocknen.

Dafür eignet sich zweimal wöchentlich eine Packung mit Heilerde: Rühren Sie zwei Esslöffel Heilerde mit einem Teelöffel warmem Wasser an und verteilen Sie die breiige Masse mit einem Kosmetikpinsel über das ganze Dekolleté. Nach 15 Minuten können Sie die angetrocknete Erde entweder mit einem Duschbad abwaschen oder mit einem nassen Waschlappen entfernen.

## WOCHENINFO

Um die zehnte Schwangerschaftswoche sollte nach den Mutterschaftsrichtlinien die erste der drei großen **Ultraschalluntersuchungen** vom Arzt vorgenommen werden. Sollten Sie sich von einer Hebamme durch die Schwangerschaft begleiten lassen, arbeitet sie eventuell mit einer Arztpraxis zusammen, an die sie Sie verweist, oder sie empfiehlt Ihnen eine Geburtsklinik, die Ultraschalluntersuchungen ambulant durchführt.

Lassen Sie sich vom Arzt betreuen, kann es sein, dass er gleich bei Ihrem ersten Besuch per Ultraschall abgeklärt hat, ob eine intakte Schwangerschaft vorliegt. Unabhängig von dieser Untersuchung wird er meist im jetzigen Stadium der Schwangerschaft noch einmal eine Ultraschallkontrolle durchführen, um das Alter der Schwangerschaft genauer berechnen zu können und damit auch den wahrscheinlichen Geburtstermin.

WOCHE FÜR WOCHE | DER 3. MONAT

## Gymnastik für die 9. bis 12. Woche

### ① Wanddrücken

**1. STEP** | Stellen Sie sich aufrecht mit geschlossenen Beinen und einem Abstand von rund 50 Zentimetern vor eine glatte Wand.
**2. STEP** | Strecken Sie Ihre Arme nach vorne und legen Sie Ihre Handflächen in Schulterhöhe an die Wand. Die Fingerspitzen zeigen zueinander, die Arme sind gestreckt.
**3. STEP** | Kippen Sie Ihren geraden Körper im Zeitlupentempo zur Wand hin, bis die Stirn die Wand berührt. Die Arme beugen sich dabei, die Hände drücken fest gegen die Wand und die Fußsohlen bleiben unverändert am Boden.
**4. STEP** | Drücken Sie sich langsam wieder von der Wand ab. Der Körper bildet dabei eine gerade Linie. Sind Sie wieder in der Ausgangsposition angekommen, atmen Sie zweimal tief ein und aus.
Wiederholen Sie die Übung viermal.

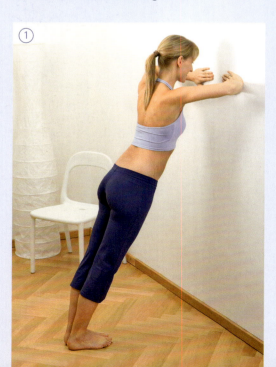

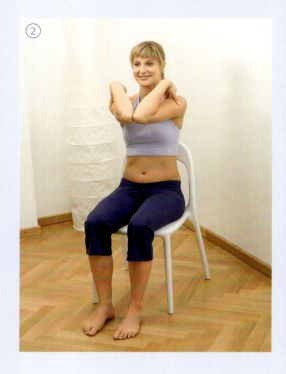

### ② Schmetterling

**1. STEP** | Setzen Sie sich auf einen Stuhl und stellen Sie die Beine auf. Der Oberkörper ist gerade, der Blick nach vorn gerichtet. Umschließen Sie Ihre Schultern mit den Fingerspitzen der jeweiligen Hand. Heben Sie die Oberarme an, sodass sie eine Linie mit den Schultern bilden.
**2. STEP** | Führen Sie die Arme unter Anspannung der Muskeln langsam nach vorne, bis sich die Ellbogen berühren.
**3. STEP** | Führen Sie die Arme mit gespannten Muskeln und auf gleicher Höhe langsam zurück. Kommen Sie so weit nach hinten, wie es Ihnen möglich ist. Die Schulterblätter rücken dabei zusammen und Ihr Brustkorb ist geweitet. Von hier aus geht es wieder langsam zurück bis vor die Brust, wo sich die Ellbogen treffen.
Wiederholen Sie die Übung dreimal.

## Aus der Arztpraxis

### Infektionen durch Lebensmittel

Verschiedene Infektionskrankheiten, die beim Erwachsenen geringe oder gar keine Symptome verursachen, können das Baby in seiner Entwicklung durchaus beeinträchtigen. Es ist daher wichtig, abzuklären, gegen welche Infektionen die Mutter Antikörper gebildet hat und gegen welche keine Immunität besteht. Diese Untersuchungen gehören bislang nicht zu den Routinemaßnahmen im Rahmen der Vorsorgetermine und müssen selbst bezahlt werden.

### LISTERIOSE

Listerien (Listeria monocytogenes) sind Bakterien, die beim gesunden Menschen keine Erkrankung auslösen. Beim ungeborenen Kind aber können sie zu ernsten Komplikationen führen. Die Bakterien sind sehr widerstandsfähig und können sich auch bei niedrigen Temperaturen im Kühlschrank vermehren. Salate und Gemüse sind häufig mit den Keimen belastet. Eine Infektion ist auch über Milch- und Fleischprodukte möglich. Die Erreger gelangen über die Darmschleimhaut in das Blut der Schwangeren und von dort über die Plazenta zum Kind.

Bei der Schwangeren kommt es nur zu leichten Krankheitssymptomen (erhöhte Temperatur, Unwohlsein). Das typische Krankheitszeichen ist ein leichter grippaler Infekt. Beim Kind dagegen können die Bakterien zu schweren Infektionen führen. Die Ansteckung erfolgt meist über die Plazenta, ist aber auch bei der Entbindung über die Geburtswege möglich.

Bei Verdacht auf eine mütterliche Infektion erfolgt ein Abstrich aus der Vagina sowie eine Blutuntersuchung. Ein Erregernachweis ist auch mit einer Blutkultur, aus der Hirnflüssigkeit (Liquorpunktion) und aus dem Fruchtwasser (Amniozentese) möglich.

### Ansteckungsrisiko mit Listerien

| Hohes Risiko | Niedriges Risiko | Vorbeugung |
|---|---|---|
| Grüner Salat | Rohe Karotten, rohe Tomaten | Gründliche Reinigung von Gartengemüse |
| Muscheln, Meeresfrüchte | Roher Meeresfisch | Vermeiden |
| Rohmilchprodukte | Pasteurisierte Milch, Joghurt | Nur pasteurisierte Produkte verwenden |
| Weichkäse (Romadur, Roquefort, Camembert, Brie) Frischkäse (z. B. Ricotta, Feta) | Hartkäse | Beratung und Information in den Lebensmittelabteilungen |
| Salami, Wurst-Fleisch-Pasteten, Tatar | Frisch abgekochte Fleischprodukte, unzureichend gebratenes Fleisch | Speisen gut erhitzen (in der Mikrowelle ist dies nicht immer möglich) |
| Angebrochene Konserven, Mayonnaise, Salatdressing | Frische Produkte verwenden | Ablaufdatum beachten |
| Langes Aufbewahren von Speisen (auch im Kühlschrank) | Speisen frisch verwenden | Speisen nicht lang aufbewahren |

Bei einer Erkrankung der Schwangeren ist eine frühzeitige Therapie mit Antibiotika unbedingt erforderlich. Auch beim Neugeborenen ist die Behandlung mit Antibiotika durchzuführen. Durch geeignete Hygienemaßnahmen kann das Infektionsrisiko minimiert werden.

### TOXOPLASMOSE

Die Toxoplasmoseerkrankung verläuft bei der Schwangeren symptomlos oder als harmlose Infektionserkrankung mit leichten grippalen Infektionszeichen und Schwellung der Halslymphknoten. Für das Kind sind die Auswirkungen allerdings gravierend. Eine Behandlung sollte daher so schnell wie möglich erfolgen. Befallene Organe sind in erster Linie das Gehirn (Enzephalitis, postentzündliche Verkalkungen im Gehirn) sowie die Netzhaut des Auges (Chorioretinitis). Die Symptome wie Sehstörungen, motorische Störungen und geistige Entwicklungsstörungen sind davon abhängig, welche Bereiche des Gehirns befallen wurden. Auch der Zeitpunkt der Infektion spielt eine große Rolle. Die Gefahr einer Ansteckung liegt zwar im ersten Schwangerschaftsdrittel nur bei 15 Prozent, die Auswirkungen einer Infektion sind zu diesem Zeitpunkt aber am gravierendsten. Je später in der Schwangerschaft eine kindliche Infektion auftritt, desto geringer ist das Risiko für schwerwiegende Störungen. Bei Verdacht auf eine frische Infektion wird sofort mit einer Antibiotikatherapie begonnen.

Zur Vorbeugung empfiehlt es sich, Gemüse, Salat und Obst sorgfältig zu reinigen. Waschen Sie nach der Gartenarbeit und dem Hantieren mit Fleisch die Hände sehr gründlich. Braten beziehungsweise garen Sie Fleisch gut durch. In Deutschland sind etwa 30 bis 50 Prozent der Schwangeren seropositiv, haben also Antikörper. Entsprechend besteht keine Gefahr für das Kind.

## Genetik: Die Macht der Gene

Die Chromosomen speichern alle Informationen, die zur Entwicklung eines Lebewesens notwendig sind. Die Anzahl der Chromosomen ist jedoch bei den verschiedenen Lebewesen unterschiedlich. So hat eine Stechmücke nur sechs, ein Goldfisch dagegen 94 Chromosomen. Der Mensch schließlich hat 46 Chromosomen, wobei jedes Chromosom doppelt vorhanden ist. Jeweils eines stammt von der Mutter, eines vom Vater. Die Chromosomen werden im Zellkern jeder Zelle aufbewahrt.

Die Erbinformation einer Zelle wird auch Genom genannt. Sie wird in Form einer Doppelleiter (Doppelhelix) gespeichert. Der fachliche Name heißt DNA (DNS, englisch DNA für desoxyribonuclein acid). Die Information wird durch die Reihenfolge von Basenpaaren bestimmt. Die Doppelhelix (DNA) funktioniert wie ein Reißverschluss. Wird eine Information gebraucht, wird der Reißverschluss aufgemacht und die entsprechende Information abgerufen.

Einzelne Abschnitte auf der Doppelhelix, die für ein bestimmtes Eiweiß zuständig sind, werden als Gene bezeichnet. Es sind bislang etwa 23 700 Gene bekannt. Daraus lässt sich hochrechnen, dass die Gesamtlänge der DNA in jeder menschlichen Zelle über zwei Meter beträgt. Das verdoppelte Gen kann aber in unterschiedlichen Ausprägungen vorliegen. Die unterschiedlichen Varianten desselben Gens nennt man Allele. Meistens gibt es nur zwei Allele eines Gens, in selteneren Fällen können aber auch mehr als zwei vorkommen. Ein Beispiel dafür ist die Erbinformation für die Augenfarbe,

## SPEZIAL

die je nach vorliegenden Allelen für blau oder braun kodieren kann.

Durch eine falsche Chromosomenanzahl oder durch veränderte Chromosomen kann es zu teilweise schweren genetischen Erkrankungen kommen. Dabei ist eine Zuordnung der Krankheitsbilder zu bestimmten Chromosomenmutationen oder numerischen Chromosomenabweichungen nicht immer möglich. So wird zum Beispiel das Down-Syndrom in den meisten Fällen durch ein zusätzliches, komplettes Chromosom 21 verursacht (freie Trisomie). Etwa drei Prozent der Fälle beruhen jedoch auf Translokationen, bei denen ein Teil des Chromosoms 21 mit einem anderen verschmilzt.

Es gibt eine Vielzahl von verschiedenen Erkrankungen, die mit Chromosomenstörungen einhergehen. Die Anzahl und die Struktur der Chromosomen kann im Rahmen der Fruchtwasseruntersuchung (siehe Seite 167) oder einer Chorionbiopsie (siehe Seite 157) festgestellt werden. Mithilfe des gewonnenen Zellmaterials wird ein Karyogramm erstellt, das die genaue Untersuchung der Chromosomen ermöglicht. Ein Karyogramm ist die geordnete Darstellung der einzelnen, durch ein Mikroskop fotografierten Chromosomen einer Zelle. Die Abbildung unten zeigt das Karyogramm eines gesunden Mädchens. Das Geschlecht wird durch das letzte Chromosomenpaar in der untersten Reihe bestimmt. Treffen zwei X-Chromosomen aufeinander, entsteht ein Mädchen, die Kombination von X und Y ergibt einen Jungen. Schweregrad und Ausprägung einer Erkrankung können über die Analyse des Genmaterials allerdings nicht zuverlässig erfolgen.

## KARYOGRAMM

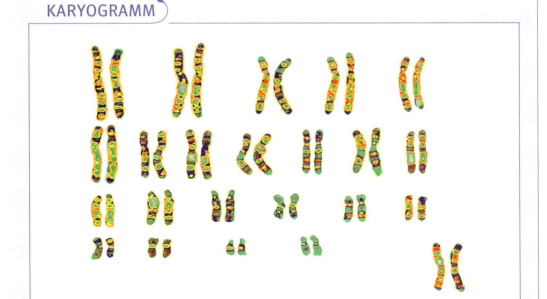

# Woche 11

## 10+0 – 10+6 SSW

### Entwicklung des Babys

In dieser Woche misst der Fötus 34 bis 41 Millimeter. Nun ist auch das kindliche Herz von seiner anfänglichen Platzierung im Kopfbereich in die Brust gerückt. Veränderungen setzen auch bei der einst transparenten Haut des Fötus ein: Sie wird dicker und vielschichtiger und unter der Oberfläche entstehen Haarfollikel. An Händen und Füßen beginnen langsam erste Nägel zu wachsen.

Beim männlichen Fötus wird in dieser Woche der Penis sichtbar. Noch nicht zu erkennen, aber bereits im Inneren angelegt, sind auch die Geschlechtsorgane des Mädchens.

Der etwas in die Länge gezogene Körper des Winzlings führt bereits spontan eine Vielzahl von Bewegungen durch. Er reagiert noch nicht auf äußere Reize, da er noch vollständig von reichlich Fruchtwasser umgeben ist. Sein Köpfchen zeigt sich im Ultraschallbild mit ausgeformtem Gesichtchen sowie mit Augen und Ohren, die sich ständig zur vollen Reife weiterentwickeln.

### Der Körper der Mutter

Das Blutvolumen steigt, was Sie an vermehrtem Durst spüren können. Auf diese Weise fordert der Körper mehr Flüssigkeit ein, die er für das Plus an Blut benötigt. Mehr Blut und der kräftig arbeitende Kreislauf wirken sich auch auf das eigene Wärmegefühl aus und lassen Hände sowie Füße wohlig warm werden.

Noch immer lässt Sie vermehrter Harndrang häufig auch nachts zur Toilette gehen. Diese harmlose, aber manchmal lästige Begleiterscheinung wird Sie bis zur Geburt begleiten – und manchmal auch darüber hinaus.

### HÄUFIGER HARNDRANG

Die Gebärmutter wächst und drückt schon in den ersten Wochen der Schwangerschaft auf die Harnblase. Dadurch kann die Blase nicht mehr so viel Urin wie üblich ansammeln und es kommt eher zu einem Völlegefühl mit Harndrang. Da die Gebärmutter in den nächsten Wochen ständig weiterwächst, ragt sie bald über die Blase hinaus und der Harndrang lässt wieder nach – bis das Baby in den letzten Wochen vor der Geburt so groß ist, dass es die Blase wieder »eindrückt«. Auch ergibt sich vermehrter Harndrang dadurch, dass Ihr Blutvolumen gestiegen ist und die Nieren verstärkt arbeiten müssen, um alles zu filtern.

Außerdem ist das Hormon Progesteron mit seiner beruhigenden Wirkung unter anderem für eine Weitstellung der Hohlorgane verantwortlich, was auch die ableitenden Harnwege betrifft. Dadurch können vermehrt Bakterien eindringen und aufsteigende Harnwegsinfektionen begünstigen. Eine Erkrankung kann schließlich mit vermehrtem Harndrang verbunden sein, manchmal auch mit Schmerzen beim Wasserlassen oder Fieber. Auch Juckreiz sowie Geruchs- und Farbveränderungen des Urins können auf eine Harnwegsinfektion hindeuten. Treten Symptome auf, sollte der Arzt schnellstmöglich aufgesucht werden. Eine nicht behandelte Harnwegsinfektion kann zu einer Nierenbeckenentzündung führen und in der Schwangerschaft auch zu einer Frühgeburt.

Behandelt wird die Harnwegsinfektion in der Regel mit Antibiotika, bei einer Nierenbeckenentzündung, die vermehrt im letzten Drittel der Schwangerschaft auftreten kann, erfolgt die Behandlung meist stationär im Krankenhaus.

Als Wäscheschutz bei unkontrolliertem Harnabgang oder bei vermehrtem Vaginalausfluss eignen sich Slipeinlagen ohne Plastikeinsatz.

Andere Produkte behindern die Luftdurchlässigkeit und begünstigen Hitze- sowie Feuchtigkeitsstau – was wiederum Infektionen fördert.

### VERSTOPFUNG (OBSTIPATION)

Die verminderte Darmtätigkeit und die mechanische Behinderung des Darmes durch die wachsende Gebärmutter können die Verdauung zunehmend beeinträchtigen und den Transport des Darminhalts verlangsamen. Zusätzlich wird in der Schwangerschaft vermehrt Flüssigkeit aus dem Darm gezogen, die der Körper für das steigende Blutvolumen benötigt. Dies führt dazu, dass der Darminhalt eindickt. Die Folge für viele Schwangere ist Verstopfung. Werden überdies Medikamente wie Eisenpräparate oder Wehenhemmer eingenommen, kann der Zustand sich noch verschlechtern.

Achten Sie darauf, dass Ihr Speiseplan ausreichend Ballaststoffe wie Vollkornerzeugnisse, Gemüse und Früchte enthält. Auch eine genügende Flüssigkeitszufuhr (mindestens zweieinhalb Liter täglich!) ist wichtig. Besonders wirkungsvoll bei hartnäckiger Verstopfung ist das langsame Kauen von Dörrobst (getrocknete Aprikosen, Zwetschgen oder Feigen), das zusätzlich viele wichtige Vitamine und Mineralstoffe enthält.

Um die Darmtätigkeit wieder in Schwung zu bringen, brauchen Sie jetzt viel Bewegung. Gehen Sie täglich eine halbe Stunde spazieren oder legen Sie eine Trainingseinheit auf dem Hometrainer ein. Auch die Yoga-Übung »Fisch« hilft gegen Verstopfung (siehe Seite 56). Reicht die Ernährungsumstellung alleine nicht aus, können Sie nach Rücksprache mit Ihrem Frauenarzt folgende Methoden versuchen:

Quell- und Füllstoffe (pflanzliche Flohsamenschalen, Weizenkleie, Leinsamen) nehmen Wasser auf und erhöhen das Füllvolumen des Darmes. Dadurch wird die Darmtätigkeit angeregt. Damit diese Präparate ausreichend aufquellen können, muss dazu viel getrunken werden. Die Wirkung setzt nach zwei bis drei Tagen ein. Osmotische Abführmittel sind Salze oder Zuckeraustauschstoffe (Bittersalz, Glaubersalz, Milchzucker, Lactulose, Sorbitol), die Wasser im Darm binden. Sie werden als Pulver verwendet und die Wirkung setzt nach einigen Stunden ein. Auch hier muss ausreichend Flüssigkeit dazu getrunken werden.

Gleitmittel wie Glycerin als Zäpfchen oder Klistier machen den Stuhl weich und besser gleitfähig. Es ist allerdings sehr wichtig, dass die Maßnahmen nicht übertrieben werden (Rizinusöl zum Beispiel ist verboten), damit keine vorzeitigen Wehen ausgelöst werden.

## WOCHENINFO

⊙ Sollte in der nächsten Woche eine **Chorionbiopsie** (siehe Seite 157) durchgeführt werden, tragen Sie in Ihrem Terminkalender vorsorglich ein paar ruhige Tage ein. Nach dem Eingriff sollten Sie mindestens 24 Stunden ruhen und eine Woche lang auf Sport und anstrengende körperliche Tätigkeiten verzichten. Das Gleiche gilt für eine Amniozentese (siehe Seite 167).

⊙ Es gibt begehrte **Geburtskliniken**, in denen Sie sich besonders in Großstädten bis zur elften Woche (10+0 bis 10+6) angemeldet haben sollten, um zum Geburtstermin einen Platz zu bekommen. Sollten Sie sich bereits für eine spezielle Klinik interessieren, lohnt es sich, den Anmeldungstermin schon jetzt zu erfragen.

## Aus der Arztpraxis

### Die Mehrlingsschwangerschaft

Bedingt durch die immer häufiger werdenden Kinderwunschbehandlungen und das kontinuierlich steigende Alter von Schwangeren kommt es immer öfter zu Mehrlingsschwangerschaften. Auch wenn es in der Familie bereits Zwillinge gibt, ist die Wahrscheinlichkeit für eine Mehrlingsschwangerschaft größer als normalerweise. Mehrlinge haben im Vergleich zu Einlingen ein etwas erhöhtes Risiko, schwangerschaftsspezifische Erkrankungen zu entwickeln. Werden mögliche Probleme jedoch rechtzeitig erkannt, können viele Komplikationen vermieden werden. In den meisten Fällen entdeckt der Arzt heute die Mehrlinge bereits beim ersten oder zweiten Vorsorgetermin. Nur sehr selten kommt es vor, dass eine Zwillingsschwangerschaft erst bei der Geburt ans Licht kommt. Die Eltern, die sich über doppelten Nachwuchs freuen dürfen, haben daher lange Zeit, sich auf die Zweifachbelastung vorzubereiten. Das ist wichtig, denn je besser der Einstieg ins Familienleben organisiert ist, desto leichter klappt er. Informationen liefert der Austausch mit anderen Zwillingseltern. Kontakte können über Internetforen hergestellt werden (Adressen siehe ab Seite 405).

#### MEDIZINISCHE BETREUUNG

In der Regel werden Zwillingsschwangerschaften bereits bei der ersten Ultraschalluntersuchung entdeckt. Die Eihautverhältnisse können am zuverlässigsten zwischen der 9. und 15. Schwangerschaftswoche bestimmt werden. Wenn die Zwillinge zweieiig sind, können sie auch unterschiedliche Geschlechter aufweisen. Auch wenn sie gleichgeschlechtlich sind, ähneln sie sich nicht mehr als »normale« Geschwister. Zwei Drittel aller Zwillinge sind zweieiig.

## Feto-fetales Transfusions-Syndrom

Das feto-fetale Transfusionssyndrom ist ein Krankheitsbild, das nur bei eineiigen Zwillingen vorkommt, die sich eine Plazenta teilen, zwischen deren beiden Nabelschnurgefäßen sich Gefäßverbindungen bilden. Solche Verbindungen treten bei einer gemeinsamen Plazenta zwar sehr häufig auf, aber glücklicherweise kommt es nur sehr selten zu einem feto-fetalen Transfusionssyndrom.

In diesem Fall wird durch die Gefäßverbindungen mit jedem Herzschlag Blut von einem Zwilling, dem sogenannten Spenderzwilling, zum anderen Zwilling, dem sogenannten Empfängerzwilling, gepumpt. Das bedeutet, dass ein Zwilling zu wenig Blut bekommt und nur sehr schlecht wächst. Das wiederum wirkt sich negativ auf die Fruchtwassermenge aus, die ihm zur Verfügung steht. Der zweite Zwilling dagegen bekommt mehr Blut, als sein Herz überhaupt bewältigen kann. Der Empfängerzwilling produziert entsprechend deutlich zu viel Fruchtwasser, was dazu führt, dass der Bauchumfang der Mutter stark zunimmt und damit das Risiko von vorzeitigen Wehen steigt.

Typischerweise entwickelt sich ein schweres feto-fetales Transfusionssyndrom zwischen der 17. und 26. Schwangerschaftswoche. Bei einer für den Zeitpunkt der Schwangerschaft überdurchschnittlich großen Gebärmutter und damit zusammenhängenden Beschwerden wie Atemnot, Spannungsgefühl oder Rückenschmerzen kann auch die Schwangere selbst ein feto-fetales Transfusionssyndrom bemerken. Allerdings ist das Krankheitsbild dann

Woche 11

## SPEZIAL

meist schon sehr weit fortgeschritten. Besser sind regelmäßige Ultraschallkontrollen von Beginn der Schwangerschaft an, damit rechtzeitig eine Diagnose gestellt werden kann. Um den weiteren Verlauf besser einschätzen zu können, sind meist Spezialuntersuchungen wie Dopplerultraschall (siehe Seite 240) erforderlich.

### Behandlungsmöglichkeiten
#### WIEDERHOLTE AMNIOZENTESE
Durch die Entnahme von ein bis zwei Litern Fruchtwasser können die mütterlichen Beschwerden kurzfristig behandelt werden. Üblicherweise nimmt aber die Fruchtwassermenge rasch wieder zu und die Punktion muss wiederholt werden. Da die Grunderkrankung durch diese Behandlungsmethode nicht beeinflusst wird, ist sie nur in Einzelfällen sinnvoll.
Wird das feto-fetale Transfusionssyndrom nur durch die Entnahme von Fruchtwasser behandelt, liegt die Wahrscheinlichkeit, dass beide Zwillinge überleben, nur bei 40 Prozent. Zudem besteht gegenüber einer normal verlaufenden Zwillingsschwangerschaft ein deutlich erhöhtes Risiko, dass sich bei den überlebenden Kindern neurologische Schäden mit Behinderungen entwickeln.

#### FETOSKOPISCHE LASERTHERAPIE
Bei dieser Behandlung wird unter lokaler Betäubung über eine dünne Nadel ein optisches Gerät in die Fruchthöhle eingebracht. Mit diesem werden die Gefäßverbindungen aufgesucht und die Verbindungen unterbrochen. Der Vorteil dieser Methode liegt darin, dass die Ursache für die Erkrankung beseitigt werden kann. Doch nicht bei allen Schwangerschaften ist auf diese Weise eine zuverlässige Behandlung möglich. Zudem kann es durch den Eingriff zu einem Blasensprung oder zu einer Frühgeburt kommen.
Die Wahrscheinlichkeit, dass beide Zwillinge überleben, beträgt bei dieser Methode 60 Prozent. Die Chance, dass mindestens ein Zwilling am Leben bleibt, liegt bei über 80 Prozent. Allerdings besteht auch in diesem Fall das gegenüber einer normal verlaufenden Zwillingsschwangerschaft deutlich erhöhte Risiko, dass die Kinder neurologische Schäden mit Behinderungen unterschiedlichen Ausmaßes entwickeln. Immerhin ist dieses aber geringer als nach einer Behandlung mittels einer Fruchtwasserpunktion.

## FETOSKOPIE

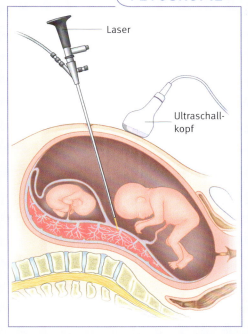

Laser

Ultraschallkopf

145

Eineiige Zwillinge dagegen haben von ihren Eltern die identische genetische Information mitbekommen und haben deshalb auch immer das gleiche Geschlecht. Sie sehen einander – zumindest als Babys und Kinder – zum Verwechseln ähnlich und haben häufig auch dieselben Vorlieben und Abneigungen. Für Schwangerschaft und Geburt ist aber nicht die Einteilung in ein- oder zweieiig entscheidend, sondern die Plazenta- und Eihautverhältnisse.

## RISIKO MEHRLINGSSCHWANGERSCHAFT

Viele Zwillingsschwangerschaften verlaufen völlig problemlos. Zwar wird die Schwangerschaft engmaschiger überwacht, doch kommt es selten tatsächlich zu Komplikationen. Das Risiko von Zwillingen hängt ganz wesentlich von den Eihaut- und Plazentaverhältnissen ab. Denn wenn sich die Kinder eine Plazenta teilen müssen, gibt es oft Versorgungsprobleme. Diese Eihautverhältnisse können mit Ultraschall bis zur 15. Woche sehr zuverlässig erkannt werden. Es steht daher schon früh fest, ob und welche Risiken eventuell auftreten könnten.

Mit dem Begriff Chorionizität werden die Plazentaverhältnisse beschrieben. Monochorial bedeutet, dass die Kinder sich eine gemeinsame Plazenta teilen. Dies ist bei einem Drittel der Zwillingsschwangerschaften der Fall. Davon wiederum sind 33 Prozent dichorial-diamniot. Das heißt, dass zwei Nabelschnüre vorhanden sind und die Fruchthöhlen durch eine dicke Membran voneinander getrennt sind. 65 Prozent sind monochorial-diamniot, die trennende Membran ist dann dünner und durchsichtig. Zwei Prozent haben monochorial-monoamniote Eihautverhältnisse. In diesem Fall teilen die Kinder sich eine Fruchthöhle und eine Plazenta. Welche Form entsteht, hängt vom Zeitpunkt ab, zu dem sich die Zellen trennen.

- Dichorial-diamniote Zwillingsschwangerschaft: Bei den meisten Schwangerschaften sind diese günstigen Eihautverhältnisse vorhanden. Das Risiko für Komplikationen ist gering, sodass keine besondere Überwachung notwendig ist. Liegt das erste Kind in Kopflage, steht einer normalen Geburt nichts im Wege.
- Monochorial-diamniote Zwillingsschwangerschaft: Diese Zwillinge sind immer eineiig. Weil das Risiko für die Entwicklung eines fetofetalen Transfusions-Syndromes (siehe Seite 144) besteht, ist ab der 12. Woche eine zweiwöchentliche Kontrolle empfehlenswert.
- Monochorial-monoamniote Zwillingsschwangerschaft: Auch diese Zwillinge sind immer eineiig. Neben dem Risiko für siamesische Zwillinge besteht die Gefahr der Nabelschnurverknotung. Eine engmaschige Überwachung mit Ultraschall ist erforderlich. Um Nabelschnurkomplikationen zu vermeiden, empfiehlt sich zur Geburt ein Kaiserschnitt.

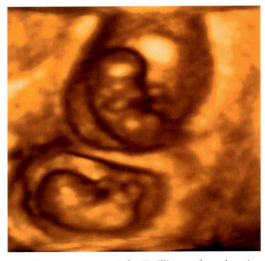

*Gute Voraussetzungen: Jeder Zwilling verfügt über eine eigene Plazenta und eine eigene Fruchtblase.*

# Woche 12

## 11+0 – 11+6 SSW

### Entwicklung des Babys

Eine Größe von 43 bis 51 mm hat der kleine Embryo in dieser Woche zu bieten, und das bei einem konstanten Herzschlag von 120 bis 160 Schlägen pro Minute. Da die Augen weiter zur Mitte des Gesichts gerückt und die einst tief sitzenden Ohren nach oben gewandert sind, trägt das kindliche Gesicht nun typisch menschliche Züge. Die kleine Stupsnase ist im Profil genauso gut zu sehen wie die gewölbte Stirn des runden Köpfchens, das bereits einen Durchmesser von bis zu 20 mm aufweist.

In dieser Zeit werden auch die Zähne angelegt, indem im Kiefer erste Zahnknospen entstehen. Beim weiblichen Embryo wird zudem die Entwicklung der Genitalien sichtbar, während bei Jungen wie Mädchen die Schilddrüse beginnt, eigenständig Hormone zu bilden.

Der Embryo wird immer beweglicher: Jetzt kann er bereits Handgelenke und Ellbogen beugen und seine Händchen zur Faust schließen. Er kann trinken und sein Köpfchen sowie den Körper drehen. Auch wird er manchmal vom Schluckauf »gequält«, macht seine ersten »Atemübungen« und kann perfekt gähnen.

### Der Körper der Mutter

Wurden Sie in den letzten Wochen von Übelkeit geplagt, können Sie nun mit großer Wahrscheinlichkeit damit rechnen, dass die Beschwerden nachlassen. Nun werden die Tage für Sie weniger anstrengend, und die alltägliche Arbeit wird wieder leichter zu meistern sein.

Mittlerweile ist die Gebärmutter so groß wie die Faust eines Mannes. Bei schlanken Frauen ist sie jetzt nicht nur über die Vagina zu ertasten, sondern oftmals auch schon über die Bauchdecke

zu spüren. Die feste Gebärmutter hebt sich direkt über dem Schambein vom übrigen Gewebe ab, wenn man die Umgebung vorsichtig mit den Fingerspitzen abtastet.

> ## INFO
>
> ### Jodmangel vermeiden
>
> Auch Jodmangel verursacht Reizbarkeit, Lustlosigkeit und depressive Verstimmungen. Und Ihre Jodreserven werden momentan kräftig abgebaut: Ihre Schilddrüse arbeitet auf Hochtouren und produziert rund 50 Prozent mehr Schilddrüsenhormone als vor der Schwangerschaft. Dafür benötigen Sie ausreichend Jod, denn das Mineral unterstützt die Produktion dieser Hormone. Darüber hinaus beginnt die Schilddrüse des Babys, selbst Hormone zu bilden, wofür zusätzliches Jod gebraucht wird, das heißt von Ihnen zur Verfügung gestellt werden muss. So büßt das mütterliche Organ einen großen Teil seiner Jodvorräte ein, Jodmangel kann sich einstellen und gegen Ende der Schwangerschaft auch die Ausbildung eines Kropfes. Unterstützen können Sie Ihre Jodversorgung durch den Gebrauch von jodiertem Speisesalz und den Verzehr von Fisch: Ein- bis zweimal pro Woche sollte er auf den Tisch kommen. Geeignet sind Meeresfische wie Seelachs, Rotbarsch oder Kabeljau.
>
> Weil der erhöhte Bedarf an Jod nicht immer allein durch die Ernährung gedeckt werden kann, verschreibt der Arzt häufig auch prophylaktisch ein geeignetes Jod-Präparat.
>
> Ab jetzt benötigen Sie 250 Mikrogramm Jod pro Tag und damit 50 Mikrogramm mehr als vor der Schwangerschaft.

## WOCHE FÜR WOCHE | DER 3. MONAT

### GESTEIGERTE REIZBARKEIT

Die vermehrte Tätigkeit der mütterlichen Schilddrüse und auch die Flut an Hormonen führen zu Hektik und Gereiztheit. Beruflicher Stress oder Partnerprobleme bringen zudem viele Frauen schneller aus dem Gleichgewicht als sonst. Kein Wunder: Oft bleibt im Trubel des Alltags gar nicht genug Zeit, um der neuen Situation mit all den Anforderungen, die das neue Leben an Ihren Körper stellt, gerecht zu werden. Legen Sie daher öfter am Tag eine Pause ein, atmen Sie tief durch, und trinken Sie eine Tasse Tee, die Ihnen Energie zurückbringt. Wenn möglich, sollten Sie sich jeden Tag eine Mittagspause gönnen – besonders, wenn Sie beruflich stark gefordert sind.

### ANSTEHENDE UNTERSUCHUNGEN

Auch wenn Sie sich sicher sind, die für Sie geeignete pränatale Diagnostik gefunden zu haben, kann der Gang zur Untersuchung von einem mulmigen Gefühl begleitet werden. Was ist, wenn beim Kind eine Krankheit gefunden wird? Wenn eine Fehlgeburt ausgelöst wird? Diese Sorgen sind selbstverständlich und können so groß werden, dass die Zeit bis zum Vorliegen des Ergebnisses unerträglich wird.

Dieser Zustand kann ein erhebliches Maß an Stress und psychischer Belastung auslösen. Um das seelische Gleichgewicht wiederherzustellen, hilft es oft, das Gespräch mit dem Partner oder einer Freundin zu suchen. Entspannung bringen aber auch Yoga, Meditation oder ein ausgiebiger Einkaufsbummel. Professionellen Rat bieten darüber hinaus Beratungsstellen bei Pro familia, der Caritas etc. an die Sie sich ganz unkompliziert auch telefonisch wenden können. Pro familia organisiert auch – kostenlos – eine Begleitperson, wenn Sie niemanden haben, der mit Ihnen zur Untersuchung geht (Adressen siehe ab Seite 405).

### WOCHENINFO

⊙ Die **Messung der Nackentransparenz** (siehe Seite 164) des Babys per Ultraschall gibt in dieser sowie in den beiden nächsten Schwangerschaftswochen Auskunft darüber, ob Ihr Baby ein erhöhtes Risiko für bestimmte Krankheiten aufweist.

⊙ Mit dem **Ersttrimester-Screening** (siehe Tabelle Seite 162) wird das persönliche Risiko für eine Chromosomen-Abweichung, die beispielsweise bei einem Kind mit Down-Syndrom vorliegt, berechnet. Die Ergebnisse der Nackentransparenz-Messung und einer Blutuntersuchung bilden zusammen mit dem Alter der Mutter die Grundlagen für den Test. Bei dem Resultat handelt es sich keinesfalls um eine Diagnose, sondern nur um eine Aussage über das Risiko. Die Entscheidung, ob weiterführende Untersuchungen gemacht werden, liegt allein bei den werdenden Eltern.

⊙ In dieser und auch in der folgenden Schwangerschaftswoche ist der ideale Zeitpunkt für eine **Chorionbiopsie** (siehe Seite 157). Dafür werden Zellen aus der Plazenta entnommen, mit denen sich der Chromosomensatz des Kindes darstellen lässt und genetisch bedingte Fehlbildungen erkannt werden können.

⊙ Ab der zwölften Schwangerschaftswoche können Arzt oder Hebamme bei der Vorsorgeuntersuchung die **Herztöne des Babys** mit dem sogenannten Dopton (portables Ultraschallgerät) hörbar machen. Über Lautsprecher wird es auch der Mutter, dem Vater oder den Geschwisterkindern möglich, das kleine Herz klopfen zu hören und erste »Botschaften« zu empfangen.

# Aus der Arztpraxis

## Blutungen in der Frühschwangerschaft

Leichte Blutungen während der Frühschwangerschaft kommen relativ häufig vor: Etwa jede vierte Frau erlebt mindestens eine unwillkürlich auftretende Blutung – meist in Form einer leichten Schmierblutung. Wenn die Blutung nicht von weiteren Beschwerden wie ziehenden Schmerzen im Unterbauch begleitet wird, ist die Gefahr einer Fehlgeburt nicht sehr hoch. Trotzdem sollten Sie sich untersuchen lassen, damit Ihr Frauenarzt feststellen kann, ob es dem Kind weiterhin gut geht. Eine Ultraschalluntersuchung bringt rasch Klarheit. Gönnen Sie sich danach viel Ruhe.

Eine drohende Fehlgeburt kündigt sich durch eine vaginale Blutung, begleitet von (meist) ziehenden, selten krampfartigen Schmerzen an. Wenn der Muttermund sich nicht öffnet und kein Gewebe abgeht, ist die Prognose meist sehr gut. Wichtig ist auf jeden Fall ein Besuch beim Frauenarzt, der feststellt, ob alles in Ordnung ist. Auch in diesem Fall ist Ruhe und Schonung wichtig. Ihr Arzt wird Ihnen ein Attest ausstellen, damit Sie sich zu Hause erholen können. Auch auf Sex sollten Sie in den nächsten Tagen verzichten. Bei stärkerer Blutung erfolgt eventuell auch die Aufnahme in eine Klinik.

Werden Bakterien in der Vagina nachgewiesen, ist eine antibiotische Behandlung angezeigt. In Einzelfällen kommen auch Hormone (Progesteron) zum Einsatz.

## INFO

### Der Handschuh-Test

Ein großer Anteil der Fehl- und Frühgeburten wird durch Infektionen verursacht, die durch die Vagina aufsteigen. Normalerweise befindet sich in der Vagina eine große Anzahl von sogenannten Milchsäurebakterien (Lactobacillus acidophilus, Döderlein-Stäbchen). Die von diesen Keimen produzierte Milchsäure bewirkt, dass im Scheideneingangsbereich die Scheidenflüssigkeit deutlich sauer ist. So werden die meisten kritischen Keime (Bakterien, Viren, Pilze) in Schach gehalten, die oft nur in geringer Zahl vorhanden sind. Der normale pH-Wert für den Scheideneingangsbereich liegt zwischen 4,0 und 4,4. Ein Anstieg des pH-Wertes auf über 4,4 ist ein Hinweis auf eine Störung des Scheidenmilieus mit dem Risiko für eine Scheideninfektion. Die Messung des Scheiden-pH-Wertes kann nun mit einem Testhandschuh von der Schwangeren selbst gemessen werden. Im Allgemeinen reicht es bei einer unkomplizierten Schwangerschaft, die Messung zweimal pro Woche vorzunehmen.

Wenn der pH-Wert einmal nicht im Normalbereich ist, besteht noch kein Grund zur Beunruhigung. So kann er etwa nach dem Geschlechtsverkehr durch die Samenflüssigkeit verändert sein. Das Testpapier könnte auch mit Urinresten in Berührung gekommen sein (Urin kann ganz unterschiedliche pH-Werte haben). Liegt bei der Messung am folgenden Tag der pH-Wert immer noch nicht im Normalbereich, sollte sicherheitshalber eine Abstrichkontrolle durch den Arzt erfolgen.

WOCHE FÜR WOCHE | DER 3. MONAT

SPEZIAL

## Das Fruchtwasser

Das Fruchtwasser ist normalerweise eine klare Körperflüssigkeit. Es umgibt den menschlichen Embryo bereits in der Frühschwangerschaft vollständig und verhindert so, dass er mit den Eihäuten verwächst. Zudem ermöglicht eine ausreichende Fruchtwassermenge Ihrem Kind bereits ab der achten bis zehnten Schwangerschaftswoche viel Bewegungsspielraum. Und dieser ist für die weitere Entwicklung von ganz entscheidender Bedeutung. Wer rastet, der rostet: Das gilt bereits für die Zeit vor der Geburt. Natürlich ist das Fruchtwasser auch ein hervorragendes Schutzpolster für Ihr Kind. Es kommt so ohne »blaue« Flecken auf die Welt, obwohl es doch mitunter recht kräftig von außen gedrückt wird. In der Eröffnungsperiode der Geburt (siehe Seite 323) schwächt das Fruchtwasser den Druck auf die Nabelschnur ab und ermöglicht dadurch eine ungestörte Nabelschnurdurchblutung.

> **INFO**
>
> **Die Funktionen des Fruchtwassers**
>
> Für eine gesunde Entwicklung ist das Fruchtwasser unentbehrlich.
> - Es verhindert, dass das Kind mit der Eihaut verwächst.
> - Es ermöglicht die freie Beweglichkeit des Kindes in der Fruchthöhle.
> - Es sorgt dafür, dass die Lunge sich normal entwickeln kann.
> - Es stellt während der Geburt die Nabelschnurdurchblutung sicher.

In der zwölften Woche beträgt die Fruchtwassermenge etwa 60 Milliliter, mit 20 Wochen knapp 500 Milliliter und mit 36 Wochen hat sich die Menge auf einen Liter verdoppelt. Bis zum Entbindungstermin nimmt die Menge wieder leicht ab. In der Frühschwangerschaft wird das Fruchtwasser von den Eihäuten gebildet und auch von diesen resorbiert. Ab der Mitte der Schwangerschaft übernimmt diese Aufgabe das Kind selbst.

### Die Fruchtwassermenge

Die Menge des Fruchtwassers kann mithilfe einer Ultraschalluntersuchung sehr zuverlässig bestimmt werden. Dazu wird ein sogenannter Fruchtwasserindex erstellt, für den der Arzt die Fruchtwasserausdehnung in der Fruchthöhle misst. Die gemessenen Werte werden zusammengezählt und durch vier geteilt. Bei einem Wert von unter fünf Zentimetern ist zu wenig Fruchtwasser vorhanden, bei fünf bis 20 Zenti-

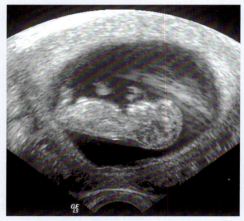

*Mit zwölf Wochen schwimmt der kleine Embryo in etwa 60 Milliliter Fruchtwasser.*

metern ist die Fruchtwassermenge normal, und bei über 20 Zentimetern liegt zu viel Fruchtwasser vor. Vor allem um den Geburtstermin herum ist die Fruchtwassermessung hilfreich, um rechtzeitig eine mögliche Unterversorgung zu erkennen. Auch die Schwangere selbst bemerkt eine deutliche Änderung der Fruchtwassermenge. Der Bauch bleibt bei zu wenig Fruchtwasser kleiner als er sein sollte. Steigt die Fruchtwassermenge, nimmt der Umfang stark zu; Atemnot, Bauchschmerzen und vorzeitige Wehen können sich einstellen.

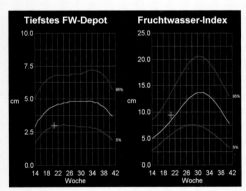

*Der Fruchtwasserindex zeigt ein für die zwölfte Woche normales Fruchtwasserdepot an.*

## ZU WENIG FRUCHTWASSER

Wird aufgrund einer Fehlbildung im fetalen Urogenitaltrakt zu wenig (Oligohydramnion) Urin produziert, kommt es zur sogenannten Oligohydramnion-Sequenz. Die Fruchtblase enthält dann zu wenig Fruchtwasser. Fehlt über einen längeren Zeitraum das Fruchtwasser gänzlich, entwickeln sich verschiedene Fehlstellungen der Hände und Füße und der Kopf verformt sich in die Länge. Solange jedoch noch eine geringe Fruchtwassermenge vorhanden ist, kann das Kind sich normal entwickeln. Auch wenn das Fruchtwasser nur für einen kurzen Zeitraum fehlt, beschert dies dem Kind keine Probleme – immer vorausgesetzt, die Durchblutung der Nabelschnur ist davon nicht betroffen. Durch eine sorgfältige Überwachung nach einem Blasensprung können mögliche Risiken für das Kind äußerst zuverlässig vermieden werden.

## ZU VIEL FRUCHTWASSER

Umgekehrt bildet sich zu viel Fruchtwasser (Polyhydramnion), wenn die Magen-Darm-Passage behindert ist. Dann trinkt das Kind zu wenig, obwohl die Urinproduktion aufgrund der ungestörten plazentaren Versorgung nicht vermindert ist: Eine Überproduktion von Fruchtwasser ist die Folge. Auch verschiedene Fehlbildungssyndrome, fetale Infektionen und Chromosomenstörungen können zu einer Vermehrung des Fruchtwassers führen. Die häufigste Ursache für eine zu große Menge Fruchtwasser ist jedoch eine Störung der Regulation der Fruchtwassermenge, bei der das Kind sich ganz normal weiterentwickelt.

Während der Schwangerschaft hat das Kind im Gegensatz zum Oligohydramnion keine Nachteile. Es hat dann einfach mehr Platz für ausgedehnte Turnübungen. Besteht extrem viel Fruchtwasser und hat die Mutter starke Beschwerden, kann eine Fruchtwasserpunktion die Beschwerden bessern.

Bei Geburtsbeginn besteht die Gefahr, dass es beim Blasensprung zum Nabelschnurvorfall (siehe Seite 302) kommt. Hier ist eine gute Überwachung nötig.

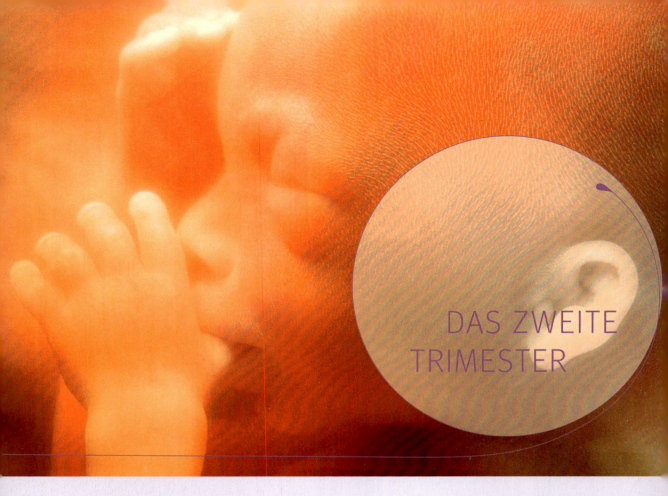

# DAS ZWEITE TRIMESTER

## Erste Bande knüpfen

Das zweite Trimester zwischen der 13. und 24. Woche erleben viele Frauen als angenehmste Phase der Schwangerschaft: Die anfänglichen Beschwerden wie Übelkeit, Kreislaufschwäche und Erschöpfung klingen ab und dennoch ist der Bauch noch nicht so rund, dass er Bewegungsdrang und -radius einschränken würde.
Oft belebt sich in dieser Zeit auch die Partnerschaft: Die gemeinsame Vorfreude auf das Kind schmiedet viele Paare noch enger zusammen. Es gibt so viel zu träumen, zu planen und zu gestalten, dass an gemeinsamen Themen kein Mangel herrscht.
Zusätzlicher Glücksgarant: Um die 18. Woche spüren die meisten Frauen ein leises Flattern im Bauch: Das Baby begrüßt mit seinen federleichten Bewegungen die Mutter. Von Woche zu Woche werden die Bewegungen kräftiger und sind der beste Beweis dafür, dass das Kind sich gut und gesund entwickelt. Ab der 24. Woche ist dies auch für den werdenden Vater zu spüren: Wenn er die Hand auf den Babybauch legt, kann er manchmal den sanften Gegendruck eines kleinen Fußes oder einer kleinen Hand fühlen. Ein Wunder für alle, die dabei sein dürfen.

### Babys Gesundheit

Damit Ihr Baby sich weiter gesund entwickeln kann, ist es natürlich auch im zweiten Drittel wichtig, dass Sie sich gesund und ausgewogen ernähren und auch weiterhin auf Alkohol und Nikotin verzichten.

Nehmen Sie auch alle Vorsorgetermine regelmäßig wahr, damit Ihr Frauenarzt sofort reagieren kann, wenn sich Probleme andeuten. Im zweiten Trimester können neben den normalen Untersuchungen im Rahmen der Mutterschaftsrichtlinien (siehe Seite 108) auch Methoden der Pränataldiagnostik (siehe Seite 71) angewendet werden. Mithilfe einer Amniozentese oder einer Chorionbiopsie können ab der 14. Woche Chromosomenstörungen bei Ihrem Kind ausgeschlossen werden. Und nebenbei erfahren Sie, ob Sie sich auf einen Jungen oder ein Mädchen freuen dürfen. Lassen Sie sich aber ausführlich beraten, bevor Sie sich für ein invasives Verfahren entscheiden. Manchmal können diese Untersuchungen Anlass für viele unnötige Sorgen und Ängste sein. Denken Sie immer daran, dass 97 Prozent aller Babys gesund geboren werden. Ein guter Frauenarzt wird mit Ihnen Vor- und Nachteile jeder Methode besprechen. Die endgültigen Untersuchungsergebnisse liegen nach 10 bis 14 Tagen vor.

## Einkaufen

Um die 15. Woche werden Sie bemerken, dass keine Hose mehr passt und jeder Rockbund kneift. Jetzt ist es Zeit für den ersten ausgedehnten Einkaufsbummel. Auf Ihrer Liste sollten eine bequeme Schwangerschaftsjeans mit verstellbarem Bund, weite Shirts, die Platz für den Bauch lassen, und eine kuschelige Jacke stehen, damit Sie sich auch bei kühlen Temperaturen immer wohlig warm fühlen. Mittlerweile gibt es einige Hersteller, die sehr schicke Schwangerschaftsmode anbieten, sodass Sie auch in der runden Zeit nicht auf modische Accessoires verzichten müssen (siehe Adressen ab Seite 405). Achten Sie aber auf hochwertige Materialien. Denn die Haut reagiert in der Schwangerschaft empfindlicher als gewohnt.

## Halbzeit

Mit der 20. Woche haben Sie dann die Halbzeit erreicht. Ihr Bäuchlein ist nun schon gut zu sehen, aber noch nicht so groß, dass es Sie behindern würde. Viel Bewegung und frische Luft tun Ihnen nun gut. Vielleicht nutzen Sie diese Phase für einen letzten Urlaub zu zweit. Denn die Schwangerschaft ist nicht nur die Vorfreude auf einen neuen Lebensabschnitt, sie bedeutet auch den Abschied von einem alten Modell. Die intime Zweisamkeit eines erwachsenen Paares weicht der lauten Fröhlichkeit einer jungen Familie.

Das bedeutet vor allem für die Partnerschaft eine große Umstellung – die Sie umso besser bewältigen, je tragfähiger Ihre Beziehung ist. Lernen Sie daher schon jetzt, sich ganz bewusst Zeit für den Partner zu nehmen und Ihre Beziehung als etwas Kostbares zu behandeln. In der ersten Zeit mit dem Baby wird es sehr wichtig werden, regelmäßige Paarzeiten nur für Sie beide zu etablieren, damit Sie Ihre Familie auch einmal aus der Ferne betrachten und gemeinsam stolz darauf sein können.

## Sport und Bewegung

Viele Schwangerschaftskurse starten um die 14. Woche, wenn das Risiko für eine Fehlgeburt gering und die Beweglichkeit gut ist. Aquafitness, Yoga oder Gymnastik können Sie bis zum Ende der Schwangerschaft trainieren. Davon profitieren Sie und Ihr Baby, das umso besser mit Sauerstoff versorgt wird, je tiefer Sie atmen. Auch die Geburt lässt sich leichter bewältigen, wenn Sie gut trainiert sind. Wichtig ist, dass Sie nur Übungen durchführen, die in der Schwangerschaft zugelassen sind (siehe Seite 53). Melden Sie sich auch rechtzeitig für einen Geburtsvorbereitungskurs an, damit Sie zu Beginn des dritten Trimesters damit anfangen können.

WOCHE FÜR WOCHE | DER 4. MONAT

# DER 4. MONAT

## Woche 13

12+0 – 12+6 SSW

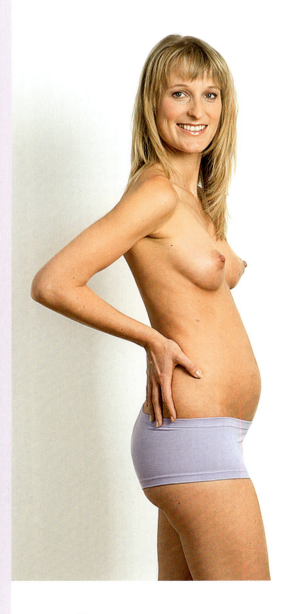

### Entwicklung des Babys

Der sechs Zentimeter große und 14 Gramm schwere Fötus erprobt seinen neu erweckten Tastsinn und spielt sogar mit der Nabelschnur. Während die inneren Organe weiter heranreifen, beginnt die Entwicklung der Stimmbänder im Kehlkopf: Früh übt sich, wer ein Meister werden will … Da ist es nicht verwunderlich, dass das Baby seine Stimme nach der Geburt gleich kräftig ausprobiert.

Zwar sind bereits alle Organe ausgebildet, doch müssen sie noch zu ihrer vollen Funktionstüchtigkeit heranwachsen und auch an Größe zunehmen. Aus dem Knorpelgewebe sind jetzt die ersten Knochen entstanden. Im Ultraschallbild sind die Rippen sowie die Bein- und Beckenknochen deutlich zu erkennen.

### Der Körper der Mutter

Mit dieser Woche haben Sie bereits das erste Trimester hinter sich gebracht und stehen am Beginn des zweiten. Jetzt sinkt auch die Wahrscheinlichkeit einer Fehlgeburt um 65 Prozent. Das bringt bestimmt Erleichterung und sorgt für ungetrübte Freude auf das Baby.

Gleichzeitig beginnt die sogenannte Anpassungsphase, in der die meisten Frauen ihre körperlichen und seelischen Veränderungen annehmen und bejahen.

Auch wenn man Ihre Schwangerschaft von außen noch nicht sehen kann, wird der Knopf Ihrer Hose vermutlich schon nicht mehr zugehen. Sofern Sie nicht zu den Frauen gehören, die in den letzten Monaten unter starkem Erbrechen litten, haben Sie jetzt vermutlich schon ein bis drei Kilo zugelegt. Wenn nicht, ist das aber auch kein Problem, da von nun an der Energiebedarf erhöht ist und sich mit gesteigertem Appetit bei Ihnen meldet. Rund 300 Kalorien benötigen Sie nun täglich mehr, und das macht sich schon bald auch beim Gewicht bemerkbar. Vorsorglich können Sie sich für die nächste Zeit bequeme Kleidung besorgen, da der Bauch nicht eingedrückt werden sollte. Ein Tipp für gute und preiswerte Kleidung sind Second-hand-Märkte, die speziell für Schwangere regelmäßig unter anderem von Kirchengemeinden organisiert werden. Hier gibt es natürlich auch Babykleidung in allen Größen, Spielzeug und Praktisches wie Kinderwagen oder Milchpumpen. Solche Termine bieten auch Möglichkeiten, andere Schwangere oder frisch gebackene Eltern kennenzulernen, die meist recht aufgeschlossen und mitteilsam sind.

## VERFRÜHTER MILCHFLUSS

Die Brüste sind deutlich gewachsen und bei manchen Frauen tritt schon jetzt etwas Milch (klares oder auch gelbliches Sekret) aus den Brustwarzen aus – obwohl die Vormilch in der Regel erst um die 21. Schwangerschaftswoche in den Brüsten gebildet wird. Es kann sein, dass sich der verfrühte Milchfluss wieder legt, erst in einer späteren Schwangerschaftswoche beginnt oder erst unmittelbar vor der Geburt. Bei vielen Frauen läuft vor der Geburt auch gar keine Milch aus. All das ist ganz normal, gibt keine Hinweise auf eine Erkrankung und bedeutet auch nicht, dass nach der Geburt besser oder weniger gut gestillt werden kann. Bei vorzeitigem Milchfluss helfen weiche Stilleinlagen. Verspüren Sie unangenehme Spannungsgefühle in der Brust, bringen Quarkpackungen oder Cold-packs Erleichterung. Egal, womit Sie kühlen: Die Brustwarzen sollten immer ausgespart werden. Auch ein gut sitzender BH aus dem Fachgeschäft bietet Abhilfe bei verfrühtem Milchfluss. Er entlastet, und die Milchseen laufen nicht so schnell voll, da die Brust durch den BH mehr nach oben gestellt ist.

## WOCHENINFO

⊙ Sollten Sie **Ihrer Familie** oder Ihren Freunden noch nichts von Ihrer Schwangerschaft verraten haben, ist jetzt ein guter Zeitpunkt. Die ersten drei Monate sind geschafft und erste Ultraschallbilder halten viele Neuigkeiten bereit, mit denen Sie Verwandte und Freunde überraschen können. Auch ältere Geschwisterkinder werden sich bestimmt über den Familienzuwachs freuen. Binden Sie sie ruhig mit in die Schwangerschaft ein. Herztöne und Ultraschallbilder schaffen genauso Nähe zum neuen Geschwisterchen wie das Horchen an Mamas Bauch und das Sprechen mit dem Baby via Bauchdecke. Jüngere Kinder hingegen können sich noch nicht richtig vorstellen, was ein Geschwisterchen bedeutet. Wenn die erste Frage nach dem runden Bauch kommt, ist noch genug Zeit, das kleine Kind zu informieren. Auch muss es dann nicht mehr so lange warten, was auch zu Ihrem Vorteil ist: Es kann durchaus sein, dass Sie täglich die Frage gestellt bekommen »Wann kommt denn das Baby?«

⊙ Erwarten Sie gerade **Ihr zweites Kind,** haben sich vielleicht manchmal Zweifel eingestellt, ob Sie es genauso lieben können wie

## WOCHENINFO  *Fortsetzung*

das erste oder ob es möglich ist, eines mehr und eines weniger zu lieben. Machen Sie sich keine Sorgen! Sobald das Baby da ist und Sie es in Ihren Armen halten, werden Sie es genauso lieben wie das ältere Kind.

⊙ Mittlerweile hat sich Ihre Schwangerschaft gefestigt und Sie können sich täglich eine **Bauch-Zupfmassage** gegen Schwangerschaftsstreifen gönnen: Verteilen Sie mit den Händen Körperöl oder Pflegecreme über den ganzen Bauch. Nehmen Sie etwas Haut zwischen Daumen und Zeigefinger und ziehen Sie sie vorsichtig hoch, als ob Sie sich sanft kneifen würden. Lassen Sie gleich wieder los und bearbeiten Sie Stück für Stück den gesamten Bauch: von unten nach oben bis unter die Rippenbögen. Um die Gebärmutter nicht zu reizen, sollten Sie den Bereich in der Nähe des Schambeins auslassen.
Die Zupfmassage fördert die Durchblutung und die Elastizität des Bindegewebes. Regelmäßig angewendet, erzielen Sie die beste Wirkung. Alternativ können Sie Ihren Bauch sanft rund um den Nabel – im Uhrzeigersinn – mit einem nassen Sisalhandschuh abreiben, während Sie unter der Dusche stehen. Nach dem Abtrocknen wird die Haut des Bauchs leicht massiert, indem Sie eine reichhaltige Creme oder Öl darauf verteilen.
Um die Wehentätigkeit nicht frühzeitig in Gang zu setzen, sollten Sie in den letzten drei Wochen vor der Geburt die Zupfmassage nicht mehr anwenden. Massieren Sie Ihren Bauch dann nur noch mit Öl oder Creme und dem sanften Druck Ihrer Hände. Bei Neigung zu vorzeitigen Wehen ist es ratsam, ganz auf eine Zupfmassage zu verzichten.

⊙ Ab jetzt können Sie mit einem sanften **Training für die Schwangerschaft** beginnen (siehe Seite 49). Gut tun Ihnen Yoga, Gymnastik, Spazierengehen oder Radfahren. Auf Sportarten, die mit einem hohen Sturzrisiko verbunden sind, sollten Sie während der Schwangerschaft besser verzichten – auch wenn noch kein Bauch zu sehen ist. Wenn Sie sich für einen Kurs entscheiden, der speziell für Schwangere gedacht ist, können Sie gleichzeitig Frauen in der gleichen Situation kennenlernen und Kontakte knüpfen.

⊙ **Kurzatmigkeit** ist typisch für diese Woche. Vor allem, wenn Sie in Eile sind, wenn Sie rasch eine Treppe hochlaufen oder eine schwere Einkaufstüte tragen müssen, japsen Sie regelrecht nach Luft. Halten Sie inne und versuchen Sie, tief und regelmäßig zu atmen. So kommt über die Plazenta viel Sauerstoff zu Ihrem Baby.

⊙ Sobald die Schwangerschaft für Außenstehende sichtbar wird, werden viele Frauen auch mit **unerwünschten Ratschlägen** konfrontiert. Nicht nur die Schwiegermutter, auch Arbeitskollegen, Freundinnen und wildfremde Menschen auf der Straße kommentieren plötzlich alles, was Sie tun. Denken Sie immer daran, dass die meisten Dinge, die Sie zu hören bekommen, nichts weiter sind als längst widerlegte Schwangerschaftsmythen. Vor allem in Bezug auf Ernährungs-, Bewegungs- und Kleidungsfragen sollten Sie sich nicht verunsichern lassen. Und wenn ein Ratgebender Sie doch einmal nachhaltig zum Grübeln bringt, ist es am besten, wenn Sie die Sache mit Ihrem Frauenarzt oder Ihrer Hebamme besprechen. Hier können Sie sicher sein, dass Sie fachlich richtige Antworten bekommen.

# Aus der Arztpraxis

## Chorionbiopsie

Die Chorionbiopsie ist ein Verfahren der invasiven Pränataldiagnostik (siehe Seite 73). Sie kommt zum Einsatz, wenn zwischen der 11. und 14. Woche eine Chromosomenuntersuchung erfolgen soll. Da Plazenta und Kind sich aus einer einzigen Ursprungszelle entwickeln, ist es möglich, anhand von Chorionzellen, die die Vorstufe der Plazenta bilden, Aussagen über die genetische Gesundheit eines Kindes zu treffen – ohne dass dabei kindliches Gewebe entnommen werden muss. Nur manchmal gibt es zwischen den Zellen des Mutterkuchens und denen des Kindes chromosomale Abweichungen. In diesem Fall wird der Befund durch eine Fruchtwasseruntersuchung abgeklärt (siehe Seite 167).

Bevor Sie sich für eine Chorionbiopsie entscheiden, sollten Sie mit Ihrem Arzt ausgiebig über die Vor- und Nachteile sprechen. Machen Sie eine Liste mit allen Fragen, die Sie stellen wollen – man vergisst sie leicht, wenn man im Behandlungszimmer sitzt. Wenn Sie spezielle Fragen haben, sollten Sie sich zudem im Vorfeld von einem Genetiker beraten lassen.

Zur Untersuchung wird nach einer ausführlichen Ultraschallkontrolle die Haut am Bauch desinfiziert. Anschließend schiebt der Arzt unter Ultraschallsicht eine dünne Nadel durch die Bauchdecke in das Choriongewebe; in der Regel ist dazu nicht einmal eine Betäubung notwendig. In Ausnahmefällen kann die Untersuchung auch durch die Scheide erfolgen. Weil die Nadel nicht in die Fruchthöhle gelangt, kann auch das Kind nicht verletzt werden. Der Arzt zieht die Nadel dann langsam zurück und saugt dabei Chorionzotten in eine 30-Milliliter-Spritze ein, in der sich bereits wenige Milliliter eines Kulturmediums befinden. Aus dieser winzigen Gewebemenge wird dann der Chromosomenbefund des Kindes bestimmt.

### RISIKEN

Am Tag der Untersuchung sollten Sie sich unbedingt schonen. Das bedeutet auch, dass Sie auf Sport und Sex verzichten müssen und nichts Schweres heben dürfen.

> **INFO**
>
> **Gründe für die Chorionbiopsie**
>
> Eine Chorionbiopsie findet vor allem aus folgenden Gründen statt:
>
> ⊙ Die werdenden Eltern wünschen sich eine Chromosomenanalyse.
>
> ⊙ Die Nackentransparenz-Messung (siehe Seite 164) ergab auffällige Befunde.
>
> ⊙ Es besteht nach der Ultraschalluntersuchung der Verdacht auf eine Fehlbildung.
>
> ⊙ In der Familie gibt es bereits genetische Krankheiten, die auf das Kind vererbt werden könnten.
>
> ⊙ Geschwisterkinder sind bereits an einer Erbkrankheit erkrankt.
>
> ⊙ Es liegt eine Infektion vor.
>
> ⊙ Der Rhesusfaktor soll bestimmt werden.

Die Untersuchung selbst verursacht kaum Schmerzen. Allenfalls kommt es zu leichten Blutungen im Bereich der Einstichstelle. Auch eine Infektion ist bei diesem Eingriff möglich. Dass dagegen die benachbarte Blase und der Darm von der Nadel verletzt werden, ist extrem selten. Die Chorionbiopsie kann je nach Erfahrenheit des Arztes in 0,5 bis 1 Prozent der Fälle eine Fehlgeburt zur Folge haben.

## CHORIONBIOPSIE

**UNTERSUCHUNGSERGEBNIS**

Aus dem gewonnenen Genmaterial wird im Labor ein sogenanntes Karyogramm erstellt, um den Chromosomensatz bildhaft darzustellen (siehe Seite 140). Mithilfe dieses Karyogramms können Veränderungen der Chromosomenzahl, wie sie bei Trisomien vorkommen, aber auch Brüche und fehlerhafte Verschmelzungen in den Chromosomen bestimmt werden. Auch das Geschlecht des Kindes lässt sich erkennen. Ein erstes Ergebnis liegt bereits nach ein bis zwei Tagen vor. Es erlaubt eine Diagnose bestimmter Erbkrankheiten und Chromosomenbesonderheiten. Etwa zwei Wochen später folgt dann zur Absicherung das Ergebnis der Langzeitkultur.

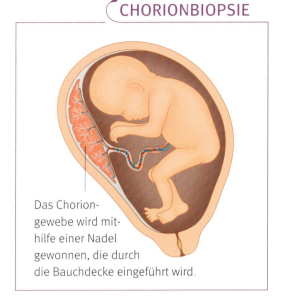

Das Choriongewebe wird mithilfe einer Nadel gewonnen, die durch die Bauchdecke eingeführt wird.

## SPEZIAL

### Fetale Zellen im mütterlichen Blut

Das größte Problem bei der genetischen Untersuchung des ungeborenen Kindes besteht darin, dass das dazu benötigte Material nur mit invasiven Methoden der Pränataldiagnostik (siehe Seite 73) gewonnen werden kann. Deshalb besteht immer ein geringes Risiko, dass die Behandlung eine Fehlgeburt auslöst.

Dabei wären die kindliche Zellen auch im mütterlichen Blut vorhanden. Wissenschaftler schätzen allerdings, dass in normalen Schwangerschaften auf eine bis zehn Millionen mütterliche Zellen gerade einmal eine fetale Zelle kommt. Die geringe Zahl beziehungsweise Konzentration im mütterlichen Blut macht also auf jeden Fall eine Form der Anreicherung erforderlich – und stellt somit das Haupthindernis für eine Untersuchung zu Diagnosezwecke dar. Sobald es jedoch gelingt, diese Zellen zu untersuchen, sind invasive Eingriffe (Chorionbiopsie, Amniozentese) nicht mehr erforderlich. Bislang aber ist bei der Blutuntersuchung lediglich der Nachweis von kindlichen DNS-Sequenzen, die der Mutter fehlen, so zuverlässig, dass auf eine invasive Diagnostik verzichtet werden kann. Möglich ist dies zum Beispiel beim Y-Chromosom und dem Rhesus-Faktor. Zu Studienzwecken gelang es Wissenschaftlern sogar schon, einen Chromosomenbefund aus im mütterlichen Blut frei gelöstem kindlichem genetischem Material, der sogenannten »freien DNA«, zu erstellen. Diese Methode kann aber bis jetzt noch nicht in der Praxis eingesetzt werden. Auf absehbare Zeit werden die invasiven Verfahren daher leider nicht von sanfteren Methoden abgelöst.

# Gymnastik für die 13. bis 16. SSW

## ① Fußkreisen

**1. STEP |** Stellen Sie sich aufrecht hin, die Beine sind geschlossen. Stützen Sie Ihre Hände in den Hüften ab und verlagern Sie das Körpergewicht auf den linken Fuß.

**2. STEP |** Heben Sie den rechten Fuß leicht an, die Fußspitze zeigt nach unten und ist etwa fünf Zentimeter vom Boden entfernt. Drehen Sie den rechten Fuß aus dem Fußgelenk heraus 20-mal nach rechts. Halten Sie das Gleichgewicht. Es sollte sich nur der rechte Fuß bewegen.

**3. STEP |** Atmen Sie gleichmäßig ein und aus, und kreisen Sie 20-mal links herum, ohne den Fuß vorher abzusetzen.

**4. STEP |** Schütteln Sie sich aus und stellen Sie sich wieder gerade hin. Verlagern Sie Ihr Körpergewicht auf den rechten Fuß und heben Sie den linken leicht an. Auch hier geht es erst 20-mal rechts herum, dann 20-mal links herum.

## ② Unterschenkel heben

**1. STEP |** Setzen Sie sich auf einen Stuhl und rutschen Sie mit Ihrem Po ganz nach hinten. Der Oberkörper ist gerade, die Augen schauen nach vorne. Hängen Sie Ihre Arme gerade nach unten und halten Sie sich mit den Händen am Sitz fest. Die Beine sind geschlossen, die Füße liegen ganz am Boden auf und berühren sich.

**2. STEP |** Heben Sie den rechten Unterschenkel nach oben, sodass er mit dem Oberschenkel eine gerade Linie bildet. Die Zehenspitzen zeigen zur Decke. Zählen Sie bis vier und heben Sie dann den linken Unterschenkel hoch. Beide Beine sind jetzt in einer geraden Linie. Zählen Sie erneut bis vier.

**3. STEP |** Setzen Sie den rechten Fuß wieder ab – der linke bleibt oben –, und zählen Sie bis vier. Setzen Sie den linken Fuß wieder ab. Beide Füße sind wieder am Boden und befinden sich in der Ausgangsposition. Wackeln Sie mit den Beinen, um sie locker auszuschütteln.
Wiederholen Sie die Übung noch dreimal.

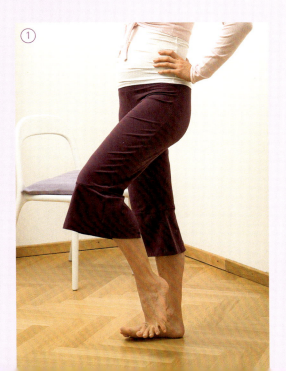

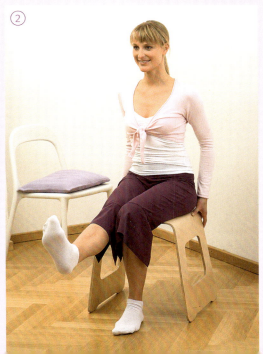

WOCHE FÜR WOCHE | DER 4. MONAT

## Woche 14
### 13+0 – 13+6 SSW

### Entwicklung des Babys

Gut geschützt vor äußeren Einflüssen schwimmt der rund 7,5 Zentimeter große und 24 Gramm schwere Fötus im Fruchtwasser. Dabei schluckt er die leicht süßliche Flüssigkeit und scheidet sie über die Nieren wieder aus. Einerseits verbraucht er Fruchtwasser, andererseits ist er mit der Ausscheidung seines Urins an der Herstellung beteiligt. Durch den ständigen Verbrauch und die regelmäßige Produktion wird das Fruchtwasser innerhalb von drei Stunden komplett ausgetauscht. Insgesamt sind zurzeit rund 100 Milliliter Fruchtwasser (siehe Seite 150) vorhanden, die für erste Schluckübungen und ein Körpertraining für den Muskelaufbau in der Schwerelosigkeit ausreichen.

Bis zur 38. Schwangerschaftswoche nimmt die Fruchtwassermenge weiter zu und erreicht bis zu 1,5 Liter. Aus Platzgründen nimmt das Fruchtwasser dann noch einmal bis zur Geburt ab und kommt auf eine Menge von rund 800 Millilitern. Für die Reduzierung der Menge läuft keinesfalls Fruchtwasser aus. Es wird mehr vom Fötus verbraucht, als wieder hergestellt wird.

Noch hat das Baby viel Platz im Bauch der Mutter und nutzt die Gelegenheit, um sich lebhaft zu bewegen. Es ist also viel los in Ihrem Bauch, ohne dass Sie davon etwas spüren. Doch das wird sich in den nächsten Wochen bald ändern!

### Der Körper der Mutter

Die Identifikation mit Ihrem Baby und die zukünftige Mutterrolle bilden sich mehr und mehr heraus, was die Ultraschalluntersuchung um diese Woche herum noch unterstützt: Es sind die nun hörbaren Herztöne des Babys und die gut erkennbare Gestalt des kleinen Menschen, die dafür mit den Ausschlag geben. Das löst auch einen gesteigerten Wunsch nach Informationen aus: über den Schwangerschaftsverlauf, über die Entwicklung des Fötus und über die Geburt. Zusammen mit dem jetzt erhöhten Östrogenspiegel kann die veränderte Lebenssituation auch nachts auf sich aufmerksam machen – indem Sie unruhig im Bett liegen und keinen Schlaf finden, immer wieder wach werden oder schon vor dem Weckerklingeln ständig auf die Uhr schauen.

#### SCHLAFSTÖRUNGEN

Besseren Schlaf versprechen zum Beispiel Fußbäder oder auch Bach-Blüten.

● Das Fußbad kurz vorm Zubettgehen: Füllen Sie eine Fußwanne mit lauwarmem Wasser und einen Messbecher mit einem Liter heißem Wasser. Setzen Sie Ihre Füße in das Fußbad und

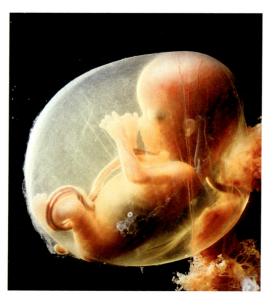

*Umgeben von etwa 100 Milliliter Fruchtwasser schwimmt das Kind in der Fruchtblase.*

schütten Sie ganz langsam und in dünnem Strahl das heiße Wasser hinzu. Trocknen Sie Ihre Füße nach rund fünf Minuten ab und gehen Sie sofort ins Bett.

⊙ Bach-Blüten für einen guten Schlaf: Lassen Sie in der Apotheke zu gleichen Teilen die Bach-Blüten White Chestnut, Walnut und Rescue-Tropfen mischen. Rühren Sie von dieser Mischung fünf Tropfen in ein Glas Wasser und trinken Sie es gegen 20 Uhr langsam in kleinen Schlucken aus. Die Einnahme kann täglich bis zur Geburt erfolgen.

## ERHÖHTE INFEKTANFÄLLIGKEIT

Bei einigen Frauen ist das Immunsystem in der Schwangerschaft so sehr verändert, dass eine Erkältung nach der anderen oder gar ein grippaler Infekt ausbricht. Stärken können Sie Ihre Abwehrkräfte durch die tägliche Ernährung, die reich an Obst, Gemüse und Salat sein sollte. Auch Cranberry- oder Sanddornsaft enthalten viel Vitamin C und kräftigen das Immunsystem. Trotz Infektanfälligkeit sollten Sie so oft es geht zum Spazierengehen raus an die frische Luft und regelmäßig Sport treiben.

## WOCHENINFO

**Anmeldung zum Geburtsvorbereitungskurs:**
Holen Sie schon jetzt Informationen über Geburtsvorbereitungskurse ein und melden Sie sich rechtzeitig an. Bei den meisten Kursen handelt es sich um geschlossene Gruppen, die rasch voll sind – lassen Sie daher nicht zu viel Zeit verstreichen!
Beginnen sollte der Kurs spätestens zwölf Wochen vor dem errechneten Geburtstermin. Von da an werden Sie in sechs bis sieben Doppelstunden oder in kompakten Wochenendkursen gezielt auf die Geburt vorbereitet. Bei der Wahl des Kurses empfiehlt es sich, ein paar Dinge zu berücksichtigen:

⊙ Ein Veranstaltungsort in Ihrer Nähe macht lange Anfahrtswege unnötig, die im fortgeschrittenen Schwangerschaftsstadium recht anstrengend sein können.

⊙ Ein Kurs für Paare macht es Ihrem Partner möglich, sich aktiv auf die bevorstehende Geburt vorzubereiten, und zeigt ihm, welch wichtige Rolle er dabei einnehmen kann. Auch für den Mann ist es wichtig, den Ablauf einer Geburt genau zu kennen. So können unnötige Ängste vermieden werden. Manche Kurse sind auch gemischt: Hier kommt der Partner lediglich einmal zu einem Termin am Abend oder Wochenende mit.

⊙ Für Schwangere, die nicht zum ersten Mal gebären, gibt es zudem spezielle Geburtsvorbereitungskurse mit Schwerpunkt Atmung und Gymnastik. Erfahrenen Müttern hilft aber auch ein »Crashkurs« am Wochenende, um die wichtigsten Informationen zur Geburt noch einmal aufzufrischen.

⊙ Geht es um die Bezahlung des Kurses, ist es gut zu wissen, dass gesetzliche Krankenkassen ausschließlich Kurse fördern, die von ausgebildeten Hebammen und Physiotherapeuten geleitet werden. Kurse von sogenannten Geburtsvorbereiterinnen werden in der Regel nicht erstattet. Nachfragen bei der Krankenkasse oder bei der privaten Krankenversicherung lohnt sich in jedem Fall.

## Aus der Arztpraxis

### Der erste Ultraschall

Das erste durch die Mutterschaftsrichtlinien vorgeschriebene Ultraschallscreening findet normalerweise zwischen der neunten und zwölften Schwangerschaftswoche statt. Wenn gleichzeitig eine Nackentransparenz-Messung (siehe Seite 164) vorgenommen werden soll, erfolgt die Untersuchung etwas später, zwischen der 11. und 14. Woche.

### Untersuchungsinhalte

Bei diesem ersten großen Ultraschall wird Ihr Arzt sich davon überzeugen, dass es Ihrem Kind gut geht. Dabei kann er über den Monitor Folgendes erkennen:
- Anzahl der Kinder
- Größe des Kindes (Scheitel-Steiß-Länge)
- Nachweis der Herzaktion
- Nachweis von Armen und Beinen
- Entwicklungskontrolle: Dazu werden Kopf- und Bauchumfang sowie die Länge des Oberschenkelknochens (siehe Seite 200) gemessen.

> **INFO**
>
> **Das Ersttrimesterscreening**
>
> Beim Ersttrimesterscreening werden verschiedene nicht-invasive Untersuchungsmethoden (siehe Seite 168), wie Ultraschall und Messung der Scheitel-Steiß-Länge sowie der Nackenfalte miteinander kombiniert. Sie geben Auskunft darüber, ob sich das Kind gesund entwickelt und ob kindliche Erkrankungen, Fehlbildungen oder Chromosomenstörungen zu erkennen sind. Anhand dieser Risikoeinschätzung lässt sich mit relativ hoher Wahrscheinlichkeit beurteilen, ob das Kind gesund ist.

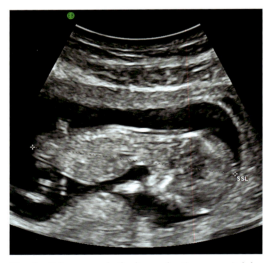

*Um das Schwangerschaftsalter zu bestimmen, wird das Kind vom Scheitel bis zum Steiß vermessen.*

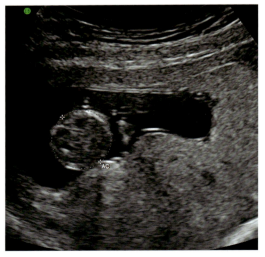

*Der Querdurchmesser des Bauches hilft, das kindliche Wachstum zu beurteilen.*

Die hohe Auflösung der modernen Ultraschallgeräte ermöglicht bereits zu diesem frühen Zeitpunkt in der Schwangerschaft eine detaillierte Untersuchung der kindlichen Entwicklung. Häufig lassen sich allein mit dieser Untersuchung zahlreiche organische Fehlbildungen vollständig ausschließen.

Auch Zwillingsschwangerschaften kommen zu diesem Zeitpunkt häufig ans Licht (siehe Seite 144).

### MESSUNG DER SCHEITEL-STEISS-LÄNGE

Die Überprüfung des Schwangerschaftsalters mittels der sogenannten Scheitel-Steiß-Länge (SSL, siehe Abbildung Seite 162 links) oder dem Querdurchmesser des Kopfes (siehe Seite 202) sind mit der wichtigste Bestandteil der ersten großen Ultraschalluntersuchung.

Wenn die SSL korrekt gemessen wird, ist eine sehr zuverlässige Bestimmung des Schwangerschaftsalters möglich – mit einer Genauigkeit von bis zu 2,5 Tagen. Der Geburtstermin wird dann gegebenenfalls entsprechend korrigiert.

### ENTWICKLUNGSKONTROLLE

Wenn Anzahl und Lage des Kindes bestimmt sind, überprüft Ihr Arzt, ob es sich gesund entwickelt. Dazu kontrolliert er zunächst die Konturen von Körperrückseite, Körpervorderseite sowie Kopf und Gesicht. Der Arzt prüft auch, ob eine verbreiterte Nackenfalte oder ein Bauchwanddefekt vorliegen und ob die Schädeldecke vollständig geschlossen ist.

Um Entwicklungsstörungen auszuschließen, wird in einzelnen Einstellungen überprüft, ob beide Arme und Beine vorhanden sind und ob sie auch lang genug sind. Darüber hinaus stellt der Arzt sicher, ob das kleine Herz kräftig schlägt, ob der Magen gefüllt ist und ob die Blase arbeitet. Beim Kopf achtet er vor allem auf eine symmetrische Zweiteilung der Hirnstrukturen (siehe Abbildung linke Spalte).

Wenn der Arzt bei all diesen Untersuchungen keine Auffälligkeiten feststellt, ist es sehr unwahrscheinlich, dass eine chromosomale Abweichung vorliegt. Weitere Gewissheit darüber können eine Messung der Nackentransparenz (siehe Seite 164) und des Nasenbeins (siehe Seite 165) bringen.

### DIE NACKENFALTE

Die Betrachtung der Nackenfalte während des ersten Screenings ist nicht mit der eigentlichen Nackentransparenz-Messung zu vergleichen, die eine eigene Untersuchung darstellt. Wenn die Nackenfalte jedoch auffallend breit ist, kann der Arzt dies in der Regel auch bei der normalen Ultraschalluntersuchung sehen. Die exakte Vermessung der Nackentransparenz mit der dazugehörigen Risikoberechnung ist jedoch kein Bestandteil der Routinediagnostik.

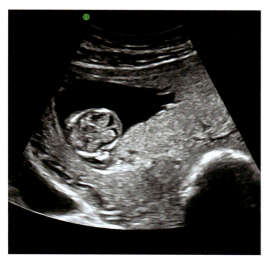

*Auf diesem Ultraschallbild des Kopfes ist die Zweiteilung der Hirnstruktur deutlich zu erkennen.*

## SPEZIAL

# Die Nackentransparenz-Messung

Als Nackentransparenz bezeichnet man einen Flüssigkeitsspalt im Nackenbereich, der bei nahezu jedem Kind zwischen 11 und 14 Wochen im Ultraschall darstellbar ist. Bei einigen genetischen Erkrankungen ist die Nackentransparenz verbreitert und beträgt mehr als drei Millimeter. Dieses Phänomen kann jedoch auch bei völlig gesunden Kindern auftreten.

Die Nackentransparenz bildet sich unabhängig von einer eventuell vorliegenden Erkrankung mit fortschreitender Schwangerschaft meist wieder zurück, sodass die Messung nur in einem bestimmten Zeitraum sinnvoll ist. Die Untersuchung ist kein Bestandteil der Mutterschaftsrichtlinien. Allerdings sollte die Schwangere von ihrem Arzt über diese Untersuchungsmöglichkeit aufgeklärt werden.

### Aufklärung der Schwangeren

Bevor die Messung der Nackentransparenz vorgenommen wird, sollte Ihr Arzt Sie ausführlich über die Möglichkeiten und Grenzen dieser Screeningmethode aufklären. Es ist wichtig zu wissen, dass:

⊙ der Test keine endgültige Diagnose ergibt, sondern nur die Wahrscheinlichkeit für das Vorliegen von Entwicklungsstörungen angegeben werden kann;

⊙ sich ergebende invasive Eingriffe wie die Chorionbiopsie (siehe Seite 157) oder die Amniozentese (siehe Seite 167) mit dem Risiko Fehlgeburt einhergehen können;

⊙ Sie diese Untersuchung nicht durchführen müssen, wenn Sie dies nicht wollen.

Auch nach Ausschluss einer Chromosomenstörung durch Chorionbiopsie oder Amniozentese und nach einem unauffälligen Befund einer detaillierten Ultraschalldiagnostik besteht ein Restrisiko für eine kindliche Erkrankung. Denn nicht alle möglichen Syndrome lassen sich durch die Methoden der Pränataldiagnostik 100-prozentig ausschließen. Wichtig ist zudem, dass der untersuchende Arzt die Messmethode sicher beherrscht. Eine Fehlmessung im Millimeterbereich kann große Auswirkungen haben.

### Messmethode

Bei der Messung der Nackentransparenz wird der maximale Durchmesser des Areals zwischen Haut und Weichteilgewebe über der Halswirbelsäule bestimmt. Auf dem Ultraschallgerät erscheint diese Zone als schwarzer Spalt (siehe Abbildung Seite 165). Die Untersuchung erfolgt zwischen der 11. und 14. Woche, entsprechend einer Scheitel-Steiß-Länge von 45 bis 84 Millimetern. Eine normale Nackentransparenz liegt abhängig von der Schwangerschaftswoche unter 2,5 Millimetern.

Um genau errechnen zu können, in welcher Schwangerschaftswoche Sie sich befinden, wird Ihr Kind nochmals vom Kopf bis zum unteren Ende der Wirbelsäule gemessen, ehe der Arzt die Breite der Nackentransparenz ermittelt. Weil die Haut auf dem Bildschirm als weiße »Linie«, die Flüssigkeit unter der Haut schwarz erscheint, können Sie Kopf, Rückgrat, Gliedmaßen, Hände und Füße sehen. Schwerwegende Fehlbildungen könnten schon jetzt ausgeschlossen werden – aber Sie sollten dennoch in der 20. Woche noch einmal zu einer ausführlichen Ultraschalluntersuchung gehen.

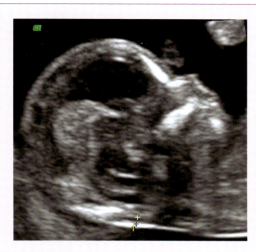

*Nackentransparenz-Messung: Die Nackenfalte erscheint als schwarzer Spalt auf dem Monitor.*

### Die erhöhte Nackentransparenz

Mit zunehmender Verbreiterung der Nackentransparenz erhöht sich das Risiko für Chromosomenauffälligkeiten (Trisomie 13, 18, 21), für Organfehlbildungen sowie für eine Fehlgeburt. Um das individuelle Risiko für eine Chromosomenstörung zu berechnen, muss jedoch neben der Nackentransparenz-Messung auch das Alter der Schwangeren berücksichtigt werden. Die Häufigkeit von Chromosomenstörungen steigt nämlich mit den Jahren an.
Die Trefferquote, Trisomie 21 aus der Kombination von Nackentransparenz und mütterlichem Alter zu ermitteln, liegt bei 70 bis 90 Prozent. Die Nackentransparenz-Messung gilt damit als verlässlichste nicht-invasive Methode der Pränatalmedizin. Vor allem in der Kombination mit weiteren nicht-invasiven Methoden (siehe Seite 168) erreicht sie eine beachtliche Aussagekraft von fast 97 Prozent .

## Die Nasenbein-Messung

Am Ende des ersten Trimesters zeigt sich unter der Haut im Bereich der Nasenwurzel das Nasenbein. Seine Länge beträgt zwischen der 12. und 15. Woche zwei bis vier Millimeter. Die Messung kann bei grenzwertigem Befund der Nackentransparenz-Messung als zusätzlicher Parameter für die Risikoberechnung herangezogen werden. Die Beurteilung ist jedoch auch für den erfahrenen Untersucher nicht immer problemlos möglich. Deshalb kann es passieren, dass durch eine fehlerhafte Interpretation des Ultraschalls ein eigentlich auffälliges Ersttrimesterscreening übersehen wird. Die Ausbildung des Nasenbeins hängt darüber hinaus von der ethnischen Zugehörigkeit ab.
Auch vor dieser Messung muss eine ausführliche Beratung der Schwangeren erfolgen, vor allem um zu klären, ob die Messung überhaupt erfolgen soll. Schließlich kann die Aussagekraft der Untersuchung für sich allein nicht als sehr zuverlässig eingestuft werden.

### Durchführung

Die sogenannte Nasenbein-Messung erfolgt in der Regel in der 14. Schwangerschaftswoche. Dabei wird anhand von Ultraschallaufnahmen des ungeborenen Kindes überprüft, ob sein Nasenbein sichtbar ist oder nicht.
Die Untersuchung wird hauptsächlich zur pränatalen Diagnostik von Trisomie 21 (Down-Syndrom) herangezogen. Kinder, bei denen das Nasenbein auf den Ultraschallbildern nicht zu sehen ist, haben ein 150-mal größeres Risiko, an Trisomie 21 zu leiden, als Kinder, deren Nasenbein in der 14. Schwangerschaftswoche gut zu erkennen ist.

WOCHE FÜR WOCHE | DER 4. MONAT

# Woche 15

## 14+0 – 14+6 SSW

### Entwicklung des Babys

Ab jetzt hat für den rund 8,5 Zentimeter großen und etwa 45 Gramm schweren Fötus das zügige Wachstum oberste Priorität.

Als Kennzeichen seiner Einzigartigkeit trägt der Fötus an seinen Finger- und Zehenbeeren bereits individuell verlaufende Rillen, aus denen sich in einigen Wochen die unverwechselbaren Fingerabdrücke entwickeln werden. Hornhaut, Linse und Iris des Auges sind nunmehr entwickelt, obwohl sie noch unter dem geschlossenen Augenlid schlummern.

Immer mehr Organe nehmen ihre Tätigkeit auf: So produziert die Leber Gallenflüssigkeit und die Bauchspeicheldrüse beginnt langsam damit, Insulin zu produzieren.

### Der Körper der Mutter

Allmählich rundet sich der Schwangerschaftsbauch und die Wohlfühlphase nimmt ihren Lauf. Kein Wunder, dass viele Frauen im zweiten Trimenon der Schwangerschaft über das ganze Gesicht strahlen. Die besondere Ausstrahlung wird oft noch unterstützt durch erste Wassereinlagerungen unter der Gesichtshaut. Kleine Falten gehen zurück, das Gesicht wird glatt und entspannt. So wirken Sie auf Ihre Umwelt rundum gesund und zufrieden. Vielleicht kann genau daran mancher gute Bekannte Ihr kleines Geheimnis erraten – denn so groß ist Ihr Bauch noch nicht, dass er, im Gegensatz zu Ihrem Gesicht, gleich ins Auge fällt. Das bleibt auch noch ein paar Wochen so, denn die Gewichtszunahme ist bis zur zweiten Schwangerschaftshälfte verhältnismäßig gering. Und auch mit verstärkten Wassereinlagerungen, zum Beispiel in den Beinen, ist in der Regel noch nicht zu rechnen.

## WOCHENINFO

⊙ In dieser oder einer der beiden nächsten Schwangerschaftswochen ist der geeignete Zeitpunkt für die **Amniozentese** (siehe rechte Seite). Das punktierte Fruchtwasser kann Aufschlüsse über den Chromosomensatz des Kindes geben und damit auch über das Geschlecht des Babys – wenn Sie es gerne möchten. Ansonsten sollten Sie noch vor der Untersuchung den Arzt darüber informieren, damit bei der mündlichen wie auch schriftlichen Auskunft über den Befund nichts über das Geschlecht des Babys verraten wird.

⊙ Suchen und buchen Sie schon jetzt eine **Nachsorgehebamme** für die Zeit im Wochenbett. Besonders in großen Städten sind die Hebammen sehr beschäftigt und müssen oftmals absagen, wenn sich eine Frau in einer späteren Schwangerschaftswoche bei ihr meldet. Wohnen Sie in einem eher ländlichen Bezirk, reicht meist eine Anmeldung bis zur 30. Woche. Selbst wenn es sich bei Ihnen um die zweite oder dritte Geburt handelt und Sie schon eine »geübte« Mutter sind, sollten Sie nicht auf die Dienste der Nachsorgehebamme verzichten. Sie bringt vor allem Entlastung und Unterstützung für den neuen Alltag mit der größer gewordenen Familie.

⊙ Viele Frauen bemerken nun eine zunehmende **Vergesslichkeit**. Arzttermine, Einkaufslisten – alles, was früher zuverlässig im Gehirn gespeichert war, rutscht Ihnen nun durch den Gedächtnisfilter. Schuld daran sind die Hormone: Während der Schwangerschaft nimmt die Gehirnleistung vorübergehend ab.

## Aus der Arztpraxis
### Fruchtwasseruntersuchung, Amniozentese

Die Fruchtwasseruntersuchung (Amniozentese) ist der älteste invasive Eingriff der Pränataldiagnostik. Sie wurde bereits vor über 100 Jahren eingesetzt, um zu große Fruchtwassermengen zu behandeln (siehe Seite 150). Heute ist die Amniozentese eine Standardmethode, um den fetalen Chromosomensatz zu bestimmen. Es gibt vielfältige Gründe, die für eine Amniozentese sprechen: 90 bis 95 Prozent der Eingriffe dienen dem Ausschluss einer fetalen Chromosomenstörung. Auch Auffälligkeiten bei der Ultraschalluntersuchung können mit dieser Methode genauer abgeklärt werden. Wenn bereits ein Kind mit einer Chromosomenstörung geboren wurde, kann die Amniozentese klären, ob das wachsende Baby gesund ist. In manchen Fällen bringt die Amniozentese auch die Ursache für vorangegangene, nicht geklärte Fehlgeburten ans Licht. Desweiteren wird diese Methode eingesetzt, um Infektionen wie Toxoplasmose (siehe Seite 140), Zytomegalie (siehe Seite 190) und Röteln (siehe Seite 191) auszuschließen. Auch bakterielle Infektionen (siehe Seite 192) können beurteilt werden.

Der ideale Zeitpunkt für die Untersuchung ist ab der 15. Schwangerschaftswoche. Theoretisch wäre die Amniozentese zwar bereits ab der vollendeten elften Woche möglich, sie wird jedoch aufgrund des erhöhten Risikos einer Fehlgeburt in dieser frühen Phase der Schwangerschaft nur sehr selten durchgeführt. Bevor das Fruchtwasser abgenommen wird, erklärt der Arzt Ihnen in einem ausführlichen Gespräch genau, welche Risiken mit dem Eingriff verbunden sind und wie er durchgeführt wird. Nutzen Sie dieses Gespräch, um sich über alle Details zu informieren. Wichtige Fragen notieren Sie sich am besten bereits vor dem Gespräch. Fragen Sie nach, wenn Sie etwas nicht verstehen.

### DURCHFÜHRUNG

Bei einer Amniozentese ist keine örtliche Betäubung notwendig. Der Einstich schmerzt nicht stärker als eine normale Blutabnahme. Vor dem Eingriff prüft der Arzt mit einer ausführlichen Ultraschalluntersuchung, ob alle Bedingungen optimal sind. Dann führt er eine dünne Nadel durch die Bauchdecke in die Fruchthöhle ein und entnimmt insgesamt etwa 10 bis 15 Milliliter Fruchtwasser und entfernt die Nadel wieder. Sie können sich danach für etwa eine halbe Stunde auf einer Liege ausruhen, bevor die Herztätigkeit des Kindes und die Fruchtwassermenge noch einmal mit Ultraschall kontrolliert werden. Bei Rhesus-negativen Frauen (siehe Seite 234) erfolgt eine vorsorgliche Anti-D-Immunglobulin-Gabe.

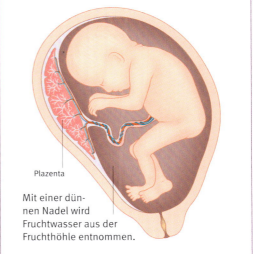

AMNIOZENTESE

Plazenta

Mit einer dünnen Nadel wird Fruchtwasser aus der Fruchthöhle entnommen.

WOCHE FÜR WOCHE | DER 4. MONAT

Nach der Untersuchung ist Schonung wichtig: Verzichten Sie für mindestens 48 Stunden auf Sport, Sex und schweres Heben. Lassen Sie sich am besten auch von der Arbeit befreien.

### ERGEBNISSE

Die sogenannte »FISH-Methode« erlaubt, dass Sie nicht allzu lange im Ungewissen bleiben: Erste Ergebnisse zur Bestimmung der Chromosomen 13, 18 und 21 sowie der Geschlechtschromosomen X und Y liegen schon nach 8 bis 24 Stunden vor. In 99,6 Prozent der Fälle stimmt das Schnellergebnis mit der Langzeitkultur überein. Bis diese Ergebnisse vorliegen, vergehen jedoch noch zwei bis drei Wochen.

### RISIKEN

Da es sich bei der Amniozentese um einen invasiven Eingriff handelt, ist sie mit gewissen Risiken verbunden:
- Der Stich kann Blutungen an der Punktionsstelle auslösen.
- Auch eine Infektion ist möglich, glücklicherweise aber extrem selten.
- Die Abortrate bei der Spät- oder Routineamniozentese ist relativ gering und beträgt etwa 0,2 bis 1 Prozent.
- Bei einer Punktion unter Ultraschallkontrolle kommt es extrem selten vor, dass das Kind verletzt wird. Um das Risiko noch weiter zu reduzieren, wird nach Möglichkeit im Bereich der kindlichen Beine oder des Rückens punktiert.
- Kommt es nach der Amniozentese zum Blasensprung, ist eine umgehende Kontrolle in der Klinik wichtig. Aber wenn Sie Bettruhe und Schonung für einige Tage konsequent einhalten, gibt es meist eine rasche Entwarnung: Die Fruchthöhle verschließt sich nämlich in der Regel von selbst wieder und die Schwangerschaft verläuft weiter ganz normal.

## Weitere nicht-invasive Untersuchungsmethoden

Neben den invasiven Verfahren (siehe Seite 73) können Chromosomenstörungen auch durch eine statistische Risikoberechnung ermittelt werden. Hierzu werden die Ergebnisse des Nackentransparenz-Tests (siehe Seite 164), des Triple-Tests sowie weitere Angaben wie das Alter der Frau zusammen betrachtet und ausgewertet. Bei dem Ergebnis handelt es sich allerdings nur um eine Wahrscheinlichkeitsberechnung, die keine klare Auskunft über tatsächlich vorhandene Erkrankungen gibt.

### Der Triple-Test

Beim Triple-Test wird das Blut der werdenden Mutter untersucht, um das Risiko von kindlichen Chromsomenstörungen besser einschätzen zu können. Er wird zwischen der 15. und 20. Schwangerschaftswoche durchgeführt und beinhaltet die Bestimmung von drei Hormonen im Blut der Mutter:
- Alpha-Fetoprotein (AFP)
- freies Estriol (E3)
- Beta-Choriongonadotropin (ß-hCG)

Aus den gemessenen Werten kann bei genauer Kenntnis des Schwangerschaftsalters errechnet werden, ob ein erhöhtes Risiko besteht, dass das ungeborene Kind an einer Chromosomenanomalie wie Trisomie 21 oder Trisomie 18 beziehungsweise an einer offenen Spaltbildung (Spina bifida – offener Rücken, Bauchwandbruch) leidet.
Der Triple-Test hat mit der Nackentransparenz-Messung (siehe Seite 164) an Bedeutung verloren. Er führt sehr häufig zu unnötiger Verun-

sicherung und sollte daher keinesfalls routinemäßig durchgeführt werden. Er kann in Einzelfällen eingesetzt werden, um einen offenen Rücken auszuschließen, oder wenn keine Nackentransparenz-Messung möglich war.

## Die Dopplersonografie

Eine weitere Möglichkeit der Risikoeinschätzung besteht in der Dopplersonografie des Ductus venosus (siehe Seite 240). Bei Herzfehlern mit Herzinsuffizienz und bei Chromosomenstörungen ist der Blutfluss häufig verändert; eine Dopplersonografie misst dies. Auch bei grenzwertigen Nackentransparenzbefunden kann eine Dopplersonografie zusätzliche Erkenntnisse liefern.

## Blutwerte und Chromosomenanomalien

Besteht eine Chromosomenanomalie, zeigt sich dies im mütterlichen Blutspiegel an der Konzentration von PAPP-A, einem Plazentaprotein, das nur in der Schwangerschaft vorkommt, sowie an der freien ß-Kette des humanen Choriongonadotropins (ß-hCG). Die Konzentration von PAPP-A im Blut der Mutter steigt mit zunehmendem Schwangerschaftsalter an. Die Blutspiegel dieses Proteins sind bei Trisomie 21 im Gegensatz zu unauffälligen Schwangerschaften erniedrigt. Die Dichte von ß-hCG im mütterlichen Blut sinkt dagegen bei gesunden Schwangerschaften ab der zehnten Woche ab. Bei Trisomie 21 bleibt sie erhöht.

## Das mütterliche Alter

Das Risiko für eine Chromosomenanomalie wie Trisomie (siehe Seite 141) steigt mit zunehmendem Alter der Mutter kontinuierlich an.

Während beispielsweise eine 25-Jährige mit einer Wahrscheinlichkeit von 1:1000 ein Kind mit einer Chromosomenstörung erwartet, steigt die Quote bei einer 45-Jährigen auf etwa 1:20 an. Natürlich spielen neben dem Alter auch viele andere Faktoren wie Gesundheit, Fitness und Umwelteinflüsse eine wichtige Rolle. Deshalb kann das individuelle Risiko einer 40-Jährigen ähnlich niedrig sein wie bei einer 30-Jährigen, wenn sie sich gesund ernährt und von Schadstoffen fernhält.

Die biochemischen Daten und die Ergebnisse der Dopplersonografie werden unter Berücksichtigung des mütterlichen Alters zu einem Gesamtrisiko verrechnet. Die sicherste Aussage wird durch die Kombination von Ultraschalldaten und biochemischer Messung möglich. Mehr als 90 Prozent der typischen Chromosomenanomalien können so erkannt werden.

| Screening auf Trisomie 21 im ersten Trimester bei einer Falsch-positiv-Rate von 5 Prozent | |
|---|---|
| Screeningmethode | Erkennungsrate |
| Alter | 30 % |
| Alter + PAPP-A + ß-hCG | 60 % |
| Alter + Nackentransparenz | 75 % |
| Alter + Nackentransparenz + Nasenbein | 90 % |
| Alter + Nackentransparenz + PAPP-A + ß-hCG | 90 % |
| Alter + Nackentransparenz + Nasenbein + PAPP-A + ß-hCG | 97 % |

WOCHE FÜR WOCHE | DER 4. MONAT

## Woche 16
### 15+0 – 15+6 SSW

### Entwicklung des Babys

Der Fötus misst rund zehn Zentimeter, wiegt circa 75 Gramm und beginnt Geräusche wahrzunehmen. Noch kann nicht die Rede von Hören sein, doch wenn die Mutter beispielsweise Geige spielt, werden die Töne über ihre Knochen bis hin zum Kind geleitet und »erspürt«. Auch die mütterliche Innenwelt hat dem Kind so einiges an Geräuschen zu bieten: Magen und Darm schaffen einen Lärm von 85 Dezibel und das Rauschen des Blutes bringt es auf 55 Dezibel. Kein Wunder, dass das Kind darauf auch schon ohne verfeinertes Gehör reagieren kann. Wenn Sie gerne singen, können Sie nun anfangen, alte Kinderlieder wieder zu üben. Sie sind dann für die Zeit nach der Geburt bestens gerüstet und Ihr Baby gewöhnt sich schon jetzt an den beruhigenden Klang Ihrer Stimme.

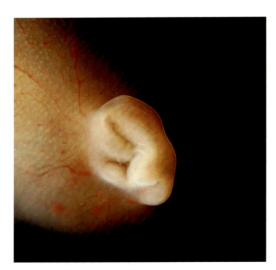

*In der 16. Woche ist das Ohr gut entwickelt: Erste Geräusche kann Ihr Kind schon jetzt wahrnehmen.*

Gab es noch Zweifel hinsichtlich der Geschlechtsbestimmung Ihres Kindes, ist in dieser Woche per Ultraschall gut zu erkennen, ob Sie und Ihr Partner sich auf einen Jungen oder ein Mädchen freuen dürfen.

### Der Körper der Mutter

In Ihrem Inneren wächst ein neues Organ heran: Die Plazenta (Mutterkuchen) entsteht. Zusammen mit der Schleimhaut der Gebärmutter entwickelt sich das sogenannte Chorion zur Plazenta, die das Baby über die Nabelschnur mit Sauerstoff, Nähr- und Abwehrstoffen versorgt. Sie löst das Chorion als bisherigen Versorger des Kindes ab und nimmt im vierten Schwangerschaftsmonat ihre volle Funktion auf. Bis zur 23. Woche vergrößert sie sich extrem rasch und wächst als schwammartige Scheibe bis zur Geburt sozusagen mit dem Kind mit.

Die Gebärmutter ist momentan so groß wie der Kopf eines Neugeborenen und ihr oberer Rand (der Fundus) befindet sich in dieser Woche drei Querfinger oberhalb des Schambeins (siehe Seite 67). Mittlerweile hat sich das Gewebe des Gebärmutterhalses so sehr verfestigt, dass er sich bei einer vaginalen Untersuchung nicht mehr wie früher verschieben lässt. Als Schutz vor Verletzungen des Muttermundes und auch des Babys stellt sich der Gebärmutterhals zudem nach hinten.

#### LAST FÜR DIE FÜSSE

Mit steigendem Körpergewicht haben auch Ihre Füße mehr zu tragen. Um schmerzenden Füßen vorzubeugen, hilft es, die Füße bewusst beim Gehen von der Ferse bis zu den Zehenspitzen abzurollen. Damit verteilen Sie das Körpergewicht auf die gesamte Fußfläche.

Wundern Sie sich nicht, wenn Ihre Füße im Laufe der Schwangerschaft größer werden: Eine

_Woche 16_

## WOCHENINFO

⊙ Frauen, die beruflich viel stehen müssen, Neigung zu **Besenreisern** oder **Krampfadern** haben oder eine erbliche Vorbelastung mitbringen, können sich zur Thrombose-Prophylaxe Stützstrümpfe vom Arzt verschreiben lassen. Ganz individuell werden die Beine dafür im Sanitätsfachhandel vermessen und die Strümpfe daraufhin passend hergestellt. Tragen sollten Sie sogenannte Kompressionsstrümpfe rund um die Uhr. Wenn Sie die Strümpfe zum Waschen ausziehen, ist es nötig, dass Sie die Beine vor dem erneuten Anziehen erst einmal eine halbe Stunde hochlegen. So können sie sich entstauen und das Überstreifen der Stützstrümpfe fällt leichter. Generell sollten Stützstrümpfe nur im Liegen angezogen werden.

⊙ Das zweite Schwangerschaftsdrittel gilt im Allgemeinen als **ideale Reisezeit**: Der Bauch ist noch nicht hinderlich, die Frau ist körperlich recht fit und oftmals in Hochstimmung. Genießen Sie einen entspannenden Urlaub zu zweit, in dem Sie Energie und Kraft sammeln können für die Zeit bis zur Geburt (siehe Seite 48).

# Aus der Arztpraxis
## Thrombose in der Schwangerschaft

Wird ein Gefäß durch ein Blutgerinnsel verstopft, bezeichnet man diese Erkrankung als Thrombose. Entsprechende Gerinnsel bilden sich am häufigsten in den Beinvenen, wo sie zu einer Venenentzündung führen. Es kann jedoch auch zu einer Verstopfung von Lungengefäßen (Lungenembolie), Hirngefäßen (Schlaganfall) und in der Schwangerschaft auch von Plazentagefäßen kommen.

Das Krankheitsbild ist abhängig davon, wie ausgeprägt die Gefäßverschlüsse sind. So entwickelt sich aus einer kleinen Thrombose an den Beinen meist keine ernste Erkrankung. Eine Lungenembolie kann jedoch zu lebensbedrohlichen Komplikationen führen. Während der Schwangerschaft ist das Risiko für eine Thrombose auf das Vierfache erhöht, im Wochenbett steigt das Thromboserisiko sogar um den Faktor 14 an. Zusätzliche Risikofaktoren sind:

⊙ erhöhtes mütterliches Alter (über 35)
⊙ Übergewicht (das heißt ein BMI über 27, siehe Seite 33)
⊙ Mehrlingsschwangerschaft
⊙ ärztlich verordnete Bettruhe

### VORBEUGUNG

Mit folgenden Tipps können Sie geschwollenen Beinen vorbeugen und ein mögliches Thromboserisiko senken:

⊙ Vemeiden Sie es gerade im Sommer, lange zu stehen und zu sitzen. Laufen Sie zwischendurch viel herum und bewegen Sie die Beine.
⊙ Tragen Sie bequeme, flache Schuhe. High Heels sind Gift für geschwollene Beine.
⊙ Meiden Sie Saunabesuche und heiße Bäder, die die Venen weiten. Wohltuend sind hingegen Wechselduschen und kalte Waschungen.

Studie zeigte, dass Länge, Breite und Volumen zunehmen, die Höhe jedoch etwas abnimmt. Besonders Diabetikerinnen mit Gefühlsstörungen in den Füßen sei geraten, auf ausreichend große und weite Schuhe zu achten, um Druckstellen und Geschwüre zu vermeiden. Drückt der Schuh doch einmal: Häufiges Barfußlaufen auf Kies, Sand oder feuchtem Rasen belebt und massiert die Füße auf angenehme Weise.

⊙ Wer sich gesund ernährt, tut auch seinen strapazierten Beinen Gutes. Vollwertkost, viel Obst und Gemüse fördern die Entwässerung.

⊙ Die beste Therapie für müde Beine ist Bewegung – vorausgesetzt Sie übertreiben es damit nicht: Tägliches Schwimmen, Laufen oder Radfahren ist ideal.

**BEHANDLUNG**

Eine Thrombose muss in jedem Fall medizinisch behandelt werden. Eine plötzliche einseitige Beinschwellung, begleitet von Fieber und Druckschmerz im betroffenen Bein, ist häufig Symptom einer tiefen Venenthrombose. Plötzlich auftretende Atemnot, Herzrasen und Kreislaufkollaps mit Schockzustand deuten auf eine Lungenembolie hin.

Bei Verdacht auf eine Thrombose muss immer unverzüglich eine Untersuchung in einer Klinik erfolgen. Wenn tatsächlich eine Thrombose vorliegt, wird diese schnellstmöglich mit blutverdünnenden Medikamenten behandelt. Meistens wird dazu Heparin eingesetzt, da dieser Wirkstoff die Plazentaschranke nicht überwinden kann: Seine Moleküle sind so groß, dass sie nicht zum Baby gelangen können. Aus diesem Grund sind keinerlei Nebenwirkungen für das Kind zu befürchten.

Wenn es nötig ist, darf die Therapie mit Heparin während des gesamten weiteren Schwangerschaftsverlaufs fortgesetzt werden. Das Mittel kann prinzipiell sogar bis zum Einsetzen der Wehen eingenommen werden. Eine geburtshilfliche PDA (siehe Seite 328) ist allerdings nur dann möglich, wenn der Zeitpunkt der letzten Heparininjektion mehr als vier bis sechs Stunden zurückliegt. Nach der Geburt wird die Heparingabe dann, je nachdem, um welche Krankheit es sich handelt, bis zu sechs Wochen lang weiter durchgeführt.

# Die Nabelschnur

Die Nabelschnur ist die Verbindung zwischen dem ungeborenen Kind und dem Mutterkuchen beziehungsweise der Plazenta. Sie stellt für das Kind die einzige Möglichkeit dar, sich mit Nährstoffen und Sauerstoff zu versorgen. Die Blutzufuhr von der Plazenta zum Kind erfolgt über die Nabelvene.

Da die Plazenta dem Kind auch beim Abbau von schädlichen Stoffwechselprodukten hilft, ist zudem eine umgekehrte Verbindung vom Kind zur Plazenta erforderlich. Diese erfolgt über zwei Blutgefäße: die Nabelarterien.

Der Nabel ist die Verbindung zwischen Kind und Nabelschnur. Die Nabelvene geht vom Nabel nach oben in den kindlichen Bauchraum und bringt von dort das sauerstoffreiche Blut direkt ins Herz. Die Nabelarterien kommen aus dem kindlichen Beckenraum zum Nabel hoch und geben das verbrauchte Blut zurück.

Vom Nabel aus verlaufen die drei Gefäße gemeinsam zur Plazenta. Die Nabelschnur hat eine bestimmte Form, die verhindert, dass sie abknickt oder das Kind straff umschlingt, was zu einer Unterversorgung führen könnte.

## Die Nabelschnurgefäße

Die Gefäße sind in eine widerstandsfähige, aber elastische Hülle gebettet. Auf diese Weise ist die Nabelschnur durch Belastungen von außen gut geschützt. Zusätzlich sind die drei Gefäße sehr stark spiralartig ineinander verdreht. Dank dieser eigenwilligen Form ist es für die meisten Kinder kein Problem, wenn sich die Nabelschnur im Bauch um den Hals legt. Die normale Versorgung kann trotzdem aufrechterhalten werden.

# Woche 16

## SPEZIAL

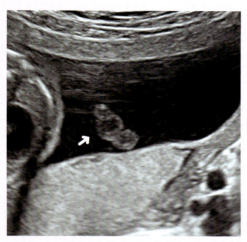

*Auf diesem Bild sind die drei Nabelschnurgefäße im Querschnitt gut zu erkennen.*

Die Nabelschnur entwickelt sich in den ersten acht Wochen der Embryonalphase. Sie bildet sich aus Haftstiel und Dottergang, die die embryonale Seite der Keimscheibe mit der plazentaren Seite verbinden. Am Ende der Schwangerschaft ist sie auf eine Länge von 50 bis 60 Zentimeter angewachsen und bis zu zwei Zentimeter dick. Dadurch ist gewährleistet, dass sich das Kind im Mutterleib ungehindert bewegen kann und die Nabelschnur dabei trotzdem permanent gut durchblutet bleibt. Nach der Geburt nimmt die Versorgung des Kindes über die Nabelschnur rasch ab und die Nabelschnur kann durchtrennt werden.

### Nabelschnuranomalien

In seltenen Fällen fehlt eine Nabelarterie. Tritt dies auf, wird das Kind engmaschiger per CTG (siehe Seite 278) und Ultraschall überwacht. In den meisten Fällen ist die Versorgung der Kinder aber nicht beeinträchtigt. Auch eine genauere Beurteilung des Herzens und der Nieren ist jetzt wichtig, da diese Organe bei einer fehlenden Nabelarterie etwas häufiger Fehlentwicklungen zeigen können.

### Nabelschnurumschlingungen

Bei 20 Prozent aller Kinder ist die Nabelschnur ein oder mehrere Male um Hals oder Körper geschlungen. Ursache für diese Verwicklung ist fast immer eine zu lange Nabelschnur oder zu viel Fruchtwasser.

An sich ist eine Nabelschnurumschlingung unproblematisch. Nur in wenigen Fällen kommt es während der Geburt zu einem Versorgungsengpass. Dies macht sich durch ein auffälliges CTG (siehe Seite 278) bemerkbar. Eine Mikroblutuntersuchung (siehe Seite 349) bringt dann schnell Klarheit, ob die Sauerstoffversorgung ausreichend ist.

## DIE NABELSCHNUR

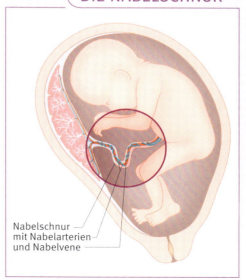

Nabelschnur mit Nabelarterien und Nabelvene

WOCHE FÜR WOCHE | DER 5. MONAT

# DER 5. MONAT

## Woche 17

16+0 – 16+6 SSW

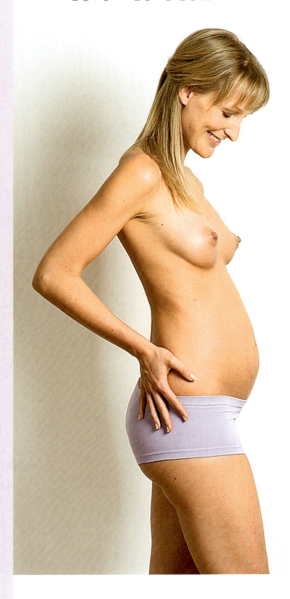

### Entwicklung des Babys

In dieser Woche ist der rund elf Zentimeter große und etwa 120 Gramm schwere Fötus hauptsächlich mit Wachsen beschäftigt. Dabei wächst sein Kopf jetzt im Vergleich zum restlichen Körper langsamer. Das Wachstum der Beinchen beispielsweise geht nun schneller voran, sie sind jetzt sogar im Vergleich zu früher etwas länger als die Arme. Auch die Lungen entwickeln sich in dieser Woche weiter. Ihr Baby beginnt mit einfachen Atemübungen und »atmet« Fruchtwasser ein und aus. Unter der zarten Haut bildet sich Fettgewebe, das es später gegen Kälte schützen kann. Auch das Gehör wird weiter geschärft. Das können Sie selbst manchmal schon wahrnehmen, wenn Ihr Baby mit einer heftigen Bewegung auf laute Geräusche reagiert.

Insgesamt wird die Knochensubstanz des kleinen Körpers härter, sodass auch Schultern, Wirbelsäule und Brustkorb eine knöcherne Verbindung eingehen können.

Langsam beginnt das Baby mit dem Aufbau eines einfachen Immunsystems, um sich bald auch selbst – ein wenig – vor Infektionen schützen zu können.

### Der Körper der Mutter

Durch die ständig wachsende Gebärmutter geraten ihre großen Haltebänder vermehrt unter Spannung. Sie spüren einen leichten ziehenden Schmerz rechts und links des Nabels bis hinunter in die Leisten sowie im Rücken. Dort zieht er in Richtung Kreuzbein. Diese Beschwerde ist ganz normal und kann bis zum Ende der Schwangerschaft auftreten. Dafür lässt ein anderes Übel aber um diesen Zeitpunkt häufig nach: Sie haben nicht mehr ständig das Gefühl, zur Toilette zu müssen. Vor allem wenn Sie Ihr zweites Kind erwarten, können Sie in dieser Woche vielleicht schon zarte Bewegungen in Ihrem

Inneren wahrnehmen. Manche Erstlingsmütter müssen sich bis etwa zur 20. Woche gedulden. Die meisten Frauen fühlen sich in dieser Phase der Schwangerschaft sehr wohl in ihrer Haut: Der Appetit ist zurückgekehrt, das seelische Gleichgewicht hat sich stabilisiert und viele genießen eine unbeschwerte und glückliche Zeit in der Partnerschaft. Das hat auch damit zu tun, dass viele Frauen jetzt wieder verstärkt Lust auf Sex verspüren. Ursache ist die vermehrte Durchblutung der Genitalorgane, die nun besonders auf Berührungen reagieren.

### AUFFÄLLIGE PIGMENTIERUNG

Auch Ihre Haut verändert sich: Verstärkt können sich Sommersprossen, Leber- und Pigmentflecken bilden, die durch ausgiebige Sonnenbäder weiter nachdunkeln. Grund ist der erhöhte Östrogenspiegel, der die Bildung des Hautfarbstoffs Melanin anregt.

Die vermehrte Hautpigmentierung kann im Gesicht sogar das Auftreten einer sogenannten Schwangerschaftsmaske (Melasma, Chloasma) begünstigen: Rund um Mund und Nase sowie an der Stirn verfärben sich die Hautpartien hellgelb bis braun. Diese Erscheinung vergeht nach der Geburt meist wieder von alleine, kann während der Schwangerschaft jedoch ziemlich belastend sein. Ein gut deckendes Make-up kaschiert zwar etwas, doch vor allem sollten sich Betroffene vor UV-Strahlen schützen.

Auch dunkler werdende Brustwarzen sowie eine senkrechte braune Linie zwischen Nabel und Schambein (Linea nigra) sind auf die erhöhte Melanin-Produktion zurückzuführen. Manchmal zeigen sich dunkle Pigmentierungen auch an der Innenseite der Oberschenkel, unter den Achseln, im Genitalbereich und unter den Augen. Sie bilden sich in der Regel ebenfalls nach der Geburt zurück.

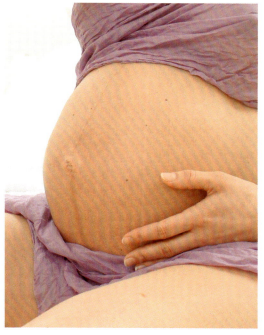

*Linea nigra: eine dunkle Linie, die längs über den ganzen Bauch verläuft.*

### ERHÖHTER EISENBEDARF

Der Eisenbedarf ist in der Schwangerschaft zweimal so hoch wie sonst. Um einem Mangel rechtzeitig und natürlich vorzubeugen, können Sie bis zur Geburt täglich Brennnesselsamen aus dem Reformhaus über den Salat oder das Käsebrot streuen und sich abwechslungsreich ernähren. Das füllt die Reserven auf.

Liegt bereits ein leichter Mangel vor, erkennen Sie ihn an Symptomen wie Müdigkeit, Abgeschlagenheit, Schlaflosigkeit, mangelndem Appetit oder Kopfschmerzen. Abgesehen davon wird ein bestehender Eisenmangel spätestens beim nächsten Vorsorgetermin entdeckt, da Ihr Blut auch daraufhin untersucht wird. Ein Eisenpräparat schafft dann Abhilfe.

WOCHE FÜR WOCHE | DER 5. MONAT

## WOCHENINFO

⊙ Selbst wenn Sie zu ausgeprägten **Pigmentflecken** neigen, sollten Sie kein Stubenhocker werden. Mit ausreichendem Lichtschutzfaktor ausgestattet, tut Ihnen ein Spaziergang im Freien sicherlich gut. Doch der regelmäßige Gebrauch von Sonnenschutzmitteln hindert den Körper daran, genug Vitamin D zu bilden – denn dafür benötigt er UV-Strahlen. Vitamin D fördert nicht nur die wichtige Aufnahme von Calcium, das sich positiv auf die Stabilität der Knochen auswirkt, sondern lässt auch die Stimmung steigen.

Um die Vorteile des »Sonnenvitamins« trotz vermehrter Hautpigmentierung nutzen zu können, empfiehlt es sich, unempfindliche Hautpartien (Unterarme und Hände, Unterschenkel und Füße beispielsweise) nicht mit Sonnenschutz einzucremen und zehn Minuten pro Tag in die Sonne zu halten.

⊙ Allmählich geht Ihr **Eisenspeicher** zur Neige. Überprüfen Sie Ihre Ernährung auf eisenhaltige Lebensmittel. Setzen Sie ab jetzt vermehrt grüne Gemüse, Salate, Nüsse und getrocknete Aprikosen auf den Speiseplan. Auch gebratene Leber darf es sein. Aber bitte nur in Bio-Qualität – wegen der Schadstoffe.

⊙ Jetzt wird es Zeit für den ersten **Shoppingtrip**: Eine bequeme Schwangerschaftsjeans mit weichem Gummibund, eine elastische breite Bauchbinde in dezentem weiß oder in Knallfarbe und ein paar extralange T-Shirts, die auch einen runden Babybauch noch bedecken können, gehören auf Ihren Einkaufszettel.

# Aus der Arztpraxis

## Schwangerschaftsanämie

Je weiter die Schwangerschaft fortschreitet, desto mehr werden Ihre Eisenspeicher geplündert. Die Hb-Werte sinken und manchmal entsteht sogar ein echter Eisenmangel. Unter Blutarmut oder Anämie während der Schwangerschaft versteht man einen Mangel an roten Blutkörperchen (Erythrozyten). Da die roten Blutkörperchen für den Sauerstofftransport verantwortlich sind, ist eine ausreichende Menge für die Gesundheit der Mutter und die Entwicklung des Kindes jedoch sehr wichtig. Zu ihrer Bildung werden Eisen, Vitamin $B_{12}$ und Folsäure benötigt. Fehlt nun Eisen oder eines der beiden Vitamine, werden weniger Erythrozyten gebildet – die werdende Mutter entwickelt eine Anämie. Die häufigste Ursache dafür ist ein Eisenmangel. Schießlich nimmt der Eisenbedarf in der Schwangerschaft um das Zwei- bis Vierfache zu. Eine zusätzliche Eisengabe ab dem zweiten Trimester ist daher bei vielen Frauen sinnvoll.

Der Blutfarbstoff wird im Verlauf der Schwangerschaft immer wieder kontrolliert. Dazu wird der Hämoglobingehalt im Blut gemessen. Besteht der Verdacht auf eine Anämie, kann auch die Bestimmung der Eisenspeicher (Ferritinspiegel) einen guten Überblick darüber geben, wie dringend eine Eisenzufuhr angezeigt ist.

### SYMPTOME
⊙ Müdigkeit, Konzentrationsstörungen
⊙ reduzierte körperliche und geistige Leistungsfähigkeit
⊙ Blässe von Haut und Schleimhäuten
⊙ Schwindel, Kopfschmerzen, Ohrensausen
⊙ Atemnot
⊙ Herzklopfen
⊙ Vergesslichkeit

## BEHANDLUNG

Wenn der Hb-Wert unter 11 g/dl fällt, sollte er behandelt werden. Der Frauenarzt wird Ihnen in diesem Fall vermutlich ein Eisenpräparat verschreiben. Leider bringen einige dieser Präparate unangenehme Nebenwirkungen mit sich wie Verstopfung, Magenbeschwerden und Unwohlsein. Wenn Sie davon betroffen sind, sollten Sie Ihren Arzt unbedingt darüber informieren. Er kann Ihnen dann ein Produkt aufschreiben, das Sie besser vertragen. Vielleicht hilft es aber ja schon, wenn Sie die Tabletten nicht wie auf dem Beipackzettel beschrieben auf nüchternen Magen einnehmen, sondern erst nach dem Frühstück. In diesem Fall sollten Sie nur darauf achten, dass Sie nicht gleichzeitig auch Magnesiumtabletten zu sich nehmen.

Bringt die Blutuntersuchung ans Licht, dass ein Folsäuremangel (siehe Seite 28) die Ursache der Anämie ist, verschreibt der Arzt ein entsprechendes Präparat mit diesem Vitamin.

Bei ausgeprägter Anämie kann die Eisengabe auch über eine Infusion erfolgen, um die Eisenspeicher möglichst rasch wieder aufzubauen. Eine schwere Anämie mit Werten unter 7 g/dl, die mit Kreislaufproblemen einhergeht, kann in Einzelfällen auch mit einer Bluttransfusion behandelt werden.

## INFO

**Der Hb-Wert**

Als normal gelten während der Schwangerschaft folgende Werte:

| | | |
|---|---|---|
| 1. und 3. Trimester | Hb | › 11 g/dl |
| 2. Trimester | Hb › 10,5 g/dl |
| Wochenbett | Hb | › 10 g/dl |

## DAS KÖNNEN SIE SELBST TUN

Um Ihren Hb-Wert zu stabilisieren, ist in erster Linie die richtige Ernährung wichtig. Achten Sie darauf, dass Sie täglich bei jeder Mahlzeit eisenreiche Lebensmittel zu sich nehmen. Wenn Sie dazu ein Glas Orangensaft trinken, erleichtern Sie Ihrem Körper die Aufnahme zusätzlich. Die Bioverfügbarkeit von Eisen aus tierischen Produkten ist in der Regel höher als die aus pflanzlichen Quellen. Wenn Sie also kein überzeugter Vegetarier sind, können Sie sich ruhig zwei- bis dreimal die Woche ein saftiges Steak gönnen. Die wichtigsten Eisenlieferanten sind:

- Rotes Fleisch
- Grüne Gemüse wie Brokkoli
- Getreide wie Hirse und Haferflocken
- Rote Bete und Rote-Bete-Saft
- Grüne Salate wie Feldsalat
- Trockenobst, insbesondere getrocknete Aprikosen

Wenn Sie bereits an einer leichten Anämie leiden, wird es jedoch wahrscheinlich schwierig sein, den Hb-Wert allein durch die Ernährung anzuheben. Versuchen Sie es dennoch zunächst mit Nahrungsergänzungsmitteln, da viele Eisenpräparate schlecht verträglich sind und Magenprobleme oder Verstopfung hervorrufen können. Fragen Sie Ihren Arzt oder Ihre Hebamme nach einem geeigneten Produkt.

Trinken Sie außerdem viel rote Säfte wie Traubensaft. Auch sie enthalten Eisen, das Ihr Körper jetzt dringend gebrauchen kann. Halten Sie sich im Gegenzug von den Eisenräubern Schwarztee und Kaffee fern. Wenn Sie Ihren Tag jeden Morgen mit einem Müsli aus Haferflocken, Joghurt und frischem Obst beginnen, füllen Sie nicht nur Ihren Eisenspeicher, sondern versorgen sich gleich noch mit vielen weiteren Vitaminen und Spurenelementen.

## SPEZIAL

### Die Leopold-Handgriffe

Die Leopold-Handgriffe gehören während der Schwangerschaft zu jeder körperlichen Untersuchung. Benannt wurden sie nach dem deutschen Arzt Christian Leopold, der Ende des 19. Jahrhunderts als Frauenarzt und Geburtshelfer auf dem Gebiet der Frauenheilkunde Pionierarbeit leistete.

Mit den Leopold'schen Handgriffen können Arzt und Hebamme sich in der zweiten Schwangerschaftshälfte rasch einen Überblick über Größe und Lage des Kindes verschaffen. Auch vor jeder Ultraschalluntersuchung wird der erste Leopold-Handgriff durchgeführt. Wie zuverlässig die Tastuntersuchung ist, hängt von der Dicke der Bauchdecke und der Lage der Plazenta ab. Bei möglichen Unklarheiten kann der Befund zuverlässig mit dem Ultraschall bestätigt werden.

weise der Kontraktionszustand der Gebärmutter gut getastet werden. Der höchste Punkt der Gebärmutter wird dann je nach Schwangerschaftsalter im Abstand zum Schambein, zum Nabel, zum Brustbein oder dem Rippenbogen in »Querfingern« angegeben.

Mit dem ersten Handgriff lässt sich beurteilen, ob die Größe der Gebärmutter ungefähr der angenommenen Schwangerschaftsdauer entspricht. Wird der Bauch als »zu groß« getastet, stimmt vielleicht der errechnete Geburtstermin nicht. Es können aber auch Zwillinge, zu viel Fruchtwasser oder ein zu großes Kind dahinter stecken. Ist der Bauch »zu klein«, kann dies ein Hinweis auf zu wenig Fruchtwasser oder eine Wachstumsstörung des Kindes sein.

Zusätzlich können Arzt und Hebamme mit diesem Handgriff fast immer tasten, in welcher Richtung das Kind liegt. Wenn sie geübt sind, können sie auch jetzt schon eine Beckenendlage erkennen. Die Befunde müssen aber auf jeden Fall durch eine anschließende Ultraschalluntersuchung abgesichert werden.

### 1. LEOPOLD-HANDGRIFF

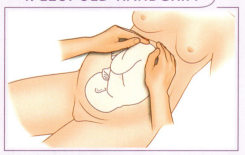

Der erste Handgriff dient dazu, den Fundusstand (siehe Seite 67) zu ermitteln. Der Arzt sitzt Ihnen dabei gegenüber. Mit beiden Händen tastet er, wie weit die Gebärmutter bereits nach oben zum Rippenbogen reicht. Dabei kann auch die Wehenbereitschaft beziehungs-

### 2. LEOPOLD-HANDGRIFF

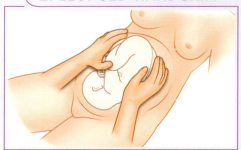

Indem er die Gebärmutter seitlich abtastet, versucht der Arzt zu erkennen, wo Rücken, Hände und Füße des Kindes liegen.

Die Ergebnisse werden dann in den Mutterpass (siehe Seite 121) eingetragen:
- I bedeutet, der Rücken liegt links (jeweils von der Frau aus gesehen),
- II bedeutet, der Rücken liegt rechts.
- I/IIa heißt Tendenz nach vorne,
- I/IIb entsprechend Tendenz nach hinten.

## 3. LEOPOLD-HANDGRIFF

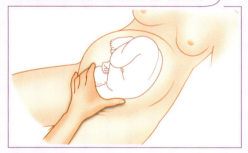

Mit dem dritten Leopold-Handgriff wird über dem Schambein getastet, ob das Kind mit dem Kopf oder mit dem Steiß im Becken liegt. Auf diese Weise kann zwischen Kopf-, Quer- oder Beckenendlage (siehe Seite 291) unterschieden werden. Dies ist vor allem wichtig, wenn es darum geht, die Art der Geburt festzulegen. Bei einer Querlage ist eine spontane Geburt unmöglich, bei Beckenendlage dauert sie oft länger. Ist der Kopf noch nicht fest ins Becken eingetreten, lässt auch dies sich durch rasche Bewegungen mit der Hand feststellen: Der Kopf des Kindes lässt sich dann noch leicht hin- und herbewegen. Liegt der Steiß des Kindes im Beckeneingang, können die Bewegungen nicht so einfach ausgelöst werden.
Neben der Lage des Kindes kann durch diesen dritten Handgriff auch beurteilt werden, wie tief das Kind bereits ins Becken eingetreten ist.

## 4. LEOPOLD-HANDGRIFF

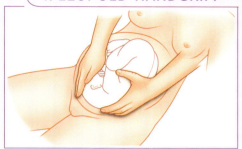

Mithilfe dieses Handgriffs kann der Arzt feststellen, in welcher Lage (siehe Seite 298) das Kind ins Becken eingetreten ist. Dabei stellt der Arzt sich seitlich neben Sie und tastet mit den Fingern, wie groß der Abstand zwischen dem Kind und dem Beckeneingang ist. So kann er abschätzen, wie weit der Kopf noch vom Beckeneingang entfernt ist. Zudem kann mithilfe des vierten Griffs noch einmal getastet werden, welcher Körperteil des Kindes nach unten zeigt und in welche Richtung es schaut.

### Zangemeister-Handgriff

Auch bei diesem Handgriff steht der Arzt neben Ihnen: Er legt eine Hand auf den oberen Rand Ihres Schambeins, die andere auf den Kopf des Kindes. Dieser Griff ist nur während der Geburt sinnvoll, wenn die Fruchtblase gesprungen ist und die Wehen bereits regelmäßig erfolgen. Erspüren Arzt oder Hebamme zwischen der Oberkante des Schambeins und dem Kopf des Kindes eine Stufe, ist vermutlich das Becken verengt oder das Kind liegt ungünstig (sogenannter hoher Gradstand). In beiden Fällen ist meist keine spontane Geburt möglich. Ein Kaiserschnitt ist für Mutter und Kind die sicherere Alternative.

WOCHE FÜR WOCHE | DER 5. MONAT

## Gymnastik für die 17. bis 20. SSW

### ① Kleine Beckenkreise

**1. STEP |** Legen Sie sich mit dem Blick zur Decke auf eine doppelt gefaltete Decke oder die Gymnastikmatte. Ziehen Sie Ihre Beine etwas an und setzen Sie Ihre Fußsohlen ganz am Boden ab. Die Beine sind leicht gespreizt, die Arme liegen locker neben dem Körper, die Handflächen zeigen nach unten.

**2. STEP |** Heben Sie Ihren Po nur leicht vom Boden ab und stellen Sie sich vor, darunter würde ein rundes Ziffernblatt liegen.

**3. STEP |** Kneifen Sie für die gesamte Dauer der Übung Ihre Pobacken fest zusammen. Berühren Sie mit Ihrem Steißbein kurz die 6-Uhr-Marke, heben Sie Ihren Po wieder leicht an und berühren Sie mit Ihrer linken Pobacke kurz die 9-Uhr-Marke. Mit der Mitte Ihres Pos kommen Sie anschließend auf 12 Uhr an und mit der rechten Pobacke auf 3 Uhr. Kreisen Sie in Ihrem Tempo dreimal um die Uhr – Atmen nicht vergessen! – und legen Sie Ihren Po wieder ab.
Wiederholen Sie die Übung noch zweimal.

Probieren Sie bei den »kleinen Beckenkreisen«, nicht nur die Pobacken fest zusammenzukneifen, sondern auch die Scheidenmuskeln anzuspannen und nach oben zu ziehen. So trainieren Sie optimal Ihren Beckenboden und auch die Bauchmuskeln.

### ② Beinschere

**1. STEP |** Setzen Sie sich mit aufrechtem Oberkörper auf einen Stuhl und rutschen Sie mit Ihrem Po ganz nach hinten. Ihre Arme hängen seitlich herab und die Hände greifen an den Sitz.

**2. STEP |** Schließen Sie Ihre Beine und legen Sie Ihren rechten Fuß über den linken.

**3. STEP |** Heben Sie die verschränkten Beine hoch, bis Oberschenkel und Unterschenkel auf einer Höhe sind. Atmen Sie tief ein, spannen Sie beim Ausatmen die Muskeln der Pobacken und der Oberschenkel fest an und drücken Sie die Füße so fest wie möglich gegeneinander. Entspannen Sie die Muskeln beim Einatmen und spannen Sie sie beim nächsten Ausatmen wieder an. Senken Sie Ihre Beine nach zehnmaligem Aus- und Einatmen und lockern Sie sich. Wiederholen Sie die Übung noch einmal, indem Sie den linken über den rechten Fuß legen.

Die Beinschere kräftigt den Beckenboden und stärkt die Muskulatur des Bauches und der Oberschenkel.

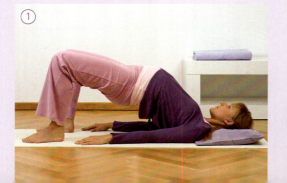

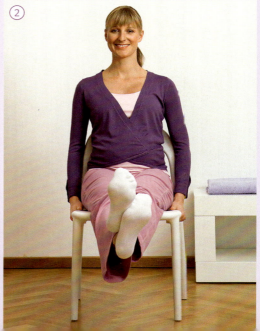

## Woche 18
17+0 – 17+6 SSW

### Entwicklung des Babys

Wenn Sie tief in sich hineinhorchen, können Sie vielleicht schon erste federleichte Bewegungen spüren – vor allem, wenn Sie bereits Ihr zweites Kind erwarten. Bei Jungen und Mächen bilden sich bereits die Brustdrüsen und erste Ansätze von Brustwarzen sind schon jetzt auf der Haut des Brustkorbs zu erkennen. Bei den weiblichen Föten haben sich nun auch die Eierstöcke ausgebildet und halten für eine spätere Empfängnis rund fünf Millionen Eier bereit. Trotz des voranschreitenden Wachsens nimmt das Köpfchen des Babys noch immer rund ein Drittel der gesamten Körpergröße ein. Noch kann sich Ihr Baby mit rund 12,5 Zentimetern und 150 Gramm gut bewegen. Dabei stört auch die Nabelschnur nicht, die es sich manchmal um den Körper wickelt – das Turnen geht trotzdem weiter.

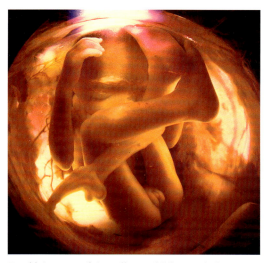

*Der kleine Mensch ist voll ausgebildet. Auch das Geschlecht lässt sich in dieser Woche erkennen.*

### Der Körper der Mutter

Die Hälfte der Schwangerschaft ist bald erreicht, das macht sich auch an Ihrem wachsenden Bäuchlein bemerkbar. Der Rand der Gebärmutter nähert sich allmählich dem Nabel, damit Ihr Baby genug Platz für seine Turnübungen bekommt. Frauen, die schon ein Kind zur Welt gebracht haben, spüren oftmals schon in dieser Woche erste Kindsbewegungen. Doch auch manche Erstgebärende kann ein Flattern oder leichtes Zittern an einer beliebigen Stelle im Bauch verspüren. Manchmal ist es auch ein Gefühl, als ob kleine Luftblasen an die Bauchdecke steigen und kitzeln. Doch keine Sorge, wenn sich noch keine neuen Gefühle im Bauchraum bemerkbar gemacht haben – bis zur 22. Woche kann es noch dauern. Richtige Tritte oder Puffe sind dann um die 24./25. Schwangerschaftswoche herum deutlich zu spüren. Und auch Ihr Partner kann dann Kontakt zum Baby aufnehmen, wenn kleine Hände oder Füße sich deutlich durch die Bauchdecke abzeichnen. Wundern Sie sich nicht, wenn Sie das erste Flattern nur ein- oder zweimal am Tag verspüren: Das ist normal, Sie spüren nicht alle Bewegungen des Kindes gleich stark.

#### DARMTRÄGHEIT

Die beruhigende Wirkung des Hormons Progesteron lässt den Darm langsamer arbeiten, was Verstopfung fördern kann. Trinken Sie daher ausreichend und nehmen Sie über den Tag verteilt Ballaststoffe zu sich. Sie lassen sich nicht nur gut mit dem Müsli aufnehmen, sondern auch mit einem Getränk. Gummi arabicum beispielsweise ist ein geschmacksneutraler Ballaststoff, der aus dem Pflanzensaft verschiedener Akazienarten gewonnen wird und sich in Flüssigkeiten einrühren lässt. Er eignet sich gut zur täglichen Ballaststoffergänzung.

## DIE AKUPUNKT-MASSAGE

Lassen Sie sich sooft es geht verwöhnen, zum Beispiel mit einer Akupunkt-Massage durch den Partner. Mit sanftem Ziehen der Finger über bestimmte Körperlinien wird die energetische Versorgung der Frau angeregt, ihr Wohlbefinden gesteigert und in einigen Fällen auch die Geburt erleichtert. Empfehlenswert ist die regelmäßige Behandlung im Abstand von zwei Wochen. Gegen Ende der Schwangerschaft kann die Akupunkt-Massage auch öfter durchgeführt werden, eine tägliche Behandlung in der 40. Woche wirkt meist recht entspannend.

Obwohl die Akupunkt-Massage ihre Wurzeln in der Traditionellen Chinesischen Medizin hat, ist sie eine deutsche Erfindung: In den 50er- und 60er-Jahren entwickelte der Masseur Willy Penzel eine Methode, die die Meridiane behandelt, aber ohne Akupunkturnadeln auskommt. Mit einem Stäbchen (oder den Fingern) wird dabei über die Haut gestrichen. So werden Störungen des Energieflusses aufgehoben. Körperliche Beschwerden werden gelindert, das Allgemeinbefinden und die seelische Ausgeglichenheit bessern sich. Besonders empfehlenswert ist die Behandlung, wenn Sie vermehrt unter Stress stehen und Symptome wie Kopfschmerzen und Schlaflosigkeit entwickeln. Auch wenn Sie sich viele Sorgen machen und allgemein unter Anspannung leiden, kann die Akupunkt-Massage Ihnen helfen.

## DER »KLEINE KREISLAUF«

Die wohltuende und entspannende Wirkung dieser Heilmethode können Sie auch zusammen mit Ihrem Partner erproben, indem Sie den »Kleinen Kreislauf« regelmäßig anwenden. Vielleicht können Sie jeden Tag einige Minuten dafür reservieren. Gestalten Sie Ihr tägliches Entspannungsritual, indem Sie das Licht etwas dimmen, eine entspannende Musik auflegen und je nach persönlichen Vorlieben einige Tropfen ätherisches Lavendelöl oder Melisse in der Duftlampe verdampfen.

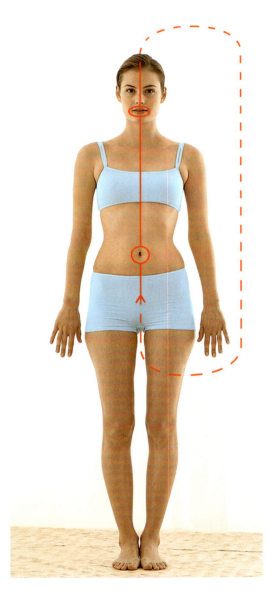

Legen Sie sich auf eine doppelt gefaltete Decke und nehmen Sie eine bequeme Seitenlage ein. Mit den drei mittleren Fingern der flachen Hand beginnt der Partner, in der Mitte des Schambeins eine gerade Linie unter sanftem Druck bis zum Nabel hochzuziehen. Er umrundet den Nabel und zieht entlang der Körpermittellinie weiter bis zur Unterlippe. Nun umkreist er die Lippen und fährt weiter über Nase, Stirn und Kopf. Ohne Unterbrechung geht es weiter die Wirbelsäule abwärts, rechts und links um die Gesäßfalte herum und wieder zum Ausgangspunkt am Schambein. Wiederholen Sie die Massage mehrmals hintereinander, solange es Ihnen guttut. Eine Akupunkt-Massage wirkt natürlich umso besser, wenn ein erfahrener Therapeut Sie mit dieser Methode behandelt. Eine Adresse finden Sie im Anhang auf Seite 406.

## WOCHENINFO

Beginnen Sie jetzt mit einem täglichen **Beckenbodentraining**. Anregung dazu finden Sie auf Seite 366. Sie bereiten sich damit optimal auf die Geburt vor und legen den Grundstein dafür, dass Sie nach der Geburt rasch wieder in Form kommen.
Der Beckenboden besteht aus rund vier Zentimeter dicken Muskelsträngen, die den Bauchraum nach unten abschließen. Gut trainiert, verleiht er dem Körper Stabilität und kann sogar den Rücken entlasten. Die Schwangerschaft ist ein Härtetest für den Beckenboden. Eine tägliche leichte Trainingseinheit schützt vor Geburtsverletzungen und trägt dazu bei, dass nach der Geburt keine Probleme auftreten.

# Aus der Arztpraxis

## Blutungen in der Spätschwangerschaft

Immer, wenn Sie im Verlauf Ihrer Schwangerschaft von einer plötzlichen Blutung überrascht werden, sollten Sie dieses Zeichen auf jeden Fall ernst nehmen und sich umgehend von Ihrem Frauenarzt untersuchen lassen. Meist kann rasch geklärt werden, ob es sich um eine harmlose Blutung handelt oder ob Ihre Gesundheit und das Wohlergehen Ihres Kindes gefährdet sind. Zunächst sucht der Arzt mittels Ultraschall nach der Ursache für die Blutung. Danach erfolgt eine Untersuchung der Scheide und des Muttermundes. Die anschließende Behandlung hängt dann von der Schwangerschaftswoche, der Blutungsstärke, dem Befinden von Mutter und Kind sowie von der Ursache für die Blutung ab. Kommt es infolge einer Untersuchung des Muttermundes durch den Arzt oder die Hebamme zu einer Blutung, gibt es ebenso wie bei einer Kontaktblutung keinen Grund zur Beunruhigung. Die leichte Blutung hört von selbst wieder auf und es besteht zu keinem Zeitpunkt ein Risiko für Mutter und Kind. Sobald die Gefahr einer Frühgeburt mit der 38. Woche vorüber ist, muss man sich bei einer Zeichnungsblutung (siehe Seite 322) keine Sorgen mehr machen. Im Gegenteil: Sie ist in diesem Fall sogar ein günstiges Zeichen dafür, dass der Muttermund sich leicht öffnet und eine problemlose Geburt zu erwarten ist. Droht dagegen eine Frühgeburt, werden die medizinischen Helfer in der Regel versuchen, die Geburt durch wehenhemmende Mittel (siehe Seite 224) aufzuhalten. So gewinnt das Baby Zeit, seine Lungenfunktion zu stabilisieren. Behandlungsbedürftig ist eine Blutung vor allem, wenn sie durch eine Placenta praevia (siehe Seite 184) verursacht wird.

## SPEZIAL

### Placenta praevia

Wenn die Plazenta vor dem Muttermund liegt, wird die Schwangerschaft auf jeden Fall engmaschiger überwacht. Die meisten Schwangerschaften verlaufen aber trotzdem problemlos. Nur eine spontane Geburt ist ausgeschlossen: Das Kind wird per Kaiserschnitt entbunden. Es wird unterschieden zwischen:

- Placenta praevia totalis: Der innere Muttermund ist durch eine breite Schicht plazentaren Gewebes komplett überdeckt.
- Placenta praevia partialis: Der innere Muttermund wird nur teilweise von plazentarem Gewebe überdeckt.
- Placenta praevia marginalis: Der innere Muttermund wird nur randständig von plazentaren Gewebeschichten erreicht.
- Tief sitzende Plazenta: Plazentaanteile reichen nahe an den inneren Muttermund.

### PLACENTA PRAEVIA

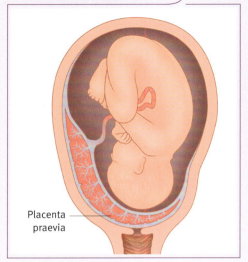

Placenta praevia

Das weitere Vorgehen nach dem Befund »Placenta praevia« hängt vom Ausmaß der Plazentaanlagestörung ab. Kommt es zu einer Blutung, wird bei einem reifen Kind ein Kaiserschnitt durchgeführt. Ist das Kind noch zu jung, sollte mit der Entbindung zunächst abgewartet werden – immer vorausgesetzt, die Blutung ist nicht zu stark.

Auch welche Operationsmethode beim Kaiserschnitt letztendlich gewählt wird, hängt von der Lage der Plazenta sowie ihrem Bezug zur Gebärmutterwand ab:

- Placenta praevia hauptsächlich an der Hinterwand ohne Einwachsen in die Gebärmutterwand: Es erfolgt ein routinemäßiger Kaiserschnitt unter lokaler Betäubung (siehe Seite 328).
- Placenta praevia hauptsächlich an der Vorderwand ohne Einwachsen in die Gebärmutterwand: Das Kind wird mit einem routinemäßigen Kaiserschnitt entbunden. Dabei wird die Placenta möglichst geschont.
- Placenta praevia mit Einwachsen in die Gebärmutterwand: Wird die Plazenta gelöst, besteht ein erhöhtes Risiko für eine Blutung. Bereits vor der Geburt ist daher eine ausführliche Beratung über das Vorgehen wichtig. Abhängig davon, ob ein weiterer Kinderwunsch besteht, entscheidet der Arzt im Einzelfall, wie die Placenta praevia am besten behandelt werden kann, ohne Mutter und Kind unnötigen Risiken auszusetzen.
- Löst sich die Plazenta vorzeitig, erfordert dies fast immer eine rasche Entbindung mittels Kaiserschnitt. Bei kleinen Ablösungen, die bei der Schwangeren keine wesentlichen Beschwerden verursachen, kann noch einige Zeit abgewartet werden.

# Woche 19
## 18+0 – 18+6 SSW

### Entwicklung des Babys

Obwohl erst um die 13,5 Zentimeter groß und 200 Gramm schwer, kann der Fötus mit seinen Händen schon kräftig zugreifen. Dass er so gut bei Kräften ist, hat er einem perfekt funktionierenden Kreislauf zu verdanken: Tag für Tag befördert das kleine Herz rund 28 Liter sauerstoff- und nährstoffreiches Blut durch den Körper des Kindes, um es ausreichend zu versorgen. Und auch im Darm tut sich bereits etwas. Es lagern sich Stoffwechselprodukte ein, die nach der Geburt mit dem sogenannten Kindspech ausgeschieden werden.

### Der Körper der Mutter

Wenn Sie sich jetzt nackt vor den Spiegel stellen, ist Ihr Bäuchlein im Profil bereits gut zu sehen. Stolz sind Sie vielleicht auch auf kräftigere Haare und festere Fingernägel, die auf den erhöhten Östrogenspiegel zurückgeführt werden können. Sie fühlen sich schön und gesund – das tut Ihrem Selbstwertgefühl gut, wenn die eine oder andere Beschwerde Sie plagt.

#### GESCHWOLLENE NASENSCHLEIMHAUT

Rund ein Viertel der Frauen leidet während der Schwangerschaft unter einer verstopften Nase. Und das obwohl keine Erkältung und keine Allergie als Auslöser vorliegt. Lästige Nebeneffekte wie Schnarchen, Schlafstörungen, Müdigkeit am Tag, Konzentrationsstörungen sowie Kopfschmerzen gesellen sich noch dazu. Durch die verminderte Belüftung der Nasennebenhöhlen erkranken die betroffenen Frauen auch noch schneller an einer Sinusitis (Nasennebenhöhlenentzündung). Um es erst gar nicht so weit kommen zu lassen, helfen neben ausreichender Flüssigkeitszufuhr Nasensprays mit Kochsalzlösung (0,9 Prozent) und viel Bewegung an der frischen Luft. Bei zusätzlichem Nasenbluten und Krustenbildung empfiehlt sich eine Nasensalbe oder ein salzhaltiges Spray mit Dexpanthenol zur Pflege und Heilung. Vorübergehend dürfen auch normale Nasensprays (zum Beispiel mit Oxymetazolin) in niedriger Dosierung verabreicht werden, doch sie können schnell zur Gewöhnung führen und ihre Wirkung lässt auf Dauer nach.

Nachts bringen auch Nasenpflaster aus der Apotheke Erleichterung sowie Schlafen mit leicht erhöhtem Oberkörper. Auch die Befeuchtung der Raumluft lindert die Beschwerden ein wenig. Spätestens zwei Wochen nach der Geburt verschwinden die Symptome.

## WOCHENINFO

Eine Anschaffung, die sich besonders bei Rückenschmerzen im Stehen wie Sitzen lohnen kann: **der Schwangerschaftsgürtel**. Er bringt Entlastung für den sich rundenden Bauch, lindert Rückenschmerzen und schützt vor Fehlhaltungen. Angeboten wird der Gurt im Fachhandel oder im Internet, wo verschiedene Modelle zur Wahl stehen. Bequem sind Gurte mit Klettbändern, die unter dem Bauch zusammengebracht werden. Die Weite kann individuell verstellt werden, sodass ein ungewolltes Einengen des Bauches vermieden wird. Von außen sind diese Gurte nicht zu sehen, da sie unter der Hose oder dem Rock getragen werden. Auch bei Schmerzen im Bereich des Schambeins (Symphyse) kann ein Schwangerschaftsgürtel helfen.

# Aus der Arztpraxis

## Bauchschmerzen

Allmählich wird der Bauch rund, und manchmal merken Sie, dass es an der einen oder anderen Stelle zwickt und zieht: Bauchschmerzen! Machen Sie sich nicht zu große Sorgen – meist ist die Ursache harmlos und stellt weder für Sie noch für Ihr Kind eine Gefahr dar. Trotzdem bedarf es einer medizinischen Abklärung. Stecken Übungswehen oder Blähungen hinter den Beschwerden, können Sie beruhigt sein. Vorzeitige Wehen, Blinddarmreizungen und Präeklampsie (siehe Seite 271) müssen aber auf jeden Fall ärztlich behandelt werden.

⊙ **Übungswehen:** In den meisten Fällen sind Übungswehen, bei denen sich der Bauch in unregelmäßigen Abständen zusammenzieht, für das Unwohlsein verantwortlich. Übungswehen erkennen Sie daran, dass sie maximal 45 Sekunden andauern und nicht häufiger als dreimal in der Stunde auftreten.

⊙ **Geburtswehen:** Wenn der Bauch in regelmäßigen Abständen hart wird und die Schmerzen mit einer leichten Blutung einhergehen, muss kontrolliert werden, ob der Muttermund sich öffnet. Droht eine Frühgeburt, kommen Wehenhemmer (siehe Seite 224) zum Einsatz. Zudem ist eine stationäre Überwachung im Krankenhaus erforderlich.

⊙ **Blähungen:** Weil die Darmtätigkeit in der Schwangerschaft nachlässt und noch dazu die Gebärmuter den Darm verdrängt, können Blähungen entstehen, die starke Bauchschmerzen verursachen. Neben reichlich Bewegung helfen dagegen am besten Tees mit Kümmel, Fenchel oder Anis. Auch eine sanfte Massage oder ein warmes Kirschkernsäckchen wirken schmerzlindernd. Nur selten müssen Medikamente eingesetzt werden.

⊙ **Myomschmerzen:** Vor allem in der Frühschwangerschaft kann es zu einem überschießenden Wachstum der Gebärmuttermuskulatur kommen. Die Folge sind sogenannte Myome, die manchmal faustgroß werden. Werden diese Myome nicht mehr ausreichend mit Blut versorgt, können sie teils heftige Schmerzen verursachen. Mit entzündungshemmenden Medikamenten wie Paracetamol sind die Beschwerden jedoch meist gut zu behandeln (immer nach Rückfrage beim Arzt) und nur sehr selten ein Grund für eine vorzeitige Entbindung.

⊙ **Blinddarmentzündung:** Natürlich kann auch während der Schwangerschaft eine Blinddarmentzündung auftreten. Die Diagnose ist allerdings schwierig: Zum einen sind die Schmerzen meist weniger ausgeprägt als außerhalb der Schwangerschaft. Sie treten zudem auch nicht wie gewöhnlich im Unterbauch auf, sondern wandern mit fortschreitender Schwangerschaft in den Oberbauch. Der Grund: Die wachsende Gebärmutter schiebt den Blinddarm nach oben. Bei akuter Blinddarmentzündung muss in jedem Fall eine Operation erfolgen.

⊙ **Gallenblase:** Eine Entzündung der Gallenblase und der Gallensteine werden jetzt ebenso behandelt wie außerhalb der Schwangerschaft.

⊙ **HELLP-Syndrom:** Im Rahmen einer sogenannten hypertensiven Schwangerschaftserkrankung (siehe Seite 270) können sich heftige Beschwerden im rechten Oberbauch bemerkbar machen, die von der Leber verursacht werden. Sie werden bisweilen von Übelkeit und Erbrechen begleitet. Nehmen Sie diese Beschwerden unbedingt sehr ernst, und suchen Sie umgehend eine Klinik auf, wenn Sie Schmerzen in diesem Bereich spüren. Denn dieses Krankheitsbild muss auf jeden Fall ausgeschlossen werden.

## SPEZIAL

## Die Nabelschnurpunktion

Für einen Erwachsenen ist es leicht, seinen Gesundheitszustand durch eine Blutuntersuchung überprüfen zu lassen. Das Kind in der Gebärmutter jedoch ist schwer zu erreichen. Deshalb war es lange Zeit unmöglich, eine Blutuntersuchung durchzuführen. Seit 20 Jahren besteht nun aber die Möglichkeit, auch das Blut eines Ungeborenen zu untersuchen. Die dazu nötige Punktion der Nabelvene kann etwa ab der 16. Woche durchgeführt werden. Vor diesem Zeitpunkt lässt sich meist nur aus dem kleinen Herzen Blut entnehmen. Da dieser Eingriff jedoch für das Kind sehr riskant sein kann, wird die Untersuchung nur dann durchgeführt, wenn wirklich keine andere Alternative zur Verfügung steht.

Der Eingriff erfolgt mit einer dünnen Nadel, die unter Ultraschallkontrolle über die Bauchdecke der Mutter eingeführt wird. Eine lokale Betäubung ist dazu nicht erforderlich. Schon ein bis zwei Milliliter Blut reichen für die Untersuchung aus. Der Arzt versucht, die Nabelschnur dazu möglichst an der Stelle zu punktieren, an der sie aus der Plazenta abgeht. Er kann das Blut jedoch auch an der frei im Fruchtwasser schwimmenden Nabelschnur abnehmen.

Nach der Blutentnahme werden die kindliche Herzaktion und die Punktionsstelle mit Ultraschall überprüft.

### Gründe

Eine Nabelschnurpunktion erfolgt nur dann, wenn es gilt, schwere Gesundheitsrisiken für das Baby auszuschließen beziehungsweise schnell zu behandeln. Sie wird unter anderem durchgeführt, um:

- eine Anämie des Kindes zu behandeln,
- bei unklaren Befunden eine Infektion auszuschließen oder zu bestätigen,
- genetische Besonderheiten abzuklären, wenn vorher bereits unklare Untersuchungsergebnisse erhoben wurden,
- den kindlichen pH-Wert zu messen und damit sicherzustellen, dass es ausreichend mit Sauerstoff versorgt wird.

### Mögliche Risiken

In rund 0,5 Prozent der Fälle kommt es nach einer Nabelschnurpunktion zu einem vorzeitigen Blasensprung. Bei etwa zehn Prozent der Kinder fällt unmittelbar nach dem Eingriff das Herztonmuster (siehe Seite 278) ab. Diese Erscheinung ist aber meist nur von kurzer Dauer und stellt für das Kind keine Gefahr dar. Leichte Blutungen aus der Einstichstelle der freien Nabelschnur treten immer auf, sind aber unproblematisch: Meist hört es nach 10 bis 20 Sekunden auf zu bluten.

## Intrauterine Transfusion

Leidet das Kind an einer schweren Blutarmut, stellt eine Bluttransfusion im Mutterleib eine gute Behandlungsmöglichkeit dar. So eine Anämie kann zum Beispiel im Zuge einer unerkannten Blutgruppenunverträglichkeit (siehe Seite 234) auftreten. Zur Durchführung der intrauterinen Transfusion wird unter permanenter Ultraschallkontrolle die Nabelvene punktiert. Selten erfolgt die Transfusion auch direkt in das Herz des Kindes. Da zum Glück jedoch die wenigsten Babys während der Schwangerschaft eine Anämie entwickeln, kommt dieses Verfahren nur selten zum Einsatz.

## Woche 20
### 19+0 – 19+6 SSW

### Entwicklung des Babys

Die Nervenzellen des mittlerweile rund 14 Zentimeter großen und etwa 240 Gramm schweren Fötus vermehren sich nun sehr stark und sie beginnen in die enstprechenden Hirnwindungen zu wandern. So bilden sich pro Minute bis zu 200 000 neue Gehirnzellen, um bis zur Geburt auf über 100 Milliarden anzusteigen. Fleißig wächst auch ein Flaum aus Wollhaaren am ganzen Körper des Kindes. Doch die vor Feuchtigkeit schützende Lanugo-Behaarung ist nicht von langer Dauer und wird vom achten Schwangerschaftsmonat bis zur Geburt abgestoßen. Danach folgt eine zweite Generation von Haaren. Bleibend hingegen ist die langsam entstehende Fettschicht unter der Haut. Ihre Funktion wird vor allem nach der Geburt deutlich, wenn sie die Körpertemperatur des Babys stabilisiert. Wie die Kräfte des Babys von Woche zu Woche größer werden, können Sie immer wieder deutlich spüren – und das bis zum Ende der Schwangerschaft.

### Der Körper der Mutter

Die Brüste sind kräftig gewachsen und manch alter BH kann mittlerweile drücken. Ein Umstands-BH aus dem Fachgeschäft sorgt für die nötige Unterstützung und wächst mithilfe mehrerer Ösenreihen (mindestens vier) am Verschluss passend mit. Nicht nur das Bindegewebe wird mit einem speziellen BH unterstützt, sondern auch der Rücken entlastet. Schwere Brüste lassen viele Frauen eine Haltung einnehmen, bei der sich die Wirbelsäule nach vorne krümmt und einen runden Rücken zeigt. Das begünstigt Rückenschmerzen – zusätzlich zum wachsenden Bauch und der damit verbundenen Verlagerung des Schwerpunkts.

Der obere Rand der Gebärmutter ist in dieser Woche zwischen Schambein und Nabel zu tasten. Wenn Ihr Partner jetzt sein Ohr auf Ihren Bauch legt, kann er vielleicht glucksende Geräusche hören, die durch die Bewegungen des Babys im Fruchtwasser entstehen.

#### STÖRUNG DER VAGINALFLORA

Die Hormonumstellung in der Schwangerschaft bringt oftmals auch eine Störung der Vaginalflora mit sich. Gute Keime wie Milchsäurebakterien gehen zurück und schon kommt das Gleichgewicht ins Wanken und krankmachende Keime gewinnen die Oberhand. Noch bevor erste Anzeichen wie Brennen oder Jucken im Intimbereich auf ein gestörtes Bakterienmilieu in der Scheide hindeuten, sollten Sie darauf achten, die Flora gesund zu halten und einer Infektion durch Hygiene vorzubeugen. Das gilt besonders für Frauen, die oft schwimmen oder in die Sauna gehen oder früher häufig an Scheideninfektionen litten.

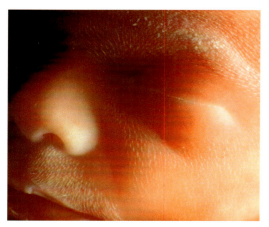

*Die Lanugo-Behaarung ist typisch für diese Entwicklungsphase, bis zur Geburt verschwindet sie wieder.*

## WOCHENINFO

### Die Doula als Geburtsbegleiterin

Ganz gleich, ob Sie im Krankenhaus, dem Geburtshaus oder zu Hause entbinden möchten – die Doula begleitet Sie während der kompletten Geburt ohne Unterbrechung und ist auch im Wochenbett für Sie da. Zwar ist sie weder Hebamme noch Ärztin, doch bringt sie die Erfahrung aus eigenen Geburten mit sowie eine spezielle Ausbildung, die sie dazu befähigt, sich der Ängste, Sorgen und Fragen der Schwangeren zu jeder Zeit anzunehmen. Eine Doula begleitet die Schwangere zusätzlich zur Hebamme. Als geburtserfahrene Frau hält sie fundiertes Wissen bereit und geht auf die Bedürfnisse der Frau bei der Geburt ein – als »Dienerin der Frau«, wie sich Doula aus dem Altgriechischen übersetzen lässt.

Schon vor der Geburt können Sie daher Kontakt zu einer Doula in Ihrer Nähe aufnehmen, sie kennenlernen und Rat und Beistand von ihr bekommen. Möchte der Vater bei der Geburt dabei sein, spricht das nicht gegen eine zusätzliche Doula. Sie unterstützt beide, indem sie vor der Geburt mit Ihnen über Wünsche und Zweifel hinsichtlich Schwangerschaft, Geburt und die Zeit danach spricht. Hat sich ein Vertrauensverhältnis zwischen allen Beteiligten entwickelt, wirkt sich das positiv auch auf den Geburtsverlauf aus: Die Doula stärkt mit ihrer Anwesenheit Mutter und Vater emotional, ermutigt sie, sich auf das Geburtsgeschehen einzulassen und bietet verschiedene Hilfestellungen wie auch Massagen. Braucht der Vater einmal eine Pause, kann er beruhigt den Geburtsraum verlassen, weil er weiß, dass seine Partnerin weiter gut versorgt wird. Die individu-

elle Betreuung und Unterstützung der Doula bietet sich besonders für Frauen an,

⊙ die ihr erstes Kind erwarten und sich unsicher und ängstlich fühlen,
⊙ deren Partner aus gesundheitlichen oder beruflichen Gründen wenig Zeit haben,
⊙ die schon vor der Geburt alleinstehend sind,
⊙ deren Partner sich nicht sicher ist, ob er während der Geburt ausreichende emotionale und praktische Hilfe leisten kann,
⊙ die ein krankes oder behindertes Kind erwarten.

Während des Wochenbetts hilft die Doula der jungen Familie, sich in der neuen Situation zurechtzufinden, versorgt die Frau und entlastet sie und den Vater bei den Anforderungen des Alltags. Eine große Stütze ist sie zudem bei Mehrlingsgeburten oder wenn die Frau allein mit dem Kind lebt.

Wo Sie in Ihrer Nähe eine Doula finden, erfahren Sie im Internet unter www.doula-info.de, www.doula.at oder www.doula.ch. Eine Kostenübernahme durch die gesetzlichen Krankenkassen gibt es nicht, doch bietet der Verein Doulas in Deutschland e.V. beispielsweise Frauen mit eingeschränkten finanziellen Möglichkeiten eine kostenlose Begleitung an. Ansonsten variieren die Kosten je nach Angebot und Aufwand. Für die Betreuung durch eine Doula im Wochenbett sind bis zu 12 Euro pro Stunde als Zuschuss von der gesetzlichen Krankenkasse möglich, wenn Anspruch auf Haushaltshilfe nach der Geburt besteht – zum Beispiel bei einer Erkrankung der Mutter.

## Aus der Arztpraxis
### Infektionen in der Schwangerschaft
**HERPES SIMPLEX GENITALIS**

Leidet eine Schwangere an Herpes genitalis, besteht die Gefahr, dass sie die Infektion während der Geburt auf ihr Kind überträgt (Herpes neonatorum). Dies kommt bei etwa einer von 7500 Geburten vor. Besonders hoch (30 bis 50 Prozent) ist das Übertragungsrisiko bei einer Erstinfektion – vor allem dann, wenn Bläschen vorhanden sind. Wenn es sich um eine reaktivierte Erkrankung handelt, ist das Risiko für das Kind sehr viel geringer (die Wahrscheinlichkeit für eine Infektion liegt in diesem Fall lediglich bei vier bis fünf Prozent).

Je nach Zeitpunkt der Infektion wird die Schwangere mit Tabletten oder Infusionen behandelt. Ist der Geburtstermin erreicht, wird auch ein Kaiserschnitt erwogen. Bei einer Erstinfektion werden sowohl Mutter als auch Kind nach der Geburt weiter mit Medikamenten behandelt.

**HIV-INFEKTION**

Bei einer unerkannten HIV-Infektion beträgt das Risiko des Kindes, sich anzustecken, 15 bis 20 Prozent. Bei einer antiretroviralen Behandlung in der Schwangerschaft und einer großzügigen primären Schnittentbindung kann die Ansteckung jedoch auf unter ein Prozent reduziert werden. Eine routinemäßige Untersuchung auf HIV ist daher für die Gesundheit des ungeborenen Kindes von großer Bedeutung. Denn immerhin erhalten 50 Prozent aller HIV-positiven Frauen die Erstdiagnose während der Schwangerschaft. In diesem Fall wird der Arzt die Betroffenen an Stellen empfehlen, die in der Behandlung und Begleitung HIV-positiver Schwangerschaften erfahren sind. Für die weitere Schwangerschaft sind ein spezieller Vorsorge-plan, engmaschige Überwachung und die regelmäßige Einnahme von Medikamenten wichtig. Wird die werdende Mutter in der Schwangerschaft ausreichend behandelt, kann sogar eine normale Geburt möglich sein.

**ZYTOMEGALIE**

Eine Infektion mit Zytomegalie-Viren ist die häufigste Ursache für kindliche Erkrankungen mit Spätschäden. Die Ansteckung erfolgt vor allem durch den Kontakt mit erkrankten Säuglingen und Kindern und wird durch Speichel, Tränen, Urin und Genitalsekret übertragen (Schmier- oder Tröpfcheninfektion). Wenn die Mutter erkrankt, gelangen die Viren über die Plazenta zum Kind, wo sie zahlreiche Organe angreifen: Betroffen sind das zentrale Nervensystem, Niere, Leber und Herz.

Weil sich eine Erstinfektion mit Zytomegalie nicht leicht erkennen lässt, ist eine Diagnose nur durch eine Laboruntersuchung möglich. Bei Verdacht auf eine kindliche Infektion ist der Virusnachweis durch eine Chorionbiopsie (siehe Seite 157), Amniozentese (siehe Seite 167) oder Nabelschnurpunktion (siehe Seite 187) möglich. Eine kindliche Infektion kann auch bei einer Reinfektion der Mutter auftreten, es kommt dabei aber extrem selten zu Schädigungen.

Zur Behandlung stehen mit Ganciclovir beziehungsweise Aciclovir zwei wirkungsvolle Medikamente zur Verfügung. Der Nutzen der Therapie für bereits intrauterin infizierte Kinder ist jedoch noch nicht durch Studien belegt. Eine Behandlung mit Hyperimmunglobulin ist jedoch sinnvoll.

Alle Frauen, die noch keine Zytomegalie-Infektion durchgemacht haben, sollten während der Schwangerschaft eine Ansteckung möglichst vermeiden: Hauptinfektionsquellen sind erkrankte Kleinkinder. Das Risiko einer Ansteckung kann gesenkt werden, wenn Sie sich nach jedem Kontakt mit dem Speichel oder dem Urin kleiner Kinder gründlich die Hände waschen.

## RINGELRÖTELN

Die Infektion mit Ringelröteln tritt typischerweise als Epidemie in Kindergärten und Schulen, aber auch in Krankenhäusern auf. Beim Erwachsenen verläuft sie meist ohne wesentliche Krankheitszeichen. Eine typische Erscheinung ist der Hautausschlag im Gesicht, der sich später auch über den ganzen Körper und die Gliedmaßen ausbreitet. Häufig wird er von einem starken Juckreiz begleitet.

Die Ansteckung erfolgt hauptsächlich über eine Tröpfcheninfektion. In der Schwangerschaft gelangen die Erreger durch die Plazenta zum Kind und stören dort die Bildung der roten Blutkörperchen. Die daraus folgende Anämie kann so ausgeprägt sein, dass eine intrauterine Bluttransfusion (siehe Seite 187) erforderlich wird. Um eine schwere Anämie rechtzeitig zu erken-

nen, sind daher regelmäßige Ultraschalluntersuchungen notwendig. Daneben wird die Blutflussgeschwindigkeit in den Hirngefäßen (siehe Seite 240) gemessen. Denn je weniger rote Blutkörperchen vorhanden sind, desto schneller fließt das Blut.

## RÖTELN

In Ländern mit einer hohen Impfrate ist die Häufigkeit von Röteln durch die Einführung der aktiven Rötelnimpfung deutlich zurückgegangen. Die Erkrankung verläuft bei der Schwangeren meist als harmlose Infektionserkrankung. Infiziert sich das Kind, kann dies jedoch zu schweren Entwicklungsstörungen führen, die vor allem Fehlbildungen von Herz, Ohr und Gehirn hervorrufen. Die kindliche Infektionsrate und das Auftreten des sogenannten Rubellasyndroms sind vom Zeitpunkt der Erkrankung abhängig. Die Wahrscheinlichkeit einer schweren Schädigung ist zwischen der 11. und 17. Woche am höchsten. Danach sinkt das

| Röteln: Auftreten der kindlichen Infektion in Abhängigkeit vom Zeitpunkt der mütterlichen Infektion | | |
|---|---|---|
| **Mütterliche Infektion** | **Kindliche Infektionsrate** | **Rubellasyndrom** |
| Vor der Schwangerschaft | unter 0,5 Prozent | unter 3,5 Prozent |
| 10 Tage nach der letzten Regel | unter 3,5 Prozent | Normalrisiko |
| Bis 5+3 SSW | kein erhöhtes Risiko | kein erhöhtes Risiko |
| 5+3 bis 11+0 SSW | 70 bis 90 Prozent Abortrate bis 20 Prozent | 25 bis 65 Prozent |
| 11+0 bis 17+0 SSW | 54 Prozent | 8–20 Prozent Innenohrschäden Herz- und Augenfehlbildungen treten nicht mehr auf |
| Ab 17+0 SSW | 20 bis 35 Prozent | 3 Prozent, Hörschäden |
| Ab 38+0 SSW | gering | kein erhöhtes Risiko neonatale Rötelnerkrankung |

Risiko bis zur 38. Woche auf 20 bis 35 Prozent. Bis zur 40. Woche besteht dann nur noch eine geringe Gefahr für eine schwere Erkrankung (siehe Tabelle Seite 191).

Abgesehen von den sichtbaren Symptomen einer Rötelninfektion wie Hautausschlag und Lymphknotenschwellung, auf die Sie natürlich immer achten sollten, sind auch routinemäßige Laboruntersuchungen wichtig, um die Erkrankung frühzeitig zu erkennen. In Deutschland, Österreich und der Schweiz ist in der Schwangerschaft daher ein generelles Screening auf Röteln-Antikörper vorgesehen.

## Scheideninfektionen

Nicht jede Keimbesiedelung in der Scheide ist krankhaft. Es gibt aber einige Infektionen, die vor allem während der Schwangerschaft auf jeden Fall behandelt werden müssen.

### STREPTOKOKKEN DER GRUPPE B

Die Streptokokken der serologischen Gruppe B nach Lancefield (GBS) können zu schweren Infektionen bei Neugeborenen führen. Bei 10 bis 30 Prozent aller werdenden Mütter finden sich diese Keime im Genitalbereich, ohne dass die Frauen irgendwelche Symptome verspüren. In einigen Fällen verursachen die Erreger jedoch in der Schwangerschaft Harnwegsinfektionen oder eine Eihautentzündung. Nach der Geburt kann sich zudem die Gebärmutter entzünden.

Da die Infektion häufig bereits vor der Geburt erfolgt, kommen viele Kinder bereits krank zur Welt. Bei zwei Dritteln aller betroffenen Neugeborenen treten die ersten Symptome innerhalb der ersten 20 Lebensstunden auf. Sie sind blass und ihre Atmung ist gestört. Einige Kinder erkranken darüber hinaus an einer Lungen- oder einer Hirnhautentzündung, die bleibende Schäden verursachen kann.

Da eine rechtzeitige Behandlung all dies verhindern kann, sollte bei allen Schwangeren zwischen der 35. und 37. Woche ein Abstrich aus der Scheide genommen und auf Streptokokken untersucht werden. Wird ein positiver Befund erhoben, kann eine Antibiotikatherapie während der Geburt in über 90 Prozent der Fälle eine Infektion verhindern.

### CHLAMYDIEN

Obwohl zwei bis acht Prozent der Frauen im gebärfähigen Alter eine Chlamydieninfektion haben, ist diese Krankheit wenig bekannt. Kein Wunder, denn die Infektion ist für Erwachsene ungefährlich. Für Kinder dagegen stellt sie ein ernstes Risiko dar: Die Erreger können vorzeitige Wehen und schwere kindliche Erkrankungen auslösen.

Wird eine Infektion während der Schwangerschaft nicht erkannt, stecken sich rund 50 Prozent der Kinder während der Geburt mit der Krankheit an. Die Folge können schwere Augen- und Lungenentzündungen sein, gegen die nicht einmal die Augen-Prophylaxe (siehe Seite 341) unmittelbar nach der Geburt schützt. Umso wichtiger ist es, dass eine Chlamydieninfektion der Mutter rechtzeitig vor der Geburt behandelt wird. Die Ansteckung erfolgt hauptsächlich durch Geschlechtsverkehr. Die Infektion verläuft dann meist unbemerkt, da sie kaum Beschwerden verursacht. Zur Sicherheit des Kindes ist daher in den Mutterschaftsrichtlinien eine Screeninguntersuchung auf diese Krankheit vorgesehen. Bei positivem Erregernachweis wird auf jeden Fall eine Behandlung notwendig. Dabei muss auch der Partner mitbehandelt werden, um ein Hin- und Herwandern der Infektion zu verhindern. Die Therapie erfolgt mit speziell für die Schwangerschaft zugelassenen Antibiotika. Besonders wichtig ist, dass Sie die

Medikamente streng nach Vorschrift einnehmen und nicht vorzeitig absetzen. Eine Unterdosierung durch unregelmäßige Einnahme kann sonst dazu führen, dass einige Bakterien im Inneren der Zelle überleben.

## BAKTERIELLE VAGINOSE

Bei der bakteriellen Vaginose sind die normalen Keime der Scheide, die sogenannten Laktobazillen, durch anaerobe Bakterien ersetzt worden, die das natürliche Milieu der Scheide schädigen. Von dieser Veränderung ist etwa jede zehnte Schwangere betroffen. Damit verbunden ist ein ansteigendes Risiko für eine Fehlgeburt von bis zu 45 Prozent. Die Symptome für eine Infektion sind zwar weitgehend unauffällig, die Erkrankung wird jedoch durch einen verstärkten weißlich-gelben Ausfluss sowie durch Brennen und Juckreiz begleitet. Auch ein leicht fischartiger Geruch gehört zu diesem Beschwerdebild. Wenn sich erste Hinweise bemerkbar machen, hilft eine pH-Wert-Messung (siehe Seite 149), um den Verdacht zu bestätigen.

Ohne Behandlung steigt die Infektion in die Gebärmutter auf und kann unter Umständen die Gesundheit des Kindes stark gefährden. Es besteht das Risiko, dass das Kind ein sogenanntes Amnioninfektionssyndrom entwickelt. Deshalb ist eine rechtzeitige Therapie wichtig.

Erfolgt eine rasche Behandlung, sinkt das Risiko für eine Fehlgeburt wieder. In der Frühschwangerschaft wird die bakterielle Vaginose mit Milchsäurepräparaten und Vitamin C behandelt. In der Spätschwangerschaft erfolgt die lokale Therapie mit zweiprozentiger Clindamycincreme. Alternativ kann auch für sieben Tage der Wirkstoff Metronidazol als Vaginalgel oder -tabletten zum Einsatz kommen. Bei dieser Infektionskrankheit ist es nicht nötig, den Partner mitzubehandeln.

## PILZINFEKTION, SCHEIDENPILZ

Die Besiedelung mit den Sprosspilzen Candida albicans kommt bei Schwangeren häufig vor. Bei der Geburt lassen sich bei etwa 30 Prozent aller Frauen Pilze in der Vagina nachweisen.

Neben Juckreiz kann der weißliche, krümelige oder übel riechende Ausfluss zu Brennen und Schmerzen im Scheidenbereich führen. Anders als bakterielle Infektionen stellt ein Scheidenpilz während der Schwangerschaft jedoch kein großes gesundheitliches Risiko dar.

Die Gefahr einer Frühgeburt durch den Erreger Candida albicans ist gering. Leidet eine Frau zum Zeitpunkt der Geburt jedoch unter einem Scheidenpilz, entwickelt das Kind in 90 Prozent der Fälle in den ersten Lebenswochen einen Pilzbefall im Windel- oder Mundbereich (siehe Seite 387). Es ist daher sinnvoll, eine Pilzinfektion bereits vor der Geburt mit Scheidenzäpfchen oder Anti-Pilz-Cremes zu behandeln, um unnötige Beschwerden für das Kind zu vermeiden.

## WICHTIG

**Vorsicht vor alternativen Therapien!**

Die lokale Behandlung mit natürlichen Medikamenten wie Ringelblütenextrakten, Knoblauch oder Teebaumöl ist bei Scheidenpilz nicht zu empfehlen, da sie die natürlichen Scheidenkeime zerstören und die Pilzinfektion nur unzureichend behandeln. Vorbeugend ist eine richtige Intimpflege wichtig: Verwenden Sie viel Wasser, verzichten Sie auf Intimlotionen, waschen Sie sich immer von vorne nach hinten ab, und meiden Sie Whirlpools im Fitnessstudio, Hallenbad oder in der Sauna.

## SPEZIAL

# Geburtsvorbereitung

Wie Sie sich schon während der Schwangerschaft auf das bevorstehende Ereignis vorbereiten können, lernen Sie in Geburtsvorbereitungskursen oder direkt bei Ihrer Hebamme. Sie werden dabei genau über den Ablauf der Geburt aufgeklärt, lernen Atem-, Gymnastik- und Entspannungstechniken kennen und erfahren alles Wichtige über die Grundlagen der Babypflege. Wenn Sie es wünschen, kann auch Ihr Partner an dem Kurs teilnehmen.

Die Aspekte, die so ein Kurs für werdende Mütter und Eltern berücksichtigt, entstammen verschiedenen Methoden der Geburtsvorbereitung. Es verfolgen jedoch nicht alle Vorbereitungskurse eine bestimmte Richtung. Manche Kursleiterinnen favorisieren zwar eine spezielle Methode, ergänzen sie jedoch mit anderen oder bieten eine ausgewogene Mischung an. Einige Techniken, wie die Zilgrei-Methode, sind dabei so einfach, dass Sie sie sogar noch während der Geburt einüben können. Sprechen Sie mit Ihrer Hebamme über Ihre Vorlieben in Sachen Atmung und Entspannung oder darüber, wie Ihr Partner Sie unterstützen soll. Sie kennt die unterschiedlichen Vorgehensweisen und wird Ihnen kompetent zur Seite stehen.

### DICK READ

Der englische Gynäkologe Dr. Grantly Dick Read (1890–1959) wollte einen Weg aufzeigen, wie die natürliche Geburt weniger schmerzhaft ablaufen kann. Dabei sei das Wichtigste, dass sich die Frau nicht verkrampft. Um locker und gelöst in die Geburt gehen zu können, bräuchten Frauen nach Reads Überzeugung umfassende Informationen über den Geburtsablauf. Denn wer so viel wie möglich über die Geburt weiß, hat weniger Angst vor dem, was auf ihn zukommt. In der Geburtsvorbereitung sollen gründliche Aufklärung sowie Atem- und Entspannungsübungen Spannungen lösen, was wiederum den Geburtsschmerz reduziert.

### MARIE F. MONGAN

Hypnobirthing nennt sich die auf Dick Read basierende Geburtsvorbereitungsmethode der Amerikanerin Marie F. Mongan. Sie lehrt seit 1989, mithilfe von Selbsthypnosetechniken die Angst auszuschalten, die durch Verspannungen des Körpers zu Schmerzen führt. Hypnobirthing soll also das sogenannte Angst-Spannungs-Schmerz-Syndrom während der Geburt verhindern. Spezielle Atemtechniken helfen den Frauen, ihre Kinder sanft in die Welt »runterzuatmen«, ohne dabei kräftig zu pressen.

### FERNAND LAMAZE

Der französische Geburtshelfer Dr. Fernand Lamaze (1891–1957) wollte ebenfalls den Schmerz bei der Geburt reduzieren – indem er den Frauen vermittelte, dass es sich bei der Geburt um ein positives Erlebnis handelt. Durch genaue Übungen werden die Schwangeren auf die Geburtsarbeit vorbereitet: Sie lernen, zwischen den Wehen Energie zu schöpfen, während sie ihre Muskeln unter der Wehe bewusst locker lassen. Kontrollierte tiefe Atemzüge sollen die Schmerzwahrnehmung während der Wehe vermindern und so von den tatsächlichen Schmerzen ablenken. Eine wichtige Rolle nimmt in diesem Zusammenhang auch der Partner ein, indem er beispielsweise Anleitungen zur richtigen Atmung gibt.

## ZILGREI

Hinter dem Namen Zilgrei stehen die Italienerin Adriana Zillo und der deutschamerikanische Chiropraktiker Dr. Hans Greissing. Sie entwickelten Ende der 1970er-Jahre eine leicht erlernbare Methode zur Selbstbehandlung, mit der sich Schmerzen im Bewegungsapparat beheben lassen – eine Methode, die sich auch in der Schwangerschaft, zur Geburtsvorbereitung und im Wochenbett bewährt hat. Durch die Verbindung von Atemtechnik, Körperhaltung und Bewegung sollen Verkrampfungen gelöst werden, wodurch der Schmerz auch unter den Wehen deutlich reduziert wird. In Übereinstimmung mit dem Atemfluss macht die Frau während der Geburt ruhige und rhythmische Bewegungen, wobei sie darauf verzichten sollte, lange zu liegen.

## MICHEL ODENT

Um sich auf die Geburt vorzubereiten, rät der französische Geburtshelfer Dr. Michel Odent (geb. 1930) werdenden Eltern, sich vor der Entbindung mit Paaren zu treffen, die gerade ein Baby bekommen haben. Diese sollen Erfahrungen weitergeben und über ihre eigenen Gefühle sprechen – und so die Angst vor der Geburt nehmen. Während der Geburt dann soll die Frau auf ihren Körper hören, ihren Schmerz annehmen, ihn lauthals wegschreien und kräftig stöhnen, wenn ihr danach ist. Das fördert nicht nur die Wehentätigkeit, sondern soll auch den Geburtsverlauf verkürzen.

Damit sich die Frauen das bei der Geburt auch trauen, empfiehlt ihnen Odent, schon in der Schwangerschaft lautes Singen zu üben und damit die mögliche Hemmschwelle im Vorfeld aus dem Weg zu räumen.

Michel Odent gilt auch als Wegbereiter der Wassergeburt, weil er im Gebärraum einer französischen Klinik ein Planschbecken mit warmem Wasser aufstellte, damit sich die Frau unter den Wehen darin entspannen konnte.

## FRÉDÉRICK LEBOYER

Der französische Geburtshelfer Frédérick Leboyer (geb. 1918) gilt als Vater der sanften Geburtsmedizin. Nach asiatischem Vorbild entwickelte er Schwangerschaftsyoga sowie verschiedene Konzentrations-, Atem- und Singtechniken, die helfen, den Schmerz bei der Geburt »wegzuatmen«.

Bekannt ist vor allem seine Methode der sanften Geburt: Das Baby wird bei gedämpftem Licht und warmer Raumtemperatur zur Welt gebracht, gleich auf den Bauch der Mutter gelegt und erst abgenabelt, wenn kein Blut mehr in der Nabelschnur pulsiert. Nachdem Mutter und Kind sich schon kennenlernen und berühren durften, wird es in warmem Wasser gewaschen und das erste Mal angelegt.

## JANET BALASKAS

Die englische Geburtsvorbereiterin Janet Balaskas entwickelte in den späten 1970er-Jahren das Konzept der aktiven Geburt: Die Frau soll größtmögliche Verantwortung für den Verlauf der Geburt übernehmen, sie als natürlichen Prozess annehmen und ganz intuitiv ihren Bedürfnissen folgen.

Janet Balaskas empfiehlt neben Yoga für die Schwangerschaft auch verschiedene Atemübungen und Massagen. Unterschiedliche Haltungen und Bewegungen für die Geburt selbst sollen es der Frau zudem ermöglichen, bei der Entbindung aktiv »mitzuarbeiten«.

WOCHE FÜR WOCHE | DER 6. MONAT

# DER 6. MONAT

## Woche 21

20+0 – 20+6 SSW

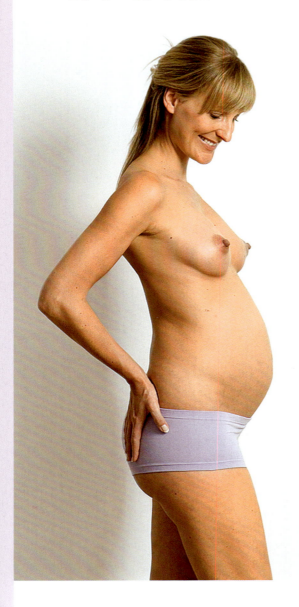

### Entwicklung des Babys

Alles ist im Wachstum, auch erste Ansätze der Wimpern zeigen sich beim 300 Gramm schweren und rund 25 Zentimeter großen Fötus, der von nun an vom Scheitel bis zur Ferse gemessen wird. Die neuen Haare unterscheiden sich in ihrer Stärke von den flaumigen Lanugo-Haaren und werden als Terminalhaare bezeichnet. Das sind feste, borstige Haare, zu denen neben den Wimpern auch die Augenbrauen zählen.

In dieser Woche sind die Nieren so weit ausgereift, dass sie von nun an die Fruchtwasserproduktion alleine übernehmen können. Davor war dafür hauptsächlich die Plazenta zuständig. Jetzt spüren Sie Tritte und Knuffe deutlicher als zuvor, kommt doch das ständig wachsende Baby der mütterlichen Bauchdecke immer näher.

So schnell wie das Baby wächst, nimmt es auch an Gewicht zu. Dabei werden auch das Skelett, die Finger- und die Fußnägel immer fester.

### Der Körper der Mutter

Die Hälfte der Schwangerschaft haben Sie bereits geschafft und die spürbaren Bewegungen des Kindes lassen die Vorstellung, das Baby schon bald in den Armen halten zu können, immer deutlicher werden. Freude kommt auf, Ängste und Unsicherheiten verschwinden fast vollständig. Damit beginnt die sogenannte Konkretisierungsphase der Schwangerschaft.

Auch beginnen die Brüste damit, Kolostrum zu bilden. Zum Erstaunen mancher Frauen schießt die Vormilch auch schon mal in einem Strahl heraus oder sie tröpfelt. Die erste Nahrung bis zum Milcheinschuss, drei bis fünf Tage nach der Geburt, steht also rechtzeitig zur Verfügung – auch wenn das Baby früher kommt.

Verstärkt können nun Wassereinlagerungen (Ödeme) zu Schwellungen an Füßen, Beinen, Händen und im Gesicht führen. Sprechen Sie

## WOCHENINFO

Um diese Schwangerschaftswoche herum führt der Arzt die **zweite große Ultraschalluntersuchung** durch. Er prüft dabei vor allem, ob die Organe des Babys normal entwickelt sind und sein Wachstum zeitgerecht ist (siehe rechts).

Ihren Arzt darauf an, ob die Ödeme behandelt werden müssen.

### HEBEN UND TRAGEN

Wenn Sie es sich nicht ohnehin schon zum Grundsatz gemacht haben, dann sollten Sie ab jetzt möglichst konsequent darauf achten, dass Sie nichts hochheben oder tragen, was schwerer ist als fünf Kilo. Sie schonen damit Ihren Beckenboden, der durch Baby und Gebärmutter bereits ausreichend beansprucht ist. Auch werden manchmal gegen Ende der Schwangerschaft durch zu schwere Lasten vorzeitig Wehen ausgelöst, die zu einer Frühgeburt führen können.

Vor allem wenn Sie bereits Kinder haben, ist dieser Rat häufig schwer umzusetzen. Kleine Kinder wollen auf den Arm und haben wenig Verständnis dafür, dass Mama sie plötzlich nicht mehr tragen will. In diesem Fall ist Beinarbeit gefordert. Gehen Sie in die Hocke, wenn Sie Ihr Kind heben wollen, achten Sie auf einen geraden Rücken und kommen Sie langsam mithilfe der Beinmuskulatur in die Höhe. Bitten Sie Ihr Kind auch, Ihnen entgegenzukommen: Ein kleiner Hocker, auf den es alleine steigen kann, oder eine Haushaltsleiter erleichtern Ihnen das Heben. Und kleine Klettermäxchen haben an der Kraxelei vielleicht sogar ihren Spaß. Achten Sie aber darauf, dass die Kletterhilfen für Ihr Kind sicher stehen.

# Aus der Arztpraxis

## Der zweite Ultraschall

Zwischen der 19. und 22. Woche steht beim Frauenarzt die zweite große Kontrolle an: Per Ultraschall misst er Kopfdurchmesser, Brustumfang und die Oberschenkellänge Ihres Babys, um sein Alter zuverlässig festzulegen. Vielleicht wird der Geburtstermin jetzt noch einmal korrigiert. Außerdem untersucht er alle Organe, überprüft den Sitz der Plazenta und die Menge des Fruchtwassers. Falls es Sie interessiert, kann der Arzt Ihnen jetzt auch oft schon das Geschlecht Ihres Babys verraten.

## INFO

**Ultraschall-Zertifizierung**

Nicht alle Frauenärzte können Ultraschalluntersuchungen mit der gleichen Qualität anbieten. Sie sollten sich daher bei Ihrem Arzt darüber informieren, wie vollständig er die notwendigen Untersuchungen durchführen kann. Den Anforderungen entsprechend gibt die Deutsche Gesellschaft für Ultraschall eine Einteilung in ein Drei-Stufen-Konzept vor:

⊙ Ärzte der Stufe I (DEGUM-Stufe I) führen die Basisuntersuchungen durch,

⊙ Ärzte der Stufe II und III (DEGUM-Stufe II und III) die Spezialuntersuchungen.

Einen besonders hohen Stellenwert nimmt auch die ausführliche Aufklärung der Schwangeren vor der Untersuchung ein. Nur dann können sie gemeinsam mit ihrem Frauenarzt entscheiden, wie umfangreich die Untersuchung sein soll.

## UNTERSUCHUNGSINHALTE

Diese zweite Untersuchung ist die wichtigste und aufwendigste Ultraschalluntersuchung im Verlauf der Schwangerschaft. Das Kind ist jetzt bereits sehr gut entwickelt, aber noch klein genug, dass es in voller Größe auf dem Ultraschallbildschirm zu sehen ist. Weil es noch vollständig von Fruchtwasser umgeben ist, hat der Arzt einen guten Blick auf die inneren Organe, Finger und Zehen. Das ist wichtig, da es bei dieser Untersuchung vor allem darum geht, etwaige Wachstumsstörungen, Fehlbildungen oder Krankheiten zu erkennen.

Für die Untersuchung wird jedes Organ genau kontrolliert und von mehreren Seiten betrachtet. Lassen Sie sich die einzelnen Bilder auf dem Monitor ruhig erklären und fragen Sie nach, wenn Sie etwas nicht verstehen. Alles in allem kann die Untersuchung gut 30 Minuten dauern. Sie erfolgt über die Bauchdecke, auf die der Arzt ein Kontaktgel aufträgt, auf dem der Schallkopf sich bewegt.

Durch den genauen Scan der einzelnen Organe werden nacheinander folgende Fragen beantwortet:
⊙ Lage des Kindes
⊙ Anzahl der Kinder zum Ausschluss einer Mehrlingsschwangerschaft
⊙ Beurteilung der Vitalität
⊙ Nachweis kindlicher Bewegungen
⊙ Lage der Plazenta
⊙ Beurteilung des Gebärmutterhalses
⊙ Beurteilung der Fruchtwassermenge
⊙ Beurteilung der kindlichen Organentwicklung und der Kindsgröße
⊙ Messung von Kopfdurchmesser und -umfang
⊙ Hirnventrikelweite
⊙ Kleinhirndarstellung
⊙ Gesichtsprofil
⊙ Entwicklung der Wirbelsäule
⊙ Nachweis von Armen und Beinen
⊙ Messung der Oberschenkellänge und der Oberarmlänge
⊙ Kontrolle der Hand- und Fußstellung
⊙ Lungenentwicklung
⊙ Zwerchfelldarstellung zum Ausschluss eines Zwerchfellbruchs
⊙ Vierkammerdarstellung des Herzens
⊙ Darstellung der normalen Gefäßentwicklung von Aorta und Lungenarterie
⊙ Lungenentwicklung
⊙ Messung des Bauchumfanges
⊙ Ausschluss von Fehlbildungen im Bauch
⊙ Nieren und Harnblasendarstellung
⊙ Ausschluss von Nierenbeckenerweiterungen, Nierenzysten

## ERGEBNISSE

In den wenigsten Fällen wird der Frauenarzt Auffälligkeiten entdecken, sodass die meisten Frauen nach diesem Termin mit einem beruhigten Gefühl nach Hause gehen können. Möglicherweise haben sie sogar eine hübsche Profildarstellung ihres Babys in der Handtasche. Die gibt es allerdings nur, wenn gute Schallbedingungen herrschen und das Kind dem untersuchenden Arzt sein Gesichtchen zuwendet.

Sollten sich tatsächlich Abweichungen ergeben, wird der Frauenarzt zunächst weitere Untersuchungen wie eine Dopplersonografie (siehe Seite 240) veranlassen. Möglicherweise kommen dann auch invasive Verfahren wie eine Fruchtwasseruntersuchung (siehe Seite 167) zum Einsatz. Lassen Sie sich in diesem Fall genau über Möglichkeiten und Risiken der einzelnen Methoden aufklären und entscheiden Sie in Ruhe, welche Untersuchungsmethode für Sie am ehesten infrage kommt.

## SPEZIAL

## Beurteilung der Ultraschallbilder

Neben der genauen Beurteilung der Organe wird zwischen der 19. und 22. Schwangerschaftswoche auch das Wachstum und die Entwicklung des Kindes kontrolliert. Dazu werden die Größe von Kopf und Bauch sowie die Länge des Oberschenkelknochens bestimmt. Lassen Sie sich von Ihrem Arzt die Ultraschallbilder ruhig erklären – dank moderner Geräte können auch Laien viele Details gut erkennen. Interessant ist es auch, Wachstum und Entwicklung mit den ersten Messergebnissen zu vergleichen. Die Tabelle auf Seite 201 zeigt Ihnen, wo Ihr Baby liegt.

### Messung des Kopfumfangs

Auf der Ultraschallabbildung unten sieht man, wo die Markierungspunkte zur Vermessung außen am Kopf platziert werden. Der »weiße« Ring entspricht dem Knochen des Kopfes. Der Querdurchmesser wird als biparietaler Durchmesser bezeichnet. Die Messstrecke zwischen den beiden Markierungspunkten beschreibt den Längsdurchmesser (frontooccipitaler Durchmesser). Aus Längs- und Querdurchmesser kann der Kopfumfang errechnet werden.

Im Inneren des Kopfes ist die weitere Entwicklung des Gehirns nun deutlich zu sehen. Im Gegensatz zur Ultraschalluntersuchung mit zwölf Schwangerschaftswochen (siehe Seite 162) sind nun die ersten Großhirnstrukturen klar darstellbar. Man sieht auf beiden Seiten schmale dunkle Bezirke, die den sogenannten Hirnventrikeln entsprechen. Im Ventrikel wiederum sind kleine weiße Bereiche zu erkennen, die für die Produktion des Hirnwassers (Liquor) verantwortlich sind. Die Oberfläche des Gehirns ist noch sehr glatt und zeigt kaum Hirnwindungen. Die erste Einfaltung der Hirnrinde ist jedoch schon zu sehen.

### Messung des Bauchumfangs

Für die Einschätzung des gesunden Wachstums ist der Bauchumfang von entscheidender Bedeutung. Muss das Baby aufgrund einer mangelhaften Versorgung durch die Plazenta hungern, nimmt es in erster Linie am Bauch ab. Der Kopf dagegen wird auch in Notzeiten sehr lange ausreichend versorgt.

Andererseits kann ein auffällig großer Bauchumfang auch auf eine Überversorgung des Babys hindeuten, zum Beispiel wenn ein bis dahin unerkannter Schwangerschaftsdiabetes (siehe Seite 233) vorliegt. Die meisten Babys haben aber keine Probleme mit der Versorgung und zeigen zum Ultraschalltermin ein normal gerundetes Bäuchlein.

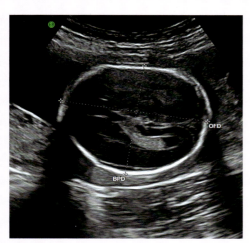

*Beim großen Ultraschall wird der Kopfumfang bestimmt und der Entwicklungsstand überprüft.*

## SPEZIAL  *Fortsetzung*

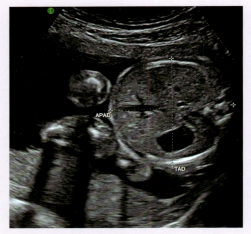

*Der Bauchumfang zeigt, ob das Baby über die Plazenta gut mit Nährstoffen versorgt wird.*

Das Bild oben zeigt den Bauchumfang. Oben und unten lassen sich die Rippen als weiße Linien erkennen, rechts zeichnet sich die Wirbelsäule ab. Vor der Wirbelsäule sieht man zwei dunkle Kreise. Beim einen handelt es sich um die Hauptschlagader, beim anderen um die große Vene, die zum Herz hinaufführt. Unten im Bauchraum zeigt sich ein großes schwarzes Loch: der Magen. Lässt sich dieser so deutlich darstellen wie hier, können Sie Ihr Kind nach der Geburt problemlos bereits im Kreißsaal stillen. Dies ist bei der großen Mehrheit der Kinder der Fall. Zeigt sich während der Schwangerschaft kein gefüllter Magen, muss vor dem Anlegen abgeklärt werden, ob die Speiseröhre problemlos durchgängig ist.

### Messung der Femurlänge

Auf dem Ultraschallbild rechts sind beide Oberschenkelknochen und Kniegelenke deutlich zu erkennen. Die Knochenstruktur grenzt sich gut vom umgebenden Muskel- und Bindegewebe ab. So kann der Arzt auch die Länge des Oberschenkelknochens (Femurlänge) bestimmen. Durch die Kombination der drei Messgrößen von Kopf, Bauch und Oberschenkel lässt sich das Gewicht des Kindes sehr präzise berechnen.

#### SOFTMARKER FÜR TRISOMIE

Die Femurlänge wird mitunter als Softmarker, also als zusätzliche Messgröße, herangezogen, um einen Verdacht auf Trisomie 21 zu erhärten. Wenn andere Indikatoren wie eine verdickte Nackenfalte, ein verkürztes Nasenbein, Herzfehlbildungen oder Auffälligkeiten bei den biochemischen Untersuchungen (PAPP-A und freies ß-hCG, Seite 169) vorliegen, spricht ein verkürzter Oberschenkelknochen häufig für eine Trisomie 21. In allen anderen Fällen ist die Femurlänge als Softmarker für das Down-Syndrom zu vernachlässigen.

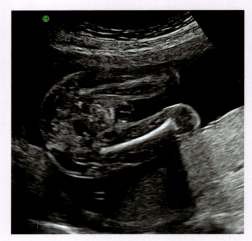

*Die Länge des Oberschenkelknochens gibt Auskunft über Größe und Gewicht des Embryos.*

## Normalwerte Ultraschallmessung

| Gewicht in Gramm | | | | BPD oder BIP (mm)<br>Biparietaler Durchmesser | | | | Fe oder FL (mm)<br>Femurlänge | | | | AU (mm)<br>Abdomenumfang | | | |
|---|---|---|---|---|---|---|---|---|---|---|---|---|---|---|---|
| SSW | Ø* | UG | OG | SSW | Ø* | UG | OG | SSW | Ø* | UG | OG | SSW | Ø* | UG | OG |
| 13 | | | | 13 | 17 | 11 | 23 | 13 | 8 | 4 | 13 | 13 | | | |
| 14 | | | | 14 | 21 | 15 | 27 | 14 | 11 | 6 | 16 | 14 | 75 | 59 | 92 |
| 15 | | | | 15 | 25 | 19 | 31 | 15 | 14 | 9 | 18 | 15 | 88 | 72 | 104 |
| 16 | | | | 16 | 29 | 23 | 35 | 16 | 17 | 12 | 21 | 16 | 100 | 82 | 117 |
| 17 | 146 | 120 | 171 | 17 | 32 | 26 | 38 | 17 | 20 | 15 | 24 | 17 | 115 | 98 | 131 |
| 18 | 181 | 150 | 212 | 18 | 36 | 30 | 42 | 18 | 23 | 18 | 27 | 18 | 124 | 100 | 147 |
| 19 | 223 | 185 | 261 | 19 | 39 | 33 | 45 | 19 | 25 | 21 | 30 | 19 | 133 | 115 | 152 |
| 20 | 273 | 227 | 319 | 20 | 43 | 37 | 49 | 20 | 29 | 24 | 33 | 20 | 147 | 134 | 160 |
| 21 | 331 | 275 | 387 | 21 | 46 | 40 | 52 | 21 | 31 | 26 | 36 | 21 | 159 | 139 | 179 |
| 22 | 398 | 331 | 467 | 22 | 50 | 44 | 56 | 22 | 34 | 29 | 38 | 22 | 167 | 147 | 187 |
| 23 | 478 | 398 | 559 | 23 | 53 | 47 | 59 | 23 | 36 | 32 | 41 | 23 | 176 | 154 | 197 |
| 24 | 568 | 471 | 665 | 24 | 56 | 50 | 62 | 24 | 39 | 35 | 44 | 24 | 190 | 175 | 205 |
| 25 | 670 | 556 | 784 | 25 | 59 | 53 | 65 | 25 | 42 | 37 | 46 | 25 | 202 | 171 | 231 |
| 26 | 785 | 652 | 918 | 26 | 62 | 56 | 68 | 26 | 44 | 40 | 49 | 26 | 206 | 191 | 221 |
| 27 | 913 | 758 | 1068 | 27 | 65 | 59 | 71 | 27 | 47 | 42 | 51 | 27 | 223 | 206 | 241 |
| 28 | 1055 | 876 | 1234 | 28 | 68 | 62 | 74 | 28 | 49 | 45 | 54 | 28 | 233 | 205 | 260 |
| 29 | 1210 | 1004 | 1416 | 29 | 71 | 65 | 77 | 29 | 52 | 47 | 56 | 29 | 246 | 216 | 275 |
| 30 | 1379 | 1145 | 1613 | 30 | 73 | 67 | 79 | 30 | 54 | 50 | 59 | 30 | 252 | 233 | 272 |
| 31 | 1559 | 1294 | 1824 | 31 | 76 | 70 | 82 | 31 | 56 | 52 | 61 | 31 | 256 | 229 | 284 |
| 32 | 1751 | 1453 | 2049 | 32 | 78 | 72 | 84 | 32 | 59 | 54 | 63 | 32 | 278 | 245 | 311 |
| 33 | 1953 | 1621 | 2285 | 33 | 81 | 75 | 87 | 33 | 61 | 56 | 65 | 33 | 283 | 256 | 310 |
| 34 | 2162 | 1794 | 2530 | 34 | 83 | 77 | 89 | 34 | 63 | 58 | 67 | 34 | 299 | 254 | 344 |
| 35 | 2377 | 1973 | 2781 | 35 | 85 | 79 | 91 | 35 | 65 | 60 | 69 | 35 | 302 | 277 | 326 |

Ø*: Durchschnitt,  UG: Untergrenze,  OG: Obergrenze

## SPEZIAL · *Fortsetzung*

### Normalwerte Ultraschallmessung

| Gewicht in Gramm | | | | BPD oder BIP (mm) Biparietaler Durchmesser | | | | Fe oder FL (mm) Femurlänge | | | | AU (mm) Abdomenumfang | | | |
|---|---|---|---|---|---|---|---|---|---|---|---|---|---|---|---|
| SSW | Ø* | UG | OG | SSW | Ø* | UG | OG | SSW | Ø* | UG | OG | SSW | Ø* | UG | OG |
| 36 | 2595 | 2154 | 3036 | 36 | 87 | 81 | 93 | 36 | 67 | 62 | 71 | 36 | 315 | 279 | 350 |
| 37 | 2813 | 2335 | 3291 | 37 | 89 | 83 | 95 | 37 | 68 | 64 | 73 | 37 | 322 | 285 | 358 |
| 38 | 3028 | 2513 | 3543 | 38 | 91 | 84 | 96 | 38 | 70 | 65 | 74 | 38 | 331 | 285 | 377 |
| 39 | 3236 | 2686 | 3786 | 39 | 92 | 86 | 98 | 39 | 71 | 67 | 76 | 39 | 336 | 302 | 371 |
| 40 | 3435 | 2851 | 4019 | 40 | 93 | 87 | 99 | 40 | 73 | 68 | 77 | 40 | 350 | 295 | 405 |

Ø*: Durchschnitt,    UG: Untergrenze,    OG: Obergrenze

#### In der Tabelle werden folgende Werte beurteilt:

⊙ **Biparietaler Durchmesser (BPD)**

Der Querdurchmesser des kindlichen Kopfes wird in der Fachsprache als biparietaler Durchmesser (BPD) bezeichnet. Er gibt die Entfernung zwischen den beiden seitlichen Schädelknochen wieder. Der BPD-Wert wird bei den vorgesehenen Ultraschalluntersuchungen ermittelt und in eine Normkurve eingetragen, um den Verlauf des kindlichen Wachstums zu dokumentieren. Auch Abweichungen von der normalen Entwicklung lassen sich ablesen: Hat das Kind zum Beispiel einen Hydrozephalus (Wasserkopf), ist der Wert deutlich erhöht.

⊙ **Femurlänge (Fe)**

Die Femurlänge ist die Länge des Oberschenkelknochens. Auch dieser Wert wird bei jeder der drei vorgesehenen Ultraschalluntersuchungen ermittelt und in eine Normkurve eingetragen. Abweichungen können auf Probleme hindeuten. Denn das Maß lässt nicht nur eine Aussage über die zeitgerechte Entwicklung des Babys zu, sondern informiert im Vergleich mit den anderen Messwerten auch über mögliche Chromosomenstörungen. Ein Kind mit einem Down-Syndrom zum Beispiel hat oftmals einen kurzen Oberschenkelknochen. Diese Messung dient allerdings nur als Softmarker und ist für sich genommen nicht ausschlaggebend.

⊙ **Abdomenumfang (AU)**

Der Abdomenumfang ist der Bauchumfang des Kindes. Er wird vom Ultraschallgerät errechnet, wenn der Arzt einige Messpunkte am Bauch des Kindes festlegt. Wie biparietaler Durchmesser und Femurlänge wird auch der AU bei jeder Ultraschallkontrolle erhoben. Dadurch kann der Arzt feststellen, ob sich der Fötus zeitgerecht entwickelt oder ob sich Entwicklungsverzögerungen abzeichnen.

Hat die Mutter Diabetes, kann der Abdomenumfang größer sein als normal. Ist er kleiner als üblich, kann dies ein Hinweis darauf sein, dass Mutter oder Kind schlecht ernährt sind. Die Größe des AU zeigt zudem eine krankhafte Veränderung der kindlichen Leber an.

# Woche 22
21+0 – 21+6 SSW

## Entwicklung des Babys

Macht sich das nun rund 26,5 Zentimeter große und circa 350 Gramm schwere Baby mehrere Minuten durch ruckartige Bewegungen bemerkbar, kann das am Schluckauf liegen: Es nimmt etwas Fruchtwasser auf und stößt es wieder aus, wobei sich der kleine Körper schnell zusammenzieht. Auf diese Weise stärkt der Fötus den Atemapparat und trainiert für das spätere Atmen außerhalb des Mutterleibs. Und das Hicksen geht weiter: Regelmäßig bekommen Babys nach der Geburt Schluckauf, was an der physiologischen Unreife des Zwerchfells liegt. Erst nach etwa vier Monaten hört das Symptom auf.

Ganz schön flink zeigt sich das Baby aber nicht nur bei seinen Atemübungen, sondern auch mit Purzelbäumen, die Sie spüren, wenn Sie Ihre Hand auf den Bauch legen.

## Der Körper der Mutter

Rund um den Warzenhof der Brüste zeigen sich kleine, pickelige Erhebungen. Diese Montgomery-Drüsen bereiten die Brüste schon jetzt auf das Stillen vor, indem sie die Brustwarze und den Warzenhof mit einem fetthaltigen Sekret pflegen. Das hält geschmeidig und beugt auf natürliche Weise späteren Rissen oder Verletzungen vor. Durch das Wachstum des Kindes und den erhöhten Stoffwechsel der Mutter steigt der Magnesiumbedarf. Als Folge leiden viele Frauen an Krämpfen in den Füßen oder den Waden Schmerzen, die nun gehäuft auftreten können, und das besonders nachts. Auch Krampfadern machen sich verstärkt bemerkbar. Wichtig ist viel Bewegung. Auch gezielte Übungen für die Beine wirken lindernd.

### WOCHENINFO

**Vorbereitung aufs Baby:** Beginnen Sie allmählich damit, Geschwisterkinder auf die Ankunft des Neuankömmlings vorzubereiten. Zeigen Sie ihnen beispielsweise an einer Puppe, wie man einem Baby die Windeln wechselt oder wie es angezogen wird. Geben Sie Ihrem Kind die Gelegenheit, von sich aus Fragen zu stellen und versuchen Sie, ihm die Abläufe rund um die Geburt möglichst altersgerecht zu erklären – vielleicht mithilfe eines Buches.

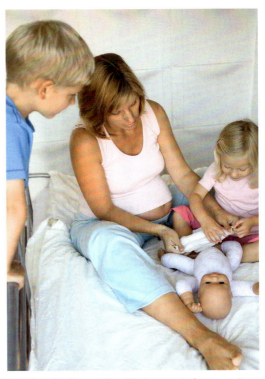

*Beziehen Sie Ihre großen Kinder von Anfang an mit ein – dann bleibt die Freude über das Baby erhalten.*

# Aus der Arztpraxis

## Krampfadern

In der Schwangerschaft erhöht sich der Progesteronspiegel der werdenden Mutter (siehe Seite 117). Das Hormon entspannt die Wände der Venen, durch die in dieser Woche bereits ein Liter zusätzliches Blut fließt. Die Venen dehnen sich. Gleichzeitig erschwert die größer werdende Gebärmutter den Rücktransport des venösen Blutes zum Herzen. Eine vermehrte Ansammlung von Blut in den unteren Gliedmaßen kann schließlich zu Krampfadern in den Beinen und in der Vagina führen. Die meisten Frauen bemerken die Veränderung an einem unangenehmen Druck- oder Fremdkörpergefühl sowie an Schwellungen im Bereich der Schamlippen. Keine Sorge: Krampfadern in der Scheide sind kein Hindernis für eine vaginale Geburt. Kommt es jedoch zu Geburtsverletzungen in diesem Bereich, kann es sein, dass die Wunden stärker bluten. Nach der Geburt bilden sich die typischen Aussackungen der Gefäße meist wieder zurück. Vor allem in den Beinen können aber Krampfadern zurückbleiben.

### VORBEUGUNG UND BEHANDLUNG

Damit Krampfadern und Venenbeschwerden Ihnen gar nicht erst zu schaffen machen, sollten Sie folgende Dinge beachten:

⊚ Versuchen Sie so gut es geht, langes Stehen und Sitzen zu vermeiden.

⊚ Viel Bewegung wie Gehen, Radfahren und Schwimmen, ist die beste Vorbeugung und wirkt auch bei Beschwerden lindernd.

⊚ Gönnen Sie sich über den Tag verteilt zwei bis drei Ruhepausen, in denen Sie für jeweils 15 Minuten die Beine hochlegen.

⊚ Wenn Sie unter ausgeprägten Krampfadern leiden, helfen individuell angepasste Kompressionsstrümpfe. Ziehen Sie diese noch vor dem Aufstehen im Bett an, wenn die Füße noch nicht angeschwollen sind.

⊚ Kühlende Umschläge oder Salben lindern die Beschwerden.

⊚ Wenn die Krampfadern starke Schmerzen verursachen, sollten Sie sie von Ihrem Hausarzt kontrollieren lassen.

⊚ Bei gleichzeitiger Neigung zu Thrombosen kann das Blut durch die Gabe von Heparin verdünnt werden.

⊚ Bei ausgeprägten Beschwerden mit Zeichen einer Thrombose ist die Behandlung bei einem Facharzt für Venenerkrankungen angezeigt.

⊚ Legen Sie abends zwei dicke Kissen unter die Waden und schlafen Sie mit erhöhten Beinen. Das verhindert nachts einen venösen Rückstau.

⊚ Dehnübungen und Fußgymnastik verbessern die Durchblutung.

⊚ Kalte Beingüsse am Morgen wirken mildernd. Das kühle Nass festigt die Venenwände, indem es die Blutbahn verengt. Gleichzeitig kurbelt es den Kreislauf an, sodass Sie erfrischt in den Tag starten können.

Nach dem gleichen Prinzip können Sie bei Krampfadern in der Vagina und bei Hämorrhoiden vorgehen:

⊚ Füllen Sie eine Sitzwanne mit kaltem Wasser (20 bis 23 °C) und setzen Sie sich für 30 Sekunden hinein. Wiederholen Sie die Anwendung bis zu dreimal täglich.

⊚ Kurzes Abduschen mit kaltem Wasser bringt Erleichterung, ebenso die Kühlung mit einem Eisbeutel, den Sie aber mit einem Handtuch oder Ähnlichem umwickeln sollten, bevor Sie ihn auf die Haut auflegen.

⊚ Tägliche Beckenbodengymnastik fördert die Blutzirkulation und trägt dazu bei, dass die Beschwerden abklingen.

## Wadenkrämpfe

Besonders in der zweiten Hälfte der Schwangerschaft leiden viele Frauen unter Wadenkrämpfen, die vor allem in der Nacht auftreten. Grund für die Verkrampfungen ist meist ein Mangel an Magnesium. Kein Wunder: In der Schwangerschaft ist der Bedarf an diesem Mineral deutlich erhöht. Auch wenn die Symptome der Wadenkrämpfe sich gut behandeln lassen, ist es ratsam, den Mangel mit einem entsprechenden Präparat auszugleichen. So beugen Sie auch vorzeitigen Wehen und Ödemen vor, die bei ausgeprägtem Magnesiummangel auftreten können. Nahrungsergänzungsmittel sollten Sie während der Schwangerschaft aber nur auf ärztlichen Rat einnehmen (siehe Seite 26). Besprechen Sie daher mit Arzt oder Hebamme die richtige Dosierung eines Magnesiumpräparats. Wenn der Mangel nicht sehr ausgeprägt ist, können Sie Ihren Magnesiumbedarf auch über die Ernährung decken. Viel Magnesium enthalten alle Vollkornprodukte, aber auch Nüsse und Samen wie Sonnenblumenkerne und Sesam. In der Regel lassen die Beschwerden schnell nach. Auch tägliche Dehn- und Kräftigungsübungen der Beine schützen vor Schmerzen.

Bei einem akuten Krampfanfall der Waden lassen sich die Schmerzen schnell verscheuchen, wenn Sie mit dem betroffenen Bein mehrmals fest auf den Boden stampfen und die angespannten Körperstellen massieren. Bei einem Krampf im Fuß ziehen Sie mit Ihren Händen die Zehen kräftig nach vorne zum Fußrücken.

## Hämorrhoiden

Hämorrhoiden sind knotenförmige, vorspringende Gefäßerweiterungen im Bereich des Darmausganges. Bei vielen Frauen treten die »Knötchen« das erste Mal während der Schwangerschaft auf. Ursache dafür sind die hormonbedingte Umstellung des Bindegewebes sowie der gestörte Blutabfluss ins Becken. Hämorrhoiden können Juckreiz, Schmerzen und Brennen verursachen. Zuweilen begleiten geringe hellrote Blutungen den Stuhlgang. Bereits vorhandene Hämorrhoiden werden durch Verstopfung, wie sie oft in der Schwangerschaft auftritt, noch verschlimmert. Nicht selten treten die Hämorrhoiden auch erst nach der Geburt auf. Sie werden in diesem Fall durch das starke Pressen während der Geburt verursacht. Meist bilden sie sich aber nach wenigen Wochen von selbst wieder zurück.

Die unangenehmen Beschwerden lassen sich mit folgenden Maßnahmen gut behandeln:

⊙ Mit reichlicher Flüssigkeitszufuhr und ballaststoffreicher Kost können Sie der Entstehung von Hämorrhoiden gezielt entgegenwirken.

⊙ Achten Sie besonders auf regelmäßigen Stuhlgang und essen Sie ausreichend Ballaststoffe, um eine Verstopfung zu vermeiden.

⊙ Hämorrhoiden, die beim Stuhlgang herausrutschen, können Sie sanft mit der Hand wieder in den After schieben. Leichter geht es mit einer zusätzlichen Hämorrhoiden-Creme, zum Beispiel mit einem Wirkkomplex aus inaktivierten Mikroorganismen. Achten Sie aber darauf, dass die Salben kein Kortison, Bufexamac oder Lidocain enthalten. Diese Wirkstoffe sind für die Schwangerschaft nicht zugelassen.

⊙ Wenn die Hämorrhoiden Ihnen Schmerzen verursachen, können Sie einen kleinen Plastikbeutel mit kaltem Wasser füllen und für 15 Minuten auf die betreffende Stelle auflegen.

⊙ Ein tägliches Sitzbad mit Eichenrinde- oder Kamillenzusatz kann die Heilung unterstützen. Baden Sie aber nicht länger als 15 Minuten und achten Sie darauf, dass das Wasser nicht zu warm ist, da die Beschwerden sich dadurch noch verstärken könnten.

## SPEZIAL

### Das Vena-cava-Syndrom

Das Vena-cava-Kompressionssyndrom ist eine Kreislaufstörung der Mutter, bei der der Blutfluss aus der unteren Hohlvene zum Herzen behindert wird. Verantwortlich dafür ist der Druck, den die Gebärmutter und das Kind auf die hinter der Gebärmutter verlaufenden Venen ausüben.

Das Syndrom tritt hauptsächlich gegen Ende der Schwangerschaft auf, wenn die Mutter längere Zeit auf dem Rücken liegt. Das schwerer werdende Kind drückt dann auf die Ader. Wird der venöse Rückstrom zum Herzen behindert, kommt es zu Kreislaufproblemen: Der Blutdruck fällt ab, es kommt zu Schwindel, Schwitzen, Herzrasen bis hin zum Schock und zur Bewusstlosigkeit. Der Blutdruckabfall kann auch eine Durchblutungsstörung der Plazenta verursachen, die mit einem Abfall der kindlichen Herztöne einhergeht. Zum Glück lassen sich die Probleme in der Regel aber rasch beheben, indem Sie sich zur Seite drehen.

### VENA-CAVA-SYNDROM

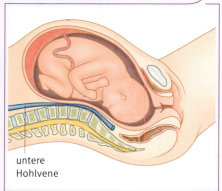

untere Hohlvene

## Woche 23
### 22+0 – 22+6 SSW

### Entwicklung des Babys

Damit die zarte Haut des Babys auf Dauer nicht vom Fruchtwasser geschädigt wird, bildet sich die schützende Käse- oder auch Fruchtschmiere (Vernix). Die cremeähnliche, cholesterinhaltige Schicht wird von den Talgdrüsen der Lanugo-Haare gebildet und überzieht den ganzen Körper des Kindes. Die Schutzschicht erleichtert zudem das Gleiten des Babys während der Geburt.

Mittlerweile pendeln sich auch regelmäßige Wach- und Schlafphasen beim rund 28 Zentimeter großen und 450 Gramm schweren Fötus ein. Und wenn das Baby bei einer Ultraschalluntersuchung gerade wach ist, lassen sich die Bewegungen der kleinen Augen unter den geschlossenen Lidern deutlich erkennen. Auch andere Muskelentwicklungen und -aktivitäten sind spürbar, vor allem durch kräftiger werdende Tritte und Knuffe. Mit den Händchen kann das Kleine jetzt sogar schon diverse Bewegungen ausführen.

Weiterhin stehen Wachstum und Gewichtszunahme im Vordergrund der kindlichen Entwicklung.

### Der Körper der Mutter

Immer runder wird Ihr Bauch und die Schwangerschaft ist deutlich zu sehen. Vielleicht vergleichen Sie, zum Beispiel beim Yoga-Kurs, Ihren Bauch mit dem anderer Mütter, die sich im selben Stadium befinden – und erkennen, dass kein Bauch wie der andere aussieht. Jede Schwangerschaft ist eben einzigartig und das bestätigt auch der Bauch.

Das Volumen des mütterlichen Blutes steigt kontinuierlich bis zur Geburt an und diese erhöhte Blutmenge macht sich bereits bemerkbar: Ein plötzliches Schwindelgefühl beim Aufstehen oder Ändern der Position ist zwar eine kleinere, aber dennoch lästige Beschwerde.

## HÄUFIG SCHWINDELIG

Der Grund für den Schwindel ist ein kurzzeitiger Blutmangel im Gehirn, wenn das Blut in die untere Körperhälfte sackt. Dann dauert es beim Aufstehen aus dem Sitzen oder Liegen einen kurzen Moment, bis das Blut im gesamten Körper verteilt ist – Sekunden, in denen sich alles dreht, die Ohren rauschen und es vor den Augen flimmert. Ihrem Baby geht es während der Schwindelattacken weiterhin gut. Erst eine Bewusstlosigkeit kann die Sauerstoffversorgung des Kindes beeinträchtigen.

Bei einem akuten Schwindelanfall hilft es, sich gleich flach hinzulegen und die Beine erhöht auf ein Kissen zu platzieren. Auch Hinsetzen vertreibt den Schwindel, aber nur, wenn Sie gleichzeitig die Beine hochlagern oder die Venenpumpe durch Auf- und Abbewegungen der Füße, wie beim Treten von Pedalen, anregen.

Können Sie sich weder hinlegen noch setzen, dann schlagen Sie im Stehen die Beine fest übereinander, spannen Oberschenkel und Po an, pressen die Oberarme an den Körper und verschränken die Hände ineinander. Dabei greifen die Fingerspitzen der einen Hand in die gekrümmten, zur Handwurzel zeigenden Finger der anderen Hand. Ziehen Sie die Hände fest auseinander, ohne loszulassen. Währenddessen sind die Oberarme und gekreuzten Beine weiter unter Spannung. Atmen Sie die ganze Zeit regelmäßig weiter. Danach lockern und entspannen Sie sich, gehen Sie ein wenig umher.

Bei dauerhaftem Schwindel sollten Sie den Arzt aufsuchen, um eine Blutarmut (siehe Seite 176) als Ursache für Ihr Unwohlsein auf jeden Fall auszuschließen.

## WOCHENINFO

**Liegen in der Schwangerschaft:** Gründe für konsequente Bettruhe in der Schwangerschaft sind sehr selten. Bei der frühzeitigen Öffnung des Muttermundes sowie bei vorzeitigen Wehen oder einer Verkürzung des Gebärmutterhalses (Zervix) kann jedoch eine körperliche Schonung sehr wichtig sein. Je nach Befund wird die Schwangere stationär aufgenommen oder muss sich zu Hause schonen. Das kann belastende seelische Probleme mit sich bringen – insbesondere wenn die Frau bis zur Geburt liegen muss und ein Zeitraum von mehreren Wochen betroffen ist. Doch denken Sie immer daran: Jeder Tag, den Sie durchhalten, ist wichtig für die Reifung Ihres Kindes und den Erhalt der Schwangerschaft. Kommt es ab der 26. Woche zur Geburt, hat Ihr Kind dank der hervorragenden medizinischen Möglichkeiten besonders in Perinatalzentren gute Chancen, sich gesund zu entwickeln (siehe Seite 222).

Zur Unterstützung sollten Sie sich gleich zu Beginn des Liegens zusätzliche fachmännische Hilfe ans Bett holen. Dazu zählt die Hebamme, denn auch jetzt haben Sie Anspruch auf Hebammenleistung. Wann immer es nötig ist, auch bei psychischen Problemen, kommt sie ins Krankenhaus oder zu Ihnen nach Hause. In Zusammenarbeit mit den Ärzten begleitet sie die Schwangerschaft und führt sogar einen Einzelgeburtsvorbereitungskurs – mit oder ohne Partner – am Bett der Schwangeren durch. Die anfallenden Kosten für die Frau übernimmt die gesetzliche Krankenkasse.

## Aus der Arztpraxis

### Geschwollene Beine

Bei den meisten Frauen treten Wassereinlagerungen in den Gliedmaßen erst gegen Ende der Schwangerschaft auf. Sie können jedoch auch schon früher auffallen. Hände und Füße schwellen an, Ringe und enge Schuhe werden zur Qual. In besonders schweren Fällen sind sogar das Gesicht und die Beine betroffen.

Die Wassereinlagerungen werden durch Schwangerschaftshormone (siehe Seite 117) ausgelöst. Da die Blutgefäße in der Schwangerschaft auf weit gestellt sind, wird das Blut schlechter abtransportiert und kann leichter im Gewebe versacken. Zudem sind die Blutgefäße durchlässiger als sonst, weshalb Flüssigkeiten vermehrt hindurchdringen. So kann sich in den Zellzwischenräumen des aufgelockerten Gewebes leichter Wasser ansammeln.

Die Ödeme sind zwar unangenehm, aber in den meisten Fällen völlig harmlos. Und die eingelagerte Flüssigkeit wird in den ersten Tagen nach der Geburt wieder ausgeschieden. Sie merken das vielleicht daran, dass Sie im Wochenbett viel mehr schwitzen als gewohnt (siehe Seite 360). Nach einiger Zeit normalisiert sich diese Erscheinung aber wieder.

Selten können Wassereinlagerungen auch die Nebenerscheinung einer Präeklampsie (siehe Seite 271) sein. Diese schwere Erkrankung, die unbedingt in ärztliche Hände gehört, muss daher auf jeden Fall ausgeschlossen werden.

### KEINE ENTWÄSSERUNGSKUREN!

Wenn Sie merken, dass die Ödeme sich verschlimmern, dürfen Sie keinesfalls aufhören, ausreichend zu trinken. Sie riskieren sonst Kreislaufprobleme. Wichtig ist auch, dass Sie keine wasserabführenden Medikamente (der Fachbegriff dafür lautet Diuretika) einnehmen. Ebenso sollten Sie auf eine früher übliche salzarme Diät verzichten, damit Ihr Elektrolythaushalt nicht aus dem Gleichgewicht gerät. Gehen Sie zum Arzt, wenn die Beschwerden sich verschlechtern, damit er die Gründe dafür abklärt.

### Wassereinlagerungen lindern

Mit folgenden Maßnahmen können Sie Wassereinlagerungen vorbeugen und dafür sorgen, dass bestehende Ödeme sich nicht verschlimmern:

⊙ Lagern Sie zwei- bis dreimal täglich für 15 Minuten Ihre Beine hoch.
⊙ Vermeiden Sie nach Möglichkeit langes Sitzen oder Stehen.
⊙ Sorgen Sie durch regelmäßige Spaziergänge für ausreichend Bewegung.
⊙ Meiden Sie enge Kleidung und Schuhe.
⊙ Achten Sie darauf, dass Sie täglich mindestens 2,5 Liter trinken.
⊙ Beginnen Sie nicht auf eigene Faust eine Teekur zur Entwässerung. Dies kann zu einer unerwünschten Reduzierung des Blutvolumens führen.
⊙ Auch auf eine besondere Diät wie Reistage sollten Sie verzichten – Sie riskieren sonst einen Mineralstoffmangel.
⊙ Verbannen Sie Kochsalz nicht von Ihrem Speiseplan.
⊙ Sie unterstützen den Abbau von Gewebeflüssigkeit zusätzlich, indem Sie Ihre Beine hochlegen, ein lauwarmes Meersalzbad am Tag nehmen oder sich vom Arzt Lymphdrainagen verschreiben lassen.

Woche 23

## SPEZIAL

# Zerklage

Bei manchen Frauen ist das Bindegewebe zu schwach ausgebildet. Dies führt dazu, dass sich bei einer Schwangerschaft der Muttermund zu früh öffnet und eine Frühgeburt droht. Zum Glück gibt es die Möglichkeit, diese sogenannte Muttermundschwäche oder Zervixinsuffizienz zu behandeln. Dazu wird der Muttermund mit einem Zerklageband verschlossen. Allerdings ist dies nur dann möglich, wenn noch keine Wehen eingesetzt haben und die Fruchtblase noch nicht gesprungen ist. Ansonsten kann der Eingriff ab der 15. Woche durchgeführt werden. Dazu stehen verschiedene Methoden zur Verfügung, die je nach Erfahrung des behandelnden Arztes zum Einsatz kommen. Die Zerklage erfolgt in der Regel in Spinalanästhesie (siehe Seite 328). Wegen der einfachen Durchführung wird am häufigsten die sogenante McDonald-Methode angewendet. Dabei wird zwischen äußerem und innerem Muttermund ein Band um den Gebärmutterkanal herumgeführt und verknotet. Wenige Wochen vor dem Geburtstermin wird der Faden wieder gelöst. Leider sind mit diesem Eingriff einige Risiken verbunden: Ein vorzeitiger Blasensprung, eine Infektion oder zu früh einsetzende Wehen können die Folge sein. Besprechen Sie mit Ihrem Arzt daher genau, ob die Zerklage in Ihrem Fall sinnvoll ist.

## Notfall-Zerklage

In seltenen Fällen ist die Bindegewebsschwäche so ausgeprägt, dass die Fruchtblase sich sogar ohne echte Wehentätigkeit bis in die Scheide vorwölbt. Die Schwangerschaft kann dann nur fortgeführt werden, wenn eine Notfallzerklage erfolgreich ist. Voraussetzung dafür ist, dass der Arzt die Fruchtblase in die Gebärmutter zurückdrängen kann. Nur wenn dies gelingt, kann er den Muttermund mithilfe eines Bandes verschließen und die Schwangerschaft kann sich weiter bis zum errechneten Geburtstermin entwickeln.

## Totaler Muttermundverschluss

Beim frühen totalen Muttermundverschluss wird die Schleimhaut zwischen äußerem und innerem Muttermund entfernt und der sogenannte Zervixkanal vollständig zugenäht. Der Eingriff erfolgt zwischen der 12. und 14. Woche – zuvor wird die Schwangere vorsorglich mit Antibiotika behandelt. Durch die Operation kann neben der Zervixinsuffizienz zusätzlich eine aufsteigende Infektion verhindert werden. Bei Wehenbeginn kommt es in der Regel trotz der Naht zu einer problemlosen Eröffnung des Muttermundes. Einer spontanen Geburt steht daher nichts im Weg.

## DIE ZERKLAGE

*Bei der Zerklage verhindert eine Naht rund um den Muttermund, dass dieser sich vorzeitig öffnet und es zu einer Frühgeburt kommt.*

WOCHE FÜR WOCHE | DER 6. MONAT

# Gymnastik für die 21. bis 24. SSW

### ① Oberkörper-Drehung

**1. STEP |** Setzen Sie sich auf einen Stuhl. Rutschen Sie mit dem Po ganz nach hinten. Stellen Sie Ihre Füße in Hüftbreite am Boden auf und halten Sie Ihren Oberkörper gerade.
**2. STEP |** Heben Sie Ihre gestreckten Arme seitlich hoch, bis sie eine Linie mit den Schultern bilden. Die Handflächen zeigen zum Boden.
**3. STEP |** Drehen Sie Ihren Oberkörper aus der Hüfte heraus so weit wie möglich nach links und federn Sie etwas nach. Nehmen Sie Ihren Kopf bei der Drehung mit und schauen Sie wenn möglich auf Ihre linke Hand.
**4. STEP |** Nehmen Sie etwas Schwung und drehen Sie den Oberkörper so weit es geht nach rechts. Federn Sie etwas nach, bevor Sie den Oberkörper wieder nach links drehen. Kommen Sie insgesamt zehnmal nach links beziehungsweise rechts und schütteln Sie Ihre Arme gut aus. Wiederholen Sie die Übung noch zweimal.

Die Oberkörper-Drehung bringt Beweglichkeit für die Wirbelsäule und stärkt die Schulter- sowie Nackenpartie. Wenn Sie unter Verspannungen in der Wirbelsäule leiden, hilft Ihnen diese Übung, die Muskeln zu entspannen.

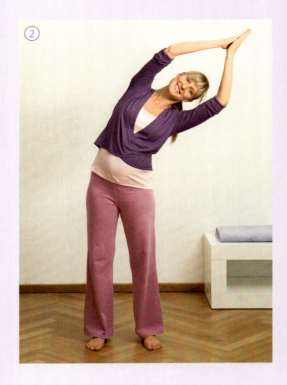

### ② Oberkörper-Dehnung

**1. STEP |** Stellen Sie sich aufrecht hin, die Beine sind hüftbreit gegrätscht und der Oberkörper ist gerade. Heben Sie Ihre gestreckten Arme seitlich hoch und führen Sie sie über Ihrem Kopf zusammen. Die Handflächen berühren sich, die Fingerspitzen zeigen zur Decke und die Augen schauen gerade nach vorn.
**2. STEP |** Kippen Sie Ihren Oberkörper aus der Taille heraus so weit es geht nach links, Beine und Becken bewegen sich dabei nicht. Führen Sie Ihren Oberkörper zurück zur Mitte und kippen Sie ihn ohne Pause gleich nach rechts.
**3. STEP |** Kippen Sie den Oberkörper insgesamt fünfmal nach links beziehungsweise rechts und schütteln Sie Arme und Beine aus. Wiederholen Sie die Übung noch zweimal.

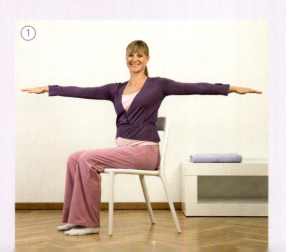

# Woche 24

## 23+0 – 23+6 SSW

### Entwicklung des Babys

Das Baby misst rund 29 Zentimeter und wiegt rund 550 Gramm. Sein Kopfumfang beträgt um die 22,5 Zentimeter, sein Bauchumfang um die 17 Zentimeter. Die zunehmend kräftigeren Bewegungen des Kindes spürt die Schwangere mittlerweile sehr deutlich. Nun kann das Kind die Augen öffnen und seine Lider beginnen zu flattern. Da sich die Knochen des kleinen Körpers immer mehr festigen, kann es bereits aufrecht im Bauch der Mutter sitzen. Mit den nun voll ausgebildeten Geschmacksknospen im Mund besitzt es erstmals die Fähigkeit zu schmecken – und lernt so den Geschmack des ihn umgebenden Fruchtwassers kennen. Während das Baby weiter wächst, nimmt auch die Fruchtwassermenge weiter zu. Mittlerweile hat sich durch die Entwicklung des Kindes auch die Zusammensetzung des Fruchtwassers geändert: War es anfangs klar, enthält es nun abgestorbene Zellen, Haare und Käseschmiere.

In dieser Woche kann der Arzt per Ultraschall das Gewicht des Kindes sehr zuverlässig feststellen. Gemessen wird dafür:

- der biparietale Durchmesser der Kopfes (BPD): Das ist der Querdurchmesser des kindlichen Kopfes;
- der frontooccipitale Durchmesser des Kopfes (FOD): Das ist der Kopfdurchmesser von vorne nach hinten;
- der Abdomenquerdurchmesser (AQ oder ATD für Abdomentransversaldurchmesser): Damit ist der Durchmesser des Bauchs von der einen bis zur anderen Seite gemeint;
- der Abdomenumfang (AU): Das ist der Umfang des Bäuchleins;
- der Abdomen anterior-posterior (AAP): Hier wird der Durchmesser des Bauches von vorne nach hinten gemessen;
- die Femurlänge (Fe): Damit ist die Länge des Oberschenkelknochens gemeint.

Anhand der erstellten Messungen errechnet der Arzt das Kindsgewicht. Ein gesamtes Bild der Werte verschafft dann genaue Auskunft darüber, ob das Wachstum des Kindes normal verläuft (siehe Tabelle Seite 201). Bei Verdacht auf vermindertes Wachstum oder Wachstumsstillstand kann eine Dopplersonografie Genaueres ans Licht bringen (siehe Seite 240).

### INFO

**Wichtig fürs Baby: die Plazenta**

Für ein normales Wachstum des Babys ist es nötig, dass die Plazenta gut funktioniert. Sie versorgt das Kind mit Mineralstoffen, Vitaminen, Glukose und Aminosäuren aus dem Körper der Mutter. Darüber hinaus sind mütterliche und kindliche Hormone für das Wachsen des Kindes verantwortlich (siehe Seite 117).

Gründe für Störungen des kindlichen Wachstums können demnach in einer gestörten Funktion der Plazenta zu finden sein, aber auch in einer Erkrankung der Mutter oder in Fehlbildungen des Kindes. Je nach Befund kann es wirksame Therapien geben, zum Beispiel die Behandlung der mütterlichen Erkrankung, die Verordnung von Heparin, Aspirin®, Insulin oder auch Bettruhe zur Verbesserung der Plazentafunktion. In manchen Fällen muss die Geburt vorzeitig eingeleitet werden.

## Der Körper der Mutter

Der Oberrand der Gebärmutter hat die Nabelhöhe erreicht und ragt über das kleine Becken hinaus. Dadurch lässt der Druck auf die Blase genauso nach wie häufiges Wasserlassen in kleinen Mengen. Und dass Sie sich gerade wohlfühlen, ist auch für Ihre Umwelt leicht zu erkennen: Die vermehrte Beschwerdefreiheit macht Sie aktiv – Lust auf Bewegung, Sport und Kontaktfreudigkeit sind für diese Zeit charakteristisch. Mehr und mehr machen sich die Bewegungen des Kindes bemerkbar, jetzt können Sie die Purzelbäume bereits durch das Berühren der Bauchdecke spüren. Ein wunderbares Erlebnis, das auch Ihrem Partner die erste hautnahe Berührung mit dem Baby ermöglicht. Gemeinsam haben Sie die Chance, intensiven Kontakt zum Kind aufzunehmen und die Mutter-Vater-Kind-Bindung schon jetzt zu festigen.

### ZIEHEN IM BAUCH

Immer wieder kann sich ein Ziehen im rechten und linken Unterbauch bemerkbar machen. Das liegt am schnellen Wachstum der Gebärmutter, das sich auch auf deren Halteapparat, bestehend aus mehreren Bändern, auswirkt. Diese stützenden Uterusbänder stehen unter Spannung und werden je nach Größenzunahme der Gebärmutter mehr und mehr gedehnt. Genau diese Dehnung kann ziehende Schmerzen im Unterbauch auslösen – eine Erscheinung, die bis zum Ende der Schwangerschaft bestehen bleiben kann. Linderung verschafft Ruhe: Eine Verschnaufpause auf dem Sofa ist eine gute Therapie. Spätestens nach einer Stunde sollte es Ihnen wieder deutlich besser gehen. Halten die Schmerzen im Unterbauch weiterhin an, empfiehlt es sich, den Arzt anzurufen. Das Gleiche gilt für Schmerzen, die nach unten und in den Kreuzbereich ziehen.

## WOCHENINFO

⊙ **Antrag auf einmalige Beihilfe:** Falls Sie noch in der Ausbildung sind, studieren, Arbeitslosengeld II bekommen oder Sozialgeld empfangen, sollten Sie mit der Anschaffung von Babysachen noch warten. Sie haben möglicherweise Anspruch auf sogenannte »einmalige Beihilfen«, eine einmalige Leistung, die es für Babyausstattung, Kinderbett, Kinderwagen und Schwangerschaftskleidung gibt. Vor dem Kauf sollten Sie einen schriftlichen Antrag beim Arbeitsamt/Sozialamt stellen und darin alles auflisten, was Sie benötigen. Bitten Sie um Prüfung des Antrags und darum, Ihnen kurzfristig Bescheid über die zu erwartende Unterstützung zu geben.

⊙ **Anmeldung zu Familienkursen:** Die Freude auf das gemeinsame Kind ist groß. Gespannt begleiten die werdenden Eltern das Wachsen Ihres Nachwuchses im Bauch und sind voller Neugier auf die Zeit mit dem Säugling. Doch wie läuft das Leben als Familie eigentlich ab? Was muss organisiert oder auch neu gelernt werden? Wie sieht die optimale Rollenverteilung für Mann und Frau aus? Fragen wie diese werden in bundesweit angebotenen Familienkursen besprochen.
Ein Teil der gesetzlichen Krankenkassen beteiligt sich an den Kursgebühren, Genaues erfahren Sie bei Ihrer Kasse. Zur Auswahl stehen beispielsweise der von der Techniker Krankenkasse in Auftrag gegebene Kurs »Stressfrei ins Familienglück« oder der von pro familia angebotene Kurs »Eltern werden – Paar bleiben« (siehe Adressen im Anhang Seite 405).

Woche 24

SPEZIAL

# Die Plazenta

Plazenta heißt auf Lateinisch Kuchen – und für das ungeborene Baby in Ihrem Bauch ist sie tatsächlich so etwas wie eine Leckerei. Das Organ, das sich erst mit Eintritt der Schwangerschaft allmählich bildet und nach der Geburt vom Körper wieder abgestoßen wird, ist hauptsächlich dazu da, Ihr Kind mit Nährstoffen zu versorgen und damit seine Entwicklung zu ermöglichen. Auch der lebenswichtige Sauerstoff gelangt über die Plazenta zum Baby. Im

## PLAZENTA

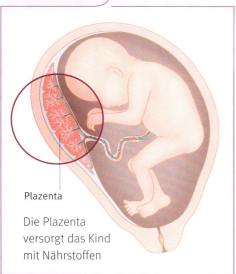

Plazenta

Die Plazenta versorgt das Kind mit Nährstoffen

Gegenzug nimmt die Plazenta alles, was der kindliche Kreislauf an Abfallprodukten produziert, wieder zurück. Bis zu einem gewissen Grad übernimmt sie damit die Aufgabe von Leber und Nieren. Sie produziert Hormone, die die Schwangerschaft aufrechterhalten, und

hält viele Schadstoffe, Krankheitserreger und Bakterien vom Kreislauf des Kindes fern.
Wie sie das macht? Durch eine feine Membran, die aus drei hauchdünnen Zellschichten besteht, trennt sie den mütterlichen vom kindlichen Kreislauf. Diese sogenannte Plazentaschranke überwinden nur sehr kleine Moleküle wie Nährstoffe und Sauerstoff. Alle größeren Bestandteile passen nicht durch das feine Gewebe: Die Plazenta filtert sie heraus.

## Die Entwicklung

In den ersten Schwangerschaftswochen bildet sich die Plazenta aus dem sogenannten Trophoblasten, dem äußeren Teil der Blastozyste (siehe Seite 14). Die wurzelähnlichen Zotten an der Außenschicht dieser Zellgruppe dringen in das Gewebe der Gebärmutter ein. Auf diese Weise wächst die Plazenta dort fest. Während der ersten drei Monate haben die Zotten noch keinen direkten Kontakt zum Blut der Mutter. Gleichwohl können sie Nährstoffe und Sauerstoff zum Kind transportieren.

Im zweiten Schwangerschaftsdrittel kommen die Plazentazotten in direkten Kontakt mit dem mütterlichen Blut. Dabei werden die Zottenbäume, die tatsächlich aussehen wie ein stark verzweigter Baum mit einer Vielzahl von kleinen Ästen, vom mütterlichen Blut umspült. Auf diese Weise gelangen nahezu alle Substanzen, die im mütterlichen Blut vorhanden sind, auch zum Kind. Es wird allerdings nicht zwischen »guten« und »gefährlichen« Substanzen wie Alkohol, Nikotin oder Medikamenten unterschieden. Eine Unterscheidung kann die Plazenta nur zwischen klein und groß treffen: Kleine Moleküle lässt sie passieren, große hält sie zurück. Dazu gehören zum Beispiel Heparin,

## SPEZIAL   *Fortsetzung*

das zur Thrombosenprophylaxe verschrieben wird, oder Insulin zur Behandlung von Diabetes – beide sind für das Kind ungefährlich.

Im dritten Schwangerschaftsdrittel steigt die Anforderung an die Plazenta, da das Kind immer größer wird und mehr Nährstoffe benötigt. Aber auch die Plazenta wächst und wird immer besser durchblutet. Dies kommt den Plazentazotten zugute, die ihre Arbeitsleistung noch einmal steigern.

Die meist scheibenförmige Plazenta hat bis zum Ende der Schwangerschaft einen Durchmesser von 15 bis 20 Zentimetern, ist vier bis fünf Zentimeter dick und wiegt 500 bis 600 Gramm. Etwa 30 Minuten nach der Entbindung wird auch die Plazenta geboren. Hebamme und Arzt untersuchen sie zunächst auf Vollständigkeit, bevor auch die staunenden Eltern das Organ begutachten können, das ihr Baby so lange genährt hat: Wie die Äste eines Baumes verzweigen sich die Gefäße von der Nabelschnur ins Gewebe. In manchen Kulturen gilt die Plazenta als Glücksbringer. Man pflanzt sie nach der Geburt unter einen Baum: Der Lebensbaum des Kindes.

### Die kindliche Versorgung

Ist die Plazenta zu klein oder gehen die Plazentazotten vorzeitig zugrunde, kann die Versorgung des Kindes beeinträchtigt werden. Das ist vor allem problematisch, wenn es um die Sauerstoffversorgung geht. Zum Glück lässt sich mithilfe der Dopplersonografie (siehe Seite 240) sehr genau feststellen, ob die Blutgefäße des Kindes, der Plazenta und der Nabelschnur ausreichend durchblutet sind oder ob sich bereits eine drohende Unterversorgung abzeichnet. Die Methode erlaubt es sogar, eine drohende Unterversorgung bereits in dem Stadium zu erkennen, in dem die Versorgung Ihres Kindes noch gar nicht gefährdet ist.

Auch mithilfe des CTGs (siehe Seite 278) lässt sich der kindliche Zustand überprüfen. Die Aufzeichnung der Herztöne über einen Zeitraum von 30 Minuten verrät, ob Ihr Kind bereits beginnt, auf eine Unterversorgung zu reagieren. Auch in diesem Fall lässt sich dies ein paar Tage im Voraus erkennen, lange bevor die Situation kritisch wird. Höhrrohr und Dopton eignen sich für diese Untersuchung übrigens nicht. Mit beiden Geräten kann lediglich der Herzschlag des Kindes überprüft werden – eine Aussage über einen möglichen Versorgungsengpass lässt sich aber nicht treffen.

Bei einer drohenden Unterversorgung verkürzen sich zunächst nur die Untersuchungsintervalle. Solange die Versorgung gewährleistet ist, geht es dem Baby im Bauch auf jeden Fall besser als außerhalb. Nur im akuten Notfall ist eine vorzeitige Entbindung erforderlich.

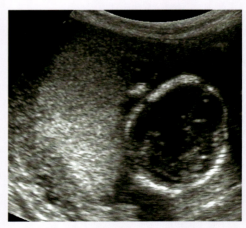

*Bei der Ultraschallkontrolle wird überprüft, ob die Plazenta (links neben dem Kopf) richtig arbeitet.*

# Aus der Arztpraxis

## Plazentainsuffizienz

Normalerweise wird Ihr Baby von der Plazenta mit allem versorgt, was es für eine gesunde Entwicklung benötigt. Wenn ihre Funktionsfähigkeit aber etwas eingeschränkt ist, spricht man von einer Plazentainsuffizienz. Diese beeinträchtigt den Stoffaustausch zwischen Mutter und Kind und kann zu einer Mangelversorgung führen. Eine Plazentainsuffizienz kommt in zwei bis fünf Prozent aller Schwangerschaften vor und betrifft verstärkt Frauen, die während der Schwangerschaft unter Bluthochdruck oder Diabetes leiden. Diese Grunderkrankungen der Mutter gelten ebenso wie Blutarmut oder versteckte Infektionen als Ursachen für die Störung. Auch einige schwangerschaftsspezifische Zustände können die Ursache sein: so zum Beispiel die Rhesusunverträglichkeit (siehe Seite 234) oder eine Präeklampsie (siehe Seite 271). Nicht zuletzt führt auch der Genuss von Alkohol oder Nikotin in der Schwangerschaft häufig zu einer ungenügenden Leistung der Plazenta.

### SYMPTOME

Die Medizin unterscheidet zwischen akuter und chronischer Plazentainsuffizienz. Die akute Form tritt unvermittelt vor oder während der Geburt auf. Sie äußert sich durch eine schwere Sauerstoffunterversorgung des Kindes und verlangsamt den Herzschlag des Ungeborenen. Mithilfe eines CTG-Gerätes lässt sie sich zuverlässig erkennen.

Eine chronische Plazentainsuffizienz verlangsamt aufgrund des Nährstoffmangels das Wachstum des Kindes und verringert die Menge des Fruchtwassers. Je nach Ursache können Blutungen und Bluthochdruck Hinweise auf ein mögliches Versagen der Plazentafunktion sein.

Wenn die Herztöne des Kindes während der Geburt auffallend langsamer werden, ist eine akute Leistungsschwäche der Plazenta sehr wahrscheinlich. Dann muss gehandelt werden. Sofern bei der Mutter erhöhte Risiken wie Diabetes (siehe Seite 233) oder Präeklampsie (siehe Seite 271) vorliegen oder bei Ultraschalluntersuchungen ein vermindertes Größenwachstum des ungeborenen Kindes festgestellt wird (siehe Seite 261), sorgt die Dopplersonografie (siehe Seite 240) für Aufklärung. Sie ermöglicht die Messung der Blutströmungsgeschwindigkeit und kann dadurch Hinweise auf eine chronische Plazentainsuffizienz geben.

### BEHANDLUNG

Bei einer akuten Plazentainsuffizienz muss je nach Ursache die entsprechende Notfallmaßnahme eingeleitet werden. Das kann zum Beispiel ein Kaiserschnitt, eine Saugglocken- oder eine Zangengeburt sein.

Bei einer chronischen Plazentainsuffizienz wird vor allem körperliche Ruhe empfohlen und das Befinden des Kindes in regelmäßigen Abständen durch Ultraschalluntersuchungen und CTG (siehe Seite 278) überprüft. Die eingeschränkte Funktionsfähigkeit der Plazenta kann jedoch nicht direkt behandelt werden. Vielmehr wird versucht, die Ursache der Störung zu beheben.

### VORBEUGUNG

Besteht ein erhöhtes Risiko durch Bluthochdruckerkrankungen oder Diabetes, können intensivere Untersuchungen in kurzen Abständen dabei helfen, eine mögliche Einschränkung der Plazentafunktion frühzeitig zu erkennen und entsprechend zu handeln. Vermeiden Sie es insbesondere, während der Schwangerschaft zu rauchen. Dadurch verringert sich die Wahrscheinlichkeit eines Plazentaversagens stark.

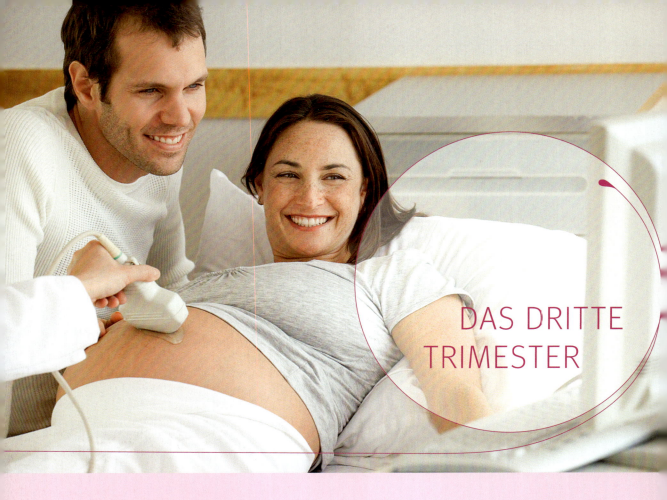

# DAS DRITTE TRIMESTER

## Die letzten Wochen

Knapp zwei Drittel der Schwangerschaft haben Sie nun schon geschafft und Ihr Baby hat sich in dieser Zeit vom Embryo zu einem kleinen Menschen entwickelt: Wenn Ihr Kind jetzt zur Welt kommen würde, hätte es schon gute Überlebenschancen (siehe Seite 222). Trotzdem braucht es diese letzten Wochen noch dringend, um in der Gebärmutter geschützt vor allen negativen Einflüssen weiter zu wachsen und Gewicht zuzulegen. Denn vor allem darum geht es im dritten Trimester Ihrer Schwangerschaft.

Viele Kinder begeben sich schon jetzt in die richtige Startposition und liegen mit dem Kopf nach unten in der Gebärmutter. Hat sich Ihr Kind aber um die 28./29. Woche noch nicht gedreht, müssen Sie sich noch keine Sorgen machen: Noch ist Platz genug für einen Salto. Wenn es sich aber partout nicht drehen will, können Sie ab der 33. Woche versuchen, Ihrem Kind mit sanften Methoden auf die Sprünge zu helfen (siehe Seite 264). Und ab der 37. Woche kann ein erfahrener Geburtshelfer mit der äußeren Wendung (siehe Seite 289) versuchen, Ihr Kind in die richtige Lage zu befördern.

Jetzt beginnt der Endspurt. Sie merken es daran, dass um die 36. Woche allmählich Senkwehen einsetzen und Ihr Kind mit dem Kopf in den Beckeneingang rutscht. Auch von außen ist es zu sehen: Der Babybauch sinkt einige Zentimeter nach unten. Das hat den angenehmen Nebeneffekt, dass Ihre inneren Organe wieder ein wenig mehr Platz bekommen und Sie wieder besser durchatmen können. Auch das lästige

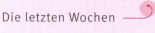

# Die letzten Wochen

Sodbrennen (siehe Seite 243) kann sich von diesem Moment an ein wenig bessern.

## Geburtsvorbereitung

In diesen letzten Wochen hat die Vorbereitung auf die Geburt die oberste Priorität. Wahrscheinlich beginnt um die 28. Woche Ihr Geburtsvorbereitungskurs, in dem Sie alle Fragen besprechen und klären können, die Ihnen noch durch den Kopf gehen. Vor allem für die Männer ist diese Vorbereitung sehr wichtig, denn neben Arbeit und normalem Freizeitprogramm nehmen sie sich häufig erst jetzt richtig Zeit, um sich auf die große Veränderung in ihrem Leben einzustellen. Ab der 32. Woche schmeckt täglich eine Tasse Himbeerblättertee. Er hat den Ruf, das Bindegewebe elastisch und weich zu machen und so das Gewebe gut auf die Geburt vorzubereiten.

Wenn Sie arbeiten, beginnt Ende der 34. Woche der Mutterschutz und Sie können sich endlich jeden Tag Zeit für einen Mittagsschlaf nehmen. Gönnen Sie sich diese Pause! Nach der Geburt ist Schlafmangel erst einmal vorprogrammiert. Mit einer täglichen Dammmassage (siehe Seite 263) und der geburtsvorbereitenden Akupunktur (siehe Seite 86) bereiten Sie sich ab der 36. Woche auf die Geburt vor. Gegen Nervosität und Anspannung können unter Umständen homöopathische Mittel oder Bach-Blüten helfen. Auch Yoga wird Sie dabei unterstützen, die letzten Wochen gelassen zu überstehen.

Packen Sie rechtzeitig Ihren Klinikkoffer, damit die ersten Wehen Sie nicht unvorbereitet treffen. Denn manche Babys haben es eiliger und machen sich schon um die 38. Woche auf den Weg. Und auch wenn Ihr Kind noch auf sich warten lässt, ist es gut, wenn alles vorbereitet ist – denn egal, wann es kommt: Ihr Baby wird Sie immer überraschen.

## Vorsorgeuntersuchung

In den letzten Wochen vor der Geburt werden die Vorsorgeuntersuchungen besonders wichtig. Wenn Sie die Termine regelmäßig wahrnehmen, stellen Sie sicher, dass eine etwaige Mangelversorgung Ihres Kindes rechtzeitig erkannt wird. Denn allmählich beginnt die Plazenta zu altern und kann das Kind in manchen Fällen nicht mehr richtig versorgen (siehe Seite 215). Regelmäßige CTG-Überwachungen (siehe Seite 278) sind dann sinnvoll.

Durch Ultraschall- und Tastuntersuchung kann Ihr Arzt feststellen, ob das Baby sich richtig im Becken eingestellt hat. Wenn der Muttermund allmählich weicher wird und der Gebärmutterhals sich verkürzt, ist die Geburt wahrscheinlich nicht mehr fern. Auch der Abgang eines Schleimpfropfs und die sogenannte Zeichnungsblutung (siehe Seite 322) deuten darauf hin, dass das Baby bald kommt.

## Rechtliches

Wenn alles erledigt ist – Klinikkoffer gepackt, Kinderzimmer eingerichtet und Hühnersuppe vorgekocht –, dann können Sie sich noch um die rechtlichen Angelegenheiten kümmern. Laden Sie sich den Elterngeldantrag aus dem Internet herunter, regeln Sie die Vaterschaftsanerkennung und legen Sie Personalausweis, Mutterpass sowie das Stammbuch der Familie und eventuell Ihre Geburtsurkunde griffbereit. So haben Sie alles zur Hand, wenn Sie Ihrem Baby auf dem Standesamt offiziell seinen Namen geben. Auch über den oder die passenden Vornamen können Sie sich Gedanken machen – je nachdem ob Sie wissen, welches Geschlecht Ihr Kind hat. So können Sie Ihr Baby gleich bei seinem Namen nennen, wenn Sie es in die Arme schließen. Und auch in Gedanken können Sie es jetzt schon ansprechen.

WOCHE FÜR WOCHE | DER 7. MONAT

# DER 7. MONAT

## Woche 25
24+0 – 24+6 SSW

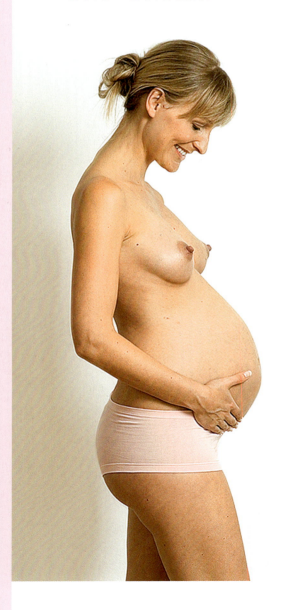

### Entwicklung des Babys

Fleißig trainiert sich der rund 30 Zentimeter große und 650 Gramm schwere Fötus im Saugen. Dafür nimmt er den Daumen in den Mund, was auch schon im Ultraschall beobachtet werden kann. Zeitvertreib bringt dem Kleinen jetzt auch das Spielen mit seinen Händchen und Füßchen. Auf starke Reize von außen, zum Beispiel laute Musik oder großen Lärm, reagiert das Baby nicht nur mit heftigen Bewegungen, sondern auch mit einem gesteigerten Puls.
Ungestört von der Außenwelt wechseln sich Ruhe- und Bewegungsphasen des Kindes weiterhin regelmäßig ab, während es kräftig an Gewicht und Größe zulegt.

### Der Körper der Mutter

Das Kind wächst heran und so lag Ihre wöchentliche Gewichtszunahme in den letzten vier Wochen bei rund 300 Gramm pro Woche. Das macht sich auch mit einem deutlich gewachsenen Bauchumfang bemerkbar. Die starke Dehnung der Haut am Bauch und auch am Busen können je nach Veranlagung vermehrte Schwangerschaftsstreifen mit sich bringen (siehe Seite 41). Häufig zeigen sich auch blau schimmernde Blutgefäße, die durch die verstärkte Durchblutung deutlich hervortreten.

#### VERLAGERUNG DES SCHWERPUNKTS

Mit zunehmenden Rundungen ändert sich auch der Schwerpunkt des Körpers: Er verlagert sich nach vorne.
Das wird nötig, um durch den großen Bauch nicht nach vorne zu kippen. Automatisch geht die Frau ins Hohlkreuz, wodurch sie das Gewicht ausbalanciert. Die Folge ist eine erhöhte Beanspruchung der Muskeln und Bänder. Rückenschmerzen sind keine Seltenheit. Dennoch schädigen Sie die Wirbelsäule durch die über-

mäßige Beugung nach hinten nicht. Dafür hat die Natur gesorgt: Während beim Mann die letzten zwei Lendenwirbel stärker nach außen gekippt sind als die übrigen Wirbel, sind es bei der Frau die letzten drei. So wird eine größere Biegung der Wirbelsäule ermöglicht. Auch sind bei der Frau die unteren drei Lendenwirbel miteinander verschränkt, was zu einer Verstärkung führt. Flexibel wird die Wirbelsäule zudem durch größere Abstände zwischen den einzelnen Wirbelgelenken.

Rückenschmerzen resultieren in der Schwangerschaft demnach vor allem aus der vermehrten Arbeit der Muskeln des Rückens, des Unterleibs und des Beckenbodens. Eine Kräftigung der Muskulatur durch regelmäßigen Sport oder Spazierengehen beugt Schmerzen vor und lindert bestehende. Entlasten können Sie die stark beanspruchten Muskeln auch, wenn Sie Ihre Haltung zwischendurch immer wieder einmal korrigieren, dabei den Brustkorb anheben, den Nacken strecken und die Wirbelsäule nach oben richten.

## KÖRPERSCHWERPUNKT

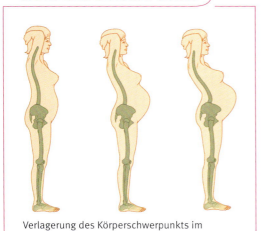

Verlagerung des Körperschwerpunkts im Verlauf der Schwangerschaft

## WOCHENINFO

Ab der 24. Schwangerschaftswoche können Sie beim Frauenarzt einen **Zuckerbelastungstest** durchführen lassen. Mit dem sogenannten oralen Glukosetoleranztest (oGTT) kann ein Schwangerschaftsdiabetes rechtzeitig festgestellt und bei krankhaften Werten entsprechend behandelt werden. Die Untersuchung ist in jedem Fall zu empfehlen, denn eine unbehandelte Zuckererkrankung bringt meist schwerwiegende Folgen für Mutter und Kind mit sich: von häufigen Harnwegsinfekten über Präeklampsie bis hin zu Wachstumsbeeinträchtigungen des Babys.

Für die Durchführung des Tests brauchen Sie zwar etwas Zeit, doch sonst gestaltet er sich recht einfach: Innerhalb von drei bis fünf Minuten müssen Sie etwa 200 Milliliter Traubenzuckerlösung trinken. Nach einer und nach zwei Stunden wird dann etwas Blut aus der Fingerkuppe abgenommen und daraus der Blutzucker bestimmt. Ist die Menge an Glukose im Blut der Mutter zu hoch, deutet dies auf einen Schwangerschaftsdiabetes hin. Bei vielen Schwangeren lassen sich die hohen Blutzuckerwerte bereits durch eine Veränderung der Ernährung wieder normalisieren. Darauf zu achten ist, dass insgesamt 2000 bis 2300 kcal auf fünf bis sechs Mahlzeiten am Tag verteilt werden. Je nach Blutzuckerwert kann es aber auch nötig sein, das Hormon Insulin bis zum Ende der Schwangerschaft zu spritzen. Nach der Geburt normalisiert sich der Blutzucker in den meisten Fällen von alleine.

# Wie soll das Kind heißen?

Leon oder Alexander? Marie oder Sophie? Wer die Wahl hat, hat die Qual. Nicht alle Namen sind zugelassen: Borussia oder Whisky beispielsweise wurden abgelehnt und sogar per Gerichtsbeschluss verboten. Und auch die Nachnamen spielen bei der Wahl des Vornamens eine Rolle: So dürfen Eltern mit Nachnamen Wurst ihren Sohn nicht Hans nennen. Weitere Einschränkungen beziehen sich auf die Anzahl der Vornamen – maximal fünf sind erlaubt – und die eindeutige Geschlechtserkennung. Wer seinen Sohn Maria nennen möchte, muss etwa ein Karl davor stellen, wer sich für Kim als Mädchennamen entschieden hat, muss zum Beispiel Maria anhängen. Sollten Sie sich für einen außergewöhnlichen Vornamen entschieden haben, hilft es, eine schriftliche Quelle zu suchen, die den Namen erwähnt. Diesen Eintrag sollten Sie dann mit zum Standesamt nehmen.

## Der Vorname

Vielleicht möchten Sie ja warten, bis Sie Ihr Baby in den Armen halten und sich dann für einen Namen entscheiden? Kein Problem, denn Sie müssen den Vornamen nicht gleich parat haben. Für die Anmeldung der Geburt einschließlich Namensnennung beim Standesamt haben Sie eine Woche Zeit. Oder Sie melden die Geburt fristgerecht beim Standesamt an und geben ihm die Wahl des Namens bis spätestens vier Wochen nach der Geburt bekannt.

## Der Nachname

Sind Sie mit Ihrem Partner verheiratet und haben Sie einen gemeinsamen Ehenamen, bekommt das Kind denselben Nachnamen. Tragen Sie als Ehepaar jedoch unterschiedliche Namen, können Sie sich für einen entscheiden und dies vor dem Standesbeamten schriftlich bekunden. Wenn Sie im Lauf der Zeit merken, dass Sie als Familie einen gemeinsamen Namen tragen wollen, können Sie sich später immer noch für einen einzigen Namen entscheiden. Der Elternteil mit dem abweichenden Nachnamen kann dann den Namen von Partner und Kind annehmen.

Das Gleiche gilt für unverheiratete Paare mit gemeinsamem Sorgerecht. Liegt das Sorgerecht nur bei einem Elternteil, erhält das Kind dessen Familiennamen als Geburtsnamen – es sei denn, der Sorgeberechtigte erklärt gegenüber dem Standesbeamten, dass das Kind den Familiennamen des anderen Elternteils erhalten soll. Dafür ist das Einverständnis des Nichtsorgeberechtigten nötig, genauso wie das des Kindes, sobald es das fünfte Lebensjahr vollendet hat.

| Vornamen-Ranking | |
|---|---|
| Jahr für Jahr gibt die Gesellschaft für deutsche Sprache e.V. Namen-Hitlisten heraus. Hier finden Sie die beliebtesten Mädchen- und Jungennamen aus dem Jahr 2009: | |
| **Jungen** | **Mädchen** |
| Maximilian | Marie |
| Alexander | Sophie |
| Leon | Maria |
| Paul | Anna |
| Luca | Hanna |
| Elias | Charlotte |
| Felix | Emily |
| Lukas | Leonie |
| Jonas | Lena |
| David | Johanna |

Woche 25

## Gymnastik für die 25. bis 28. SSW

### ① Schultern schieben

**1. STEP |** Stellen Sie sich aufrecht hin und grätschen Sie Ihre Beine hüftbreit. Die Knie sind ganz leicht gebeugt.
**2. STEP |** Führen Sie Ihre gestreckten Arme hinter Ihren Rücken und verschränken Sie die Hände ineinander.
**3. STEP |** Beugen Sie Ihren Oberkörper mit möglichst geradem Rücken nach vorne und heben Sie die gestreckten Arme so weit Richtung Schultern, wie es Ihnen möglich ist. Von hier aus geht die Bewegung wieder zurück Richtung Po. Stoppen Sie die Bewegung, kurz bevor die Hände den Körper berühren. Führen Sie die Arme zurück Richtung Schultern.
**4. STEP |** Führen Sie die Arme zehnmal zu den Schultern und schütteln Sie Arme und Beine danach kräftig aus. Wiederholen Sie die Übung insgesamt noch zweimal.

### ② Gewichtstemmen

**1. STEP |** Stellen Sie sich aufrecht hin. Die Beine sind hüftbreit auseinander, die Füße stehen fest am Boden. Legen Sie Ihre Hände seitlich auf die jeweilige Schulter und klappen Sie die Handflächen nach außen. Während die Innenseiten der Hände zur Decke gekehrt sind, zeigen die Fingerspitzen vom Körper weg.
**2. STEP |** Spannen Sie alle nötigen Muskeln im Brust- und Armbereich an und bringen Sie die Arme langsam nach oben, bis sie gerade gestreckt sind – als ob Sie Ziegelsteine stemmen würden. Die Handflächen zeigen während der ganzen Bewegung zur Decke, Ihr Rücken bleibt ganz gerade und Sie schauen geradeaus.
**3. STEP |** Bringen Sie die Arme in der gegenläufigen Bewegung langsam nach unten bis zur Schulter. Arme und Brust sind wieder angespannt. Wiederholen Sie die Übung zweimal.

»Gewichtstemmen« stärkt die Brustmuskulatur und trainiert Schultern und Arme.

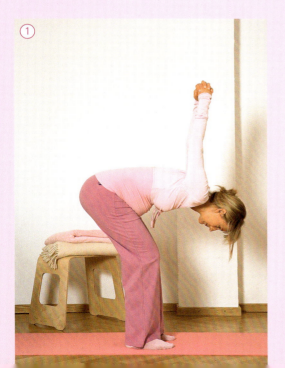

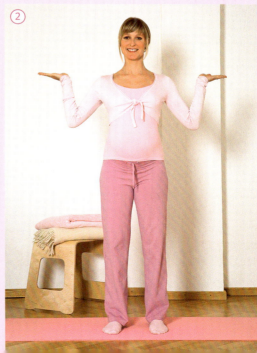

# Aus der Arztpraxis

## Die drohende Frühgeburt

Wenn Ihr Kind sich vor 37+0 Wochen auf den Weg macht, gehört es zu den acht bis zehn Prozent aller Neugeborenen, die als Frühgeburten zur Welt kommen. Obwohl die Medizin in den letzten 20 Jahren große Fortschritte gemacht hat, gelingt es nicht, diese Rate nach unten zu drücken. Die Gründe dafür sind vielfältig: Zum einen nehmen die Schwangerschaften nach IVF (siehe Seite 77) zu. Dies lässt auch die Zahl der Mehrlingsschwangerschaften steigen. Daneben scheint das zunehmend höhere Alter der Erstgebärenden eine Rolle zu spielen.

Je kleiner die Babys sind, desto schwieriger wird für sie der Start ins Leben. Manche brauchen wochenlang intensivmedizinische Betreuung. Trotzdem liegt die Überlebenswahrscheinlichkeit ab der vollendeten 24. Schwangerschaftswoche in Deutschland zurzeit bei über 60 Prozent – und sie steigt mit jeder weiteren Woche, die das Kind im Bauch bleibt, rasch an.

Sehr kleine Frühgeborene mit einem Geburtsgewicht von unter 500 Gramm haben unabhängig von ihrem Reifezustand leider jedoch nur eine geringe Überlebenschance:

⊙ Bis zur 22. Schwangerschaftswoche brauchen Babys den schützenden Mutterleib, um sich entwickeln und wachsen zu können.

⊙ Nach der 24. Woche geborene Kinder überleben heute zu über 67 Prozent. Allerdings leiden mehr als die Hälfte dieser extremen Frühchen an bleibenden Schäden.

⊙ Nach der 26. Woche schaffen es 85 Prozent der Kinder. 40 Prozent von ihnen müssen allerdings mit Behinderungen leben.

⊙ Nach der 28. Woche geborene Babys überleben heute zu 96 Prozent. Die Rate der Behinderungen sinkt auf 25 Prozent.

| »Frühchen« | |
| --- | --- |
| Überlebenschancen für zu früh geborene Kinder, nach einer schwedischen Untersuchung, die 1011 Kinder erfasst: | |
| **Vollendete Schwangerschaftswoche** | **Überleben in Prozent** |
| 23. Woche | 53 Prozent |
| 24. Woche | 67 Prozent |
| 25. Woche | 82 Prozent |
| 26. Woche | 85 Prozent |
| 27. Woche | 95 Prozent |
| 28. Woche | 96 Prozent |
| 29. Woche | 96 Prozent |
| 30. Woche | 97 Prozent |
| 31. Woche | 97 Prozent |
| 32. Woche | 98 Prozent |

⊙ Nach 30 Wochen im Mutterleib stehen die Lebenschancen bei 97 Prozent. Behinderungen sind in 15 Prozent der Fälle zu erwarten.

⊙ Mit der vollendeten 32. Woche schließlich sind die Chancen für ein Frühchen fast so gut wie für reif geborene Babys – 98 Prozent der Kinder überleben, davon werden nur drei Prozent mit einer Behinderung leben müssen.

Das verfrühte Ende einer Schwangerschaft kann verschiedene Ursachen haben. In einem Drittel der Fälle sind vorzeitige Wehen (siehe Seite 254) der Hauptgrund. In zehn Prozent spielt ein früher vorzeitiger Blasensprung die zentrale Rolle. In den meisten Fällen jedoch (über 50 Prozent) ist es notwendig, die Schwangerschaft früher zu beenden, weil die Mutter schwer erkrankt oder das Kind im Bauch unter einer akuten Mangelversorgung leidet (siehe Seite 215).

## URSACHEN

⊙ Wächst mehr als ein Baby im Bauch, muss sich die Gebärmutter früh weiter dehnen als bei einem Kind. Die Muskelrezeptoren melden daher eine Schwangerschaft im fortgeschrittenen Stadium; darauf reagiert der Körper mit dem Wehenhormon Oxytocin.

⊙ Hat eine Frau mehrere Fehlgeburten hinter sich, ist meist der Gebärmutterhalskanal geweitet. Seine Haltefunktion kann dann zu früh nachlassen; auf den sich öffnenden Muttermund antwortet die Gebärmutter mit Wehen.

⊙ Fehlbildungen des Uterus lassen dem Ungeborenen häufig zu wenig Platz. Auf dem gleichen Weg wie bei Mehrlingen kommt es zu vorzeitigen Wehen.

⊙ Steigt eine Infektion aus der Scheide durch den Gebärmutterhals bis an den Eipol auf (so heißt der Teil der Fruchtblase, der hinter dem Gebärmutterhals liegt), können die Keime Substanzen freisetzen, die Wehen auslösen.

⊙ Rein statistisch haben Frauen, die vor dem 18. und nach dem 35. Lebensjahr schwanger werden, ein höheres Frühgeburtsrisiko.

⊙ Raucherinnen bringen ihre Kinder häufiger zu früh zur Welt als Frauen, deren Körper nicht gegen die Schadstoffe ankämpfen muss.

⊙ Bei weit über 50 Prozent der Frauen, die viel zu früh Wehen entwickeln, vermuten Mediziner psychosoziale Gründe. Damit meinen sie: Stress, Überforderung, Zukunftsangst.

⊙ Wenn die Schwangere bereits eine Frühgeburt oder eine Totgeburt hinter sich hat, erhöht sich dadurch das Risiko für eine Frühgeburt auch in der bestehenden Schwangerschaft.

## PRÄVENTION

Nehmen Sie unbedingt die Angebote zur regelmäßigen Schwangerschaftsvorsorge wahr. Ihr Arzt erkennt schnell, ob in Ihrem Fall das Risiko einer vorzeitigen Geburt besteht. Am besten lässt sich dies durch eine Ultraschalluntersuchung beurteilen. Dabei wird die Länge des Gebärmutterkanals vermessen. Wenn er in der 28. Woche bei geschlossenem Muttermund noch über 30 Millimeter misst, kann mit hoher Wahrscheinlichkeit davon ausgegangen werden, dass vor der 38. Woche keine Wehen einsetzen. Auch wenn Sie regelmäßig den pH-Wert der Scheide kontrollieren (siehe Seite 149), können Sie einer Frühgeburt vorbeugen.

Achten Sie darüber hinaus besonders auf gesunde Lebensbedingungen, wie zum Beispiel eine rauchfreie Umgebung und eine ausgewogene Ernährung mit vielen Vitaminen und Mineralstoffen. Bewegen Sie sich regelmäßig, aber mäßig, und gewöhnen Sie sich tägliche Ruhezeiten an, in denen Sie sich bewusst eine Pause vom Alltag gönnen. Dies gilt auch und vor allem, wenn Sie sich auf Zwillinge freuen: Bei Mehrlingsschwangerschaften ist von vornherein mit einer vorzeitigen Entbindung zu rechnen.

## ERKENNEN DER DROHENDEN FRÜHGEBURT

Eine drohende Frühgeburt kündigt sich durch regelmäßige, schmerzhafte Wehen an. Auch eine leichte Blutung oder ein Flüssigkeitsabgang können die ersten Zeichen sein. In diesem Fall ist schnelle medizinische Hilfe sehr wichtig. Wenn weder Arzt noch Hebamme erreichbar sind, ist das nächstgelegene Krankenhaus der richtige Ansprechpartner.

Der Arzt kann aufgrund der Ultraschallergebnisse, der vaginalen Untersuchung sowie der Aufzeichnung der Wehentätigkeit durch das CTG erkennen, ob eine Frühgeburt droht, und rasch eine entsprechende Behandlung beginnen. Durch einen bakteriologischen Abstrich aus der Scheide wird überprüft, ob eine Infektion für die Wehen verantwortlich ist.

## BEHANDLUNG

Im Zentrum der Behandlung steht die Verlängerung der Schwangerschaft, natürlich immer vorausgesetzt, das Kind wird noch ausreichend durch die Plazenta versorgt. Wenn die Geburt sich vor der 35. Woche ankündigt, werden die Ärzte versuchen, sie um wenigstens 48 Stunden hinauszuzögern. Dazu werden wehenhemmende Medikamente verabreicht.

Die Organe frühgeborener Babys sind noch nicht völlig ausgereift. In erster Linie ist zu berücksichtigen, wie weit die Lungenreife bereits fortgeschritten ist. Ist die Lunge zu unreif, muss das Baby nach der Geburt künstlich beatmet werden. Daher bewirken Glukokortikoide, die der Frau im Vorfeld der Wehenhemmung verabreicht werden, dass dieses Organ schneller reift. Je jünger das Kind ist, desto wichtiger ist diese Behandlung. Für Kinder in der 25. Woche bedeutet jeder zusätzliche Tag im Bauch eine Vergrößerung der Überlebenswahrscheinlichkeit von fünf Prozent.

Die Lungenreifegabe vermindert auch das Risiko einer Hirnblutung deutlich. Ebenso sind Erkrankungen der Netzhaut durch eine Verbesserung der Atemhilfe glücklicherweise seltener geworden. In Einzelfällen jedoch können sie immer noch auftreten.

## INFO

### Medikamentöse Wehenhemmung

Vorzeitige Wehen werden mit Wehenhemmern behandelt. Bei der Auswahl des Wirkstoffs ist es wichtig, auf die Nebenwirkungen zu achten. Folgende Mittel kommen infrage:

⊙ **Betasympathomimetika:** Das Medikament hemmt die Kontraktionsbereitschaft der Uterusmuskulatur. In Deutschland wird vor allem Fenoterol als Infusion oder intravenöse Einzelgabe verwendet. Eine Einnahme in Form von Tabletten ist wenig wirksam. Bei Herzerkrankungen und Diabetes sollte das Medikament nicht verwendet werden.

⊙ **Oxytocinantagonisten (Atosiban):** Durch die Bindung an den Oxytocinrezeptor kommt es zu einer effektiven Wehenhemmung, da Oxytocin nicht mehr wirken kann.

⊙ **Kalziumantagonisten:** Sie hemmen den Kalziumeinstrom in die Zelle und verhindern die Kontraktion der Gebärmutter. Das am häufigsten verwendete Präparat ist Nifedipin (Adalat). Im Vergleich zu anderen Wehenhemmern zeigt Nifedipin eine bessere Wirksamkeit mit geringerer Nebenwirkungsrate, sodass es als Mittel der Wahl empfohlen wird.

⊙ **Stickstoffmonoxid-Donoren:** Stickstoffmonoxid ist der wichtigste Helfer, um die glatte Muskulatur zu entspannen.

⊙ **Prostaglandinsynthesehemmer:** Die Wirkung beruht auf einer Enzymblockierung, die wiederum zur Wehenhemmung führt. Am besten untersucht ist Indometacin.

⊙ **Magnesiumsulfat:** Magnesium verdrängt Kalzium an den Muskelzellen, wodurch die Kontraktion behindert wird. Die Gabe von Magnesiumtabletten ist für die Wehenhemmung jedoch nicht ausreichend. Die hochdosierte Infusion von Magnesiumsulfat dagegen hemmt vorzeitige Wehen kurzzeitig. Sie verhindert jedoch keine Frühgeburt.

## NACH DER GEBURT

Wenn ein Frühchen kommt, sind die wenigsten Eltern darauf vorbereitet, genau wie das Baby selbst. Um die Situation für alle so leicht wie möglich zu machen, gibt es vor allem in Perinatalzentren besondere Intensivstationen, die den Ansprüchen der kleinen Patienten und ihrer Eltern gerecht werden: Die Apparatemedizin wird auf das Nötigste minimiert, stattdessen steht ein Konzept der sanften und entwicklungsfördernden Betreuung im Vordergrund. Die Zuwendung zum Kind und zur Familie hat Priorität. Das bedeutet, dass das gesamte Klinikpersonal darum bemüht ist, die hochtechnische Versorgung mit Maßnahmen zu kombinieren, die die Entwicklung des Babys sowie seine Einbindung in die junge Familie fördern.

Bei einer familienorientierten Betreuung lernen die Eltern schon in der Klinik, die Bedürfnisse des Kindes zu erkennen und sich auch ohne fremde Hilfe richtig und ohne Angst um das Kleine zu kümmern. Dazu trägt auch eine kindgerechte, ruhige und beruhigende Atmosphäre auf der Intensivstation bei: Das Licht ist gedämpft, technische Geräusche werden auf ein Minimum reduziert. Bunte Decken sowie Tücher, Plüschtiere und Kleidung, die die Eltern selbst aussuchen können, erleichtern den ersten Kontakt mit dem Kind zusätzlich.

Die meisten frühgeborenen Babys liegen im Inkubator (Brutkasten), wo sie geschützt und gewärmt die Entwicklung durchlaufen, die sie eigentlich im Mutterleib gemacht hätten. Auf den wichtigen Körperkontakt muss dennoch nicht immer verzichtet werden. Die Eltern dürfen ihr Baby berühren, streicheln oder auch beim »Känguruhen« auf den unbekleideten Oberkörper legen. Dabei trägt das Baby nur eine Windel, sodass ein enger Körperkontakt möglich wird. Der direkte Hautkontakt wirkt auf die Kinder gleichzeitig stimulierend und beruhigend – und ist in diesem frühen Stadium die beste Möglichkeit, dem Kind zu zeigen, dass man für es da ist. Mutter oder Vater liegen zum Känguruhen bequem in einem Liegestuhl neben dem Inkubator oder Wärmebettchen. Je nach Reife kann das Baby sogar an der Brust der Mutter trinken. Allerdings haben gerade sehr kleine Kinder damit häufig Schwierigkeiten. In diesem Fall kann die Mutter ihre Milch mithilfe einer elektrischen Milchpumpe abpumpen (siehe Seite 379) und dem Kind mit der Flasche geben. Das Baby braucht dann trotz allem nicht auf die abwehrstärkenden Inhaltsstoffe der Muttermilch zu verzichten.

Die Pflege eines frühgeborenen Kindes ist sehr aufwendig und anstrengend. Daher müssen die jungen Eltern auch für sich selbst Ruhephasen einplanen. Anfangs ist es praktisch, wenn Vater und Mutter sich bei der Pflege abwechseln, damit sich einer in der Zwischenzeit ausruhen kann.

## INFO

### Gut für Frühchen: Känguruhen

Ursprünglich stammt die Methode, bei der frühgeborene Kinder unter einem warmen Tuch geborgen auf der nackten Haut der Eltern ruhen dürfen, aus Kolumbien, wo es an Geld für Brutkästen und Überwachungsmaschinen mangelt. Der vertraute Herzschlag und die Körperwärme der Eltern tragen positiv zur Entwicklung des Kindes bei und können sogar seine Überlebenschancen verbessern. Weil die Methode so erfolgreich ist, wird sie mittlerweile auf der ganzen Welt eingesetzt.

## WOCHE FÜR WOCHE | DER 7. MONAT

### SPEZIAL

# Der vorgeburtliche (fetale) Kreislauf

Das Atmen ist der elementarste Vorgang des Lebens. Nur dadurch kann der lebensnotwendige Sauerstoff zu den inneren Organen und zum Gehirn gelangen. Beim erwachsenen Menschen wird das sauerstoffreiche Blut von der Lunge in das linke Herz und von dort über die Aorta und die Gehirngefäße zum Gehirn befördert. Das sauerstoffarme Blut fließt über die Venen in das rechte Herz und wird von dort in die Lunge gepumpt, wo es erneut Sauerstoff aufnimmt und über die Lungenvenen wieder ins linke Herz fließt.

Solange sich das Baby im Mutterleib befindet, atmet das Kind nicht selbst – seine Lunge hat die Arbeit noch nicht aufgenommen. Damit trotzdem alle Organe und vor allem das Gehirn ausreichend mit Sauerstoff verorgt werden, ist das Baby über die Nabelschnur mit der Plazenta verbunden und so an den Blutkreislauf der Mutter angeschlossen. Auf diesem Weg gelangt das sauerstoffreiche Blut der Mutter durch Plazenta und Nabelschnur direkt ins rechte Herz des Kindes. Damit es sich dort nicht mit dem sauerstoffärmeren Blut aus dem Kreislauf des Kindes mischt, muss es ohne Umweg über die Lunge ins linke Herz und von dort ins Gehirn gelangen. Aus diesem Grund sind im fötalen Blutkreislauf drei Dinge grundsätzlich anders organisiert als dies beim erwachsenen Menschen der Fall ist.

### Sonderleitung zum Herzen

Zunächst gibt es eine Sonderleitung zum kindlichen Herzen. Der sogenannte Ductus venosus verhindert, dass sich sauerstoffreiches und sauerstoffarmes Blut im rechten Herzen vermischen. Er umgeht auch die Leber, die unnötig Sauerstoff verbrauchen würde. Damit sich möglichst wenig sauerstoffarmes Blut beimischt, wird außerdem die Strömungsgeschwindigkeit des Blutes erhöht: Das Gefäß verengt sich, ein »schneller Blutstrahl« entsteht. Im Prinzip funktioniert das so wie bei einem Gartenschlauch: Wird dessen Düse verengt, kann das Wasser auch über größere Strecken zielgerichtet geleitet werden.

### Verbindung zwischen den Vorhöfen

Im kindlichen Herzen besteht überdies zwischen dem rechten und dem linken Vorhof eine Verbindungstür: das sogenannte Foramen ovale. Das sauerstoffreiche Blut, das von der Plazenta aus das rechte Herz erreicht, kann so direkt in das linke Herz gelangen – und dabei wiederum die Lunge umgehen. Von hier wird das sauerstoffreiche Blut in die Aorta und ins Gehirn gepumpt.

### Verbindung zum Körperkreislauf

Es wird eine Verbindung zwischen Lungengefäßen und dem kindlichen Körperkreislauf hergestellt. Da das Blut nicht wie beim erwachsenen Menschen vom Herz in die Lunge geleitet werden kann, wird es vor der Geburt vom Herzen in die Körperschlagader geleitet. Dies geschieht aber erst, nachdem das sauerstoffreiche Blut in die Hirngefäße geleitet wurde, das dieses dringend für eine gesunde Entwicklung benötigt. Die übrigen inneren Organe werden mit Mischblut, das sich aus sauerstoffreichem und sauerstoffarmen Blut zusammensetzt, versorgt und kommen damit gut zurecht.

Der fetale Kreislauf ist also perfekt an die Gegebenheiten im Mutterleib angepasst. Der »schnelle Blutstrahl« befördert das sauerstoffreiche Blut mit hoher Geschwindigkeit durch die Verbindungstür zwischen rechtem und linkem Herz direkt in das linke Herz. Von dort wird das Blut in die Aorta und die Hirngefäße gepumpt. So kann sauerstoffreiches Blut direkt in das Gehirn gelangen. Das sauerstoffarme Blut aus den Venen fließt, wie auch nach der Geburt, ins rechte Herz und wird von dort über die Nabelschnurvene wieder zurück zur Plazenta transportiert und in den mütterlichen Blutkreislauf geleitet. Von dort strömt frisches sauerstoffreiches Blut zum Baby.

### Kreislaufumstellung zur Geburt

Der fein abgestimmte Blutkreislauf, der das Kind im Mutterleib mit Sauerstoff versorgt, hört im Augenblick der Geburt auf zu funktionieren. Bereits mit dem ersten Atemzug wird die Lunge durchblutet und der Druck im rechten Herzen fällt ab. Durch diesen Druckabfall schließt sich die Verbindungstür zwischen den beiden Herzen, so wie eine Tür durch einen Windstoß zugeschlagen wird.

Ab jetzt übernimmt die kleine Lunge die Sauerstoffversorgung, das Neugeborene ist nicht mehr auf die Nabelschnur angewiesen. Auch die Plazenta verliert ihre Funktion, sobald das Kind geboren ist. Die Gebärmutter verkleinert sich und die Plazenta nimmt ab, da sie nun nicht mehr gebraucht wird. Mit der Durchtrennung der Nabelschnur ist die Verbindung zur Plazenta dann endgültig gelöst. So gelingt es dem Neugeborenen innerhalb weniger Augenblicke, den Kreislauf auf das Leben außerhalb der Gebärmutter umzustellen.

## BLUTFLUSS IM KINDLICHEN HERZEN

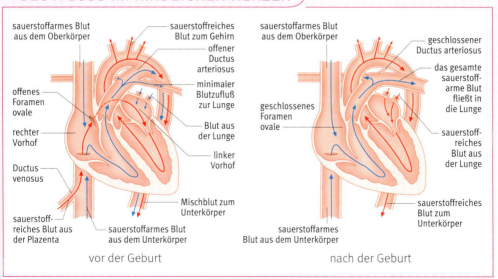

# Woche 26
## 25+0 − 25+6 SSW

### Entwicklung des Babys

Recken, Strecken und Gähnen gehören mittlerweile zum täglichen Leben des rund 32 Zentimeter großen und 800 Gramm schweren Fötus dazu. Zudem reagiert er bereits auf hell und dunkel, da seine kleinen Augen weiter herangereift sind. Auch das Gehör hat sich weiterentwickelt. So kann das Baby Geräusche innerhalb und außerhalb des Mutterleibs wahrnehmen. Sprechen Sie doch einmal laut mit Ihrem Kind. Vielleicht spüren Sie daraufhin ja eine Bewegung, mit der es Ihnen antwortet.

Das Baby wird immer größer und hat mittlerweile nicht mehr so viel Platz in der Gebärmutter, um sich so frei zu bewegen wie einst. Dennoch ist es von seinen Bewegungen her genauso aktiv wie zuvor und trainiert damit für das Leben außerhalb des Mutterleibs. Jetzt sind auch die Überlebenschancen für ein Frühgeborenes gestiegen.

### Der Körper der Mutter

Allmählich drängt das Baby die mütterlichen Organe mehr und mehr aus ihrer normalen Lage. Das bleibt für Ihr Wohlbefinden nicht ohne Folgen. Vermehrt können Sie unter Blähungen, Verstopfung und auch Atemnot leiden. Den Organen an sich macht das meist nichts aus, sie sind recht flexibel und von Natur aus auf eine Schwangerschaft eingestellt. Nach der Geburt rutschen die Organe wieder an ihren Platz zurück und die unangenehmen Begleiterscheinungen vergehen sogleich.

Besonders im Sitzen oder beim Aufstehen können bei manchen Frauen auch brennende, stechende Schmerzen im Bereich des Steißbeins auftreten. Manchmal sind die Beschwerden so stark, dass sie bis in den Lenden-, Anal- und Hüftbereich ausstrahlen.

### SCHMERZEN IM STEISSBEIN-BEREICH

Die Ursachen für diesen Schmerz, der auf einer Reizung der Knochenhaut des Steißbeins beruht, sind vielfältig. Es kann eine Verstopfung genauso dahinterstecken wie eine vorausgegangene Verletzung, Nervenschmerzen im Bereich des Steiß- und Kreuzbeins oder Schmerzen in den umgebenden Muskeln und Sehnen, die durch das Gewicht des Babys und der Gebärmutter ausgelöst werden.

Bei Steißbeinproblemen spricht in der Regel nichts gegen eine vaginale Geburt – es sei denn, es liegen weitere Risiken vor.

Häufig lassen die Beschwerden sich mit folgenden Maßnahmen lindern:

⊙ Erleichterung bringt ein Keilkissen oder Gummiring beim Sitzen.

⊙ Rotlicht ist bei akuten Beschwerden hilfreich. Halten Sie dabei einen Abstand von etwa 20 Zentimetern ein, damit keine Überwärmung oder Verbrennung entstehen kann. Zur Wärmebehandlung eignen sich auch zehnminütige Sitzbäder mit Kamille bei 37 °C.

⊙ Linderung bringen homöopathische Arnika-Globuli in einer D6-Potenz aus der Apotheke.

⊙ Auch der Gang zum Chiropraktiker oder zum Osteopathen kann helfen: Durch gezielt geführte Bewegungen des Körpers kommen die Nervenleitbahnen ins Gleichgewicht und Schmerzen vergehen.

⊙ Zur Entspannung von Muskeln und Sehnen empfehlen sich zusätzliche Maßnahmen wie Autogenes Training oder Progressive Muskelrelaxation nach Jacobsen. Diese Techniken lassen sich in Kursen leicht erlernen. Auch die Akupunkt-Massage kann Ihnen beim Entspannen helfen (siehe Seite 182).

# Woche 26

## WOCHENINFO

- **Es wird Zeit für Babys Erstausstattung:** Um für die ersten Wochen nach der Geburt gerüstet zu sein und während der Zeit des Wochenbetts keine großen Erledigungen machen zu müssen, sorgt auch die rechtzeitige Beschaffung der Erstausstattung für Entlastung (siehe Seite 230).
- **Kreißsaalführungen:** Schauen Sie sich ruhig mehrere Kliniken oder Geburtshäuser an. So können Sie besser vergleichen und sicher sein, den für Sie angenehmsten Ort gefunden zu haben. Bevor Sie eine Führung oder eine Informationsveranstaltung mitmachen, sollten Sie ein paar Punkte notieren, die Ihnen wichtig sind. Gezielt können Sie dann Ihre Fragen stellen und erkennen schnell, ob all Ihre Vorstellungen in puncto Geburt und frühes Wochenbett erfüllt werden. Auch an ganz praktische Dinge empfiehlt es sich zu denken: Gibt es Handtücher im Krankenhaus? Bademantel? Kleidung fürs Baby? Waschgelegenheiten und Toilette im Kreißsaal? Familienzimmer? Fragen Sie auch, ob Sie eine Vorsorgeuntersuchung um die 32. Woche herum direkt in der Klinik machen lassen können. Bei dieser Möglichkeit lernen Sie bereits das Personal und den Arzt kennen und können Ihre Patientenkarte anlegen lassen. Darin wird dann schon vorab vermerkt, ob Allergien oder Unverträglichkeiten vorliegen, aber auch welche Wünsche Sie für die Geburt haben. Scheuen Sie nicht davor zurück, auch über Ängste zu reden. Das kann ein Kaiserschnitt oder eine Narkose genauso sein wie die Angst vor Spritzen. Zu diesem Untersuchungstermin sollten Sie auch besondere Befunde mitbringen, beispielsweise über zurückliegende Frakturen im Beckenbereich oder einen Bandscheibenvorfall. Sonst sollten Sie diese Berichte spätestens bei der Aufnahme zur Geburt dabeihaben.

Dasselbe gilt für Ihren »Geburtsplan« (siehe Seite 256), der es Hebammen, Krankenschwestern und Ärzten in der Klinik ermöglicht, auf Ihre Wünsche ohne große Rückfragen einzugehen. Doch eine Garantie dafür, dass alle Umstände so eintreffen, wie Sie es gerne hätten, werden Sie trotz Plan nicht bekommen. Seien Sie daher nicht enttäuscht, wenn Sie sich beispielsweise viele Gedanken über Gebärpositionen, Entspannungszeiten im warmen Bad oder mit aromatischen Düften gemacht haben und es ganz plötzlich zu einem Kaiserschnitt kommt.

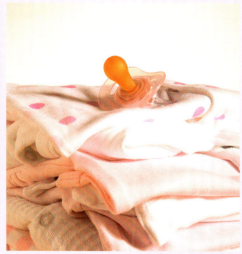

*Besorgen Sie jetzt die Erstausstattung für Ihr Baby, damit alles bereit ist, wenn das Baby kommt.*

WOCHE FÜR WOCHE | DER 7. MONAT

## BABYS ERSTAUSSTATTUNG

### Erstausstattung Sommerbabys

⊙ 10 Bodys mit kurzem Arm, davon 5 in Größe 56 und 5 in Größe 62
⊙ 6 dünne Langarmshirts oder Baumwoll-jäckchen, die über den Body und unter den Strampler gezogen werden: 3 in Größe 56 und 3 in Größe 62
⊙ 6 Baumwoll-Strampler, davon 3 in Größe 56 und 3 in Größe 62
⊙ 2 dünne Baumwollmützchen
⊙ 1 Sonnenhut
⊙ 2 Paar dicke Wollsöckchen
⊙ 2 Paar Pulswärmer aus Wolle für Babys mit kalten Händen
⊙ 1 dünne Babydecke

### Erstausstattung Winterbabys

⊙ 10 Bodys mit langem Arm, davon 5 in Größe 56 und 5 in Größe 62
⊙ 6 dickere Langarmshirts oder Baumwoll-jäckchen, die über den Body und unter den Strampler gezogen werden: 3 in Größe 56 und 3 in Größe 62
⊙ 6 Baumwoll-Strampler, davon 3 in Größe 56 und 3 in Größe 62
⊙ 2 dünne Baumwollmützchen
⊙ 1 wärmere Wollmütze für draußen
⊙ 2 wärmere Jäckchen für den Kinderwagen bzw. draußen: 1 in Größe 56 und 1 in Größe 62
⊙ 2 Paar Wollsöckchen oder Fellschühchen bzw. Babyschuhe aus Wolle zum Ausfahren
⊙ 2 Paar Pulswärmer aus Wolle für Babys, deren Hände ständig kalt sind
⊙ 1 Thermoanzug für Ausfahrten mit dem Kinderwagen
⊙ 1 Babydecke

### Für den Schlafplatz

⊙ Gitterbettchen nach DIN-Norm
⊙ Passende Matratze fürs Bett, wenn möglich mit einem abnehmbaren, leicht waschbaren Bezug
⊙ 2 saugstarke Betteinlagen (diese kommen zwischen Matratze und Laken, um die Matratze zu schonen)
⊙ 4 Bettlaken
⊙ 6 Moltontücher (können im Kopfbereich über das Laken gespannt werden)
⊙ 2 Schlafsäcke (je nach Jahreszeit Winter- oder Sommerschlafsack), ohne Kapuze und nicht so groß, dass das Baby ganz hineinrutschen könnte
⊙ 1 möglichst strahlungsarmes Babyfon
⊙ Spieluhr zur Beruhigung

### WICHTIG

**Das Gitterbettchen**

Achten Sie beim Gitterbettchen auf die DIN-Norm, damit der Abstand der Stäbe stimmt und das Baby seinen Kopf nicht darin einklemmen kann. Auch für ausreichende Belüftung muss gesorgt sein. Verzichten Sie daher auf Wiegen, deren Seitenwände luftundurchlässig sind und den Körper des Babys eng umschließen. Das Gleiche gilt für Kissen, Seitenwandpolster, Nestchen und Himmel, da die Luftzirkulation dadurch beeinträchtigt werden könnte.

## Für die Pflege

⊙ Wickelkommode mit Wickelauflage oder Wickelaufsatz für die Badewanne mit Auflage
⊙ Heizstrahler oder Wärmelampe für den Wickelplatz
⊙ Verschließbarer Abfalleimer für die Windeln
⊙ Weiche Papiertücher zum Säubern
⊙ Einmalunterlagen für die Auflage der Wickelkommode
⊙ Pflegecreme für den Windelbereich
⊙ Plastikschüssel (fürs Waschen beim Wickeln)
⊙ Babybadewanne oder Badeeimer
⊙ Badethermometer
⊙ 5 Waschhandschuhe
⊙ 2 Badetücher mit Kapuze
⊙ 3 Handtücher
⊙ 10 Spucktücher aus Stoff (Baumwollwindeln) zum Schutz der Kleidung
⊙ Kirschkernkissen oder kleine Wärmflasche
⊙ Weiche Haarbürste
⊙ Babyschere mit abgerundeten Spitzen
⊙ Fieberthermometer – am leichtesten geht das Messen der Temperatur mit einem Thermometer fürs Ohr
⊙ Feuchttücher für die Reinigung unterwegs
⊙ 2 Packungen Neugeborenen-Windeln oder, wenn Sie keine Wegwerfwindeln benutzen möchten:
⊙ 26 Mullwindeln, 1 Packung Windeleinlagen und 6 Windelhöschen (davon 3 in Größe 1 und 3 in Größe 2)
⊙ Pflanzenöl oder Mandelöl ohne Zusatzstoffe, die die zarte Babyhaut reizen könnten, zum Säubern von Babys Po
⊙ Zinksalbe gegen Rötungen im Windelbereich

## Für unterwegs

⊙ Kinderwagen: Hier gibt es so viele Auswahlmöglichkeiten, dass Sie sich schon jetzt mit diesem Thema beschäftigen sollten. Für Eltern, die das Baby mit zum Laufen oder Spazierengehen nehmen wollen, ist ein Jogger eine gute Wahl. Bequem zum Schieben sind dagegen die nostalgischen Modelle mit hohem Korb und großen Rädern. Modelle, die sich später zum Sportwagen umbauen lassen, können Sie für die ganze Kleinkindzeit verwenden. Es gibt auch Fahrradanhänger, die sich leicht in Kinderwagen umbauen lassen – Fahrradeltern sparen sich so eine Investition.
⊙ Babyschale für kurze Transporte bzw. fürs Auto. Um die Wirbelsäule des Kindes nicht zu schädigen, sollte es in den ersten drei Lebensmonaten niemals länger als 20 Minuten am Stück im Auto mitgenommen werden. Es gibt zwar rückenfreundlichere Schalenmodelle, die sich flach stellen lassen, doch das ist während

### ⌒ TIPP

**Praktisch: Der Windeldienst**

Windeldienste stellen Stoffwindeln zur Verfügung, holen schmutzige ab, übernehmen das Waschen und bringen neue direkt ins Haus. Passende Überhosen und Einwegwindeln für unterwegs liefert der Dienst meist gleich mit dazu. Adressen finden Sie im Anhang auf Seite 405.

WOCHE FÜR WOCHE | DER 7. MONAT

## BABYS ERSTAUSSTATTUNG  *Fortsetzung*

der Fahrt nicht zugelassen. Dennoch macht diese Funktion das Mitnehmen des Kindes in der Babyschale – außerhalb des Autos – über einen etwas längeren Zeitraum möglich.

◉ Tragetuch, -sitz, -sack oder Babytrage: Lassen Sie sich die unterschiedlichen Modelle beim Fachhändler zeigen und probieren Sie sie möglichst selbst aus. Die Länge des Tragetuchs hängt zum Beispiel von Ihrer Körpergröße ab. Auch Ihre Hebamme kann Sie bei der Auswahl beraten. Da viele Kinder vor allem in den ersten Lebensmonaten am liebsten ohne Pause getragen werden wollen, ist eine qualitativ hochwertige Tragehilfe eine gute Investition – auch für Ihren Rücken.

◉ Wickeltasche oder -rucksack mit herausnehmbarer Wickelunterlage

◉ Mit einem sogenannten Babyspiegel haben Sie das Kind als Fahrer besser im Blick – besonders wenn Sie die Babyschale hinten rechts befestigen: An der Kopfstütze des hinteren Sitzes wird ein speziell dafür konstruierter Spiegel angebracht, in dem der Fahrer das Gesicht des Kindes sehen kann, wenn er in seinen Rückspiegel schaut. Achten Sie darauf, dass die Schale immer entgegen der Fahrtrichtung steht, das Kind also nach hinten Richtung Heckscheibe schaut. Diese Position gilt als die sicherste, falls es zu einem Frontalunfall kommt. Möchten Sie das Baby samt Schale auf den Beifahrersitz stellen, ist dies nur erlaubt, wenn der dort vorhandene Frontairbag abgeschaltet wird und die Mitnahme von Kindern auf dem Beifahrersitz durch den Fahrzeughersteller laut Bedienungsanleitung nicht grundsätzlich verboten ist.

### Für den Hunger

◉ 6 Plastikfläschchen mit Saugern für Tee oder Milch, falls Sie nicht stillen oder wenn Sie abgepumpte Muttermilch aufbewahren beziehungsweise verfüttern möchten

◉ Ausreichender Vorrat an Baby-Anfangsnahrung: entweder Pre-Nahrung oder in Allergiker-Familien Pre-HA-Nahrung – die Sie am besten auch schon in den Klinikkoffer packen

◉ Bürsten in verschiedenen Größen zum Reinigen von Fläschchen und Sauger

◉ Vaporisator zum Sterilisieren von Fläschchen, Sauger, Schnuller, Beißringen und allem, was in Kontakt mit Babys Mund kommt

◉ 6 Spucktücher fürs Bäuerchen

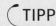

**Leihen statt kaufen**

Falls Sie eine elektrische Milchpumpe benötigen, erhalten Sie das Rezept gleich im Kinderzimmer der Entbindungsklinik oder vom Kinderarzt. Das Gleiche gilt für Nabelkompressen, die Sie wie die Milchpumpe auf Rezept in der Apotheke abholen können.

Auch eine Waage fürs Baby müssen Sie sich nicht extra anschaffen. Die Hebamme bringt bei ihren Hausbesuchen während des Wochenbetts eine eigene mit. Bei Bedarf können Sie eine Waage zu einem geringen Preis in der Apotheke ausleihen.

## Aus der Arztpraxis

### Gestationsdiabetes (GDM, Schwangerschaftsdiabetes)

Wenn bei Ihnen in dieser Woche eine Vorsorge-untersuchung ansteht, kann Ihr Arzt einen oralen Glukosetoleranztest (oGTT) durchführen. Der Test zeigt, ob Sie am sogenannten Schwangerschaftsdiabetes leiden. Diese Zuckerstoffwechselstörung heilt nach der Geburt in den meisten Fällen wieder vollständig aus.

Ein erhöhtes Risiko besteht für Frauen, die bereits vor der Schwangerschaft übergewichtig waren, und für werdende Mütter über 30.

Unabhängig davon ist für alle Schwangeren zwischen der 24. und 28. Woche ein Zuckerbelastungstest empfehlenswert, da ein Schwangerschaftsdiabetes auf den ersten Blick symptomlos verläuft. Allerdings gibt es einige Hinweise, die auf eine Glukoseintoleranz hindeuten:

- gesteigertes Durstgefühl
- Harnwegs- und Nierenentzündungen
- Zucker im Urin
- übermäßige Gewichtszunahme
- erhöhter Blutdruck
- das Kind ist für das errechnete Schwangerschaftsalter zu groß

### DER ZUCKERBELASTUNGSTEST

Der Zuckerbelastungstest, auch oraler Glukosetoleranztest, kurz oGTT genannt, ermöglicht die Diagnose eines Schwangerschaftsdiabetes, noch bevor ernste Krankheitszeichen auftreten. Damit der Test aussagekräftige Ergebnisse liefert, ist es nötig, dass Sie in den drei vorhergehenden Tagen kohlenhydratreiche Speisen zu sich nehmen. Essen Sie also beispielsweise an einem Tag Nudeln, am nächsten ein Kartoffelgericht und am dritten Tag eine Reispfanne. Zum Test selbst müssen Sie nüchtern erscheinen, Sie dürfen also bis zu acht

---

## INFO

**Normalwerte oraler Glukosebelastungstest**

| | |
|---|---|
| Nüchtern-Wert: | < 90 mg% |
| 1-Stunden-Wert: | < 180 mg% |
| 2-Stunden-Wert: | < 155 mg% |

Ist einer dieser drei Werte erhöht, werden Sie im Hinblick auf eine Ernährungsumstellung beraten. Zudem erfolgt eine weitere Kontrolle des Blutzuckers.

Für diese Untersuchung werden wiederum jeweils drei Werte vor dem Essen und nach dem Essen bestimmt.

Normalwerte eines Blutzuckertagesprofiles:

| | |
|---|---|
| Nüchtern-Werte: | < 90 mg% |
| 1-Stunden-Werte: | < 140 mg% |
| 2-Stunden-Werte: | < 120 mg% |
| Mittlere Blutglukose: | < 100 mg% |

---

Stunden zuvor keine Nahrung zu sich nehmen. Vereinbaren Sie daher am besten gleich einen Termin am Morgen. Nachdem die Blutzuckerwerte gemessen wurden, trinken Sie eine Testlösung, in der 75 Gramm Glukose gelöst wurden. Wichtig ist, dass Sie das Getränk in drei bis fünf Minuten zu sich nehmen. Nach einer und nach zwei Stunden erfolgen dann weitere Blutzuckerkontrollen. Wenn sich ein Schwangerschaftsdiabetes entwickelt hat, lässt sich dies an den erhöhten Blutzuckerwerten ablesen (siehe Tabelle).

### BEHANDLUNGSMÖGLICHKEITEN

Zur Behandlung reicht es in vielen Fällen aus, die Ernährungsgewohnheiten umzustellen. Vereinbaren Sie dazu einen Termin bei einer Ernährungsberaterin oder sprechen Sie mit Ihrem Arzt oder Ihrer Hebamme darüber, wie Ihr idealer Essensplan aussehen kann (siehe Seite 32). Entscheidend ist, dass Sie weniger Kohlenhydrate zu sich nehmen und die Kalorienmenge berechnen und verringern.

Auch regelmäßige Bewegung in Form von sanftem Ausdauersport wie Schwimmen oder Einheiten auf dem Hometrainer senkt die Blutzuckerwerte. Fragen Sie aber zuerst Ihren Frauenarzt, ob Sie überhaupt Sport treiben dürfen. Wenn ja, trainieren Sie am besten dreimal in der Woche für je 15 Minuten.

Eine Insulintherapie ist lediglich dann erforderlich, wenn trotz der Ernährungsumstellung keine normalen Blutzuckerwerte erreicht werden oder wenn der Ultraschall zeigt, dass das Kind bereits zu kräftig geworden ist. Auch in diesem Fall nähern sich die Blutzuckerwerte nach der Geburt wieder dem Normalwert an und der Diabetes heilt vollständig aus.

### SCHWANGERENVORSORGE

Selbst wenn ein Schwangerschaftsdiabetes diagnostiziert wurde, steht bei einer rechtzeitigen Behandlung einer normalen Schwangerschaft und Geburt nichts im Wege. Nur das Wohlergehen des Kindes wird von nun an engmaschiger überwacht. Alle 14 Tage kontrolliert der Arzt via Ultraschall das Wachstum Ihres Babys, um festzustellen, wie sich Größe und Gewicht entwickeln. Vor allem die Messung des kindlichen Bauchumfangs (siehe Seite 199) liefert dazu wichtige Anhaltspunkte.

Auch wenn eine Spontangeburt bei Schwangerschaftsdiabetes grundsätzlich möglich ist, sollte ab einem geschätzten Geburtsgewicht von 4300 Gramm bevorzugt eine Kaiserschnittentbindung erfolgen, um Geburtsverletzungen zu verhindern. Nach der Geburt wird das Baby noch einige Tage überwacht, darf dabei aber stets an der Seite der Mutter bleiben.

# Rhesusunverträglichkeit

Auf der Oberfläche der roten Blutkörperchen (Erythrozyten) befinden sich charakteristische Merkmale, die für die individuelle Blutgruppe verantwortlich sind. Ein weiteres Merkmal ist der Rhesusfaktor. Im Hinblick auf ihn gibt es nur eine Unterscheidung: »vorhanden« oder »nicht vorhanden«. Wenn diese beiden Merkmale aufeinandertreffen, kommt es zu Unverträglichkeitsreaktionen. Die Möglichkeit, dass rhesus-positives Blut auf rhesus-negatives trifft, besteht während jeder Schwangerschaft. Erwartet eine Schwangere mit rhesus-negativem Blut ein Baby, dessen Blut rhesus-positiv ist, so entstehen bei Erstgebärenden daraus in der Regel keine Probleme. Denn während der Schwangerschaft kommt es nur selten vor, dass rhesus-positives Blut des Babys in den Blutkreislauf der Mutter gelangt (etwa bei der Amniozentese). Bei der Geburt ist die Wahrscheinlichkeit schon höher. Kommt es tatsächlich zu einer solchen »Blutübertragung«, befindet sich im mütterlichen Blutkreislauf zunächst sowohl rhesus-negatives als auch rhesus-positives Blut. Das Immunsystem bildet daraufhin Antikörper, die die roten rhesus-positiven Blutkörperchen zerstören.

Bei der nächsten Schwangerschaft mit einem rhesus-positiven Baby sind diese Antikörper noch immer im Körper der Mutter vorhanden. Sie könnten durch die Plazenta in den Blutkreislauf des Kindes gelangen und dort dessen rhesus-positive Blutkörperchen angreifen und mehr oder weniger zerstören. Durch den Verlust der roten Blutkörperchen kommt es beim Kind zu einer behandlungsbedürftigen Blutarmut (Anämie).

## SPEZIAL

**PROPHYLAXE**

Um diese Entwicklung zu verhindern, »überlistet« die Medizin das mütterliche Immunsystem. So erhalten rhesus-negative Schwangere, die ein rhesus-positives Kind erwarten, eine sogenannte Anti-D-Gabe. Diese enthält Antikörper gegen rhesus-positives Blut. Dadurch werden rhesus-positive Blutkörperchen des Babys – sofern sie denn in den Blutkreislauf der Mutter gelangt sind – abgetötet, und das Baby bleibt weiterhin vor einer Unverträglichkeitsreaktion geschützt.

Die passive Verabreichung der entsprechenden Antikörper erfolgt routinemäßig in der 28. Schwangerschaftswoche, bei einer Amniozentese oder kurz nach der Geburt. Der mütterliche Körper erkennt die von außen zugeführten Antikörper und bildet keine eigenen. Während sich körpereigene Antikörper im Blutkreis auf der Mutter erhalten würden – und bei einer zweiten Schwangerschaft dem Baby Probleme verursachen könnten –, bauen sich die von außen zugeführten Antikörper schon nach kurzer Zeit wieder ab.

Zum Glück sind schwere Rhesusunverträglichkeiten durch diese Maßnahmen sehr selten geworden. Und selbst wenn sich einmal eine ausbilden sollte, kann die Erkrankung heute sehr zuverlässig erkannt und behandelt werden. Denn die Untersuchung auf Blutgruppenantikörper ist ein obligatorischer Bestandteil jeder Schwangerenvorsorge.

## BLUTKREISLAUF VON MUTTER UND KIND

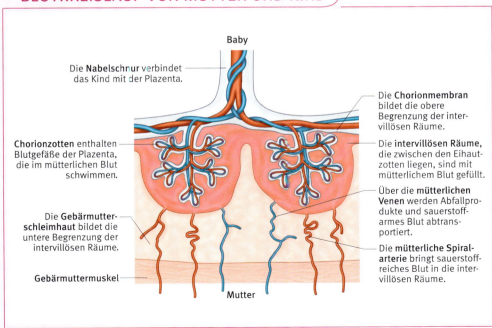

WOCHE FÜR WOCHE | DER 7. MONAT

## Woche 27
### 26+0 – 26+6 SSW

### Entwicklung des Babys

Beim 34 Zentimeter großen und rund 1000 Gramm schweren Fötus geht das Wachstum des Gehirns weiterhin schnell voran. Seine Gestalt erinnert bereits an die eines Erwachsenengehirns: Seine Oberfläche, die bislang glatt war, bekommt langsam Struktur und die ersten typischen Hirnfurchen entstehen.

Die Blutbildung erfolgt nun über das Knochenmark. Auch die Lunge hat sich weiterentwickelt und ein Stadium erreicht, in dem der Austausch von Sauerstoff und Kohlendioxid möglich wird. Dennoch ist die Lunge für ein eigenständiges Atmen außerhalb des Mutterleibs noch nicht reif genug. Kommen Frühgeborene zwölf bis 15 Wochen vor dem Termin zur Welt, benötigen sie in der Regel für einige Tage Atemhilfe. Neben der klassischen künstlichen Beatmung wird vermehrt das sogenannte CPAP-Verfahren angewendet. Hierbei kommt zwar auch das herkömmliche Beatmungsgerät zum Einsatz, doch werden nicht die tiefen Atemwege intubiert, sondern mithilfe eines speziellen Tubus ein Luftstrom auf den Kehlkopf gerichtet.

Auch wenn das Baby weiterhin kräftig wächst, seine Organe und sein Körper immer größer werden, hat es noch genug Platz, um verschiedene Stellungen im Bauch der Mutter einzunehmen. So kann es gut sein, dass es einmal den Kopf nach oben und die Füßchen nach unten hat und ein anderes Mal mit dem Kopf voran nach unten schaut. Je nachdem, wo Sie die Tritte der Füßchen verspüren, können Sie die kindliche Lage erkennen. Es ist also kein Problem, wenn das Baby jetzt noch nicht die Geburtsposition eingenommen hat. Platz für leichte, eigenständige Wendungen ist noch immer da.

### Der Körper der Mutter

Von der 27. bis zur 30. Schwangerschaftswoche nehmen Sie pro Woche 400 bis 500 Gramm zu. Dabei handelt es sich hauptsächlich um Flüssigkeitseinlagerungen, die jetzt besonders hoch sind. Kein Wunder, dass Schuhe nicht mehr richtig passen oder Ringe nur noch schwer abzuziehen sind. Bei Neigung zu dicken Fingern sollten Sie Ringe von nun an lieber an einer Kette um den Hals tragen – so umgehen Sie die Gefahr, das festsitzende Schmuckstück aufschneiden lassen zu müssen.

Mittlerweile ist das Baby so groß geworden, dass es ganz schön auf die Blase drückt und jeder Tritt oder Knuff des Kleinen in Richtung des Organs Urin »herauspressen« kann – ohne dass Sie Kontrolle darüber haben. Es ist also ganz normal, wenn jetzt beim Lachen, Niesen, Husten und auch zwischendurch einige Tropfen Urin abgehen. Regelmäßiges Beckenbodentrai-

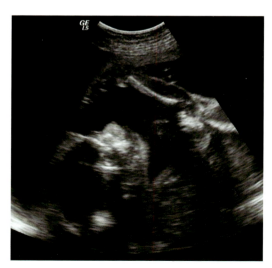

Obwohl Ihr Baby schon bald die 1000-Gramm-Marke erreicht, bleibt noch Platz für Fußgymnastik.

Woche 27

## INFO

**Urin oder Fruchtwasser?**

Fruchtwasser kann genau wie Urin tröpfchenweise abgehen und auf einen vorzeitigen Blasensprung hindeuten (siehe Seite 322). Um festzustellen, ob es sich bei der Flüssigkeit um Urin oder Fruchtwasser handelt, sollten Sie auf jeden Fall einen Arzt konsultieren, da es für einen Laien schwierig ist, eine eindeutige Unterscheidung zu treffen.

Tritt Flüssigkeit im kräftigen Schwall aus, wird es sich in der Regel um Fruchtwasser handeln und nicht um Urin. Rufen Sie umgehend den Rettungswagen und lassen Sie sich in die Geburtsklinik transportieren. Legen Sie sich hin, bis die Sanitäter kommen und Sie in die Klinik bringen. Es ist aber kein Problem, wenn Sie kurze Wege auch zu Fuß gehen. Das Risiko eines Nabelschnurvorfalls wird durch das Aufstehen nicht erhöht. Und wenn es zum Blasensprung mit Nabelschnurvorfall gekommen ist, dann ist das Problem auch durch alleiniges Liegen nicht zu lösen. In der Klinik wird dann in Abhängigkeit von den übrigen Befunden (wie Schwangerschaftswoche, Wehen, Herztöne des Kindes, Infektion) das weitere Vorgehen entschieden.

Bei einem vorzeitigen Blasensprung sollten Sie niemals zu Hause auf den Beginn der Wehen warten, sondern immer gleich ins Krankenhaus fahren.

ning und Rückbildungsgymnastik nach der Geburt sorgen dafür, dass Sie nach der Schwangerschaft nicht weiterhin an Inkontinenz leiden.

Momentan können Sie allerdings wenig dagegen unternehmen, außer sich mit Slipeinlagen oder dünnen Binden mit Baumwollbeschichtung als Wäscheschutz auszustatten.

Um den Urinabgang bei Lachen, Husten und Co. einzuschränken, hilft es jedoch, den Kopf gleichzeitig zur rechten oder linken Schulter zu drehen. So wird der Druck auf den Beckenboden reduziert und über die seitliche Bauchmuskulatur abgefangen.

### KARPALTUNNELSYNDROM

Die gesteigerte Flüssigkeitseinlagerung im dritten Trimester begünstigt bei einigen Frauen die Entstehung des sogenannten Karpaltunnelsyndroms. Dabei kommt es zu einer Verengung des schmalen Kanals an der Innenseite des Handgelenks. Durch ihn hindurch läuft der Medianus-Nerv, der für die Versorgung mehrerer Handmuskeln zuständig ist.

Während der Schwangerschaft kann eine vermehrte Flüssigkeitsansammlung im Gewebe den Kanal einer oder auch beider Hände verengen und so Druck auf den Nerv ausüben. Besonders nachts leiden Betroffene unter dem Gefühl, die Hand wäre eingeschlafen und geschwollen. Betroffen sind vor allem Daumen, Zeige- und Mittelfinger. Diese Symptome können zu Schlafstörungen führen, denn die Hand kribbelt mehrmals in der Nacht, oftmals begleitet von ziehenden Schmerzen, die sich über den Arm bis zum Nacken ausbreiten. Zwar verringert eine Massage der Hand die Beschwerden, doch sie tauchen regelmäßig wieder auf.

Eine speziell angefertigte Schiene, die je nach Bedarf nachts und auch tagsüber getragen werden sollte, verschafft Linderung. Nach der Entbindung, wenn die Wassereinlagerungen wieder zurückgehen, verschwindet meist auch das Karpaltunnelsyndrom ganz ohne Therapie.

237

## WOCHENINFO

**Stillvorbereitung:** Sich aufs Stillen vorzubereiten, heißt vor allem, viele Informationen einzuholen (siehe Seite 368). Mancherorts gibt es Stillvorbereitungskurse, die von verschiedenen Institutionen, Geburtshäusern, -kliniken, Stillberaterinnen oder Hebammen für die Schwangere angeboten werden. Empfohlen wird auch der Vorabbesuch einer Stillgruppe beziehungsweise eines Stilltreffs in Ihrer Nähe. Dort können Sie schon einmal zuschauen, aber auch mit den Müttern übers Stillen reden und ganz spezielle Fragen stellen. In diesem Zusammenhang kamen englische Wissenschaftler zu dem Schluss, dass Frauen nach dem Zuschauen mit mehr Selbstbewusstsein ans Stillen herangingen. Wer dazu keine Gelegenheit hat, kann sich bei der Arbeitsgemeinschaft Freier Stillgruppen oder der La Leche Liga ein Video oder eine DVD bestellen, auf denen anschaulich gezeigt wird, wie das Stillen funktioniert (Adressen Seite 405).

Verzichten Sie auf Abhärtungsmaßnahmen, da diese das genaue Gegenteil bewirken könnten: Bürstenabriebe der Brustwarze können zu Verletzungen und Entzündungen führen. Das Reiben oder Saugen an der Brustwarze kann neben Verletzungen auch vorzeitige Wehen auslösen. Diese Reizungen regen nämlich die vermehrte Ausschüttung des Hormons Oxytocin an, das wiederum auch für das Einsetzen der Wehen verantwortlich ist.

Um ein Austrocknen der zarten Haut der Brustwarze zu verhindern, sollte sie nur mit Wasser gewaschen werden. Verzichten Sie daher beim Duschen auf Seife, Duschgels oder Waschemulsionen.

Ist Ihre Haut besonders trocken und zeigen sich im Bereich der Brustwarze kleine Schüppchen, können Sie diese Hautpartien ruhig mit einer leichten Körperlotion pflegen. Ansonsten werden in der Schwangerschaft die sogenannten Montgomery-Drüsen aktiv. Sie zeigen sich als kleine Hervorhebungen rund um die Brustwarze und sondern ein fettiges Sekret ab, das die umliegende Haut pflegt und geschmeidig macht. Zusätzliche Pflegeprodukte sind daher meist nicht notwendig.

Kurzes, kaltes Abbrausen der Brüste fördert zwar die Durchblutung und kräftigt das Bindegewebe, ist aber als mechanische Vorbereitung fürs Stillen nicht unbedingt nötig. Lediglich Frauen, deren Brustwarzen sich nur schwer von alleine aufrichten, oder Frauen, die sogenannte Hohl- oder Schlupfwarzen haben, sollten unterstützende Maßnahmen ergreifen. So hilft es, ab und zu keinen BH zu tragen oder die Brüste unbekleidet der Luft auszusetzen, damit die Brustwarzen von der Kleidung beziehungsweise von der Luft zum Hervortreten gereizt werden.

Für Hohl- und Schlupfwarzen bieten sich spezielle Brustschilde aus der Apotheke an, die ab dem achten Schwangerschaftsmonat getragen werden können. Diese Methode ist in vielen Fällen sehr erfolgreich und hilft, Stillprobleme erst gar nicht auftreten zu lassen. Wenn Sie diese besondere Brustwarzenform haben, sollten Sie sich aber nicht zu viele Sorgen deswegen machen. Ihr Baby und Sie werden einen Weg finden, mit dieser Besonderheit zurechtzukommen. Es ist auf Ihre Milch ja angewiesen. Haben Sie daher Vertrauen zu sich selbst.

## Aus der Arztpraxis

### Harninkontinenz

Wenn Sie beim Husten, Niesen, Lachen oder schweren Heben jetzt Urin verlieren, so spricht man von einer Harninkontinenz. In der Schwangerschaft ist der Schließmuskel der Harnröhre geschwächt. Auch eine Muskel- oder Bindegewebsschwäche des Beckenbodens kann die Inkontinenz begünstigen. Um langfristige Probleme zu vermeiden, sollten Sie bereits während der Schwangerschaft konsequent ein Beckenbodentraining durchführen (siehe Seite 366). Dabei lernen Sie, die Muskelschichten einzeln oder zusammen anzuspannen und so Muskeln und Bindegewebe zu stärken. Versuchen Sie auch zwischendurch, sich die Muskulatur Ihres Beckenbodens zu vergegenwärtigen. Spannen Sie dazu abwechselnd die Schichten des Beckenbodens kurz an und lassen Sie dann wieder los. Diese Übung können Sie überall und wann immer es Ihnen in den Sinn kommt machen – egal ob Sie gerade im Büro sitzen oder im Supermarkt an der Kasse anstehen.

### DIE BECKENBODENMUSKULATUR

Die Muskulatur des Beckenbodens besteht aus drei verschiedenen Schichten (siehe Abbildung links), die die Harnröhre, die Vagina und den Anus umgeben. Alle Schichten sind mit dem Bindegewebe des Beckens verbunden und geben den Organen des kleinen Beckens und des Bauchraums Halt. Die Muskelschichten haben drei wichtige Funktionen: Werden sie angespannt, ist es möglich, Blase und Darm zu kontrollieren. Die Entleerung von Blase und Darm funktioniert dagegen nur, wenn der Beckenboden sich entspannt. Und auch beim Husten, Niesen und Lachen ist der Beckenboden wichtig, um dagegenzuhalten und so einen unwillkürlichen Harnverlust zu verhindern.

Um diese Funktionen aufrechterhalten zu können, braucht der Beckenboden Training. Den meisten Frauen fällt der erste Schritt, die Wahrnehmung des Beckenbodens, am schwersten: Da die Muskelgruppe ihre Arbeit unsichtbar verrichtet, ist es oft gar nicht einfach, sie gezielt zur Anspannung und Entspannung zu bewegen. Ein professionelles Training bei einer Hebamme oder Physiotherapeutin kann Abhilfe schaffen.

## BECKENBODENMUSKULATUR

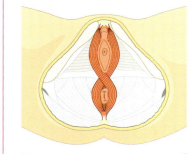

Die äußere Schicht – eine langgezogene Acht.

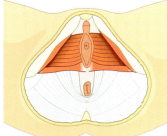

Die mittlere Schicht verläuft quer zu den anderen.

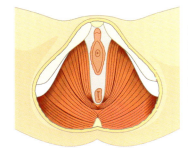

Die innere Schicht ist in V-Form angeordnet.

WOCHE FÜR WOCHE | DER 7. MONAT

## SPEZIAL

## Die Dopplersonografie

Bei der Dopplersonografie handelt es sich um ein spezielles Ultraschallverfahren, mit dessen Hilfe die Geschwindigkeit des Blutes in den Blutgefäßen (Arterien und Venen) gemessen werden kann. Der Arzt kann damit einschätzen, wie gut bestimmte Organe und Gewebe, die für die Entwicklung des ungeborenen Kindes wichtig sind, mit Blut versorgt werden. Die Methode ist für Mutter und Kind unbedenklich, wenn sie ab dem zweiten Schwangerschaftsdrittel und nur für eine zeitlich begrenzte Dauer eingesetzt wird. Die Dopplersonografie wird jedoch nicht routinemäßig verwendet, sondern kommt nur zum Einsatz, wenn eine Risikoschwangerschaft vorliegt oder eine Ultraschalluntersuchung auffällige Ergebnisse geliefert hat. Besondere Aufmerksamkeit erhalten Frauen über 45 sowie Frauen, die Mehrlinge erwarten, bereits mehrere Fehlgeburten hinter sich haben oder deren Blutgruppe sich nicht mit der ihres Kindes verträgt (siehe Seite 234).

Mit der Farbdoppleruntersuchung können die verschiedenen Blutgefäße rasch dargestellt werden. Jedes Gefäß hat dabei ein ganz charakteristisches Strömungsmuster. Um dieses zu ermitteln, werden die Strömungskurven berechnet und in Normkurven eingetragen. Der Arzt kann so umgehend beurteilen, ob das Strömungsmuster normal ist oder nicht. Er erkennt eine drohende Unterversorgung, lange bevor das Kind gefährdet ist.

Für die Untersuchung wird wie beim Ultraschall ein Kontaktgel auf den Bauch aufgetragen, um die Schallbedingungen zu verbessern. Sobald der Schallkopf aufgesetzt wird, ist ein laut zischendes, pulsierendes Geräusch zu hören.

### Arterie zur Gebärmutter

Bei der Untersuchung werden zwei Versorgungsgebiete näher betrachtet. Das erste sind die Blutgefäße, die die Gebärmutter und die Plazenta versorgen. Deren Kontrolle dient vor allem für die Vorhersage, ob im Verlauf der Schwangerschaft eine kindliche Wachstumsverzögerung beziehungsweise eine mütterliche Blutdruckerkrankung zu erwarten ist. Der ideale Zeitpunkt für diese Untersuchung liegt zwischen der 20. und 24. Woche.

Bei einer normalen Schwangerschaft verändert sich die Gefäßversorgung zur Gebärmutter im Laufe der Zeit. Der Widerstand nimmt bis zur 24. Woche kontinuierlich ab. Bleibt er weiterhin hoch, kann Ihr Arzt dies am Verlauf der Kurve ablesen. In der ersten Schwangerschaftshälfte kann dieses Phänomen auch bei unauffälligen Schwangerschaften beobachtet werden. In der Spätschwangerschaft ist es jedoch immer ein möglicher Hinweis auf ein erhöhtes Risiko, eine Schwangerschaftshoch-

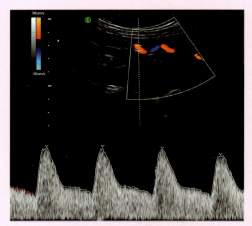

*Der Blutfluss zwischen den Gefäßen der Gebärmutter und der Plazenta ist unauffällig.*

druckerkrankung (siehe Seite 270) wie Präeklampsie zu entwickeln.

## Nabelschnurarterie

Das zweite Versorgungsgebiet betrifft das Kind und den kindlichen Teil der Plazenta. Das wichtigste Gefäß ist die Nabelschnurarterie, die indirekt zeigt, wie das Kind über die Plazenta versorgt wird. Diese Untersuchung wird erst notwendig, wenn sich Anzeichen einer kindlichen Störung wie beispielsweise eine Wachstumsverzögerung zeigen. Die genaue Einschätzung des kindlichen Zustands bei Erkrankungen verlangt die Messung weiterer kindlicher Gefäßgebiete, wie die Hirndurchblutung. Sie werden individuell festgelegt.

### NORMALER BLUTFLUSS

Im Verlauf einer normalen Schwangerschaft nimmt der Widerstand in der Nabelarterie kontinuierlich ab. Das normale Strömungsmuster zeigt auch in der Entspannungsphase des Herzens einen Blutfluss. Es ist daher ein gleichmäßiger Blutfluss gewährleistet. Auf dem Monitor ist eine Zickzack-Kurve zu sehen, die spitz ansteigt und etwas flacher abfällt. Die Spitzen zeigen den hohen Blutdruck zu Beginn eines Herzschlags (Systole) an, die Täler markieren den niedrigeren Blutdruck, wenn das Herz sich entspannt und wieder füllt (Diastole).

### AUFFÄLLIGER BLUTFLUSS

Bei Störungen in der Plazenta nimmt der Gefäßwiderstand zu. In ausgeprägten Fällen ist es sogar möglich, dass der Blutfluss in der Diastole nicht mehr vorhanden ist oder dass sich der Blutfluss umkehrt. Auf dem Monitor zeigt sich dies in kleinen Lücken, die zwischen den einzelnen Bergen entstehen. Das Blut wird dadurch teilweise in der Nabelschnur hin- und hergeschoben, was für die Versorgung des Kindes von großem Nachteil ist. In diesem Fall muss meist vorzeitig entbunden werden.

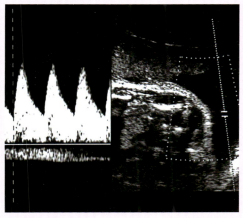

*Die Abbildung zeigt ein normales Strömungsmuster der Nabelarterie.*

## Mittlere Gehirnschlagader

Die Durchströmung des Gehirns wird in der mittleren Gehirnschlagader gemessen. Wenn die Sauerstoffversorgung des Kindes gefährdet ist, weiten sich automatisch die großen Blutgefäße im Gehirn, damit die Versorgungslücke ausgeglichen werden kann. Ein sinkender Gefäßwiderstand der Gehirnarterie kann daher auf eine Kreislaufumverteilung hinweisen. Das Kind muss von diesem Zeitpunkt an engmaschiger überwacht werden, damit der Arzt eine Unterversorgung rechtzeitig erkennt. In einigen Fällen, zum Beispiel wenn es um die Festlegung des Entbindungstermins geht, kann auch die Durchströmung in den Venen untersucht werden.

# Woche 28

## 27+0 – 27+6 SSW

### Entwicklung des Babys

Das Baby misst rund 36 Zentimeter, wiegt 1100 Gramm und ist nun so weit entwickelt, dass es gute Überlebenschancen hätte, wenn es jetzt auf die Welt käme.

Gut vorbereitet ist der Fötus auch für aktive und passive Zeiten: So öffnet er die Augen, wenn er wach ist, und schließt sie zum Schlafen. Zwar ist die Iris schon entwickelt, doch richtig »scharf« sehen kann das Baby noch nicht. Und auch nach der Geburt schaut es noch recht verschwommen in die Welt, liegt doch seine Sehschärfe nur bei 0,03. Damit es Sie klar erkennen kann, müssen Sie sich seinem Gesicht auf eine Distanz von rund 20 Zentimetern nähern.

Farben wird das Baby erst etwa zwei Monate nach der Geburt wahrnehmen. Schon jetzt kann es allerdings das Schimmern des Lichts durch die Bauchdecke erkennen, denn es unterscheidet bereits hell und dunkel. Dass die meisten hellhäutigen Babys mit blauen Augen zur Welt kommen, liegt an der noch nicht abgeschlossenen Pigmentierung. So kann es bis zu einem Jahr dauern, bis sich die bleibende Augenfarbe zeigt. Das Baby wächst noch immer kräftig weiter und zeigt sich im Ultraschallbild mit einem unverwechselbaren Gesicht.

### Der Körper der Mutter

Drei Querfinger über dem Nabel befindet sich mittlerweile die Gebärmutter, die sich in ihrem Innern verändert. Der obere Teil entwickelt dickere Wände und der untere, zur Scheide führende zieht sich etwas in die Länge und wird dadurch dünner. Das erleichtert es dem Baby, die Geburtsposition mit Kopf nach unten einzunehmen.

Von außen betrachtet, wird Ihr Bauch immer runder. Denn ab jetzt können Sie ihm beim Wachsen regelrecht zusehen. Wenn Sie sich mit anderen Schwangeren vergleichen, werden Sie feststellen, dass kein Bauch wie der andere ist. Wie Ihr Babybauch aussieht, hängt unter anderem von Ihrer Größe, Ihrem Bindegewebe, der Form Ihres Beckens und der Krümmung Ihrer Wirbelsäule ab. Auch die Menge des Fruchtwassers spielt eine Rolle. Sehr große Bäuche können unter Umständen auf zu viel Fruchtwasser hindeuten. Sprechen Sie Ihren Arzt bei der nächsten Vorsorge ruhig darauf an, wenn Sie sich Sorgen wegen der Größe oder der Form Ihres Bauches machen. In den meisten Fällen wird er Sie beruhigen können. Achten Sie ab jetzt auch auf Wassereinlagerungen. Wenn Sie auch morgens beim Aufstehen schon Ödeme an den Beinen bemerken, könnte eine Präeklampsie (siehe Seite 271) die Ursache sein. Auch in diesem Fall sollten Sie Ihren Arzt darauf ansprechen.

## ⌒ WOCHENINFO

⊙ Bei **Rhesusunverträglichkeit** (siehe Seite 234) gibt es in dieser Woche eine Anti-D-Immunglobulin-Spritze.

⊙ Spätestens jetzt sollten Sie sich um eine **Nachsorgehebamme** bemühen. In einem Gespräch kann sie Ihnen Tipps zur Vorbereitung des Wochenbetts geben.

⊙ Sehen Sie sich ruhig nach Secondhand-Kleidung für die **Erstausstattung Ihres Babys** um. Sie ist günstig und wenig allergisierend. Neue Sachen sollten Sie mindestens zweimal waschen und dabei auf Weichspüler verzichten.

## Aus der Arztpraxis
### Sodbrennen (Refluxkrankheit)

Das Baby wird immer größer und übt daher auch immer mehr Druck im Körper der Mutter aus. Davon sind vor allem Organe wie das Zwerchfell, die Lunge, die Leber und der Magen betroffen. Daher treten insbesondere Beschwerden wie Kurzatmigkeit und Sodbrennen auf. Der dumpfe Schmerz hinter dem Brustbein tritt zuweilen selbst nach kleinsten Mahlzeiten auf. Grund dafür ist der Verschlussmuskel zwischen Magen und Speiseröhre, der in der Schwangerschaft durch die beruhigende Wirkung des Hormons Progesteron sozusagen erschlafft. Durch den Druck auf den Magen kann sein Inhalt fast ungehindert wieder den Weg nach oben in die Speiseröhre antreten. Magensäure und saurer Speisenbrei verursachen nun Sodbrennen. Hinzu kommt, dass durch die eingeschränkte Verdauung der Magen langsamer entleert wird als sonst. Daher ist über einen längeren Zeitraum Mageninhalt vorhanden, der nach oben gedrückt werden kann. Wenn Sie sich nach dem Essen bücken oder flach hinlegen, begünstigt das diesen Vorgang noch zusätzlich.

### BEHANDLUNG

Mit welchem Mittel das Sodbrennen behandelt wird, hängt von der Ursache ab. Oftmals reichen bereits Änderungen der Lebens- und Ernährungsgewohnheiten aus: Essen Sie häufiger kleine Mahlzeiten und meiden Sie fette Speisen sowie Genussmittel wie Kaffee. Verzichten Sie außerdem auf scharfe Gewürze oder stark gesüßte Speisen sowie kohlensäurehaltiges Mineralwasser. Wenn Sie vor allem abends Sodbrennen haben, sollten Sie kurz vor dem Schlafengehen nichts mehr essen. Zur Linderung akuter Symptome eignet sich auch eine sitzende Schlafposition, damit die Magensäure nicht mehr so einfach in die Speiseröhre gelangt.

Bestimmte Medikamente helfen, die Magensäure zu neutralisieren. Da sie nur im Bereich des Magens wirken, bestehen keine Risiken für das ungeborene Kind. Wirkstoffe wie das aus Tiefseealgen gewonnene Natriumalginat oder Magalat beziehungsweise Hydroalcid, die aus Magnesium-Aluminiumsalzen bestehen, verschaffen Linderung. Auch Sucralfat, das nur Aluminiumsalz enthält, hilft. Reichen diese Mittel nicht aus, können auch H2-Rezeptor-Antagonisten eingenommen werden. Sie regulieren die Produktion der Magensäure.

### TIPP

**So beugen Sie Beschwerden vor**

Neben Sodbrennen leiden viele Schwangere auch an einem Druckgefühl im Oberbauch, Übelkeit, Erbrechen und saurem Aufstoßen. Schuld ist die wachsende Gebärmutter, die die inneren Organe zunehmend verdrängt. Linderung verschaffen:
- fünf bis sechs kleinere Mahlzeiten über den Tag verteilt
- langes Kauen der Speisen
- in lauwarmem Wasser aufgelöste Heilerde zum Trinken
- Verzicht auf fetthaltige und scharf gewürzte Speisen
- Verzicht auf Süßigkeiten
- eine letzte Mahlzeit spätestens zwei Stunden vor dem Schlafengehen
- Schlafen mit leicht erhöhtem Oberkörper
- weite Kleidung, die nicht drückt

## WOCHE FÜR WOCHE | DER 7. MONAT

### SPEZIAL

## Die inneren Organe der Mutter

Etwa ab der 28. Woche wird es im Bauch langsam richtig eng. Das Baby braucht immer mehr Platz und die inneren Organe müssen vor der Gebärmutter zurückweichen. Das bleibt natürlich nicht ohne Folgen. Beschwerden wie Kurzatmigkeit, Sodbrennen und Blasenschwäche sind typische Begleiterscheinungen der letzten Schwangerschaftswochen. Trotzdem kommen die einzelnen Organe mit der ungewohnten Belastung erstaunlich gut zurecht. Und nach der Geburt rutscht alles einfach wieder an seinen angestammten Platz.

### ORGANVERDRÄNGUNG

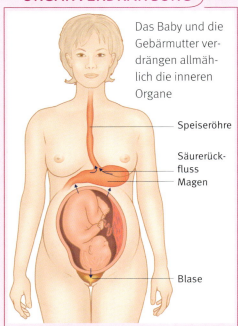

Das Baby und die Gebärmutter verdrängen allmählich die inneren Organe

- Speiseröhre
- Säurerückfluss
- Magen
- Blase

### Die Blase

Die Blase reagiert schon sehr früh auf die Veränderungen durch die Schwangerschaft – lange bevor ein Babybauch zu sehen ist. Der Blasenschließmuskel reagiert besonders stark auf die vermehrte Ausschüttung von Progesteron. Dieses Hormon sorgt dafür, dass die Muskulatur insgesamt erschlafft und das Baby ungestört wachsen kann. Davon betroffen ist auch die Blase. Und so funktioniert der Blasenschließmuskel nicht mehr perfekt. Drängt dann noch der Uterus dagegen, hilft nur eins: immer die nächste Toilette im Auge behalten. Versuchen Sie, beim Wasserlassen den Bauch ein wenig anzuheben, dann wird die Blase richtig leer und Sie müssen nicht so häufig zur Toilette.

### Das Herz

Der große Hohlmuskel muss jetzt etwa eineinhalb Liter mehr Blut durch Ihren Kreislauf pumpen als vor der Schwangerschaft. Gut, dass das Herz geschützt im Brustkorb liegt – so kann die Gebärmutter ihm auch ganz am Schluss seinen Platz nicht streitig machen. Herzklopfen und Engegefühle in der Brust kommen trotzdem recht oft vor. Das liegt daran, dass der Sauerstoff aus der Lunge häufig nicht reicht. Das Herz schlägt dann schneller, damit trotzdem immer genug Sauerstoff zu Ihrem Baby kommt.

Mit Bewegung können Sie Ihr Herz bei seiner schweren Arbeit unterstützen. Besonders geeignet sind Ausdauersportarten wie flottes Spazierengehen oder Schwimmen. Bei akutem Herzklopfen legen Sie sich am besten kurz hin. Achten Sie darauf, dass Ihr Oberkörper erhöht ist und auch die Beine hochgelagert sind. So wird die Plazenta besonders gut durchblutet.

# Woche 28

## Der Magen

Ab der 34. Woche, wenn das Baby von Woche zu Woche etwa 200 Gramm an Gewicht zulegt, kann Ihr Magen kaum noch die Hälfte der gewohnten Nahrungsmenge aufnehmen. Und das, obwohl Sie eigentlich Hunger haben.

Der Magen ist das Organ, dem durch die immer größer werdende Gebärmutter der wenigste Platz bleibt. Durch den Druck von unten geht auch der Schließmuskel des Magens nach oben leichter auf: Dann steigt Magensäure in die Speiseröhre und verursacht Sodbrennen. Mehrere kleine Mahlzeiten und lockere Kleidung lindern die Beschwerden.

## Die Leber

Als wichtigstes Stoffwechselorgan muss die Leber während der Schwangerschaft Hochleistung erbringen: Sie holt aus der Nahrung alle Nährstoffe, die Sie und Ihr Baby benötigen. Gleichzeitig sorgt sie dafür, dass Schadstoffe festgehalten und dann wegtransportiert werden. Weil die Leber aus nachgiebigem Gewebe besteht, kann sie ausweichen. Machen Sie es ihr leichter und essen Sie nicht zu viel Fett. Denn die großen Moleküle dieses Nährstoffs muss die Leber mühsam zerteilen. Sprechen Sie Ihren Arzt an, wenn Sie am ganzen Körper starken Juckreiz verspüren. Das kann auch an der bedrängten Leber liegen. Dann müssen Sie auf jeden Fall medizinisch behandelt werden (siehe Seite 273).

## Die Lunge

Im letzten Schwangerschaftsdrittel ist die Lungenfunktion um ein Viertel reduziert. Denn beide Lungenflügel werden durch die große Gebärmutter eingeengt. Die Folge: Kurzatmigkeit. Beim Treppensteigen, aber auch schon wenn Sie sich nach dem Duschen abtrocknen, kann Ihnen kurz die Luft wegbleiben. Ganz gegen Ende, so ab der 36. Woche, lässt der Druck von einem Tag auf den anderen nach – weil sich das Köpfchen ins Becken gesenkt hat. Wenn Sie sich dabei ertappen, dass Sie nur noch durch den Mund nach Luft schnappen, sollten Sie sich für einige Minuten ganz auf Ihre Atmung konzentrieren. Versuchen Sie, wenigstens für jeden zweiten Atemzug die Nase zu nehmen. Atmen Sie durch den Mund aus. Lassen Sie dabei die ganze Luft raus und wiederholen Sie dies so lange, bis Ihre Atmung sich wieder normalisiert hat. Auch der Lunge tut Bewegung gut. Jeden Tag eine halbe Stunde Spazierengehen, Radfahren oder Schwimmen fördert die Sauerstoffversorgung von Mutter und Kind.

## Der Darm

Dem Darm geht es wie der Blase – das Hormon Progesteron und die beengten Verhältnisse schränken seine Funktion ein. Kein Wunder, dass viele Frauen gegen Ende der Schwangerschaft unter Verstopfung leiden. Verstopfung ist aber jetzt besonders unangenehm, weil auch der Magen sich ständig voll anfühlt und mit Beschwerden wie Völlegefühl und Sodbrennen auf sich aufmerksam macht. Trinken Sie viel, planen Sie täglich Zeit für Bewegung ein und achten Sie auf ballaststoffreiche Nahrung: Das hilft Ihrer Verdauung dabei, in Schwung zu bleiben. Verstopfung kommt dann gar nicht erst auf. Ist es dafür schon zu spät, kann es helfen, in Wasser eingeweichte Backpflaumen zu essen und das Einweichwasser gleich hinterherzutrinken. Auch Leinsamen wirkt mild abführend.

WOCHE FÜR WOCHE | DER 8. MONAT

# DER 8. MONAT

## Woche 29

28+0 – 28+6 SSW

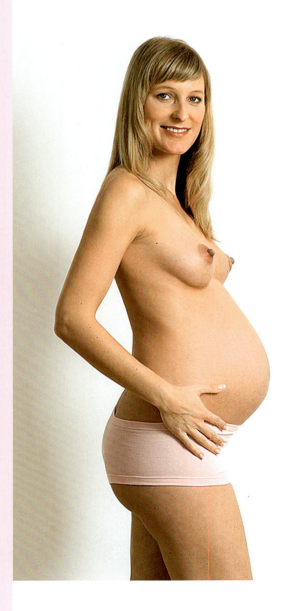

### Entwicklung des Babys

Das rund 37 Zentimeter große und etwa 1300 Gramm schwere Kind kräftigt täglich seine Muskulatur durch zahlreiche Turnübungen. Über die Plazenta erhält der Fötus von jetzt bis zur Geburt wichtige Abwehrstoffe, die ihn vor verschiedenen Infektionskrankheiten schützen.

### Der Körper der Mutter

Immer wieder zieht sich die Gebärmutter während der Schwangerschaft zusammen, wobei die Bauchdecke eine Zeit lang hart wird. Das ist ganz normal. Von nun an können Ihnen diese Übungswehen vermehrt auffallen, denn die Gebärmutter bereitet sich mehr und mehr auf die Geburt vor. Atemnot, Rückenschmerzen und Sodbrennen halten zudem weiterhin an. Auch die fehlende körperliche Belastbarkeit, Konzentrationsschwierigkeiten sowie die ungewohnte Schwerpunktverlagerung (siehe Seite 219) können Ihnen zu schaffen machen und sogar Unfälle im Haushalt, im Beruf sowie im Straßenverkehr begünstigen.

#### ÜBUNGSWEHEN

Für eine knappe Minute verhärtet sich der Bauch, manchmal einmal pro Stunde, manchmal einige Male am Tag; auf jeden Fall unregelmäßig. Diese Erscheinung begleitet Sie von jetzt an bis zur Geburt. Übungswehen bewirken zwar keine Eröffnung des Muttermundes, bereiten die Gebärmutter aber nichtsdestotrotz auf die Geburt vor. Um Übungswehen von echten Wehen zu unterscheiden, sollten Sie besonders auf Schmerzen und Regelmäßigkeit achten. Ein Druck- oder Schmerzgefühl im Unterbauch oder Rücken darf im Zusammenhang mit Übungswehen nicht auftreten, auch kein Ausfluss oder Blutungen. Spüren Sie drei bis vier Wehen in der Stunde beziehungsweise mehr als zehn schmerzhafte Wehen am Tag, handelt es sich wahrscheinlich um echte Wehen. Rufen Sie zur Abklärung gleich bei Ihrem Arzt oder der Hebamme an, denn der Muttermund kann sich öffnen und die verfrühte Geburt beginnen.

## INFO

### Übungswehen

Übungswehen tragen verschiedene Namen, was manchmal ganz schön verwirren kann. Diese harmlosen, unregelmäßigen und schmerzlosen Kontraktionen der Gebärmutter heißen auch: Vorwehen, Probewehen, wilde Wehen oder Braxton-Hicks-Kontraktionen, nach dem englischen Mediziner, der diese Wehen im Jahr 1872 erstmals beschrieb.

## UNFALLGEFÄHRDUNG

Jetzt heißt es, Unfallgefahren rechtzeitig zu erkennen und zu vermeiden. Dazu gehören nicht nur der kippelige Stuhl und die Leiter, um zum Beispiel Gardinen aufzuhängen oder hohe Küchenschränke sauber zu machen, sondern auch Schuhe mit hohem Absatz, die schnell zum Stolpern verleiten können – gerade wenn man seine eigenen Füße und den Weg darunter mit dickem Bauch nicht mehr richtig sehen kann. Am Steuer des Autos sollten Sie jetzt besonders aufmerksam sein. Vermehrt kreisen die Gedanken um das Leben mit dem Baby und als Familie, was zu Konzentrationsmängeln auch im Straßenverkehr führen kann. Generell sollten Sie nicht länger als zwei Stunden am Stück fahren, da das lange Sitzen Kreislaufprobleme und im schlimmsten Fall sogar einen daraus resultie-

renden Unfall auslösen kann. Geht es ums Fahrradfahren, sollten Sie jetzt ebenfalls vorsichtig sein (siehe Seite 53): Denken Sie an Ihren Fahrradhelm und ziehen Sie in der Dämmerung Kleidung mit Reflektorstreifen an.

Um die Konzentrationsfähigkeit zu stärken, hilft es, unmittelbar vor der Arbeit oder dem Autofahren mit der Hand liegende Achten in die Luft zu schreiben und den Fingerspitzen dabei mit den Augen zu folgen. Damit aktivieren Sie die Verbindung der beiden Gehirnhälften, steigern die Aufmerksamkeit und entspannen die Augen. Zwischendurch sollten Sie das Gehirn immer wieder einmal fordern, zum Beispiel mit Sudoku, Kreuzworträtseln, Brett- oder Gesellschaftsspielen. Da sich auch Eisenmangel mit Problemen in der Konzentration äußert, fragen Sie am besten beim Arzt nach, ob neben dem Hb-Wert auch die Bestimmung des Ferritins auf genügend Eisenreserven hinweist. Vielleicht brauchen Sie ein Eisenpräparat (siehe Seite 177).

## WOCHENINFO

Der **Geburtsvorbereitungskurs** kann beginnen: Was erwarten Sie und Ihr Partner von diesem Kurs? Schreiben Sie doch vorab ein paar Stichpunkte auf. Die können Sie dann zum ersten Termin mitnehmen und bei der Vorstellungsrunde weitergeben. Zum einen hat die Kursleiterin so die Möglichkeit, auch auf individuelle Wünsche einzugehen, und zum anderen werden Sie vom Kurs nicht enttäuscht, wenn gleich zu Anfang anhand Ihrer Vorstellungen geklärt werden kann, was im jeweiligen Rahmen möglich ist und was nicht.

WOCHE FÜR WOCHE | DER 8. MONAT

## Gymnastik für die 29. bis 32. SSW

### ① Beinschwingen

**1. STEP |** Stellen Sie sich aufrecht hin, die Beine sind geschlossen, der Oberkörper ist gerade. Verschränken Sie Ihre Hände und legen Sie sie auf Ihren Kopf.

**2. STEP |** Verlagern Sie Ihr Körpergewicht auf den rechten Fuß und schwingen Sie mit dem linken, gestreckten Bein so weit nach vorne und hinten, wie es Ihnen möglich ist. Die Zehen des linken Fußes zeigen dabei nach oben, der Fußballen streift in der Mitte der Schwungbewegung nur ganz leicht den Boden. Der Oberkörper sollte während der Übung ruhig und gerade sein.

**3. STEP |** Schwingen Sie mit dem linken Bein zehnmal nach vorne beziehungsweise hinten, dann ist das rechte Bein an der Reihe. Schütteln Sie Arme und Beine aus. Wiederholen Sie die Übung noch zweimal.

### ② Bein halten

**1. STEP |** Stellen Sie sich aufrecht hin, schließen Sie Ihre Beine und halten Sie Ihren Oberkörper aufrecht.

**2. STEP |** Knicken Sie Ihren linken Unterschenkel nach hinten ein und umfassen Sie den Fußrücken mit der linken Hand. Bringen Sie mithilfe der Hand die Ferse des linken Fußes zur linken Pobacke.

**3. STEP |** Finden Sie festen Stand und heben Sie den rechten, gestreckten Arm seitlich auf Schulterhöhe. Kreisen Sie mit dem rechten Arm zehnmal nach vorne und zehnmal nach hinten.

**4. STEP |** Kommen Sie wieder in den Stand und schütteln Sie Arme und Beine aus. Wiederholen Sie die Übung auf der anderen Seite.

*Achten Sie bei dieser Übung darauf, mit den Armen ganz langsam zu kreisen, den Kopf gerade zu halten und nach vorne zu schauen, ohne die Augen zu schließen.*

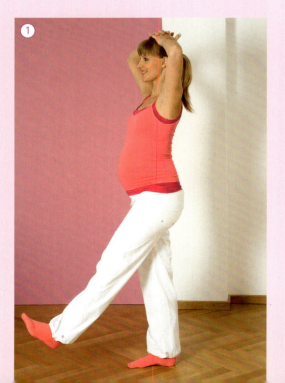
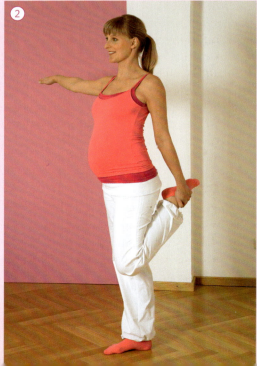

# Aus der Arztpraxis

## Der vorzeitige Blasensprung

Wenn die Fruchtblase platzt, bevor regelmäßige Wehen einsetzen, spricht man von einem vorzeitigen Blasensprung. Ab der 38. Woche setzen nach dem Blasensprung die Wehen von ganz allein ein oder sie werden eingeleitet (siehe Seite 305). Das Baby ist bereits groß genug, um das Licht der Welt zu erblicken. Seine Organe sind zu diesem Zeitpunkt bereits voll ausgereift und einer Geburt steht nichts im Wege.

Vor der 38. Woche wird der Arzt bei einem vorzeitigen Blasensprung abwägen: Wartet man mit der Geburt noch ab, verbessert dies zwar die Startchancen für das Kind. Es besteht aber die Gefahr einer Infektion. Wird entbunden, kommt ein Frühchen zur Welt (siehe Seite 222).

### URSACHEN

Ein vorzeitiger Blasensprung kann ganz unterschiedliche Auslöser haben:

⊙ In manchen Fällen steckt eine Bindegewebsschwäche der Eihaut dahinter. Sie führt dazu, dass die Eihaut sich nicht genügend dehnt und schließlich ohne Wehen einreißt.

⊙ Auch eine aus der Scheide aufsteigende Entzündung (siehe Seite 192) schädigt die Eihaut, sodass sie durchlässig wird.

⊙ Bei einer drohenden Frühgeburt durch vorzeitige Wehen (siehe Seite 222) steigt die Belastung am unteren Blasenpol so stark an, dass die Fruchtblase einreißt.

### SYMPTOME

In den meisten Fällen sind die Anzeichen recht eindeutig: Unmittelbar nach dem Einreißen der Fruchtblase geht das Fruchtwasser in einem so reichlichen Maße ab, dass Sie es kaum mit einem unwillkürlichen Harnverlust verwechseln kön-

nen. Nach dem ersten Schwall lässt die Flüssigkeitsmenge aber in der Regel deutlich nach. Zum einen, weil sich das Fruchtwasser natürlich durch den Blasensprung reduziert, zum anderen verhindert der tiefergetretene Kopf des Kindes, dass weiteres Fruchtwasser abläuft.

Wenn Sie den Verdacht haben, dass Ihre Fruchtblase vorzeitig gesprungen ist, sollten Sie Ihren Frauenarzt oder eine Klinik aufsuchen. Dort kann überprüft werden, ob es sich tatsächlich um einen Blasensprung handelt oder nur um Harnabgang oder verstärkten Scheidenausfluss. Der Arzt bestimmt dazu durch eine Ultraschalluntersuchung die Menge des Fruchtwassers und prüft mit einem Schnelltest, ob es sich bei der Flüssigkeit um Fruchtwasser handelt. Ein Scheidenabstrich verschafft Klarheit darüber, ob eine Bakterieninfektion vorliegt. Um eine solche auszuschließen, misst man Ihre Temperatur und Ihren Puls. Mithilfe eines CTGs lässt sich beurteilen, ob sich bereits leichte Wehen bemerkbar machen und ob es dem Kind gut geht.

### RISIKEN

⊙ Infektion: Nach einem Blasensprung können krankheitserregende Keime die Gebärmutter besiedeln. Dies wiederum kann vorzeitige Wehen, eine Entzündung der Eihäute und eine Infektion des Kindes auslösen. Ob es durch den Blasensprung zu einer Infektion der Eihäute, dem sogenannten Amnioninfektionssyndrom kommt, lässt sich nicht vorhersehen. Kommt es aber tatsächlich zu einer solchen Infektion, muss das Kind so schnell wie möglich mithilfe eines Kaiserschnittes entbunden werden.

⊙ Nabelschnurkomplikationen: Liegt die Nabelschnur bei einem Blasensprung vor dem Muttermund, besteht die Gefahr eines Nabelschnurvorfalls (siehe Seite 302), bei dem die Nabelschnur eingeklemmt wird. Durch die nunmehr geringe Fruchtwassermenge steigt der Druck auf die Nabelschnur zusätzlich.

⊙ Störung der Lungenentwicklung: Platzt die Blase kurz vor Geburtstermin und fehlt das Fruchtwasser daher nur wenige Tage, ist das für das Kind kein Problem – immer vorausgesetzt, der Sprung bringt keine Entzündung mit sich. Wenn das Baby es allerdings vier bis sechs Wochen ohne Fruchtwasser in der Gebärmutter aushalten müsste, kann die Lunge sich nicht normal entwickeln (siehe Seite 150). Dieses Risiko wird jedoch durch regelmäßige Vorsorgeuntersuchungen deutlich minimiert.

⊙ Störung der Fußstellung: Bleibt die fehlende Fruchtwassermenge über mehrere Wochen unbemerkt, wirkt sich das auch auf die Füße des Babys negativ aus (siehe Seite 151). Die Folge können zum Beispiel mehr oder weniger ausgeprägte Sichelfüßchen sein.

### BEHANDLUNG

Wenn die Anzeichen auf eine Infektion hindeuten und die Mutter Fieber und erhöhte Entzündungswerte entwickelt, ist eine vorzeitige Entbindung die einzige Behandlungsmöglichkeit. Andernfalls stehen grundsätzlich zwei Möglichkeiten zur Verfügung:

⊙ Es wird zunächst abgewartet. Dieses Vorgehen ist jedoch mit dem Risiko einer Infektion verbunden.

⊙ Die Geburt wird medikamentös eingeleitet (siehe Seite 305); je nach Schwangerschaftsalter besteht dabei die Gefahr einer Frühgeburt.

Wenn der Geburtstermin mit 38 Schwangerschaftswochen erreicht ist, entstehen durch den Blasensprung keine Probleme mehr. Meist setzen dann einfach innerhalb der nächsten Stunden spontan Wehen ein und die Geburt (siehe Seite 321) nimmt ihren natürlichen Lauf. Wenn keine Wehen einsetzen, wird sie medikamentös eingeleitet, um einer Infektion vorzubeugen (siehe Seite 305). Springt die Fruchtblase zwischen der 33. und 37. Woche, ist ebenfalls keine große medizinische Hilfen nötig. Weil die Lungenreife mit der 32. Woche beinahe abgeschlossen ist, kann erst einmal abgewartet werden. Nur wenn innerhalb der nächsten 24 Stunden keine Wehen einsetzen, wird der Arzt die Geburt medikamentös einleiten.

### KAISERSCHNITTENTBINDUNG

Weil der Blasensprung in vielen Fällen um den errechneten Geburtstermin herum erfolgt (siehe Seite 322), steht einer normalen Geburt trotz des fehlenden Fruchtwassers in der Regel nichts im Weg. Allerdings kommt es während der Geburt umso häufiger zu Auffälligkeiten der Herztonkurve, je kleiner und zarter das Kind ist. Bei diesen Babys ist es daher sicherer, per Kaiserschnitt zu entbinden.

Wenn es vor der 32. Woche zu einem Blasensprung kommt, empfiehlt es sich, zunächst erst einmal abzuwarten. Der Zustand des Kindes wird dabei durch häufige CTG-Kontrollen überwacht. Gleichzeitig werden bei der Mutter regelmäßig die Entzündungswerte kontrolliert, um eine Infektion rechtzeitig zu erkennen. Zusätzlich erfolgt eine Lungenreifungsgabe sowie eine vorsorgliche Antibiotikatherapie. Die Geburt wird jedoch erst dann eingeleitet, wenn sich Anzeichen für eine Infektion bemerkbar machen. Weil der Muttermund in dieser frühen Phase der Schwangerschaft oft noch nicht reif ist, kommt das Kind fast immer per Kaiserschnitt auf die Welt.

Wurde der Blasensprung durch eine Amniozentese (siehe Seite 167) verursacht, verschließt sich die Lücke meist wieder von alleine und die Schwangerschaft verläuft weiter normal.

## SPEZIAL

### Die Entwicklung der kindlichen Bewegungen

Die ersten Bewegungen des Fötus lassen sich mit acht Schwangerschaftswochen darstellen. Das winzige Kind ist dann gerade einmal zwei Zentimeter groß. Trotzdem können Sie auf dem Ultraschall bereits jetzt seitliche Schwimmbewegungen beobachten: Wie ein kleiner Fisch »paddelt« Ihr Kind in der mit Fruchtwasser gefüllten Fruchtblase herum.

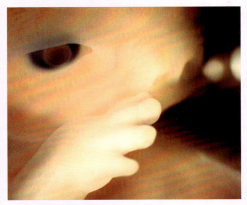

*Bereits mit zehn Wochen beginnt der kleine Embryo mit den ersten Fingerübungen.*

Nur zwei Wochen später hat das Kind vieles dazugelernt. Jetzt lassen sich auf dem Ultraschall komplizierte Bewegungsabläufe beobachten, die später auch noch beim neugeborenen Säugling zu sehen sind: Arme und Beine rudern in alle Richtungen und auch die Hände und Füße werden allmählich mobil. Der kleine Mund macht Saug- und Schluckbewegungen, und sogar so komplizierte Bewegungen wie das Gähnen kann der Fötus in diesem frühen Stadium bereits problemlos ausführen.

Um die Entwicklung der Lunge zu fördern, führt das Kind sogenannte »Atembewegungen« aus. Diese unterscheiden sich zwar wesentlich vom späteren Atmen, sind jedoch gut geeignet, um die Lunge zu massieren und sie so auf ihre eigentliche Funktion vorzubereiten. Auch der Schluckauf ist eine Bewegung, die bereits sehr früh auftritt.

Sobald das Baby etwas größer ist, können Sie es auch deutlich spüren. Über viele Jahrtausende waren die Kindsbewegungen der einzige Hinweis für die Mutter, dass das Baby im Bauch noch lebt. Bis heute ist das Spüren der Kindsbewegungen ein enorm wichtiger Faktor in der frühen Mutter-Kind-Bindung. Von da an existiert Ihr Kind nicht nur als abstraktes Wesen auf dem Ultraschallbildschirm. Sie nehmen es ganz bewusst als Teil Ihrer selbst wahr. Auch für den werdenden Vater ist es ein besonderes Erlebnis, wenn er die Bewegungen des Kindes durch die Bauchdecke hindurch spürt und zu einem späteren Zeitpunkt auch sieht.

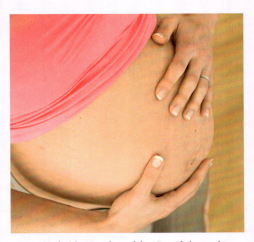

*Wenn Sie beide Hände auf den Bauch legen, können Sie Ihr Baby durch die Bauchdecke spüren.*

WOCHE FÜR WOCHE | DER 8. MONAT

## Woche 30
### 29+0 – 29+6 SSW

### Entwicklung des Babys

Rund um das Thema Haare hat der rund 38 Zentimeter große und 1400 Gramm schwere große Fötus einiges zu bieten: Während sich die Lanugo-Behaarung zurückbildet, beginnen seine »echten« Kopfhaare zu sprießen. Die Knochen des Babys werden jetzt fester und auch das Aussehen der Haut verändert sich: Die wachsende Fettschicht macht die bislang faltige Babyhaut glatter.

Mittlerweile hat das Baby die sogenannte Fötusstellung eingenommen: Wegen des Platzmangels im Bauch zieht es die Beinchen an, verschränkt die Arme und neigt sein Kinn zur Brust. Sollte sich das Kind noch nicht für die Geburt nach unten gedreht haben, kann es die Bewegung auch noch in den nächsten Wochen – ganz von alleine – nachholen.

### Der Körper der Mutter

Besonders nachts kann der Bauch jetzt ganz schön im Weg sein: Die Bauchlage kommt nicht länger infrage und das Liegen auf der Seite ist manchmal genauso beschwerlich wie die Rückenlage. Die Rückenlage an sich ist wegen eines möglichen Vena-Cava-Syndroms (siehe Seite 206) zu vermeiden, das Kreislaufstörungen auslösen kann: In dieser Lage drückt der Bauch direkt auf jene mütterliche Hohlvene, die das Blut aus Bein-, Becken- und Bauchregion von unten dem rechten Vorhof des Herzens zuführt. Verhindern können Sie die Symptome nicht nur durch die Seitenlage, sondern manchmal auch durch ein dickes Kissen, das Sie in Rückenlage unter Ihre Kniekehlen platzieren.

Die Seitenlage wird angenehmer, wenn Sie ein kleines Kissen unter den Bauch legen und ihn damit etwas entlasten oder ein Stillkissen längs vor das Bein legen, das auf der Matratze liegt. Dann können Sie das andere Bein etwas vor-

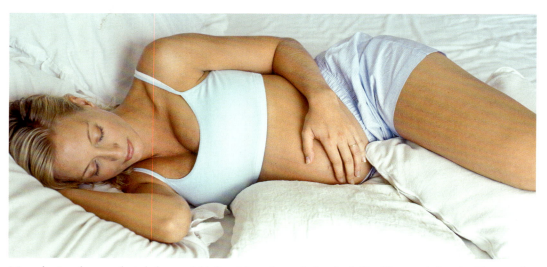

*Wenn der Bauch so rund wird, dass an Schlafen nicht mehr zu denken ist, helfen Kissen zwischen den Knien und unter dem Bauch, eine bequeme Haltung zu finden.*

schieben und auf dem Kissen ablegen. Abgesehen vom Ausprobieren verschiedener Schlafpositionen, die Erleichterung beim Schlafen bringen, hilft auch eine Tasse Tee aus Hopfen und Melisse zu gleichen Teilen. Dieser Tee wirkt entspannend und beruhigend, sollte aber bereits fünf bis sechs Stunden vor dem Schlafengehen getrunken werden.

## BRAXTON-HICKS-KONTRAKTIONEN

Auch in dieser Woche machen sich Übungswehen bemerkbar. Manchmal werden sie auch Braxton-Hicks-Kontraktionen genannt. Diese Wehen führen nicht zu einer Eröffnung des Muttermundes. Sie müssen daher keine Frühgeburt fürchten, wenn der Bauch in unregelmäßigen Abständen hart wird. Falls die Kontraktionen allerdings nach unten drücken, schmerzhaft sind und regelmäßig wiederkehren, müssen Sie medizinische Hilfe in Anspruch nehmen. Zum Glück kommt dies zu diesem Zeitpunkt nicht sehr häufig vor.

## WOCHENINFO

⊙ Um die 30. Woche herum steht die letzte der drei großen **Ultraschalluntersuchungen** (siehe Seite 259) an. Insbesondere auf die inneren Organe des Babys und deren Entwicklung wird ein Blick geworfen. Doch auch Sitz, Beschaffenheit und Größe der Plazenta sowie die Fruchtwassermenge werden kontrolliert. So kann Ihr Arzt feststellen, ob Ihr Baby von der Plazenta noch gut versorgt wird.

⊙ Der zweite Kontrollbesuch beim **Zahnarzt** fällt an.

# Aus der Arztpraxis

## Häufige Beschwerden

Ab der 30. Woche empfinden viele Frauen die Schwangerschaft zunehmend als beschwerlich: Der große Bauch schränkt die körperliche Leistungsfähigkeit immer mehr ein. Die Gebärmutter verdrängt allmählich alle anderen Organe (siehe Seite 244). Kurzatmigkeit, Sodbrennen (siehe Seite 243), Verstopfung, Blähungen und vermehrter Harndrang mit teilweise unwillkürlichem Harnverlust (siehe Seite 239) sind die typischen Begleiter der letzten Wochen.

Das Bindegewebe lockert sich weiter und lässt den Beckenring beziehungsweise die Symphyse und die Wirbelsäule weiter auseinandergleiten. Die Folge: Symphysenlockerung und Rückenschmerzen (siehe Seite 283). Durch Wassereinlagerungen in das Gewebe können Hände und Füße anschwellen. All diese Beschwerden haben zwar keinen Krankheitswert, doch sollten Sie mit Ihrem Arzt darüber sprechen, wenn Sie sehr unter ihnen leiden – auch, weil es für den Laien schwierig ist, diese Symptome von echten Krankheitszeichen zu unterscheiden. Vor allem bei Bauchschmerzen ist es wichtig, vorzeitige Wehen als Ursache auszuschließen.

## ÜBUNGSWEHEN

Bereits ab der 20. Woche können die ersten Wehen auftreten, ohne dass damit die Geburt eingeleitet würde. Mit diesen Vorwehen »trainiert« die Gebärmutter lediglich für die Geburt. Ab 36 Schwangerschaftswochen bewegen sie das Kind dann langsam in die optimale Gebärposition (siehe Seite 298) und bereiten den Muttermund auf die Eröffnung vor.

Die ersten Vorwehen spüren Sie kaum. Obwohl sich die Gebärmutter dabei alle paar Stunden leicht zusammenzieht, bemerken viele Frauen davon allenfalls ein gelegentliches Spannungsgefühl im Bauch. Nur wenige empfinden die Wehen als unangenehm oder sogar schmerzhaft. Aber auch in diesen Fällen sind sie fast immer harmlos. Bis zum Ende der Schwangerschaft werden die Vorwehen dann immer kräftiger und die Abstände dazwischen verkürzen sich. Manchmal kommt es sogar zu einem sogenannten Gebärmutterkrampf, bei dem sich die Gebärmutter für einen längeren Zeitraum schmerzhaft zusammenzieht. Eine Eröffnung des Muttermundes ist dadurch nicht zu befürchten, dazu sind regelmäßige Wehen notwendig. Außerdem: Wenn sich die Gebärmutter verkrampft, verkrampft sich auch der äußere Muttermund und kann sich gar nicht öffnen.

Äußere Faktoren wie körperliche Anstrengung können die Vorwehen zeitweilig verstärken. Auch bei Lagewechsel treten gehäuft Vorwehen auf. Der Kasten auf Seite 321 hilft Ihnen dabei, Vor- oder Übungswehen von echten Geburtswehen zu unterscheiden.

### VORZEITIGE WEHEN

Erst wenn die Kontraktionen regelmäßig wiederkehren, deuten sie auf eine drohende Frühgeburt (siehe Seite 222) hin. Die ersten Geburtswehen treten dabei nie plötzlich auf. Stattdessen spannt sich zunächst die Muskulatur im oberen Bereich der Gebärmutter an. Die Spannung breitet sich anschließend wellenförmig nach unten bis zum Muttermund aus. Auf dem Höhepunkt jeder »Wehenwelle« ist die gesamte Gebärmutter angespannt. Lässt die Wehe nach, verläuft die Entspannung in umgekehrter Reihenfolge wieder nach oben. Manche Frauen spüren bei vorzeitigen Wehen auch ein regelmäßiges Ziehen im Rücken.

Wie häufig und wie regelmäßig die Wehen kommen, können Sie gut mit einer Stoppuhr kontrollieren. Wehen, die die Geburt ankündigen, dauern länger als 30 Sekunden und kehren in rhythmischen Abständen wieder.

Die ersten Pausen zwischen den Wehen können anfangs bis zu 20 Minuten dauern – sie werden aber von Wehe zu Wehe kürzer. Wenn zwischen den Wehen regelmäßig nicht mehr als zehn Minuten vergehen, müssen Sie auf jeden Fall damit rechnen, dass sich der Muttermund öffnet. Jetzt ist eine Kontrolle durch einen Arzt oder die Hebamme unbedingt erforderlich. Auch leichte Blutungen deuten darauf hin, dass der Muttermund sich öffnet, und können in Kombination mit ziehenden Schmerzen im Rücken eine drohende Frühgeburt ankündigen. Durch die Gabe wehenhemmender Medikamente (siehe Seite 224) können vorzeitige Wehen kurzfristig unterbrochen werden. Wenn nötig, kann in dieser Zeit ein Mittel zur Lungenreifung verabreicht werden. Dadurch verbessern sich die Startchancen des Babys enorm.

### SCHLAFSTÖRUNGEN

Schlafstörungen in der Schwangerschaft sind leider keine Seltenheit. Dabei spielen meist mehrere Ursachen eine Rolle:

⊙ Aufgrund des Bauchumfangs wird es zunehmend schwieriger, eine entspannende Liegeposition zu finden. Vor allem Frauen, die sonst gern auf dem Bauch schlafen, müssen nun neue Schlafpositionen ausprobieren.

⊙ Blasenstörungen: Einige Frauen leiden schon sehr früh in der Schwangerschaft an einem häufigen Harndrang. Das Bedürfnis, ständig zur Toilette zu müssen, ist gesundheitlich unbedenklich, kann aber sehr lästig sein und nachts zu Schlafstörungen führen.

⊙ Wadenkrämpfe (siehe Seite 205), Restless-Legs-Syndrom (siehe Seite 284): Schmerzen in den Beinen können die Nachtruhe empfindlich

stören. Vor allem das Restless-Legs-Syndrom, dessen Beschwerden sich nur bessern, wenn Sie aufstehen, verursacht große Schlafdefizite.
- Rückenbeschwerden (siehe Seite 283): Die zunehmende Instabilität von Wirbelsäule und Beckenring verursacht manchmal schon allein beim Hin- und Herdrehen Schmerzen.
- Sodbrennen (siehe Seite 243): Liegen Sie zu flach, verstärken sich die Beschwerden oft. Schlafen Sie daher stets leicht erhöht.
- Psychische Belastungen: Grübeleien erschweren vielen werdenden Müttern das Einschlafen. Entspannungstechniken wie Yoga oder Autogenes Training wirken entlastend. Auch Gespräche mit dem Partner oder einer guten Freundin bremsen das Gedankenkarussell.
- Kindsbewegungen: Auch wenn Sie die Kindsbewegungen abends, wenn Sie sich ins Bett legen, meist bewusster wahrnehmen, führt das »Strampeln« nur selten zu Schlafstörungen.

### Guter Schlaf im letzten Drittel

Damit Schlafprobleme sich nicht negativ auf Ihr allgemeines Wohlbefinden auswirken, helfen Ihnen vielleicht folgende Hinweise:
- Wenn Sie sich schon im Mutterschutz befinden, holen Sie den entgangenen Nachtschlaf am besten tagsüber nach.
- Suchen Sie eine möglichst entspannte Liegehaltung. Empfehlenswert ist die Seitenlage, bei der das untere Bein ausgestreckt und das obere Bein leicht angewinkelt ist. Damit die Bauchmuskeln schön entspannt bleiben, legen Sie einfach ein Kissen dazwischen.
- Autogenes Training oder Muskelentspannungsübungen helfen Ihnen dabei, leichter in einen entspannten Zustand zu finden.
- Gönnen Sie sich jeden Abend einen Spaziergang – alleine oder gemeinsam mit Ihrem Partner. Sie schnappen dabei frische Luft und gewinnen Abstand von allen belastenden Ereignissen des Tages.
- Entspannungsbäder tun Ihnen jetzt gut. Besonders geeignet sind Lavendel-, Melissen- oder Heublumenbäder.
- Stellen Sie sich vor dem Schlafengehen einige Minuten vor ein geöffnetes Fenster und atmen Sie tief durch.
- Ein warmes Glas Milch mit Honig oder Kräutertee, vorzugsweise aus Melisse, Hopfen oder Baldrian, kann Ihnen bei der Entspannung am Abend helfen.
- Akupressur hilft Ihnen abzuschalten: Schließen Sie einfach die Augen und massieren Sie zwei Minuten leicht die beiden Punkte an der Nasenwurzel, an denen die Augenbrauen beginnen.
- Damit Ihnen nichts schwer im Magen liegt, sollten Sie die letzte, leichte Mahlzeit des Tages bereits einige Stunden vor dem Schlafengehen zu sich nehmen.
- Konzentrieren Sie sich auf Ihren Atem, wenn Grübeleien Sie am Einschlafen hindern. Schäfchen zählen hilft auch bei Erwachsenen!
- Nehmen Sie während der Schwangerschaft keine Schlafmittel oder andere entspannende Medikamente. Auch auf Alkohol, etwa das Glas Rotwein am Abend, sollten Sie in diesen Monaten verzichten.

WOCHE FÜR WOCHE | DER 8. MONAT

SPEZIAL

# Der Geburtsplan

Auch wenn vielleicht nicht alle Punkte eingehalten werden können, hilft Ihnen der Geburtsplan dabei, schon jetzt und in Ruhe für konkrete Situationen Entscheidungen zu fällen. So können Sie sicher sein, alles gut überlegt zu haben und sich nicht erst während der Geburt unter Schmerzen oder Zeitdruck äußern zu müssen.

**FOLGENDE PUNKTE KÖNNTE EIN GEBURTSPLAN BEINHALTEN:**

| Eröffnungsphase: | ja | nein |
|---|---|---|
| Möchte ich ein Lauf-CTG? | ○ | ○ |
| Will ich im/am Bett ans CTG angeschlossen werden? | ○ | ○ |
| Soll das CTG ohne Ton eingestellt werden? | ○ | ○ |
| Will ich während der Wehen verschiedene Positionen ausprobieren? | ○ | ○ |
| Bewegen auf dem Gymnastikball? | ○ | ○ |
| Soll mich jemand in den Kreißsaal begleiten? | ○ | ○ |
| Partner? | ○ | ○ |
| Mutter? | ○ | ○ |
| Freundin? | ○ | ○ |
| Sollen sie während der ganzen Geburt dabei sein? | ○ | ○ |
| Sollen sie in bestimmten Situationen den Raum verlassen? | ○ | ○ |
| Künstliches Eröffnen der Fruchtblase? | ○ | ○ |
| Will ich wehenfördernde Mittel? | ○ | ○ |
| Will ich wehenhemmende Mittel? | ○ | ○ |
| Möchte ich eine PDA? | ○ | ○ |
| Akupunktur gegen Schmerzen? | ○ | ○ |
| Fußreflexzonen-Massage zur Entspannung? | ○ | ○ |
| Homöopathie gegen Schmerzen? | ○ | ○ |

| Geburt: | ja | nein |
|---|---|---|
| Will ich im Liegen entbinden? | ○ | ○ |
| Auf dem Gebärhocker? | ○ | ○ |
| Im Vierfüßlerstand? | ○ | ○ |
| Im Sitzen? | ○ | ○ |
| In der Hocke? | ○ | ○ |
| Im Stehen? | ○ | ○ |
| Möchte ich eine Wassergeburt? | ○ | ○ |
| Soll ein Dammriss dem Schnitt vorgezogen werden? | ○ | ○ |
| Kaiserschnitt in Vollnarkose? | ○ | ○ |
| Kaiserschnitt im wachen Zustand (mit Spinalanästhesie)? | ○ | ○ |
| Soll der Kindsvater die Nabelschnur durchtrennen? | ○ | ○ |
| Soll das Baby direkt nach der Geburt auf meinem Bauch liegen? | ○ | ○ |
| Möchte ich selbst Öle, Düfte, Musik, Nahrungsmittel und Getränke in den Kreißsaal mitnehmen? | ○ | ○ |

| Nach der Geburt: | ja | nein |
|---|---|---|
| Erstes Anlegen noch im Kreißsaal? | ○ | ○ |
| Baby nur mit Fläschchen füttern? | ○ | ○ |
| Soll die Milchproduktion gleich nach der Geburt gestoppt werden? | ○ | ○ |
| Bei Stillbabys: Darf das Baby trotzdem Fläschchen bekommen, zum Beispiel mit Glukose? | ○ | ○ |
| Soll die Nachgeburt ohne Medikamente abgewartet werden? | ○ | ○ |
| Will ich Medikamente, um die Geburt der Plazenta zu beschleunigen? | ○ | ○ |
| Will ich direkt nach der Geburt mit der Rückbildungsgymnastik beginnen? | ○ | ○ |
| Wünsche ich mir Rooming-in? | ○ | ○ |
| Soll das Kind in der Nacht ins Kinderzimmer der Station? | ○ | ○ |

# Woche 31

30+0 – 30+6 SSW

## Entwicklung des Babys

Als »Herr seiner Sinne« präsentiert sich das rund 40 Zentimeter große und etwa 1600 Gramm schwere Baby: Es kann tasten, riechen, schmecken, sehen und hören – damit funktionieren all seine Sinnesorgane. So verwundert es auch nicht, dass das Baby ein perfektes Spiel mit der Nabelschnur beherrscht: Es greift nach ihr und schiebt sie hin und her. Auch die Lungenreife ist allmählich abgeschlossen.

### DIE SCHÄDELLAGE

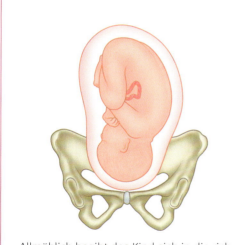

Allmählich begibt das Kind sich in die richtige Geburtsposition.

Weiter nimmt das Baby schnell an Gewicht zu und wächst in der verbleibenden Zeit bis zur Geburt jeweils rund einen Zentimeter. Auch sein Gewicht wird es in diesem Zeitraum noch einmal verdoppeln, bis es am Termin etwa 3500 Gramm erreicht hat.

## Der Körper der Mutter

Die hormonelle Veränderung während der Schwangerschaft wirkt sich vermehrt auch auf den gesamten Beckenbereich aus. Er lockert sich allmählich auf und bereitet sich so auf die Geburt vor.

Jede Luftansammlung im Darm kann jetzt schmerzhaft sein, da sich das Verdauungsorgan wegen des Platzmangels nicht mehr vollständig ausdehnen kann. Blähende Speisen und auch Süßes gilt es bei Beschwerden zu meiden. Erleichterung bringen Bewegung, langes Kauen der Nahrung, einmal täglich Mineralerde-Kapseln, eine sanfte Bauchmassage mit Johanniskrautöl oder bei starken Bauchkrämpfen durch Blähungen Kümmel-Zäpfchen (Carum carvi) einmal am Abend.

### KOPFSCHMERZEN

Durch die verminderte Leistungsfähigkeit in den letzten Wochen vor der Geburt können auch eher leichtere Tätigkeiten schnell zur Überanstrengung führen. Ein Zeichen dafür sind Kopfschmerzen. Gönnen Sie sich daher immer wieder fünf Minuten Pause, in denen Sie nach draußen in die Weite oder auf Grünflächen schauen, oder legen Sie sich kurz mit geschlossenen Augen und hochgelagerten Beinen hin. Kalte Stirnumschläge mit einem Tropfen Pfefferminzöl lindern die Beschwerden.

Kopfschmerzen setzen aber auch ein, wenn Sie zu wenig getrunken haben. Überprüfen Sie daher Ihre tägliche Trinkmenge. Auch Verspannungen im Nacken oder im Kreuzbeinbereich können die Ursache für anhaltende Kopfschmerzen sein. Hier hilft vor allem ein Besuch beim Osteopathen. Lassen sich starke Kopfschmerzen nicht mit Ruhe und Umschlägen vertreiben, sollten Sie die Ursache von Ihrem Frauenarzt abklären lassen.

WOCHE FÜR WOCHE | DER 8. MONAT

## WOCHENINFO

⊙ **Kinderzimmermöbel aufbauen:** Warten Sie damit nicht zu lange, denn manche Materialien geben einen starken Geruch ab. Wenn Sie das Kinderzimmer jetzt schon einrichten und jeden Tag gut durchlüften, sorgen Sie bis zur Geburt für gute Luft. Das Auslüften betrifft neben Möbeln (Schränke und Schubladen öffnen) auch Matratzen und Teppichböden. Accessoires wie Stofftiere oder auch neue Kleidung sollten auf alle Fälle schon einmal gewaschen werden. Damit senken Sie das Allergierisiko für Ihr Kind deutlich. Verzichten Sie aber unbedingt auf Desinfektionsmittel für den Haushalt oder die Wäsche. Sie können dem Baby mehr schaden als nützen, da auch gesundheitlich unbedenkliche Keime zerstört werden, die das Kind zum Aufbau seiner Immunabwehr benötigt. Manche Desinfektionsreiniger enthalten zudem Inhaltsstoffe, die dem kindlichen Organismus schaden können. Bevor Sie das Kinderzimmer einräumen, werden Sie vielleicht noch die Wände streichen lassen. Ausreichendes Lüften darf auch hier nicht fehlen, selbst wenn Sie emissionsarme und lösungsmittelfreie Dispersions- oder Leimfarbe verwenden.
Um sich und Ihr ungeborenes Baby keinem gesundheitlichen Risiko auszusetzen, sollten Sie das Streichen sicherheitshalber jemand anderem überlassen.

⊙ **Besorgungen fürs Wochenbett:** Damit Sie nach der Geburt alles daheim haben und sich so die nötige Ruhe gönnen können, ist ein Vorratskauf ratsam. Neben unverderblichen und schnell zubereiteten Lebensmitteln wie Nudeln, Reis, verschiedenen Nudelsoßen, Tiefkühlgerichten oder Fischdosen gehören auch spezielle Hilfsmittel für die Wöchnerin auf den Einkaufszettel. Dazu zählen unter anderem: baumwollbeschichtete Binden in Nachtgröße, Einmal-Waschlappen zur Pflege des Intimbereichs, ein Kamillen-Konzentrat für Spülungen und Sitzbäder, Arnika-Kügelchen und Hamamelis-Creme zur Wundheilung sowie Speisequark für kühlende Auflagen bei schmerzhaftem Milcheinschuss, ein Stillkissen für eine bequeme Haltung beim Stillen, Stilltees sowie eine Pflegecreme für wunde Brustwarzen (mit Lanolin, das vor dem Stillen nicht entfernt werden muss).

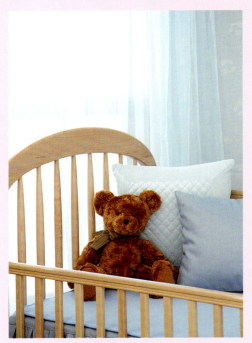

*Neue Möbel fürs Kinderzimmer sollten Sie früh aufbauen, damit sie noch gut auslüften können.*

# Aus der Arztpraxis

## Dritte Ultraschalluntersuchung

In diesem Monat steht häufig die dritte Ultraschalluntersuchung beim Frauenarzt an. Hauptsächlich wird Ihr Arzt bei dieser Untersuchung prüfen, ob sich das Kind gut entwickelt hat. Er kontrolliert die Funktion der Plazenta, da diese mit zunehmendem Schwangerschaftsalter in ihrer Arbeit nachlassen kann. Auch die Menge des Fruchtwassers wird gemessen, um sicherzugehen, dass das Baby gut versorgt ist. Wenn die Untersuchung Auffälligkeiten ergibt, gilt es einen optimalen Entbindungstermin für das Ungeborene zu ermitteln, damit es möglichst gesund und mit guten Startbedingungen auf die Welt kommen kann. Bei der körperlichen Entwicklung wird Ihr Arzt messen, ob das Baby weiterhin gut proportioniert und zeitgerecht gewachsen ist. Er sucht nach Anzeichen, die den weiteren Verlauf der Schwangerschaft oder auch die Geburt komplizieren könnten.

Alle Untersuchungsergebnisse werden im Mutterpass vermerkt, damit auch andere medizinische Helfer sofort auf dem aktuellen Stand sind, wenn sie Hilfe leisten müssen.

Folgende Aspekte und Fragen werden bei der dritten Ultraschalluntersuchung berücksichtigt:
- In welcher Lage liegt das Kind? Kopflage, Querlage, Beckenendlage (siehe Seite 291)?
- Besteht eine Zwillingsschwangerschaft? Wenn ja, entwickeln sich beide Kinder gleich gut?
- Schlägt das kindliche Herz und lassen sich Bewegungen erkennen? Da sich Herzfehler auch erst im Laufe der Schwangerschaft entwickeln können, ist eine Beurteilung des Herzens auch zum jetzigen Zeitpunkt äußerst wichtig.
- Beurteilung der kindlichen Organentwicklung und der Kindsgröße
- Messung von Kopfdurchmesser, Kopfumfang
- Messung des Bauchumfangs
- Messung der Oberschenkellänge
- Beurteilung des Magens, der Nieren sowie der Harnblase
- Wo liegt die Plazenta? Eine Placenta praevia (siehe Seite 184) muss ausgeschlossen sein, bevor eine Spontangeburt geplant wird.
- Ist ausreichend Fruchtwasser vorhanden?

Die Dopplersonografie (siehe Seite 240) kommt nur zum Einsatz, wenn der Verdacht auf eine Wachstumsstörung besteht.

### DER KOPF

Neben der Messung von Kopfumfang und -durchmesser beurteilt der Arzt mithilfe des Ultraschalls auch die weitere Entwicklung der kindlichen Hirnstrukturen: Zu diesem Zeitpunkt haben die Hirnwindungen im Vergleich zur letzten Kontrolle (siehe Seite 197) schon deutlich zugenommen. Dadurch vergrößert sich die Oberfläche des Gehirns, sodass sich auch das Kleinhirn weiterentwickeln kann. Der Großteil der Hirnzellen ist nun angelegt. So bleibt dem Gehirn nur noch eins zu tun: Weiter reifen bis

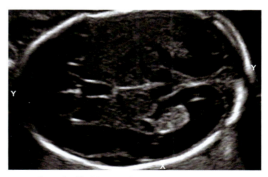

*Das Ultraschallbild zeigt die verbundenen Gehirnhälften, mit deutlich ausgeprägter Struktur.*

WOCHE FÜR WOCHE | DER 8. MONAT

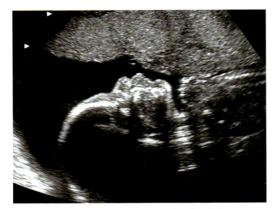

*Das kindliche Profil: bereits jetzt sehr deutlich.*

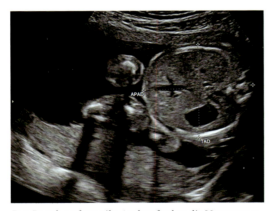

*Der Bauchumfang gibt Auskunft über die Versorgung.*

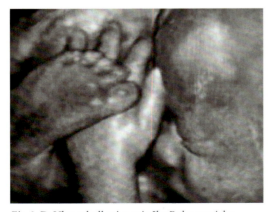

*Ein 3-D-Ultraschall zeigt, wie Ihr Baby aussieht.*

zur Geburt. Die Verbindung zwischen den beiden Gehirnhälften lässt sich auf der Abbbildung auf Seite 259 gut erkennen. Neben der Darstellung der Hirnstrukturen kann mit dem Dopplerultraschall (siehe Seite 240) auch die Durchblutung im Gehirn gemessen werden. Vor allem wenn das Kind nicht mehr optimal von der Plazenta versorgt wird, trägt die Untersuchung dazu bei, den besten Geburtszeitpunkt festzulegen.
Die Gesichtszüge des Kindes werden nun immer deutlicher. Sie können daher auf dem Ultraschallbildschirm schon das unverwechselbare Profil Ihres Kindes kennenlernen.

### DER BAUCH

Die Messung des kindlichen Bauchumfanges gibt in dieser Woche Aufschluss darüber, ob das Kind normal wächst. Ein zu großer Bauchumfang kann ein Hinweis auf einen Schwangerschaftsdiabetes (siehe Seite 233) sein. Eine geringe Überernährung macht sich dagegen beispielsweise durch eine etwas dickere Haut bemerkbar. Ist der Bauchumfang zu klein, ist eine genauere Überwachung mithilfe der Dopplersonografie notwendig.
Auch die Entwicklung der Nieren ist in dieser Schwangerschaftswoche gut darstellbar. Dabei stellt der Arzt jetzt häufig eine Erweiterung des kindlichen Nierenbeckens fest. Sie ist jedoch fast immer harmlos und erfordert lediglich eine Kontrolle nach der Geburt des Kindes.

### ARME UND BEINE

Dass Ihr Kind sich regelmäßig und kräftig bewegt, wissen Sie selbst am besten. Aber wie ausgefeilt das Fingerspiel bereits zu diesem Zeitpunkt ist, lässt sich nur auf dem Ultraschallbildschirm erkennen: Rudernde Arme und Beine und feine Fingerbewegungen zeigen, dass mit dem Kind alles in Ordnung ist.

## SPEZIAL

## Das zu kleine Kind

Verständlicherwiese sind viele Frauen beunruhigt, wenn sie hören, dass ihr Kind »zu klein« sei. In den meisten Fällen besteht zum Glück jedoch kein wirklicher Grund zur Sorge. Es gibt zahlreiche Kinder, die vollkommen gesund und trotzdem etwas kleiner als normal sind.

Tatsächlich kann aber auch eine zu kleine oder schlecht funktionierende Plazenta die Ursache für ein vermindertes oder stagnierendes Wachstum des Kindes sein. Dies bringt eine Untersuchung mit dem Dopplerultraschall (siehe Seite 240) schnell an den Tag.

Mithilfe dieser Untersuchung lässt sich der beste Geburtszeitpunkt für das Kind festlegen, da eine Unterversorgung mit dieser Methode der pränatalen Medizin frühzeitig erkannt werden kann. Wichtig ist, dass Sie alle Vorsorgetermine wahrnehmen, um sicherzustellen, dass es Ihnen und Ihrem Kind gut geht. Bei einer Unterversorgung helfen engmaschige Kontrollen. Sie prüfen, ob Ihr Kind sich gesund entwickelt, damit es noch so lange wie möglich in der schützenden Gebärmutter bleiben kann.

### Ursachen

Wenn ein Kind nicht altersgemäß wächst, kommen mehrere Gründe als Ursache infrage:
- Schwangerschaftshochdruckerkrankung (Präeklampsie, HELLP-Syndrom, siehe Seite 270 und 273)
- Verringerte Durchblutung der Gebärmutter
- Plazentafunktionsstörungen (Plazentainfarkte, vorzeitige Ablösung der Plazenta)
- Mehrlingsschwangerschaften
- Anhaltender Stress
- Schädigung der Plazenta durch Giftstoffe wie Nikotin, Alkohol und Drogen
- Infektionen der Schwangeren mit Röteln (siehe Seite 191), Zytomegalie (siehe Seite 190), Toxoplasmose (siehe Seite 140), Listeriose (siehe Seite 139)
- Genetische Ursachen wie Trisomie 13, 18 oder 21 (siehe Seite 141)

### Behandlung

Ein zu kleiner Bauch gilt allgemein als erster Hinweis auf eine vorgeburtliche Wachstumsstörung. Entweder fällt dabei der Symphysen-Fundusabstand zu gering aus oder der Arzt kann im Vergleich zur letzten Kontrolle keine Entwicklung feststellen. Auch wenn das geschätzte Gewicht des Kindes bei der Ultraschallkontrolle unter dem Durchschnitt bleibt, deutet dies auf ein verzögertes Wachstum hin. Zur weiteren Abklärung muss nun als Erstes überprüft werden, ob das errechnete Schwangerschaftsalter stimmt. Meist ist das Problem gelöst, wenn durch eine Ultraschalluntersuchung die richtige Schwangerschaftswoche festgelegt werden kann.

Darüber hinaus prüft Ihr Arzt, wie das Kind versorgt ist. Dazu wird mithilfe der Dopplersonografie (siehe Seite 240) die Durchblutung der mütterlichen, der plazentaren und der kindlichen Blutgefäße gemessen; das Ergebnis ist sehr zuverlässig. Sind alle Gefäße normal durchblutet, besteht keine Gefahr für eine Unterversorgung mit Sauerstoff oder Nährstoffen. Sind die Gefäße verändert, muss in jedem einzelnen Fall entschieden werden, wie die weitere Betreuung von Mutter und Kind aussehen könnte.

Einer sehr ausgeprägten Wachstumsstörung kann auch eine Chromosomenstörung zugrunde liegen. Nach einer eingehenden Beratung

## SPEZIAL · *Fortsetzung*

kann dieser Verdacht mithilfe einer Frucht-wasseruntersuchung (siehe Seite 167) oder einer Chorionbiopsie (siehe Seite 157) überprüft werden. Auch Infektionen sollten als Ursache für den Mangel ausgeschlossen werden.

Eine zuverlässige Behandlung steht derzeit nicht zur Verfügung. Daher ist es wichtig, alle zusätzlichen Risikofaktoren auszuschalten. Hören Sie spätestens jetzt auf zu rauchen. Reduzieren Sie körperlichen und psychischen Stress. Wenn nötig, können sich betroffene Frauen auch vor Beginn des Mutterschutzes durch ein ärztliches Attest von der Arbeit freistellen lassen. Unter bestimmten Voraussetzungen kann die Behandlung mit einem speziellen, niedrig dosierten Aspirin®, dem sogenannten »Baby-Aspirin®« angezeigt sein. Allerdings ist es für den Erfolg wichtig, dass die Behandlung bereits in der ersten Schwangerschaftshälfte beginnt.

Am wichtigsten aber ist es jetzt, den optimalen Geburtszeitpunkt zu erkennen: Die Geburt darf einerseits nicht zu früh erfolgen, da sich das Baby geschützt im Mutterleib am besten entwickeln kann und eine vorzeitige Geburt häufig mit vielen Problemen verbunden ist (siehe Seite 222). Andererseits darf auch nicht so lange mit der Einleitung der Geburt abgewartet werden, bis das Baby durch die abnehmende Versorgung Schaden leidet. Denjenigen Zeitpunkt zu finden, an dem sich beide Aspekte die Waage halten, ist mit den derzeit zur Verfügung stehenden Methoden aus Ultraschall, Dopplersonografie und CTG-Überwachung meist sehr gut möglich.

# Woche 32
## 31+0 − 31+6 SSW

### Entwicklung des Babys

Eng und enger wird es für den rund 41 Zentimeter großen und etwa 1800 Gramm schweren Fötus im Bauch. Und immer öfter spüren Sie daher seine Tritte gegen den Bauch. Trotz mangelnder Beinfreiheit geht es dem Baby gut: Wenn Ihr Baby jetzt zur Welt käme, hätte es bereits sehr gute Überlebenschancen (siehe Seite 222). Es hat ausreichend Nährstoffe über den mütterlichen Organismus erhalten, die ihm in der ersten Zeit zugute kommen, da sein Verdauungstrakt noch nicht vollständig herangereift ist. In Gänze zeigen sich hingegen die noch weichen Nägel des Fötus, die komplett herangewachsen sind.

Das Kind nimmt weiter an Größe und Gewicht zu, seine Bewegungen sind deutlich und kräftig zu spüren – sie werden jetzt zwar langsamer, jedoch nicht weniger. In dieser Woche reifen auch die Lungenbläschen weiter aus, sodass sie nach dem Ausatmen nicht einfach wieder zusammenklappen.

Trotzdem bringen Ihrem Baby die letzten Wochen im Bauch sehr viel. Abgeschirmt von negativen Einflüssen kann es sich auf die Geburt vorbereiten. Denn noch ist es sehr klein. Bis es sein Geburtsgewicht erreicht hat, vergehen noch etliche Wochen.

### Der Körper der Mutter

Ihre Gebärmutter ist nun so groß, dass ihr Oberrand zwischen dem Nabel und der Brustbeinspitze zu ertasten ist. Und auch in puncto Gewichtszunahme tut sich einiges: Zwischen 400 und 500 Gramm pro Woche sind jetzt möglich. Ihre Brüste können noch ein wenig größer werden. Überprüfen Sie daher, ob die BHs noch gut sitzen oder ob Sie eine neue Größe benötigen. Vielleicht haben Sie allmählich das Gefühl, dass Sie gar nicht mehr in Ihrem eigenen Körper stecken. Gut sitzende Unterwäsche und passende Schwangerschaftskleidung helfen Ihnen dabei, sich wieder wohler in Ihrer Haut zu fühlen. Bei manchen Frauen taucht um diese Zeit ein roter, flächiger Ausschlag auf, der nach der Geburt wieder verschwindet. Zeigen Sie Hautveränderungen aber auf jeden Fall Ihrer Hebamme oder Ihrem Arzt, um schwerwiegende Erkrankungen auszuschließen, die in manchen Fällen auch für Ihr Baby gefährlich sein können (siehe Seite 265).

## WOCHENINFO

⊙ Sollten Sie eine der letzten **Vorsorgeuntersuchungen** bereits in der Geburtsklinik durchführen wollen, ist ein Termin in dieser Woche passend. Ab jetzt finden die Vorsorgeuntersuchungen alle zwei Wochen statt.

⊙ **Dammvorbereitung:** Um einem Dammriss oder -schnitt vorzubeugen, sollte das Gewebe zwischen Scheide und After sehr dehnfähig sein. Diese Eigenschaft ist jedoch von Natur aus nicht immer gegeben. Daher empfiehlt sich die Dammmassage von nun an bis zur Geburt einmal täglich. Bei Scheidenkrampfadern, Entzündungen oder Infektionen im Vaginalbereich dürfen Sie den Damm allerdings nicht massieren.

Lassen Sie zur Vorbereitung der Dammmassage einen Beutel schwarzen Tee in heißem Wasser mindestens vier Minuten ziehen. Setzen Sie sich bequem auf die Toilette und halten Sie den warmen, leicht ausgedrückten Teebeutel fünf Minuten gegen den Damm. Die Wärme fördert die Durchblutung und macht das Gewebe weicher, die Gerbstoffe machen die Haut schmerzunempfindlicher.

Massieren Sie sich fünf Minuten pro Tag mit wenig Öl (Johanniskraut-, Weizenkeim-, Sonnenblumen-, Oliven-, Mandel- oder spezielles Dammmassageöl), das Sie auf dem Damm und an den inneren Schamlippen verteilen. Massieren Sie mit dem Daumen von innen am Damm und den Schamlippen entlang. Lassen Sie den vorderen Bereich um die Harnröhre herum aus, um keine Infektion zu begünstigen. Drücken Sie das Gewebe von innen vorsichtig Richtung After und auch seitlich herunter. Dehnen Sie mit einem oder mehreren Fingern die Scheidenöffnung, bis Sie ein leichtes Brennen spüren. Führen Sie die Finger dabei aber nicht weiter als vier Zentimeter ein. Halten Sie die Dehnung rund zwei Minuten aufrecht, bis sich das Gewebe wie betäubt anfühlt. Unter Beibehaltung des Drucks und der Dehnung massieren Sie das Gewebe des Damms und der Schamlippen. Auch Narbengewebe von früheren Geburtsverletzungen sollten Sie mitmassieren, um es weicher zu machen.

⊙ Den Durchtritt des kindlichen Kopfes während der Geburt können Sie weiterhin erleichtern, indem Sie täglich einen Esslöffel **Leinsamen** in einen Becher Joghurt einrühren, ins Müsli mischen oder vor dem Kauen in Flüssigkeit quellen lassen. Leinsamen regt die Schleimsekretion der Scheide an und macht sie gleitfähiger.

## Aus der Hebammenpraxis
### Alternative Methoden zur Wendung bei Beckenendlage

Wenn sich das Kind noch nicht gedreht hat und sich in der Beckenendlage (siehe Seite 291) befindet, können Moxibustion, Haptonomie, Lichtwende und Indische Brücke das Kind dazu anregen, sich zu drehen. Sitzt das Baby also noch aufrecht in der Gebärmutter, können Sie mit den genannten Methoden versuchen, dem Baby die Drehung zu erleichtern. Viele Kinder drehen sich bis zur 36. Woche aber noch ganz von alleine. Verfallen Sie daher nicht in Hektik, wenn Ihr Baby sich in dieser Woche noch nicht in Schädellage befindet.

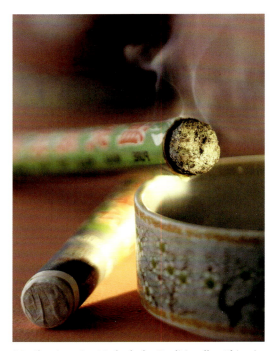

*Moxibustion: eine Methode der Traditionellen Chinesischen Medizin, die dem Baby beim Drehen helfen soll.*

### MOXIBUSTION
Die Hebamme oder der Heilpraktiker erwärmt bei dieser Methode aus der Traditionellen Chinesischen Medizin für zehn bis 20 Minuten den Akupunkturpunkt »Zhiyin« am kleinen Zeh mit einer glimmenden Zigarre aus Beifußkraut. Das kann je nach individuellem Schmerzempfinden aufgrund der Hitzeentwicklung etwas unangenehm sein. Da dieser Akupunkturpunkt in unmittelbarer Verbindung mit der Gebärmutter steht, nehmen die Kindsbewegungen wie gewünscht oftmals schon während des »Moxens« stark zu, zum Teil aber auch erst in der auf die Behandlung folgenden Nacht.

### HAPTONOMIE
Zur intensiven Kontaktaufnahme mit dem Baby bietet sich die sogenannte Haptonomie oder auch Lehre von der Berührung an. Sie ermöglicht es Mutter wie auch Vater, das Kind durch einen äußeren Reiz zu bewegen. Legen Sie dafür so oft wie möglich die Hand auf den Bauch und sprechen oder denken Sie ganz bewusst: Dreh dich, dreh dich …

### LICHTWENDE
Zeigen Sie Ihrem Kind mit dem Licht der Taschenlampe den Weg nach unten: Beginnen Sie oben am Kopf des Kindes und setzen Sie die angeschaltete Taschenlampe direkt auf den Bauch auf. Führen Sie den Lichtstrahl ganz langsam über den Punkt, wo Sie die Kindsbewegungen regelmäßig spüren, bis hin zum Schambein. Ziel ist es, dass das Baby dem Lichtstrahl folgt und dabei einen Purzelbaum macht, um mit dem Köpfchen ins Becken zu kommen. Wiederholen Sie die Bewegung mit der Taschenlampe so oft, bis fünf Minuten vergangen sind. Diese Übung können Sie bis zur Geburt einmal täglich anwenden.

## INDISCHE BRÜCKE

Lagern Sie für die Indische Brücke zweimal täglich für 15 Minuten das Becken hoch: Legen Sie sich flach auf den Boden, geben Sie zwei dicke Kissen unters Becken und legen Sie die Unterschenkel auf der Sitzfläche eines Stuhls ab.

Mit Partner lässt sich die Übung ebenfalls gut durchführen: Legen Sie sich flach auf den Boden und lagern Sie Ihre Unterschenkel auf den Schultern des Partners ab, der sich vor Sie hingekniet hat. Rutschen Sie dabei mit dem Po ganz an den Bauch Ihres Partners heran. Ihr Becken wird durch seine Oberschenkel hochgekippt.

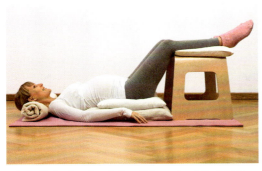

*Die Indische Brücke wird täglich zweimal für 15 Minuten gehalten, bis das Baby sich gedreht hat.*

Wenn die sanfte Wendung nicht klappt, kann es an verschiedenen anatomischen Besonderheiten liegen. Dazu gehört zum Beispiel eine Vorderwand-Plazenta, eine kurze Nabelschnur, ein verengtes Becken der Mutter oder auch ein sehr großes Kind. Liegt einer dieser Befunde bei Ihnen vor, ohne dass Sie etwas davon wissen, ist es dennoch kein Problem, die sanfte Wendung ausprobiert zu haben. Ihnen und dem Kind kann nichts passieren. Vielleicht hat Ihr Baby ja einen guten Grund, sich nicht zu drehen?

# Aus der Arztpraxis

## Hauterkrankungen in der Schwangerschaft

Während der Schwangerschaft kann das Hautbild sich aufgrund der Hormonumstellung (siehe Seite 117) immer wieder verändern. Die meisten Hautphänomene, wie Linea nigra (siehe Seite 175) oder verstärkte Pigmentierungen, sind dabei harmlos und bilden sich nach der Geburt von allein wieder zurück. Doch nicht nur die Pigmentierung verändert sich, auch die Gefäße der Haut werden durch die Schwangerschaft beeinflusst. Im Bereich der Hände können sich diffuse, fleckige Rötungen zeigen, von denen nur die Finger ausgenommen sind. Häufig tritt der Ausschlag in Verbindung mit Wassereinlagerungen auf. Ursache ist ein gestörter Venenabfluss. Auch Schwangerschaftsstreifen (siehe Seite 41) können entstehen. Denn die wachsende Gebärmutter schädigt die Kollagenfasern der Haut, die dieser Dehnung nicht gewachsen ist. Regelmäßige Pflege und Sport können die Streifen jedoch etwas abmildern.

### SCHWANGERSCHAFTSDERMATOSEN

Abgesehen von diesen harmlosen Hauterscheinungen, die nur behandelt werden müssen, wenn sie Beschwerden verursachen, gibt es einige ernste Erkrankungen, die nur während der Schwangerschaft auftreten. Man bezeichnet sie als Schwangerschaftsdermatosen. Zwar lösen alle diese Erkrankungen bei der Betroffenen einen starken Juckreiz aus. Dennoch ist es nicht immer ganz einfach, sie richtig zu erkennen – sie weisen nämlich ähnliche Symptome auf wie verschiedene Allergien.

Weil einige Erkrankungen unbehandelt auch die kindliche Entwicklung beeinträchtigen, ist eine Abklärung durch den Frauenarzt wichtig.

## DAS POLYMORPHE EXANTHEM: PUPP

Die häufigste Schwangerschaftsdermatose ist das polymorphe Exanthem, auch als »pruritische urtikarielle Papeln und Plaques« (PUPP) bezeichnet. Dabei sind Erstgebärende und Frauen mit Mehrlingsschwangerschaften stärker gefährdet. Die Beschwerden beginnen in der zweiten Schwangerschaftshälfte. Vom Bauch ausgehend bilden sich rötliche, etwas erhabene Flecken, die sich auf Arme, Beine und Rumpf ausbreiten können. Gesicht, Hände und Füße bleiben immer frei von Rötungen. Die Plaques jucken einige Tage sehr stark, bevor sie sich wieder zurückbilden. Gleichzeitig werden aber ständig neue Plaques gebildet. Zum Glück lässt diese Krankheit sich mit Salben gut behandeln, nur selten müssen Tabletten genommen werden.

Die Ursache für PUPP ist bisher nicht genau bekannt. Man vermutet, dass kindliche Zellen im mütterlichen Blutkreislauf eine Art Immunabwehr auslösen. Die Erkrankung stellt jedoch weder für die Schwangere noch für das Ungeborene eine Gefahr dar und heilt nach der Geburt völlig aus. Auch dass die Flecken bei einer erneuten Schwangerschaft wieder auftreten, ist nicht wahrscheinlich.

## SCHWANGERSCHAFTSCHOLESTASE

Die intrahepatische Cholestase (ICP, Schwangerschaftscholestase) tritt meist erst nach der 25. Schwangerschaftswoche zum ersten Mal auf. Die Erkrankung geht mit starkem Juckreiz einher und greift die Leber an. Die einzelnen rötlichen oder hautfarbenen Knötchen treten vor allem am Bauch und an den Gliedmaßen auf und jucken sehr stark. Kratzt man sie auf, bleiben häufig Narben zurück.

Die Einnahme von Vitamin B und Ursodesoxycholsäure sowie eine Bestrahlung mit UV-Strahlen mildern die Beschwerden.

Ursache für die Krankheit ist der Anstieg von Gallensäuren im Blut. Sie beeinträchtigen ab einer gewissen Konzentration auch die gesunde Entwicklung des Kindes. Um sicherzustellen, dass das Baby gesund ist, sind bis zum Geburtstermin engmaschige Kontrollen wichtig.

## HERPES GESTATIONIS

Bei dieser Erkrankung handelt es sich um eine seltene Autoimmunerkrankung. Sie tritt fast immer im letzten Schwangerschaftsdrittel auf, breitet sich meist rasch vom Nabel her über den Körper und die Arme aus und zeigt sich in stark juckenden, rötlichen Quaddeln, die zu richtigen Blasen werden können. Manchmal sind auch Handflächen und Fußsohlen betroffen. Kortisonsalben lindern die Beschwerden.

Auch manche Neugeborene entwickeln diese Hautveränderungen, sie sind aber ungefährlich und heilen rasch ab. Bei der Mutter kann nach der Geburt ein erneuter Herpes-Schub ausgelöst werden, zum Beispiel wenn sie mit der Anti-Baby-Pille verhütet.

## PRURIGO GESTATIONIS

Dies ist die zweithäufigste Hauterkrankung in der Schwangerschaft. Meist tritt sie zum ersten Mal zwischen der 25. und 30. Woche auf. Charakteristisch sind die aufgeschürften und verkrusteten Papeln, die nach dem Verheilen leider häufig Narben zurücklassen. Die Behandlung hängt von den Symptomen ab, beschränkt sich aber in den meisten Fällen auf die Anwendung von Salben und Cremes. In der Regel bilden die Plaques sich innerhalb weniger Wochen nach der Geburt von allein wieder zurück. Verwenden Sie zum Baden oder Duschen nur rückfettende Emulsionen. In manchen Fällen kommen auch desinfizierende und juckreizstillende Zusätze zum Einsatz.

# Impfungen in der Schwangerschaft

Eigentlich versucht man, Impfungen während der Schwangerschaft zu vermeiden. Unter bestimmten Voraussetzungen können sie im Einzelfall aber auch in diesen Monaten erfolgen. Allerdings sollten im ersten Drittel der Schwangerschaft möglichst keine Impfungen mit Lebendimpfstoffen erfolgen. Am sichersten ist es daher, Sie prüfen Ihren bestehenden Impfschutz noch, bevor Sie schwanger werden. Wichtig ist vor allem ein ausreichender Schutz gegen Röteln (siehe Seite 191). Auch gegen Krankheiten wie Tetanus, Diphtherie und Keuchhusten sollte während der Schwangerschaft ein Impfschutz bestehen.

## KRITISCHE IMPFUNGEN

Die Schwangerschaft führt zu Veränderungen der Immunabwehr und setzt die Bildung von Antikörpern herab. Dadurch können sich Krankheitserreger im Körper schneller vermehren als gewohnt. Eine Impfung mit Lebendimpfstoffen bedeutet in dieser Situation eine zusätzliche Belastung für das mütterliche Immunsystem. Und auch für das Kind kann schlimmstenfalls ein Risiko bestehen.

Bei einem Lebendimpfstoff handelt es sich um einen Impfstoff, der zwar abgeschwächte, aber dennoch lebende Krankheitserreger enthält. Diese können die Zellen des Körpers genauso befallen und sich vermehren wie gewöhnliche Krankheitserreger. Auch wenn die Impfstoffe die Mutter kaum schädigen, sind negative Auswirkungen auf das Kind doch denkbar und sollten möglichst vermieden werden.

Zu den kritischen Impfungen zählen:
- Röteln
- Varizellen (Windpocken)
- Masern
- Mumps
- Tuberkulose
- Cholera
- Gelbfieber
- Japanische Enzephalitis
- Pocken
- Typhus

Kommt es während der Schwangerschaft versehentlich zu einer Impfung mit Lebendimpfstoffen, ist dies dennoch kein Grund zu großer Sorge. So sind zum Beispiel nach einer Rötelnimpfung bisher keine Schädigungen beim Kind bekannt geworden.

## ERLAUBTE IMPFUNGEN

Impfungen mit Totimpfstoffen sind zwar erlaubt, Nutzen und Risiko sollten jedoch genau gegeneinander abgewogen werden. Für eine Impfung spricht, wenn eine entsprechende Ansteckungsgefahr besteht (zum Beispiel auf Reisen). Ist dagegen kein dringender Grund für eine Impfung gegeben, sollte in jedem Fall besser außerhalb der Schwangerschaft geimpft werden. Gegen folgende Erkrankungen kann mit Totimpfstoffen geimpft werden:
- FSME (Zecken-Enzephalitis)
- Hepatitis A und B
- Tetanus (Wundstarrkrampf)
- Grippe
- Diphtherie
- Keuchhusten
- Meningokokken-Meningitis
- Poliomyelitis (Kinderlähmung)
- Tollwut

WOCHE FÜR WOCHE | DER 9. MONAT

# DER 9. MONAT

## Woche 33

32+0 – 32+6 SSW

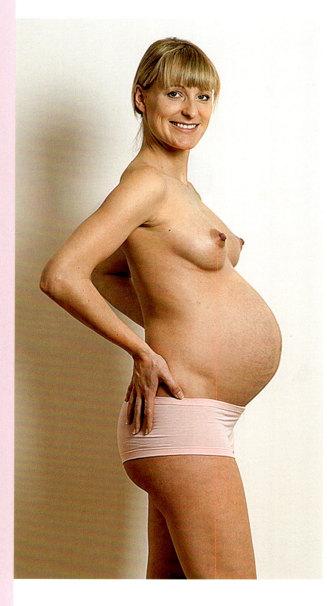

### Entwicklung des Babys

Mit »erweckten« Sinnen lauscht das rund 42 Zentimeter große und circa 1900 Gramm schwere Baby auf Geräusche und Stimmen außerhalb des Mutterleibs. Da es bereits erste Erinnerung sammeln kann, erkennt es auch die vertrauten Stimmen seiner Eltern nach der Geburt wieder. Wenn Sie ihm regelmäßig etwas vorsingen, zum Beispiel ein Einschlaflied, können Sie Ihr Baby nach der Geburt mit »Altbekanntem« verwöhnen und auch beruhigen.

Ansonsten wartet der Fötus weiter in kuscheliger Umgebung auf den großen Tag der Geburt. Dabei ist ihm recht warm ums Herz: Das Fettgewebe lässt seine durchschnittliche Körpertemperatur im Vergleich zu der der Mutter um bis zu 1 °C ansteigen.

Bis zur Geburt nimmt das Kind von nun an noch einmal kräftig an Gewicht zu: Um die 1,5 Kilo können es durchaus sein. Neun von zehn Babys liegen nun schon in der besten Geburtsposition – mit dem Köpfchen nach unten in Richtung mütterlichem Becken und mit den Füßchen nach oben Richtung Mamas Rippen.

### Der Körper der Mutter

Die sogenannte Vorbereitungsphase bricht an. Sie denken nun immer häufiger an die Geburt und die damit verbundene körperliche Trennung vom Kind. Das kann auch negative Auswirkungen auf Ihre Grundstimmung haben und Unsicherheiten sowie Ängste hervorrufen. Je mehr Sie sich jetzt mit schönen Dingen, wie der Einrichtung und Dekoration des Kinderzimmers, befassen oder sich praktisch, zum Beispiel mit einer Puppe oder einem Teddy, in der Säuglingspflege üben, desto eher überwinden Sie unangenehme, vorgeburtliche Stresszustände. Ihre Beweglichkeit ist nun deutlich eingeschränkt und körperliche wie seelische Belastungen nehmen zu: Schlafstörungen, Kreislauf-probleme, Kopfschmerzen und Übelkeit sind keine Seltenheit. Manchmal treten auch neue Beschwerden wie Schmerzen im Oberbauch oder in der Mitte des Rückens auf, die vom Arzt unbedingt abgeklärt werden sollten.

Möchten Sie Ihr Baby gerne stillen, empfiehlt es sich, die tägliche Kalorienmenge von nun an um zusätzliche 450 Kalorien zu steigern. Zu Ihrem anfänglichen Kalorienbedarf aus den ersten Monaten der Schwangerschaft von etwa 2200 Kalorien kommen also insgesamt 750 Kalorien hinzu.

## WICHTIG

**Bei Bauchschmerzen zum Arzt!**

Oberbauchschmerzen, besonders auf der rechten Seite, können auch ein Zeichen für Präeklampsie (siehe Seite 271) sein. Gehen Sie daher gleich zum Arzt, wenn Schmerzen auftreten.

### OBERBAUCHSCHMERZEN

Nicht nur durch den verstärkten Druck auf den Magen oder Boxhiebe des Babys gegen die Leber treten Oberbauchschmerzen oder Sodbrennen auf. Dahinter können sich eine Gallenblasen-entzündung oder auch Gallensteine verstecken, die bei einer Blockierung des Gallenblasengangs oder des Hauptgallengangs schmerzhafte Koliken hervorrufen.

Gallensteine entstehen oftmals erst während der Schwangerschaft, da der Fettstoffwechsel verändert ist (erhöhte Cholesterinausscheidung durch Östrogenabbau in der Leber). Als Therapie kommt meist die Entfernung der Gallensteine oder auch der Gallenblase infrage; jedoch nur sehr selten während der Schwangerschaft. In dieser Zeit verschreibt der Arzt eher Schmerzmittel und verordnet eine Änderung der Ernährung. Vor allem sollten betroffene Frauen Koliken auslösende Nahrungsmittel meiden. Dazu gehören unter anderem: Kohl, Hülsenfrüchte, hart gekochte Eier, Kaffee sowie fettreiche, gebratene oder geröstete Speisen.

### HARNLEITERVERENGUNG

Durch die Lage des Kindes kann es manchmal zu einer Verengung oder auch Verlegung der Harnleiter kommen. Der Urin wird dann nicht mehr richtig abtransportiert und ein Rückstau in die Nierenbecken begünstigt. Schmerzen in der Mitte des Rückens, rechts und links neben der Wirbelsäule, können ebenso darauf hindeuten wie ein dumpfer, stechender Schmerz in der Blasenregion.

Auch Fieber kann begleitend auftreten. Diese Symptome müssen unbedingt von einem Gynäkologen oder Urologen abgeklärt werden. Um den betroffenen Harnleiter wieder durchgängig zu machen, wird oftmals eine dünne Schiene hineingelegt, die bis nach der Geburt im Harnleiter bleiben kann.

## WOCHENINFO

⊙ Von nun an sollten Sie alle zwei Wochen zur **Vorsorgeuntersuchung** gehen.
⊙ Beim Frauenarzt: Laut Mutterschaftsrichtlinien wird in dieser Woche eine **Untersuchung** des Blutes auf eine **Hepatitis-B-Infektion** durchgeführt (siehe Erläuterung des Mutterpasses, Seite 121).

## Aus der Arztpraxis

### Schwangerschaftshochdruck und Präeklampsie

Unter einer hypertensiven Schwangerschaftserkrankung versteht man eine schwangerschaftsbedingte Erkrankung, die mit Bluthochdruck, Eiweißausscheidung im Urin sowie Wassereinlagerungen und Leber- oder Nierenfunktionsstörungen einhergeht. Der dafür lange gebräuchliche Sammelbegriff Gestose wird immer weniger verwendet, da die Bezeichnungen hypertensive Schwangerschaftserkrankung, Präeklampsie und HELLP-Syndrom (siehe Seite 273) die einzelnen Krankheitsbilder sehr viel besser darstellen. Allen Kranheiten gemeinsam ist ein zu hoher Blutdruck, auch Hypertonie genannt, der erstmals während der Schwangerschaft auftritt.

Die genauen Ursachen sind immer noch unklar. Wahrscheinlich hat die Krankheit ihren Ursprung in einer Fehlentwicklung der Plazenta. Immunologische oder auch erbliche Faktoren führen dazu, dass die Gefäße der Plazenta nicht ausreichend ausgebildet werden. So treten Störungen im Kreislauf der Mutter und des Gebärmutter-Mutterkuchen-Systems auf. Die Folgen sind mütterlicher Bluthochdruck und ein vermindertes kindliches Wachstum.

Die Risikofaktoren für die Entstehung einer Präeklampsie sind:
- Erstschwangerschaft
- Präeklampsie in der Vorschwangerschaft
- familiäre Vorbelastung (wenn Mutter oder Schwester auch an Präeklampsie erkrankt ist)
- Mehrlingsschwangerschaft
- bereits bestehende chronische Erkrankungen wie zum Beispiel Bluthochdruck, Diabetes und Nierenerkrankungen
- Gerinnungsstörungen und Autoimmunerkrankungen
- Alter der Schwangeren über 40 Jahre
- Übergewicht

Schwangerschaftshochdruck und Präeklampsie treten in drei bis fünf Prozent aller Schwangerschaften auf. Die Mehrzahl kommt am oder in der Nähe des Entbindungstermins vor. Bei leichter Ausprägung sind die Risiken für Mutter

### INFO

**Hypertensive Schwangerschaftserkrankungen**

Hinter dem Begriff hypertensive Schwangerschaftserkrankung verbergen sich mehrere Beschwerdebilder. Folgende Erkrankungen können damit gemeint sein:
- Schwangerschaftshochdruck: Vom Schwangerschaftshochdruck spricht man, wenn der Bluthochdruck der Schwangeren mehr als 140/90 mmHg beträgt und erstmals nach der 20. Woche auftritt.
- Schwerer Schwangerschaftshochdruck: Blutdruckwerte ab einer Höhe von mehr als 160/110 mmHg.
- Präeklampsie: Eine Präeklampsie liegt vor, wenn neben der Blutdruckerhöhung zusätzlich eine Eiweißausscheidung von mehr als 300 mg pro Tag auftritt. Auch klinische Zeichen wie Kopfschmerz, Doppelsehen, Augenflimmern und Oberbauchbeschwerden, Übelkeit und Erbrechen können ein Hinweis auf eine Präeklampsie sein.
- Eklampsie: Schwerste Form der Präeklampsie, bei der Krampfanfälle auftreten.

und Kind nur gering. In ein bis zwei Prozent beginnt die schwere Präeklampsie bereits vor 35 Schwangerschaftswochen und kann dann zu einer Vielzahl von mütterlichen und kindlichen Komplikationen führen.

### DIE PRÄEKLAMPSIE

Für die sichere Diagnose einer Präeklampsie zieht der Arzt unterschiedliche Untersuchungsmethoden heran:

⊙ Blutdruckmessung: Wichtig ist, dass der Blutdruck im Ruhezustand gemessen wird. Am besten haben Sie sich daher bereits zehn Minuten im Wartezimmer ausgeruht, bevor die Kontrolle erfolgt. Achten Sie darauf, dass die Manschette breit genug ist: Wenn sie zu schmal ist, verfälschen sich die Messdaten und die Werte sind zu hoch. Auch daher sollten zu hohe Blutdruckwerte nach 10 bis 30 Minuten noch einmal überprüft werden. Wenn Sie sich durch den Arztbesuch aufregen, ist es manchmal besser, Sie messen Ihren Blutdruck noch einmal zu Hause nach und gehen später mit den Aufzeichnungen wieder zum Arzt. Auch eine 24-Stunden-Blutdruckmessung mit vollautomatischen Geräten ist möglich.

⊙ Urinkontrolle: Bei jedem Vorsorgetermin wird der Urin auf eventuell vorhandenes Eiweiß kontrolliert. Es kommt zwar während der Schwangerschaft relativ häufig vor, dass im Urin Eiweiß nachgewiesen wird. Wenn die Menge aber einen bestimmten Grenzwert überschreitet, deutet dies auf eine Erkrankung hin. Als Ursachen kommen neben einer Präeklampsie auch Harnwegsinfekte infrage.

⊙ Kontrolle von Ödemen und Wassereinlagerungen: Typische Kennzeichen einer Präeklampsie sind auffällige Wassereinlagerungen im Gesicht sowie an Armen und Beinen. Wenn Sie nur abends nach langem Stehen oder nach einem Einkaufsbummel schwere Beine haben, müssen Sie sich keine Sorgen machen – örtlich begrenzte Ödeme deuten nicht auf diese Erkrankung hin.

⊙ Blutflusskontrolle der Gebärmuttergefäße: Mithilfe der Dopplersonografie (siehe Seite 240) kann eine drohende Präeklampsie bereits in der 20. bis 24. Woche erkannt werden, da sich bereits zu diesem Zeitpunkt der Blutfluss in den Gefäßen der Gebärmutter auffällig verändert. Die Schwangerschaft wird in diesem Fall in kürzeren Abständen überwacht, um Risiken für das Kind rechtzeitig zu erkennen.

### BEHANDLUNG

Tritt eine Präeklampsie nach der 37. Woche auf, ist das Baby bereits groß genug, um das Licht der Welt zu erblicken. Für Mutter und Kind ist es dann am sichersten, die Geburt einzuleiten. Wenn das Kind noch zu klein ist, um problemlos außerhalb des Mutterleibs zurechtzukommen, ist es besser, noch weiter abzuwarten. Es ist

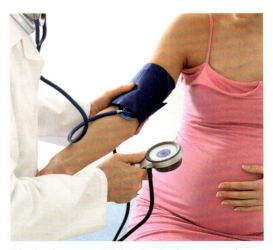

*Blutdruckmessung: Wichtig ist eine breite Manschette und Ruhe – sonst werden die Messwerte verfälscht.*

## WOCHE FÜR WOCHE | DER 9. MONAT

abzuwägen, welches Risiko höher ist – die mütterliche Erkrankung oder eine Frühgeburt (siehe Seite 222) mit allen Problemen, die damit verbunden sind.

Eine Senkung des mütterlichen Blutdrucks kann zu einer Unterversorgung des Kindes führen. Daher erfolgt eine Behandlung mit Medikamenten üblicherweise erst bei Blutdruckwerten über 160/110 mmHg. Ist die Präeklampsie nicht sehr ausgeprägt, reicht eine ambulante Betreuung mit häufigen Kontrollen oft aus. Wichtig ist in diesem Fall Schonung: Vermeiden Sie jede Anstrengung. Auch eine möglichst ausgewogene Ernährung (siehe Seite 23) mit viel Gemüse und Obst kann Ihnen dabei helfen, dass der Zustand sich stabilisiert. Viel hochwertiges Eiweiß, zum Beispiel in Form von Meeresfisch, ist ebenfalls wichtig. Achten Sie nur darauf, dass Sie nicht zu viele Kalorien zu sich nehmen.

Auf keinen Fall sollten Sie aber auf Salz verzichten, wie es früher oft empfohlen wurde. Auch sogenannte »Obst-und-Reis-Tage« sind nicht sinnvoll. Eine bewusst flüssigkeits- und salzarme Ernährung kann sogar gefährlich sein. Auch Mittel zur Entwässerung – inklusive pflanzliche Mittel wie entwässernde Kräutertees – bewirken in der Regel eine Verschlechterung des Krankheitsbildes: Das Blut »dickt« zunehmend ein und kann noch schlechter fließen. Weil das dicke Blut auch die Plazentaschranke nur schwer überwinden kann, wird das ungeborene Kind immer schlechter versorgt. Führen weder Ruhe und Schonung noch eine ausgewogene Ernährung dazu, dass die Eiweißausscheidung im Urin abnimmt und der Blutdruck sich stabilisiert, ist ein Krankenhausaufenthalt notwendig. Die engmaschige Überwachung des Kindes bei einer Präeklampsie ist sehr wichtig, da diese Wachstumsstörungen hervorrufen kann, die auch die übrige Entwicklung des Kindes beein-

trächtigen. Bei ausgeprägten Formen der Präeklampsie kann sogar die Sauerstoffversorgung betroffen sein.

Mithilfe der Dopplersonografie (siehe Seite 240) lässt sich der Versorgungszustand aber sehr gut beurteilen. Je nachdem, welchen Schweregrad die Präeklampsie erreicht, werden die Kontrollen unterschiedlich häufig durchgeführt. Dies hängt auch davon ab, wie gut das Kind versorgt wird und wie weit die Schwangerschaft bereits fortgeschritten ist. In manchen Fällen erfolgt die Kontrolle zweimal täglich. Bei anderen Kindern reicht dagegen auch eine 14-tägige Überwachung aus. Solange Sie die Untersuchungen im festgelegten Turnus durchlaufen, besteht für Mutter und Kind keine ernste Gefahr: Sobald die Situation jedoch beginnt kritisch zu werden, wird auf medikamentösem Wege die Geburt eingeleitet.

Bei einer leichten Präeklampsie steht einer spontanen Geburt nichts im Wege – vorausgesetzt, das Kind ist gut entwickelt und der Geburtstermin ist erreicht. Bei schweren Verläufen, die mit einer beeinträchtigten kindlichen Versorgung einhergehen, ist ein Kaiserschnitt jedoch meist die bessere Wahl, weil die Belastungen für das Kind dabei geringer sind.

Die Geburt verspricht meist auch für die Mutter Heilung: Denn genauso plötzlich, wie die Erkrankung aufgetaucht ist, verschwindet sie nach der Geburt auch wieder. Dennoch sind in den ersten Tagen nach der Geburt noch häufige Blutdruckkontrollen notwendig, da es in seltenen Fällen zu plötzlichen Rückfällen kommen kann. In der Regel aber heilt die Präeklampsie nach einigen Tagen rasch wieder aus und Sie können sich uneingeschränkt über Ihr Baby freuen. Ihr Kind selbst ist jetzt nicht mehr gefährdet: Mit der Geburt ist die drohende Unterversorgung abgewendet und es kann sich gut entwickeln.

# HELLP-Syndrom

Das »HELLP«-Syndrom ist eine mütterliche Erkrankung, die nur in der Schwangerschaft auftritt. Es handelt sich dabei um eine schwere Form der Präeklampsie, da mit ihr eine Störung der Blutgerinnung sowie der Funktion von Leber und Nieren einhergehen kann. Die Erkrankung tritt typischerweise in der zweiten Hälfte der Schwangerschaft auf. Wodurch sie jedoch ausgelöst wird, ist noch nicht geklärt.

Seinen Namen verdankt die Erkrankung den Veränderungen, die im Labor nachgewiesen werden können: **H**ämolyse, **E**levated **L**iver Enzymes und **L**ow **P**latelets. Neben dem Zerfall der roten Blutkörperchen kommt es zur Erhöhung der Leberwerte und einem Abfall der Blutplättchen.

## Diagnose

Ein HELLP-Syndrom kann sich innerhalb weniger Stunden voll ausprägen. Unbehandelt stellt es für die Mutter eine ernste Gefahr dar. Erste Anzeichen sind:

⊙ Bauchschmerzen, die vor allem im oberen Bauch und auf der rechten Seite auftreten. Durch den gestörten Blutfluss in der Leber kommt es zur Dehnung der Leber – und dies verursacht Schmerzen.

⊙ Schwellungen an Armen, Beinen und im Gesicht können auftreten, ebenso wie ein erhöhter Blutdruck und eine erhöhte Ausscheidung von Eiweiß im Urin.

⊙ Auch Übelkeit, Sehstörungen und eine gelbe Hautfärbung sind Warnsignale für ein HELLP-Syndrom.

Die Bestätigung der Diagnose erfolgt mit der Laboruntersuchung (Blutbild, Leberwerte).

Da die Symptome nicht in allen Fällen einheitlich auftreten, ist die Diagnose des HELLP-Syndroms leider nicht ganz einfach. So sind bei etwa 20 Prozent der Betroffenen zwar die Leberwerte und die Blutgerinnungswerte erheblich verändert, Blutdruck und Urin aber sind unauffällig. Zudem kommen die beschriebenen Krankheitszeichen sehr häufig im Laufe einer Schwangerschaft vor, ohne dass sie Vorboten eines beginnenden HELLP-Syndroms sind. Es wäre also sicherlich falsch, zum Beispiel bei einer Schwellung in den Beinen oder bei jeder Übelkeit sofort an den Ausbruch eines HELLP-Syndroms zu denken.

## Behandlung

Der Verlauf des HELLP-Syndroms lässt sich schwer vorhersagen. Es kann spontan zur Rückbildung der Symptome kommen, es ist aber auch eine rasche Verschlechterung der Erkrankung möglich. Bei einem reifen Kind um den Entbindungstermin ist es am besten, die Geburt einzuleiten. Vor 34 Schwangerschaftswochen sollte dagegen zunächst eine Lungenreifegabe erfolgen, damit das Kind bei der Geburt gute Startchancen hat. Eine zusätzliche Kortisongabe kann die Symptome der Mutter bessern. Wichtig ist auf jeden Fall eine engmaschige stationäre Laborkontrolle, um rechtzeitig einen Kaiserschnitt durchzuführen, wenn die Befunde sich verschlechtern.

Es kommt auch vor, dass ein HELLP-Syndrom sich erst nach der Geburt des Kindes ausbildet. Die Symptome – rechtsseitige Schmerzen im Oberbauch, Bluthochdruck, manchmal starkes Hautjucken – sind dieselben. Nach drei bis vier Tagen bildet die Erkrankung sich auch in diesem Fall vollständig zurück.

WOCHE FÜR WOCHE | DER 9. MONAT

## Gymnastik für die 33. bis 36. SSW

Die folgenden Übungen können Sie von nun an täglich in Ihr Geburtsvorbereitungsprogramm integrieren. Sie lernen dabei, mit körperlicher Anspannung und anstrengender Muskelarbeit umzugehen. So trainiert, wird die Intensität der Wehen Sie nicht so leicht aus dem Konzept bringen können.

Das tiefe Ausatmen hilft Ihnen dabei, die Anspannung auszuhalten. Auf diese Weise können Sie sich gezielt auf das Einsetzen der Wehen vorbereiten. Auch während der Geburt wird Ihnen die Konzentration auf die Atmung dabei helfen, die Spannung in Ihrem Körper auszuhalten. Üben Sie dabei auch immer ganz bewusst das Loslassen und Entspannen. Denn nur so können die Pausen zwischen den Wehen eine Erholung für Sie sein.

### ① Fersen heben

**1. STEP** | Stellen Sie sich aufrecht hin, die Beine sind gerade und geschlossen, die Füße zeigen gerade nach vorne. Die Schultern sind gerade, die Arme hängen locker herab.
**2. STEP** | Heben Sie die rechte Ferse an und stellen Sie sich auf die Zehen. Heben Sie die linke Ferse an und stellen Sie sich auch hier auf die Zehen. Jetzt sind beide Füße in der gleichen angehobenen Position. Senken Sie erst den rechten Fuß, dann den linken. Beide Füße sind wieder fest am Boden.
**3. STEP** | Beginnen Sie wieder mit dem rechten Fuß, dann kommt der linke und so weiter. Kommen Sie in eine fließende Auf- und Abbewegung. Achten Sie auf eine gerade, aber unverkrampfte Körperhaltung und steigen Sie rund 1 Minute auf und ab.

**4. STEP** | Schütteln Sie Arme und Beine aus und laufen Sie ganz entspannt mit locker schwingenden Armen eine Minute lang durch den Raum. Rollen Sie die Füße beim Laufen bewusst von der Ferse über den Ballen ab. Wiederholen Sie die Übung noch zweimal.

Mit »Fersen heben« üben Sie ganz gezielt, aus der Anspannung in eine entspannte Haltung zu kommen. Entspannung zuzulassen und zu genießen bringt Ihnen Erleichterung während der Geburt.

### ② Spannung halten

**1. STEP** | Setzen Sie sich auf einen Stuhl, die Beine sind etwas auseinander und die Fußsohlen liegen am Boden auf. Rutschen Sie mit dem Po nach hinten, der Oberkörper ist gerade, aber locker. Die Arme hängen seitwärts am Körper, während Sie sich mit den Händen an der Sitzfläche festhalten.

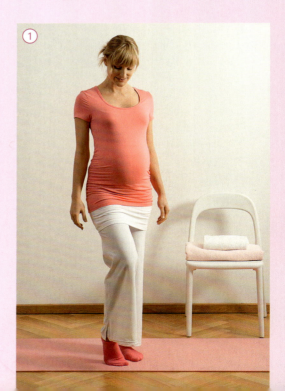

274

Woche 33

**2. STEP |** Spannen Sie den linken Fuß an, indem Sie die Zehen Richtung Fußmitte einziehen. Behalten Sie die Spannung bei und spannen Sie den rechten Fuß an.
**3. STEP |** Halten Sie die Spannung in beiden Füßen und spannen Sie die Muskeln des linken Ober- und Unterschenkels an. Halten Sie die Spannung und spannen Sie das rechte Bein gleichermaßen an. Halten Sie die Spannung und kneifen Sie die Pobacken fest zusammen.
**4. STEP |** Bleiben Sie eine Minute in dieser Spannung sitzen – der Atem fließt gleichmäßig. Lassen Sie los, stehen Sie auf, schütteln Sie Beine und Arme aus. Laufen Sie nun ganz bewusst, jeden Schritt wahrnehmend, eine Minute durch den Raum. Atmen Sie tief ein und aus. Wiederholen Sie die Übung noch zweimal.

Spannung halten zu können, bedeutet auch Spannung auszuhalten. Je mehr Sie Ihren Körper an diesen Zustand gewöhnen, desto kräftiger und gelassener können Sie den Geburtswehen begegnen. Denn auch bei der Geburt geht es vor allem darum, Spannung auszuhalten – und loszulassen, sobald die Wehe wieder geht.

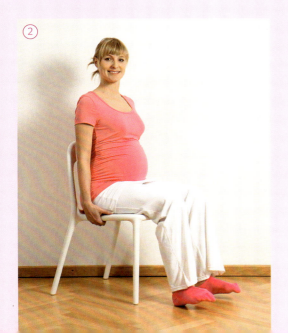

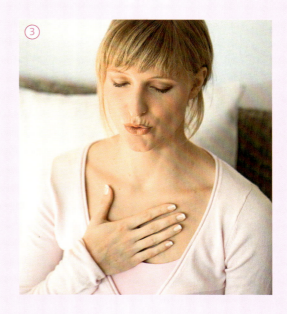

### ③ Ausatmen entspannt

Üben Sie, sich auf Ihren Atem zu konzentrieren. Stellen Sie sich dazu eine Eieruhr auf zwei Minuten und beginnen Sie mit der Übung »Spannung halten«.

**1. STEP |** Atmen Sie gleichmäßig durch die Nase ein und aus. Sobald die Spannung für Sie anstrengend wird, beginnen Sie, durch die Nase ein- und durch den Mund auszuatmen.
**2. STEP |** Lassen Sie den Atem hörbar aus sich herausströmen. Machen Sie die Lungen ganz leer und atmen Sie erst dann wieder durch die Nase ein. Versuchen Sie, doppelt so lange auszuwie einzuatmen. Konzentrieren Sie sich nur auf Ihre Atmung, bis die Eieruhr klingelt.
**3. STEP |** Lassen Sie die Spannung los und finden Sie zurück zu einem ruhigen Atemrhythmus. Schließen Sie die Augen und genießen Sie das Gefühl der Leichtigkeit nach der Anspannung. Wiederholen Sie die Übung.

275

# Woche 34
## 33+0 – 33+6 SSW

### Entwicklung des Babys

Trotz der zunehmenden Enge kann sich das rund 44 Zentimeter große und 2200 Gramm schwere Baby noch ausreichend bewegen. Seine Tritte und Knüffe werden Sie immer wieder spüren, wenn das Baby eine aktive Phase hat. Es kann sich jetzt auch kratzen, denn die Nägel reichen bereits über die Fingerkuppen hinaus. Nach der Geburt können die kleinen Nägel sogar blutige Kratzspuren im Gesicht des Säuglings hinterlassen. Kein Wunder, wenn sie jetzt schon so lang sind! Trotzdem sollten Sie nicht zur Nagelschere greifen, wenn Ihr Baby anfangs scharfe Nägel hat – Sie könnten das Nagelbett verletzen und eine Entzündung riskieren.

Das Baby nimmt weiterhin gut zu und wechselt kurzfristig zwischen Wach- und Schlafphasen. Jetzt versorgt die Plazenta das Kind mit großen Mengen an Kalzium, die sie aus Ihrem Blut herausholt. Damit ist die ausreichende Knochenentwicklung des Babys bis zur Geburt sichergestellt. Nehmen Sie viele Milchprodukte zu sich, um einem eigenen Kalziummangel vorzubeugen!

### Der Körper der Mutter

Ein ausgeprägter Wunsch nach Schutz und Sicherheit macht sich jetzt häufiger bemerkbar. Sprechen Sie mit Ihrem Partner darüber und lassen Sie sich so viel wie möglich von ihm verwöhnen. Machen Sie es sich zu Hause kuschelig und bequem und vermeiden Sie unnötige Aufregungen und Anstrengungen, die Sie emotional belasten. Auch der liebevolle Umgang mit sich selbst gibt Ihnen wohltuende Nestwärme.

Mit runder werdendem Bauch verändert sich auch Ihr Nabel. Erst verschwindet die einstige Höhlung und er wird immer flacher. Und später wölbt er sich sogar heraus. Da die Bauchdecke jetzt durch die Spannung sehr belastet ist, kann der Nabelbereich schmerzen.

Viele Schwangere hören ein Knacken oder Schnalzen aus dem Inneren ihres Bauches. Die genaue Ursache dafür ist leider noch nicht gefunden. Vermutet wird, dass diese Geräusche durch Bewegungen des Babys im Fruchtwasser entstehen. Das Knacken an sich wird als harmlos eingestuft – mit dem Kind und Ihnen ist also alles in Ordnung.

## WOCHENINFO

⊙ **Die Kliniktasche:** Eine gepackte Tasche bringt ein gewisses Maß an Ruhe, wenn es ums Warten auf die ersten richtigen Wehen geht. Steht die Kliniktasche bereit, brauchen Sie nur noch die Schuhe und eventuell eine Jacke überzuziehen – und schon geht es los. Nervosität und etwas Hektik sind in diesem Moment ganz natürlich.

⊙ **Notfallnummern:** Bringen Sie in der Nähe des Telefons wichtige Rufnummern wie die des Partners, der Hebamme, eines nahen Taxistandes oder auch des Notarztes und Rettungswagens an.

⊙ **Das Sorgerecht:** Sollten Sie nicht verheiratet sein, haben Sie die Möglichkeit, schon vor der Geburt das gemeinsame Sorgerecht beim Jugendamt zu vereinbaren beziehungsweise die Vaterschaft dokumentieren zu lassen. Damit sichern Sie sich ab, falls während oder nach der Geburt wichtige Entscheidungen getroffen werden müssen und Sie dazu vielleicht wegen eines eingeschränkten Gesundheitszustandes nicht in der Lage sind.

Woche 34

## Die Kliniktasche

In die Kliniktasche gehören vor allem die Dinge, die Sie auch zu Hause fürs Pflegen und Wohlfühlen benötigen:

◉ ein bequemes, knielanges Shirt oder Nachthemd für die Geburt sowie warme Socken
◉ ein Bademantel
◉ vier Schlafanzüge oder Nachthemden mit aufknöpfbarem Oberteil fürs bequeme Stillen
◉ ein Jogginganzug, zum Beispiel für die Rückbildungsgymnastik oder für den Weg ins Kinderzimmer
◉ eine bequeme Hose für tags, die auch im Krankenzimmer oder Bett zu tragen ist
◉ drei T-Shirts oder Sweatshirts, mit denen Sie sich tagsüber in der Klinik wohlfühlen
◉ Hausschuhe mit rutschfester, dicker Sohle
◉ leichtere Strümpfe/Socken für den Tag
◉ sechs Einmalunterhosen
◉ sechs größere Slips, die die Einmalunterhosen samt Vorlagen für den Wochenfluss fixieren
◉ zwei Still-BHs, weiche Stilleinlagen
◉ eine Packung Einmalwaschlappen
◉ Papiertaschentücher
◉ für die Körperpflege: Seife, Duschgel, Haarshampoo, Körperlotion, Gesichtscreme, evtl. Schminkutensilien, Gesichtsmilch und -wasser, Wattepads, Föhn (falls nicht im Krankenhaus vorhanden), Bürste, Kamm, parfümfreies Deo, Zahnbürste und -pasta, Nagelschere und -feile
◉ fürs Baby: Kleidung benötigen Sie meist nur für den Heimweg, da die Kliniken in der Regel alle Babysachen einschließlich Einmalwindeln stellen. Daher reicht ein Body, ein langärmeliges Hemdchen zum Binden oder Knöpfen, ein Strampler mit Füßchen, Söckchen, eine Jacke, eine Mütze sowie eine Babydecke. Die Trageschale braucht Ihr Partner erst mitzubringen, wenn Sie entlassen werden.

◉ ein Wecker
◉ ausreichend Kleingeld und kleinere Scheine für Telefonkarten, Fernsehgebühren etc.
◉ Stift und Notizblock, Lektüre
◉ Telefonnummern von Freunden
◉ Medikamente, die Sie täglich benötigen. Diese sollten Sie bei der Aufnahme in der Klinik nennen, um keine Wechselwirkungen mit anderen Medikamenten beispielsweise während der Geburt zu riskieren.

### INFO

**Wichtige Papiere**

Papiere, die für den Krankenhausaufenthalt wichtig sind:

◉ Versichertenkarte (der gesetzlichen Krankenkasse, privaten Zusatzversicherung oder Privatversicherung)
◉ Mutterpass
◉ Personalausweis
◉ Stammbuch
◉ Ihre Geburtsurkunde (falls Sie nicht verheiratet sind)

Auch etwas zum Knabbern oder Fruchtsäfte für die Zeit im Kreißsaal dürfen mit ins Gepäck. Mit Birnensaft beispielsweise lässt sich das von der Klinik angebotene Mineralwasser mischen und in ein recht erfrischendes Getränk verwandeln. Falls erlaubt, können Sie auch eigene CDs samt CD-Player, ätherische Öle sowie eine Duftlampe mit in den Geburtsraum nehmen. Als Düfte eignen sich besonders das harmonisierende Rosenöl, erfrischendes Eisenkrautöl, entspannendes Neroliöl oder entkrampfendes, vitalisierendes Muskatellersalbeiöl.

# Aus der Arztpraxis

## Die Überwachung mit dem CTG

Bei Ihrer letzten Vorsorgeuntersuchung hat Sie Ihr Frauenarzt vielleicht schon an ein Kardiotokogramm (CTG) angeschlossen. Dieses Gerät zeichnet gleichzeitig die kindliche Herzfrequenz und die Wehentätigkeit auf. Die Untersuchungsergebnisse werden in zwei verschiedenen Kurven dargestellt und auf Millimeterpapier ausgedruckt. Anhand der Berge und Täler, die die Kurven des CTGs beschreiben, kann der Arzt Rückschlüsse auf das Wohlbefinden und auf die aktuelle Sauerstoffversorgung des Kindes im Mutterleib ziehen. Die Untersuchung ist einfach und schmerzlos.

### ABWEICHUNG VON DER NORMKURVE

Das CTG-Muster hängt von vielen Einflussfaktoren ab. Auffällige Muster müssen daher nicht immer bedeuten, dass die kindliche Versorgung gefährdet ist. So spielt es zum Beispiel eine wichtige Rolle für die Beurteilung, ob das Kind gerade schläft oder wach ist und sich viel bewegt. Ist das CTG auffällig, führt der Arzt zusätzliche Untersuchungen durch, um völlig sicherzugehen, dass es dem Baby gut geht und seine Versorgung einwandfrei funktioniert. Im Einzelnen handelt es sich um:

⊙ Dopplerultraschall (siehe Seite 240): Er dient dazu, den Blutfluss in den Gefäßen und die Entwicklung des Herzens darzustellen.

⊙ Fetale Stimulation: Der Arzt versucht, das Baby durch sanftes Rütteln am Bauch, durch akustische und lichtoptische Reize aufzuwecken, und prüft erneut die Herzfrequenz.

⊙ Kineto-Kardiotokogramm (K-CTG): Mit einem dritten Messfühler wird während des CTGs die Bewegungsintensität und -dauer des Ungeborenen geprüft.

---

## INFO

### Einflussgrößen auf das CTG-Muster

Fällt das CTG-Muster anders aus als normal, kann dies verschiedene Ursachen haben:

⊙ **Mütterliche Ursachen:**
Wehen, Blutdruck, Fieber, körperliche Aktivität, Rückenlage

⊙ **Plazenta und Nabelschnur:**
Schwangerschaftsalter, Nabelschnurkompression, Plazentainsuffizienz

⊙ **Kindliche Ursachen:**
Schlaf- oder Wachzustand, Aktivität, Sauerstoffunterversorgung

⊙ **Äußere Einflüsse:**
Drogen, Medikamente, Rauchen

---

### EINSATZMÖGLICHKEITEN

Aufgrund von wissenschaftlichen Studien ist eine CTG-Überwachung bei einer unauffällig verlaufenden Schwangerschaft erst notwendig, wenn der Geburtstermin verstrichen ist. Nur wenn Risiken bestehen, können CTG-Kontrollen schon früher dazu beitragen, die kindliche Versorgung zu überwachen. Wichtig für das kindliche Wohlergehen ist eine regelmäßige CTG-Kontrolle in folgenden Fällen:

⊙ bei Mehrlingsschwangerschaften

⊙ bei Diabetes oder Schwangerschaftsdiabetes der Mutter (siehe Seite 233)

⊙ bei Bluthochdruck (siehe Seite 270)

⊙ bei auffälligen Ultraschallergebnissen

⊙ bei Blutungen (siehe Seite 149)

⊙ bei Infektionen (siehe Seite 190)

⊙ bei spürbar nachlassenden Kindsbewegungen (siehe Seite 293)

⊙ bei vorzeitigen Wehen (siehe Seite 222)

## DURCHFÜHRUNG DER UNTERSUCHUNG

Um das CTG zu schreiben, ist die Seitenlage am besten geeignet. Suchen Sie sich eine Haltung aus, die möglichst bequem ist, da die Aufzeichnung etwa eine halbe Stunde in Anspruch nimmt. Um Ihren Bauch wird ein Gurt mit zwei Messfühlern gelegt, die die kindlichen Herztöne und die Wehen aufzeichnen. Die Ableitung der Herztöne erfolgt über einen Dopplerultraschall-Abnehmer. Dieser sendet gepulste Ultraschallsignale an das Herz des Ungeborenen. Das kindliche Herz reflektiert diese und die Ultraschallsonde empfängt sie. Die empfangenen Signale zeichnet das Untersuchungsgerät automatisch als Kurve auf. Das Kardiotokogramm spiegelt die Herzschläge meist nicht eins zu eins wider. Aus diesem Grund sind etwa fünf Herzkylen in Folge notwendig, um den tatsächlichen Verlauf rekonstruieren zu können.

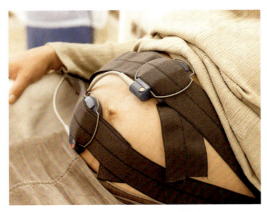

*Über zwei Messfühler werden die kindlichen Herztöne und die Wehentätigkeit gemessen.*

Die Registrierung von Wehen erfolgt über einen Druckabnehmer. Bei Kontraktionen richtet sich die Gebärmutter gegen die Bauchdecke auf und führt so dazu, dass sich der Drucksensor mechanisch auslenkt. Dies wiederum wird in ein elektrisches Signal umgewandelt und im Wehenkanal der CTG-Registrierung aufgezeichnet.

Besteht während der Schwangerschaft der Verdacht auf eine gesundheitliche Gefährdung des Ungeborenen, kann der Arzt zur Sicherheit bereits mit 24 Schwangerschaftswochen eine Kardiotokographie anordnen.

Wie häufig ein CTG geschrieben wird, hängt stark von der individuellen Situation ab. In einigen Fällen kann schon ein einmaliges, ambulant – das heißt ohne Krankenhausaufenthalt – durchgeführtes CTG ausreichen. Bei einem stark erhöhten Risiko ist dagegen manchmal auch eine Dauerüberwachung nötig.

## CTG BEI DER GEBURT

Während der Geburt ist die CTG-Überwachung die sicherste Methode, eine kindliche Unterversorgung rechtzeitig zu erfassen: Weil das Gerät den Abfall der kindlichen Herztöne sofort registriert, können umgehend geeignete Hilfsmaßnahmen ergriffen werden.

Das erste CTG wird schon bei der Aufnahme im Kreißsaal geschrieben. Je nachdem, ob ein Risiko für das Ungeborene besteht, wird es regelmäßig nach 30 Minuten bis zwei Stunden wiederholt. Während der späten Eröffnungs- und Austreibungsphase erfolgt dann eine kontinuierliche CTG-Aufzeichnung, damit die Sicherheit des Kindes auf jeden Fall gewährleistet ist. Bei einer Risikoschwangerschaft wird während der gesamten Eröffnungs- und Austreibungsphase ein CTG geschrieben. In gut ausgestatteten Kliniken kommen dabei spezielle CTG-Geräte zum Einsatz, die die Bewegungsfähigkeit der Schwangeren möglichst wenig einschränken. Die CTG-Signale werden in diesem Fall per Funk übermittelt.

WOCHE FÜR WOCHE | DER 9. MONAT

## SPEZIAL

### Das CTG-Muster

Mit der Aufzeichnung der kindlichen Herztöne kann der Arzt Gewissheit über verschiedene Messgrößen erlangen. Denn der CTG-Streifen verrät, wie häufig und regelmäßig das Herz schlägt und ob es in der Herzfrequenz Abweichungen nach oben oder unten gibt. Auch die Bandbreite der Ausschläge gibt Auskunft darüber, wie es Ihrem Kind geht.

Auf dem Messstreifen wird dazu horizontal die Dauer der Aufzeichnung abgetragen und vertikal die Herzfrequenz des Kindes aufgezeichnet. Ein normales CTG hat folgende Merkmale:
⊙ Die durchschnittliche Herzfrequenz liegt zwischen 110 und 150 Schlägen pro Minute.
⊙ Die Kurve verläuft abwechslungsreich.
⊙ Bei der durchschnittlichen Herzfrequenz lassen sich »Ausreißer« nach oben und unten erkennen (kleine Zickzack-Bewegungen um die Durchschnittsfrequenz, siehe Abbildung).
⊙ Bei einer Aufzeichnung von 30 Minuten zeigen sich mindestens zwei »Berge«, die beweisen, dass der kindliche Herzschlag auf äußere Reize (zum Beispiel Zusammenziehen der Gebärmutter) reagiert.
⊙ Es zeigen sich über die Dauer der Aufzeichnung keine wiederkehrenden »Täler«.

Als auffällig gilt ein CTG, wenn die durchschnittliche Herzfrequenz unter 100 oder über 170 Schlägen pro Minute liegt und das Muster gleichförmig und ohne Ausschläge verläuft. Auch mehrere untypische Täler und fehlende Berge sind Anlass für weitere Kontrollen.

Auffällig erniedrigte beziehungsweise beschleunigte Herztonfrequenzen können aber auch ganz harmlose Erklärungen haben. So verlangsamt sich der Herzschlag, wenn das Kind schläft. Und wenn es sehr aktiv ist, kann die Herzfrequenz erhöht sein. Sicherheitshalber aber müssen bei abweichenden Herztonmustern Erkrankungen ausgeschlossen werden.

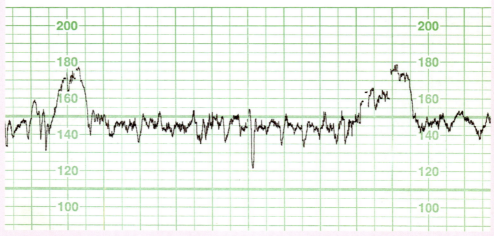

*Alles in Ordnung: Das CTG pendelt um 140 Schläge pro Minute und zeigt zwei »spitze Berge«.*

| Parameter der kindlichen Herzfrequenzanalyse (vereinfachte Darstellung) | |
|---|---|
| Grundfrequenz | SpM = Herzschläge pro Minute |
| Normalbereich | 110–150 SpM |
| Leicht verlangsamter Herzschlag (Bradykardie) | 100–109 SpM |
| Schwere Bradykardie | unter 100 SpM |
| Leicht bechleunigter Herzschlag, Herzrasen (Tachykardie) | 151–170 SpM |
| Schwere Tachykardie | über 170 SpM |
| Bandbreite (Variabilität) | Bandbreite zwischen höchstem und tiefstem Ausschlag |
| Normal | mehr als 5 SpM |
| Suspekt | weniger als 5 SpM und länger als 40 Min., aber unter 90 Min. oder > 25 SpM |
| Pathologisch | weniger als 5 SpM und länger als 90 Min. |
| Berge (Akzeleration) | Anstieg der kindlichen Herzfrequenz (FHF) um mehr als 15 SpM, über einen Zeitraum von mehr als 15 Sekunden |
| Normal | Zwei Akzelerationen in 20 Min. |
| Suspekt | Periodisches Auftreten mit jeder Wehe |
| Pathologisch | Keine Akzeleration in mehr als 40 Min. |
| Täler (Dezeleration) | Abfall der kindlichen Herzfrequenz um 15 SpM länger als 15 Sekunden |
| Frühe Dezeleration (Tal auf dem Höhepunkt einer Wehe) | Wehenabhängige, periodisch wiederholte Absenkung der FHF |
| | Hinweis für wenig Fruchtwasser oder Eröffnung des Muttermundes |
| | Während der Geburt kein Risiko für das Kind |
| Späte Dezeleration (Tal unmittelbar nach der Wehe) | Wehenabhängige, periodisch wiederholte Absenkung der FHF nach der Wehe |
| | Zeichen für eine kindliche Unterversorgung |
| Variable Dezeleration (ungleichmäßige Täler) | Variabel in Form, Dauer, Tiefe und zeitlicher Abhängigkeit von Wehen |
| | Beurteilung abhängig vom Ultraschallbefund |

WOCHE FÜR WOCHE | DER 9. MONAT

# Woche 35
## 34+0 – 34+6 SSW

### Entwicklung des Babys

Am Ende dieser Woche sind die Lungen des rund 45 Zentimeter großen und 2500 Gramm schweren Babys voll entwickelt. Sollte es nun zu einer vorzeitigen Geburt kommen, kann das Kind meist selbstständig atmen. In 99 Prozent der Fälle würde es daher keine intensivmedizinische Versorgung benötigen. Denn auch das Verdauungssystem und das Zentralnervensystem sind nahezu ausgereift.

Bei männlichen Babys haben sich die Hoden gesenkt, das heißt, sie sind vom Inneren des kleinen Bauches in die Hodensäcke hineingewandert. Doch es gibt auch Ausnahmen: Manche Jungen kommen mit sogenanntem Hodenhochstand zur Welt. In den meisten Fällen senken die Hoden sich dann bis zum sechsten Lebensmonat.

Um sich für die Geburt zu stärken, nimmt das Baby in den nächsten fünf Wochen noch einmal rund 1000 Gramm an Gewicht zu. Sein Immunsystem arbeitet mittlerweile unabhängig von dem der Mutter.

### Der Körper der Mutter

Wenn Ihr Appetit auf einmal zurückgeht, liegt es vor allem daran, dass der Magen ziemlich eingeengt ist – und selbst Essen beschwerlich wird. Um dennoch genug Kalorien aufnehmen zu können, ist es am besten, über den Tag verteilt immer wieder kleinere Mahlzeiten zu sich zu nehmen. Das schränkt auch häufiges Sodbrennen ein. Mittlerweile ist auch Ihr Blutvolumen auf das Maximum angestiegen, das während der Schwangerschaft zu erreichen ist. Ihr Kreislauf muss auf Hochtouren arbeiten und Sie schleppen ganz schön was mit sich herum. Da ist es nicht verwunderlich, wenn sich selbst der Gang zum Supermarkt um die Ecke wie ein beschwerlicher Tagesmarsch anfühlt. Dennoch: Nehmen Sie sich ausreichend Zeit für Ihre Wege, hetzen Sie nicht, und nehmen Sie das Tempo so an, wie es Ihnen möglich ist. Alles andere bringt nur Frust und lässt Sie ordentlich außer Atem geraten. Auch plötzliche Ischiasschmerzen können jetzt schon einmal den Atem zum Stocken bringen.

### ⌒ WOCHENINFO

⊙ Wenn Sie berufstätig sind, beginnt jetzt der **Mutterschutz**. Doch seien Sie vorsichtig: Auch wenn Sie jetzt endlich genügend Zeit für die Dinge haben, die vielleicht liegen geblieben sind, dürfen Sie nicht zu fleißig sein. Mutterschutz heißt vor allem, sich zu schonen, einen Gang zurückzuschalten und nur so viel zu tun, dass Sie sich auf keinen Fall überanstrengen.

⊙ Zur Geburtsvorbereitung können Sie von nun an täglich zwei bis drei Tassen **Himbeerblättertee** trinken. Er macht das Gewebe weicher und entkrampft.

⊙ **Rückengymnastik** tut Ihrem beanspruchten Rücken gut. Machen Sie jeden Tag Katzenbuckel und Hängematte, damit die Rückenmuskeln entspannen können. Begeben Sie sich dazu in den Vierfüßlerstand, atmen Sie tief ein und gehen Sie dabei ins Hohlkreuz. Atmen Sie langsam aus und machen Sie Ihren Rücken so rund wie möglich, ziehen Sie gleichzeitig das Kinn zur Brust. Fünf bis zehn Wiederholungen tun gut. Wenn Sie starke Schmerzen haben, brauchen Sie vielleicht eine Massage.

# Aus der Arztpraxis

## Ischiasschmerzen

Wenn das Baby dagegendrückt, macht sich der Ischiasnerv mit einem ziehenden Schmerz von der Pobacke bis in den hinteren Oberschenkel bemerkbar. Bei plötzlich auftretendem Schmerz im Stehen oder beim Laufen sollten Sie sofort die Wirbelsäule entlasten und sich beispielsweise an einem Tisch aufstützen und das Bein sowie die Pobacke ausschütteln. Auch Wärme hilft: Legen Sie ein 37 °C warmes Kirschkernkissen unter die schmerzende Stelle. Beim Sitzen bringt ein zusätzliches rundes, flaches Gummikissen (Ballkissen) aus dem Sanitätsfachgeschäft Linderung. Zudem helfen Übungen mit der Ballblase: Legen Sie sich auf den Boden und schieben Sie den halb aufgeblasenen Gummiball unter das Becken. Winkeln Sie die leicht gespreizten Beine etwas an. Schütteln Sie nun das Becken auf der Ballblase aus, kreisen Sie es oder räkeln Sie sich genüsslich, indem Sie Arme und Beine hin und her strecken. Üben Sie zweimal täglich für fünf Minuten, bei Bedarf bis zur Geburt. Nachts verschafft die entlastende Seitenlage Erleichterung: Legen Sie sich auf die schmerzfreie Seite und klemmen Sie auf Kniehöhe ein dickes Kissen zwischen die Beine.

Sollten die Beschwerden nicht besser werden, kann Ihnen der Arzt ein Schmerzmittel wie Paracetamol verschreiben. Da Ischiasschmerzen auch durch einen Bandscheibenvorfall ausgelöst werden können, sollten starke Schmerzen unbedingt vom Arzt abgeklärt werden.

## Rückenschmerzen und Bandscheibenvorfall

Bei 30 Prozent der Schwangeren treten während der Schwangerschaft Rückenbeschwerden auf. Verantwortlich dafür ist das Hormon Relaxin (siehe Seite 118). Es sorgt dafür, dass die Bänder, die die Wirbelsäule halten, sich lockern: Der ganze Halteapparat wird dadurch leicht instabil. Dazu kommt, dass die Wirbelsäule in der Schwangerschaft ohnehin stärker belastet wird. Die Folge sind Schmerzen und Überlastung.

Ein echter Bandscheibenvorfall ist zum Glück aber selten. Er macht sich durch Schmerzen im unteren Rücken bemerkbar, die beim Gehen, Heben und Tragen zunehmen und mitunter bis in die Oberschenkel ausstrahlen. Auch Husten und Niesen verstärkt die Schmerzempfindung. Abhängig davon, wo und wie die Nerven eingeklemmt sind, kann ein Bandscheibenvorfall neben Schmerzen auch Taubheitsgefühle und Kribbeln in den Beinen auslösen. Sogar leichte Lähmungserscheinungen kommen vor.

Wenn Sie an einem Bandscheibenvorfall leiden, können folgende Maßnahmen helfen:

⊙ Vermeiden Sie möglichst alle belastenden körperlichen Tätigkeiten wie Heben, Tragen und langes Stehen.

⊙ Achten Sie auf Ihre Lagerung beim Schlafen und unterstützen Sie Ihren Rücken mit Kissen.

⊙ Massagen und Behandlungen beim Physiotherapeuten unterstützen die Heilung.

⊙ Entspannungsübungen helfen, verkrampfte Muskeln wieder zu lösen.

⊙ Gezielte Gymnastik und Schwimmen stärken die Rückenmuskulatur.

⊙ Bei anhaltenden Beschwerden ist es nach Rücksprache mit dem Arzt möglich, Paracetamol gegen die Schmerzen einzunehmen.

Auch wenn nicht Verspannungen, sondern tatsächlich ein Bandscheibenvorfall die Ursache Ihrer Rückenschmerzen ist, brauchen Sie auf eine spontane Geburt nicht zu verzichten. Mit einer PDA (siehe Seite 328) ist eine ausreichende Schmerzausschaltung möglich.

### Restless-Legs-Syndrom (RLS)

Das Restless-Legs-Syndrom tritt während der Schwangerschaft in 10 bis 30 Prozent der Fälle auf. Und auch wenn es sich dabei nicht um eine gefährliche Erkrankung handelt: Überaus lästig sind die Schmerzen, das Taubheitsgefühl, Kribbeln, Reißen, Ziehen oder Brennen in den Beinen allemal. In seltenen Fällen können sogar die Arme betroffen sein. Die Beschwerden treten ausschließlich in Ruhesituationen auf und sind vor allem in den Abend- und Nachtstunden ausgeprägt. Die Folge sind Schlafstörungen, tagsüber fühlen Sie sich entsprechend müde und erschöpft. Dabei lassen sich die Beschwerden eigentlich nur durch Bewegung lindern.

Wenn Sie sich durch ein Restless-Legs-Syndrom sehr beeinträchtigt fühlen, können Medikamente helfen, die Beschwerden zu lindern. Allerdings ist das üblicherweise gebräuchliche Mittel für die Schwangerschaft nicht zugelassen und daher nur nach entsprechender Risikoabwägung einzusetzen. Normalerweise verschwinden die Symptome ohne weitere Therapiemaßnahmen in den ersten Wochen nach der Geburt.

### Beckenringlockerung (Symphysenschaden)

Die Symphyse, auch Schambeinfuge genannt, stellt die vordere Verbindung des rechten und linken Beckenknochens dar. Sie befindet sich in der Mitte des Schambeins – genau an der Stelle, an der die rechte und die linke Schambeinhälfte über eine aus Bändern bestehende Brücke miteinander verbunden sind. Durch die Schwangerschaft verändert sich das Bindegewebe und lockert auf. Der Symphysenspalt weitet sich um drei bis vier Millimeter. Diese Lockerung kann ebenso wie der Druck auf die Bänder Schmerzen verursachen, die manchmal bis in die Oberschenkel und das Kreuzbein ausstrahlen.

Bis zu zehn Prozent aller Schwangeren leiden unter diesen Schmerzen. In den meisten Fällen kommt es jedoch vier bis sechs Wochen nach der Geburt zu einer vollständigen Rückbildung, und die Beschwerden sind verschwunden.

> **TIPP**
>
> **Das hilft dem Rücken**
>
> ⊙ Eine Massage (siehe Seite 60) der Lendenwirbelsäule hilft oftmals gegen müde, schmerzende Muskeln.
>
> ⊙ Ein warmes Bad, eine Schwitzpackung oder der warme Strahl einer Dusche können Rückenschmerzen ebenfalls lindern.
>
> ⊙ Machen Sie Kraft- und Haltungstraining. Übungen für den Beckenboden und für den Unterleib können Ihren Rücken für die Last der Schwangerschaft wappnen. Eine sichere und leichte Übung für den Unterleib ist folgende: Gehen Sie in den Vierfüßlerstand und halten Sie Ihren Rücken möglichst gerade. Atmen Sie ein. Während Sie wieder ausatmen, spannen Sie alle Muskeln im Beckenbereich an und ziehen gleichzeitig Ihren Bauchnabel ein. Halten Sie die Kontraktion der Muskeln fünf bis zehn Sekunden, ohne dabei den Rücken zu bewegen. Atmen Sie währenddessen die ganze Zeit ruhig weiter. Entspannen Sie dann die Muskeln langsam wieder.
>
> ⊙ Achten Sie bei Schmerzen über dem Steißbein darauf, dass Sie beim Sitzen nicht in sich zusammensacken. Probieren Sie, ob Sie auf einem weichen Kissen, einem Polsterring oder einem großen Gymnastikball aufrechter sitzen können.

## SPEZIAL

## Die Wirbelsäule

Die **Wirbelsäule** besteht aus 24 beweglichen Wirbeln, die abgesehen vom ersten und zweiten Halswirbel durch Zwischenwirbelscheiben und Bänder verbunden sind. Das sichert eine hohe Bewegungsfähigkeit, sodass sich der Mensch strecken, beugen und drehen kann. Die doppelte S-Form der Wirbelsäule ermöglicht die aufrechte Haltung.

Die Wirbelsäule unterteilt sich in sieben Halswirbel, zwölf Brustwirbel und fünf Lendenwirbel. Das Kreuzbein befindet sich unter den Lendenwirbeln und über dem Steißbein. Über das Kreuzbein-Darmbeingelenk (auch **Iliosakralgelenk** oder Sakroiliakalgelenk) ist es mit dem Becken verbunden und bildet mit den Hüftbeinen (bestehend aus Darmbein, Sitzbein und **Schambein**) das knöcherne Becken oder den Beckengürtel. Das Kreuzbein selbst besteht aus fünf Wirbeln, die miteinander verwachsen sind und dem Oberkörper eine feste Basis geben. In diesem Bereich entspringt auch der **Ischiasnerv,** der vielen Frauen gegen Ende der Schwangerschaft Probleme bereitet.

Während der Schwangerschaft nimmt das Gewicht des Körpers um etwa 30 Prozent zu und auch der Körperschwerpunkt verlagert sich. Je runder der Bauch wird, desto ausgeprägter zeigt sich bei vielen Frauen das Hohlkreuz. Muskelverspannungen und Rückenschmerzen sind die häufige Folge. Mit regelmäßiger Rückengymnastik (siehe Seite 282) können Beschwerden aber meist gelindert werden. Auch entspannende Massagen (siehe Seite 60) oder eine Behandlung beim Osteopathen helfen. Vielen Frauen tut auch das Auflegen eines angewärmten Kirschkernsäckchens oder einer Wärmflasche gut.

Langfristige Rückenschäden durch eine Schwangerschaft sind zum Glück selten: Der weibliche Körper ist von Natur aus darauf ausgerichtet, die Mehrbelastung auszugleichen: Die drei letzten Lendenwirbel sind bei Frauen flexibler als bei Männern und können stärker nach außen kippen. Außerdem sind bei Frauen nicht nur zwei, sondern drei der unteren Lendenwirbel miteinander verschränkt und geben so stärkeren Halt. Auch die Abstände zwischen den Wirbelgelenken sind größer als beim Mann. Schwangere können sich deshalb nach hinten beugen, um das Gewicht des runden Bauches auszugleichen, ohne den Rücken zu schädigen. Die Form der Wirbel macht die Wirbelsäule flexibler. So können die Frauen trotz veränderter Schwerpunktlage eine stabile aufrechte Haltung bewahren.

### PROBLEMZONE RÜCKEN

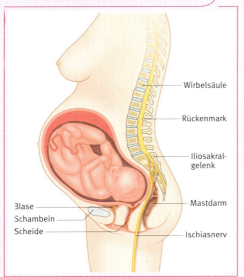

## Woche 36
35+0 – 35+6 SSW

### Entwicklung des Babys
Bald ist es so weit, deshalb nimmt das rund 46 Zentimeter große und 2700 Gramm schwere Baby vor allem bei Frauen, die zum ersten Mal gebären, seine endgültige Geburtsposition ein. Das kindliche Köpfchen, das nun tiefer ins Becken gerutscht ist, besitzt dabei eine kräftig ausgeprägte Stirn: das Ergebnis des starken Wachstums seines Gehirns in den letzten Wochen.

Die Käseschmiere nimmt jetzt ab und darunter zeigt sich rosafarbene Babyhaut.

Sollte das Kind noch nicht in der Gebärposition sein oder hat es sich herausgedreht, kann auch jetzt noch eine Drehung versucht werden (siehe Seite 289). Kräftig legt das Baby an Gewicht zu, rund 200 Gramm pro Woche sind jetzt ganz normal. Da es immer weniger Platz im Bauch der Mutter hat, ändert sich auch die Art seiner Bewegungen.

### Der Körper der Mutter
Die Gebärmutter hat nun den höchsten Stand erreicht und ihr oberer Rand befindet sich am Rippenbogen. Tritte des Babys in Richtung Rippen und Lunge können jetzt ganz schön heftig sein und gesellen sich noch als unangenehme Begleiterscheinung zu manch anderer Beschwerde wie häufiger Übelkeit und ständigem Harndrang dazu. Zum Schmunzeln regen aber auch wieder die zeitweiligen Verformungen des Bauches an: wenn das Baby seinen Fuß, den Ellbogen oder das Knie sichtbar dagegen drückt. Was gibt es Schöneres, als die kleinen, festen Beulen zart zu streicheln und sein Baby schon jetzt richtig zu fühlen? Das entschädigt für manches Unwohlsein bis zur Geburt.

#### SENKWEHEN
Etwa drei bis vier Wochen vor der Geburt setzen die sogenannten Senkwehen ein. In unregelmäßigen Abständen verspüren Sie dabei meist ein leichtes Ziehen im Rücken und ein allgemeines

### EINTRITT INS BECKEN

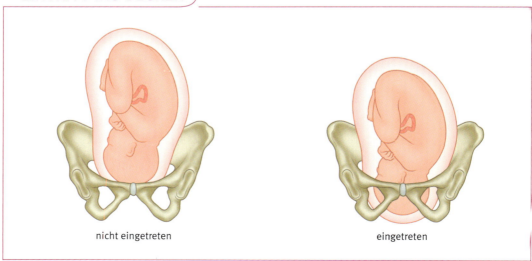

nicht eingetreten      eingetreten

Unwohlsein. Die Gebärmutter leistet jetzt schon eine große Vorarbeit für die Geburt und drückt durch kräftigere Kontraktionen, als sie bislang üblich waren, das Kind tiefer ins Becken. Man-che Frauen erleben Senkwehen heftiger, manche weniger stark und einige spüren auch gar nichts – doch das Ergebnis ist bei allen gleich sichtbar: Der Bauch hat sich deutlich gesenkt.

## WOCHENINFO

⊙ Zur Weiterführung des Haushalts während des Wochenbetts, fürs Kochen, die Wäsche und die Betreuung größerer Kinder können Sie eine **Familienpflegerin** engagieren. Bei Erkrankung der Mutter oder manchmal auch nach einer schwierigen Geburt beteiligen sich gesetzliche Krankenkassen an den Kosten. Voraussetzung ist ein ärztliches Attest. Informationen zur Familienpflegerin gibt es zum Beispiel bei der Caritas, den Johannitern oder pro familia (siehe Adressen Seite 405).

⊙ **Vorkochen fürs Wochenbett:** Neben diversen Fertigprodukten eignen sich fürs Wochenbett besonders tiefgefrorene (Lieblings-)Speisen, die Sie schon jetzt vorkochen und portionsweise einfrieren können. Als traditionelles Wochenbett-Essen zur Stärkung und Kräftigung der jungen Mutter sei vor allem die Hühnersuppe genannt.

### Wochenbettsuppe
**Rezept für rund 6 Portionen:**
1 Suppenhuhn
1 Bund Suppengrün
1 Stück Ingwer (1 cm)
1 Lorbeerblatt
1 Sternanis
250 g Reis
Salz, Pfeffer
1 TL Zitronensaft

Legen Sie das ausgenommene und gewaschene Suppenhuhn in einen großen Kochtopf und bedecken Sie es mit 2,5 Liter kaltem Wasser.
Geben Sie das klein geschnittene Suppengrün zusammen mit dem Lorbeerblatt, dem Sternanis und dem geschälten Ingwer in die Suppe und kochen Sie diese mit geschlossenem Deckel sprudelnd auf. Lassen Sie das Ganze anschließend ohne Deckel bei kleiner Hitze rund zwei Stunden sanft köcheln.
Um eine möglichst klare Brühe zu erhalten, können Sie den sich bildenden Schaum zwischendurch immer wieder mit der Schaumkelle abschöpfen. Während die Suppe kocht, wird der Reis separat nach Packungsanleitung zubereitet.
Nehmen Sie das Huhn und das Lorbeerblatt am Ende der Garzeit aus der Suppe heraus. Entfernen Sie vom Huhn die Haut und schneiden Sie das Fleisch von den Knochen.
Geben Sie das Hühnerfleisch mundgerecht zerkleinert wieder in den Topf und rühren Sie den gekochten Reis unter. Zuletzt wird die Hühnersuppe je nach Geschmack mit Salz, Pfeffer und Zitronensaft gewürzt. Frische Kräuter bringen zusätzlich Vitamine und Mineralstoffe in die Suppe. Fein: Petersilie, Schnittlauch oder Koriander. Füllen Sie die Hühnersuppe nach dem Abkühlen portionsweise in Gefriergefäße und stellen Sie sie in das Tiefkühlfach.

# Kinderbetreuung organisieren

Auch wenn es Ihnen auf den ersten Blick verfrüht erscheint, sollten Sie schon während der Schwangerschaft darüber nachdenken, wer Ihr Kind betreuen kann, wenn Sie selbst wieder arbeiten wollen oder zum Arzt, zum Friseur oder Einkaufen gehen.

Die Betreuung eines kleinen Kindes kann sehr anstrengend und zeitaufwendig sein, sodass die Erholungszeiten für die jungen Eltern oft recht knapp ausfallen. Eine gut organisierte Kinderbetreuung bringt hier Entlastung.

### Die Großeltern

Wenn Oma und Opa in der Nähe wohnen, ist es natürlich wunderbar, wenn sie Mama und Papa in der Pflege des Babys ab und zu entlasten können. Bevor Sie Ihre Eltern oder Schwiegereltern in Ihren Betreuungsplan jedoch fest einplanen, sollten Sie sich die ehrliche Frage stellen, wie gut das Verhältnis zwischen Ihnen tatsächlich ist. Denn auseinanderweichende Ansichten zum Thema Kindererziehung bergen einiges Konfliktpotenzial. Am besten ist es, wenn Sie genau besprechen, was Ihnen bei der Betreuung besonders wichtig ist (zum Beispiel keine Süßigkeiten im ersten Lebensjahr) und wo Sie auch mal ein Auge zudrücken können (zum Beispiel Schlafen auf Omas Arm, Milchflasche vor dem Zubettgehen). Gestehen Sie den Großeltern zu, dass sie einiges anders machen dürfen, als Sie es zu Hause für richtig halten – wenn die grobe Linie beibehalten wird, wird dies keine negativen Auswirkungen auf Ihr Kind haben.

### Tagesmutter oder Babysitter

Der Vorteil bei dieser Art von Betreuung liegt sicherlich darin, dass Sie mit festen und kontinuierlichen Betreuungszeiten planen können. So können Sie einen Babysitter zum Beispiel jede Woche für drei bis vier Stunden buchen und wissen genau, dass Sie diese Zeit ausschließlich für Ihre eigenen Bedürfnisse nutzen können. Der Nachteil solcher Arrangements ist, dass die Kosten bei regelmäßiger Betreuung schnell in die Höhe steigen können. Dafür können Sie allerdings sicher sein, dass Ihr Baby während Ihrer Abwesenheit gut betreut wird. Um als Tagesmutter arbeiten zu können, ist eine spezielle Ausbildung nötig, die vom Jugendamt überwacht wird. Lassen Sie sich die Ausbildungsnachweise ruhig zeigen und überzeugen Sie sich in spontanen Besuchen davon, dass es Ihrem Kind gut geht.

Babysitter haben meist keine spezielle Ausbildung. Dafür kommen sie zu Ihnen nach Hause und passen vielleicht nur auf das schlafende Baby auf, während Sie ein paar freie Stunden genießen.

### Die Kinderkrippe

Die meisten Krippen nehmen Kinder erst ab einem Alter von sechs Monaten auf. Manche geben sogar ein Mindestalter von einem Jahr vor. Viele Krippen haben eine lange Warteliste, es ist daher wichtig, dass Sie Ihr Baby bereits kurz nach der Geburt dort anmelden, damit Sie eine realistische Chance auf einen Platz bekommen. Sprechen Sie doch jetzt schon mit Freunden und Bekannten über ihre Erfahrungen. Denn nicht alle Krippen arbeiten gleich gut. Wichtig ist ein niedriger Betreuungsschlüssel, das heißt, dass eine Erzieherin möglichst wenige Kinder betreuen muss. Scheuen Sie sich nicht vor ausführlichen Gesprächen und Fragen mit den Betreuerinnen. Wenn Sie ein gutes Gefühl haben, wird es auch Ihrem Kind leichter fallen, sich einzugewöhnen. Planen Sie für diese Phase vier bis sechs Wochen ein.

# Aus der Arztpraxis

## Die äußere Wendung

Wenn sich Ihr Kind bis zu dieser Woche nicht ohnehin schon in die richtige Lage begeben hat, kann eine Drehung von außen in manchen Fällen doch noch eine spontane Geburt ermöglichen. Eine äußere Wendung sollte aber nur dann durchgeführt werden, wenn eine realistische Aussicht auf Erfolg besteht. Es gibt einige Punkte, anhand derer man den Wendungserfolg in etwa abschätzen kann. Wenn folgende Bedingungen gegeben sind, stehen die Chancen für eine erfolgreiche Wendung gut:

⊙ Der Steiß des Kindes ist noch gut im Beckeneingang beweglich.

⊙ Es ist genug Fruchtwasser vorhanden.

⊙ Der Bauch ist nicht zu gespannt.

⊙ Bis jetzt lässt sich auch mit dem CTG keine Wehentätigkeit nachweisen.

In folgenden Fällen kann eine äußere Wendung nicht durchgeführt werden:

⊙ Bei Vorliegen einer Placenta praevia.

⊙ Bei Hinweiszeichen auf eine kindliche Unterversorgung, zum Beispiel durch ein auffälliges CTG-Muster.

⊙ Bei Mehrlingsschwangerschaften.

⊙ Bei einem vorzeitigen Blasensprung (siehe Seite 249).

⊙ Bei mehrfacher Nabelschnurumschlingung.

⊙ Bei Uterusfehlbildungen.

### DURCHFÜHRUNG DER ÄUSSEREN WENDUNG

Spätestens einen Tag vor dem vereinbarten Wende-Termin sollte ein ausführliches Gespräch mit dem Arzt stattfinden, der die Behandlung durchführen wird. Er wird Ihnen genau erklären, wie eine äußere Wendung abläuft, welche Technik er anwendet und welche Komplikationen dabei auftreten können. Ein wichtiges Thema sind auch die Erfolgsaussichten der Behandlung. Ein Anästhesist, der bei diesem Gespräch ebenfalls zugegen sein sollte, weist Sie auf die möglichen Risiken einer Wendung hin. Stellen Sie bei diesem Termin alle Fragen, die Ihnen wichtig sind. Fragen Sie auch nach, wenn Sie etwas nicht verstanden haben, damit Sie danach die Einverständniserklärung für den eventuell notwendigen Kaiserschnitt unterschreiben können.

Bei einer normalen Schwangerschaft wird die Wendung zwischen der 36. und 38. Schwangerschaftswoche durchgeführt. Der ambulante Eingriff findet in der Klinik statt, damit schnell ein Kaiserschnitt erfolgen kann, wenn Probleme auftauchen. Am Tag der Wendung müssen Sie möglichst nüchtern in der Klinik erscheinen, das heißt, in den Stunden zuvor sollten Sie nichts gegessen haben. Zur Wendung nehmen Sie auf einer Liege Platz. Zunächst bestimmt der Arzt mit einer Ultraschallkontrolle, wie das Kind im Becken liegt (siehe Seite 291). Für die eigentliche Behandlung legen Sie sich dann flach auf den Rücken, das Becken ist dabei leicht angehoben. Damit die Bauchdecke sich vollkommen entspannen kann, stützen Kissen das Becken und die Kniekehlen.

Eine ruhige Atmosphäre trägt maßgeblich zum Erfolg der Wendung bei. Sie selbst können ebenfalls »mithelfen«, indem Sie sich so gut wie möglich entspannen. Atmen Sie ruhig ein und aus und lassen Sie ganz bewusst alle Anspannung in Ihrem Körper los.

Um das Wohlergehen Ihres Babys kümmert sich während der Wendung eine Hebamme, die die kindlichen Herztöne so weit wie möglich kontinuierlich aufzeichnet. Der Einsatz eines Wehenhemmers (siehe Seite 224) ist nur dann vorgesehen, wenn bereits Wehen eingesetzt haben.

## ÄUSSERE WENDUNG

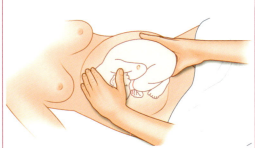

Bei der äußeren Wendung tastet der Arzt zunächst die Lage des Kindes. Dann umfasst er Kopf und Steiß des Babys.

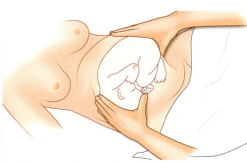

Mit wiegenden und vorsichtigen Bewegungen dreht der Arzt den Steiß aus dem Becken in eine Schräglage.

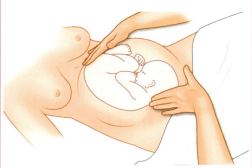

Dann schiebt der Arzt den Kopf zur Seite und nach unten. Das Baby liegt jetzt in Schädellage – optimal für die Geburt.

Durchschnittlich dauert eine erfolgreiche Wendung ein bis zwei Minuten. Haben Sie Schmerzen, wird der Eingriff sofort abgebrochen. War die Wendung erfolgreich, überprüft der Arzt die Lage des Kindes und die Herztätigkeit erneut. Anschließend wird für 20 bis 30 Minuten ein CTG geschrieben. Wenn alles in Ordnung ist und Sie sich wohl fühlen, können Sie nach Hause gehen. Am darauffolgenden Tag werden Herztöne und Lage dann nochmals kontrolliert.

### ERFOLGSAUSSICHTEN

Der Wendungserfolg beträgt etwa 50 Prozent. Größer sind die Chancen, wenn Sie bereits ein Kind entbunden haben und der Steiß des Babys sich von außen gut bewegen lässt. Wird das Wendemanöver vorsichtig und mit Behutsamkeit durchgeführt, sind die Risiken für Mutter und Kind sehr gering. In einigen Fällen verschlechtern sich allerdings durch den Eingriff die Herztöne des Babys. Dann muss aus Sicherheitsgründen ein Kaiserschnitt erfolgen. Kurzzeitige Auffälligkeiten im Herztonmuster (siehe Seite 280) treten zwar relativ häufig auf, beeinträchtigen das Kind aber nicht. Nur selten drehen Kinder sich zurück in ihre Ausgangslage. Sie können dann leicht wieder gewendet werden.

## Alternative Wendungsmethoden

Im Gegensatz zur äußeren Wendung selbst sind mögliche alternative Maßnahmen (siehe Seite 264) nur unzureichend untersucht worden. Zudem ist die Erfolgsrate bei einer äußeren Wendung aufgrund einer Beckenendlage mit 36 Schwangerschaftswochen deutlich höher als bei den alternativen Maßnahmen.
Führen Sie alternative Maßnahmen daher nur durch, wenn Sie sich wohl dabei fühlen. Besprechen Sie auch mit Ihrer Hebamme, welche Methode für Sie am besten geeignet ist.

## SPEZIAL

## So liegt das Kind im Becken

### KOPFLAGE (SCHÄDELLAGE)

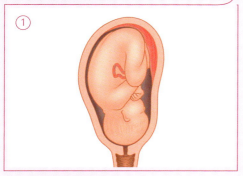

### BECKENENDLAGE

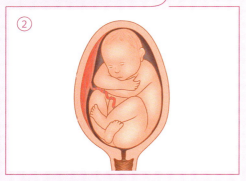

### QUERLAGE

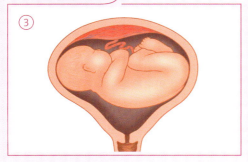

① In über 90 Prozent der Fälle wird das Kind mit dem Kopf voran geboren. Die meisten Kinder nehmen diese Stellung bis zur 36. Woche ein. Bei erstgebärenden Müttern tritt zu diesem Zeitpunkt das Köpfchen auch schon tiefer ins Becken. Hat die Frau schon Kinder geboren, bleibt der Kopf des Babys häufig bis zum Einsetzen der Wehen beweglich über dem Beckeneingang. In der Kopflage ist der Kopf ein wenig zur Brust geneigt, das Kind schaut dabei in der Regel nach hinten zum Kreuzbein der Mutter. Ob der Kopf bei der Geburt problemlos durch das Becken passt, lässt sich allerdings erst dann endgültig beantworten, wenn regelmäßige Wehen auftreten.

② Drei bis fünf Prozent der Kinder liegen zum Termin mit dem Steiß am Beckeneingang, in der sogenannten Beckenendlage. Schuld daran kann zum Beispiel eine Nabelschnurumschlingung sein, die verhindert, dass sich das Kind in die Kopflage dreht. Aber auch ein tiefer Sitz oder ein Vorliegen der Plazenta vor dem Muttermund können dahinterstecken. Als weitere Ursachen kommen Myome oder Gebärmutterfehlbildungen infrage. In über 50 Prozent der Fälle findet man jedoch keinen Grund, warum das Kind versäumt hat, sich zu drehen.

③ Bei dieser Lage ist eine spontane Geburt unmöglich. Liegt das Baby quer im Becken, wird fast immer ein Kaiserschnitt durchgeführt. Nur bei Frauen, die bereits ein Kind spontan entbunden haben, kann bei Wehenbeginn noch versucht werden, das Kind mithilfe der äußeren Wendung (siehe Seite 289) in die richtige Lage zu drehen. Bei Erstgebärenden ist der Kaiserschnitt diesem Manöver vorzuziehen.

WOCHE FÜR WOCHE | DER 10. MONAT

# DER 10. MONAT

## Woche 37

36+0 – 36+6 SSW

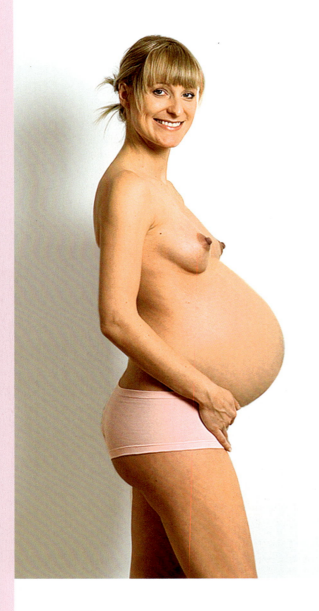

### Entwicklung des Babys

Dass das rund 47 Zentimeter große und etwa 2900 Gramm schwere Baby schon seinen Weg nach unten eingeschlagen hat, lässt sich auch äußerlich am tiefer gerutschten Bauch der Mutter erkennen: Das kindliche Köpfchen ist in das kleine Becken eingetreten. Bei einem vorzeitigen Blasensprung brauchen Sie vor einem Nabelschnurvorfall (siehe Seite 302) also keine Angst zu haben.

Das Kind schläft jetzt viel, träumt, lutscht am Daumen oder genießt im Wachzustand die angenehmen Massagen der Gebärmutter, genau dann, wenn sie sich für eine Übungswehe zusammenzieht. Der Aufenthalt im Bauch bis zur Geburt ist also recht angenehm, auch wenn viele Bewegungen nicht mehr möglich sind.

### Der Körper der Mutter

Der letzte Monat hat begonnen – die letzte Etappe der Schwangerschaft ist erreicht. Bestimmt sind Sie jetzt schon ziemlich aufgeregt, überlegen, ob das Kind vielleicht doch schon eher kommt oder erst später. Sie fragen sich vielleicht, wie verlässlich der errechnete Termin ist, und horchen immer öfter in sich hinein, ob es schon erste Anzeichen für die Geburt gibt. Doch werden Sie nicht ungeduldig, das kann nur Nervosität auslösen, die Ihnen Kräfte für die Geburt raubt. Vertrauen Sie Ihrem Baby, dass es den passenden Zeitpunkt für die Geburt wählen wird. Versuchen Sie daher gelassen zu sein, die Vorfreude zu genießen und sich so oft wie möglich auszuruhen. Auch wenn es Sie zu Überaktivität drängt, ist es besser, Sie bremsen sich etwas ein. Wollen Sie beispielsweise noch einen kompletten Wohnungsputz vor der Geburt erledigen, setzen Sie Ihre Energien nicht fürs Wischen ein, sondern für die Organisation einer entsprechenden Hilfe.

## STEHEN FÄLLT IMMER SCHWERER

Planen Sie für den Gang zum Bus oder zur U-Bahn lieber etwas mehr Zeit ein als sonst. Denn nun geht alles langsamer und schwerer. Schränken Sie jede anstrengende Tätigkeit ein oder führen Sie sie nur für kurze Zeit und wenn möglich sitzend aus. Müssen Sie sich bücken, um etwas aufzuheben, kommen Sie leichter wieder hoch, wenn Sie sich an einem sicheren Gegenstand festhalten, gerade in die Hocke gehen und gerade wieder hochkommen. Das Aufstehen aus dem Bett sollte nur noch über die Seite erfolgen: Drehen Sie sich zur Bettkante, stützen Sie sich mit der freien Hand vor dem Oberkörper auf und drücken Sie sich hoch.

## WOCHENINFO

⊙ **Mittagsschlaf** wird nötig: Darauf sollten Sie nicht mehr verzichten, denn viele Frauen bekommen nachts wegen des großen Bauches nur noch wenig Schlaf und sind tags völlig übermüdet. Achten Sie daher darauf, ausreichend und regelmäßig Schlaf nachzuholen, um genug Energie für die Geburt sammeln zu können.

⊙ **Geburtsvorbereitende Akupunktur:** Speziell ausgebildete Hebammen oder Ärzte können Ihnen von nun an einmal wöchentlich (insgesamt viermal) Akupunkturnadeln an Unterschenkel und Fuß setzen. Damit sollen die Geburt verkürzt und Schmerzen reduziert werden (siehe Seite 86). Auch bei der Geburt wird von manchen Hebammen Akupunktur angewendet, um Schmerzen zu lindern oder den Muttermund zur Öffnung anzuregen.

# Aus der Arztpraxis

## Abnehmende Kindsbewegungen

Gegen Ende der Schwangerschaft bemerken viele Frauen, dass Häufigkeit und Intensität der kindlichen Bewegungen sich verändern. Aus dem kräftigen Boxen der vergangenen Woche wird ein langsames Schieben und Dehnen und manchmal haben sie das Gefühl, dass sich in ihrem Inneren gar nichts mehr bewegt.

Diese Veränderungen sind ganz natürlich, da Ihrem Baby immer weniger Platz für Turnübungen zur Verfügung steht. Vor allem, wenn es mit dem Köpfchen bereits ins Becken eingetreten ist, schränkt sich der Bewegungsspielraum stark ein. Auch das allmählich abnehmende Fruchtwasser kann die Bewegungsfreudigkeit Ihres Babys beschränken. Zudem legen Babys in der Endphase der Schwangerschaft ähnlich wie Neugeborene immer mal wieder ein Nickerchen ein. In diesen Zeiten scheint sich das Baby im Bauch dann kaum oder sogar überhaupt nicht mehr zu bewegen.

Alle Ursachen sind für sich genommen völlig normal und kein Grund zur Sorge. Dennoch sollten Sie immer Ihren Arzt oder Ihre Hebamme informieren, wenn Sie meinen, dass sich Ihr Baby mehrere Stunden lang nicht mehr geregt hat. Eine kurze Ultraschallkontrolle wird Ihnen in den allermeisten Fällen die Bestätigung geben, dass alles in Ordnung ist.

Manchmal können nachlassende Kindsbewegungen auch ein Anzeichen für die nahende Geburt sein. Aber: Jedes Baby ist anders und so lassen manche Babys sich auch von intensiven Wehen nicht in ihrer Aktivität beeinträchtigen. Andere reagieren sensibler auf die Geburtsarbeit und werden ganz still – so als würden sie die erste Begegnung mit ihrer Mutter voll Spannung erwarten.

SPEZIAL

# Die Nabelschnur-blutspende

Das sogenannte Nabelschnurblut ist dasjenige Blut, das nach der Entbindung Ihres Kindes in der Nabelschnur und in der Plazenta zurück-bleibt. Nach der Entbindung wird dieses Blut nicht mehr benötigt – das Kind atmet nun ja selbst und wird durch Muttermilch versorgt.

Die im Nabelschnurblut enthaltenen Stamm-zellen können wie die des Knochenmarks und des peripheren Blutes verwendet werden, um Kindern und Erwachsenen mit Leukämien und anderen Erkrankungen des blutbildenden Systems zu helfen. Das Blut wird in sogenann-ten Blutbanken gelagert und kann auf Anfrage von Transplantationszentren Patienten welt-weit zur Verfügung gestellt werden.

## Entnahme des Nabelschnurblutes

Die Entnahme des Nabelschnurblutes erfolgt nach der Entbindung, der natürliche Geburts-ablauf wird dadurch nicht gestört. Die Spende bedeutet also weder für das Kind noch für die Mutter ein Risiko. Dennoch ist für die Entnahme des Nabelschnurblutes eine spezielle Schulung der Hebammen und Ärzte erforderlich, da das so gewonnene Blut nur unter bestimmten Vo-raussetzungen verwendet werden kann.

Vor der Entnahme des Nabelschnurblutes muss eine Reihe von Formalitäten erledigt werden, da auch die Nabelschnurblutspende eine Blut-spende ist und damit unter die entsprechenden gesetzlichen Richtlinien fällt. Dazu gehört auch, dass vor der Entnahme eine ausführliche Bera-tung durch Arzt oder Hebamme erfolgt und eine schriftliche Einverständniserklärung vorliegt.

Das gewonnene Nabelschnurblut muss sach-gerecht bei Raumtemperatur gelagert und transportiert werden. Der Transport zum Verar-beitungszentrum sollte innerhalb von 24 Stun-den erfolgen.

## Gerichtete Spende

Wenn das Nabelschnurblut gezielt für einen bereits erkrankten Familienangehörigen ge-wonnen wird, handelt es sich um eine gerichte-te Nabelschnurblutspende. Es gibt sogar die Möglichkeit, das Nabelschnurblut nur für sich selbst einzulagern. Allerdings ist diese Vorsor-gemaßnahme zum Teil mit erheblichen Kosten verbunden, da sie von privaten Firmen durch-geführt wird. Der gesundheitliche Nutzen für die Nabelschnureigenblutspende wird derzeit medizinisch als gering eingeschätzt – auch deshalb, weil das eigene Blut bei Leukämie für eine Stammzelltransplantation eher ungeeig-net ist; es besteht die Gefahr der Wieder-erkrankung. Wünschen Sie dennoch eine Nabelschnurbluteigenspende – durch den Fortschritt in der Medizin kann dies ja in Einzel-fällen sinnvoll sein –, wird diese in darin ge-schulten Kliniken durchgeführt.

Informieren Sie sich im Vorfeld ausführlich, in welcher privaten Blutbank das Nabelschnur-blut eingelagert werden soll. Um sich bei der Vielzahl von Möglichkeiten zurechtzufinden, empfiehlt es sich hierbei, sich von einem unab-hängigen Spezialisten beraten zu lassen. Ihr erster Ansprechpartner sollte Ihr Frauenarzt sein. Er kann Ihnen Literatur zu diesem Thema empfehlen und entsprechende Stellen in Ihrer Umgebung nennen, bei denen Sie sich aus-führlich informieren lassen können (siehe An-hang Seite 405).

# Entspannung für die 37. bis 40. SSW

## ① Kinn strecken

**1. STEP |** Setzen Sie sich aufrecht hin, die Beine sind leicht verschränkt wie im Schneidersitz, der Oberkörper und die Wirbelsäule sind gerade und der Blick nach vorne gerichtet. Die Arme liegen locker im Schoß.

**2. STEP |** Strecken Sie Ihr Kinn so weit wie möglich nach vorne und ziehen Sie es gleich wieder so weit wie möglich zurück. Kommen Sie in eine fließende Bewegung, mit der das Kinn zehnmal nach vorne gestreckt wird. In Gedanken sprechen Sie passend zur Bewegung die Wörter »vor« und »zurück«.

**3. STEP |** Entspannen Sie sich und kreisen Sie Ihren Kopf locker ein paar Mal nach links und rechts. Wiederholen Sie die Übung zweimal.

»Kinn strecken« fördert die gute Haltung und stärkt die Halsmuskeln für die Austreibungsphase – denn viele Frauen spannen beim Pressen auch den Hals an.

## ② Kopfmassage

**1. STEP |** Setzen Sie sich bequem auf ein dickes Kissen und verschränken Sie die Beine leicht wie im Schneidersitz.

**2. STEP |** Berühren Sie mit den Fingerspitzen die Kopfhaut und beschreiben Sie mit sanftem Druck der Finger kleine Kreise, die Ihre Kopfhaut hin- und herrutschen lassen. Ändern Sie zwischendurch die Position Ihrer Hände, sodass die ganze Kopfhaut von oben bis unten und über die Seiten massiert wird. Massieren Sie, solange es Ihnen guttut.

**3. STEP |** Schütteln Sie Ihre Arme aus, kreisen Sie Ihren Kopf locker hin und her und setzen Sie sich wieder aufrecht hin. Schließen Sie Ihre Hände zur Faust und klopfen Sie mit den Fingerknöcheln sanft den ganzen Schädel ab.

**4. STEP |** Entspannen Sie sich, schütteln Sie Ihre Arme aus, kreisen Sie locker mit dem Kopf und wiederholen Sie die Übung noch einmal.

Die Kopfmassage tut auch innerlich gut und befreit Sie von seelischen Spannungen. Äußerlich regt sie die Durchblutung der Kopfhaut an.

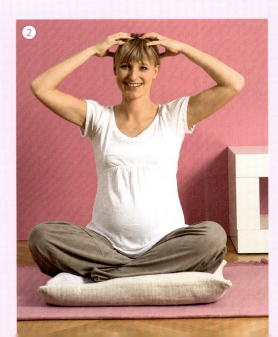

# Woche 38
## 37+0 – 37+6 SSW

### Entwicklung des Babys

Das rund 48 Zentimeter große und etwa 3100 Gramm schwere Baby ist startbereit zur Geburt und gilt als voll entwickelt: Sollte es jetzt zur Welt kommen, können seine Organe alle Funktionen übernehmen. Da das Kind nun das Hormon Kortison produziert, ist es auf die eigene Atmung nach der Geburt vorbereitet. Bleibt es noch zwei Wochen im Bauch der Mutter, kann es aber durchwegs von der weiteren Reifung seines Körpers profitieren. Je ausgereifter der kleine Mensch den Weg zur Geburt antritt, desto stabiler durchlebt er die ersten Tage außerhalb des schützenden Bauches der Mutter – die ja doch eine große Umstellung für ihn bedeuten.
Die Bewegungen des Babys können jetzt nachlassen, für Übungen wie Strampeln ist ganz einfach kein Platz da. Nach wie vor nimmt das Kind an Gewicht und Größe zu.

### Der Körper der Mutter

Wenn Sie zum ersten Mal schwanger sind, wird Ihr Baby mit seinem Köpfchen wahrscheinlich schon fest im Becken liegen. Bei Frauen, die schon einmal entbunden haben, kann dies durchaus bis kurz vor der Geburt dauern. Ob das Köpfchen schon eingestellt ist oder nicht, ist also nicht unbedingt ein Hinweis für eine frühere oder spätere Geburt.
Nicht nur der Leibesumfang macht die Nächte unruhig, denn vermehrt sorgen Albträume für Schlaflosigkeit und Unbehagen. Sprechen Sie mit Ihrer Hebamme oder Ihrem Partner darüber und horchen Sie tief in sich hinein, um festzustellen, was Ihnen besonders auf dem Herzen liegt. Wenn Sie abends Sorge haben, ins Bett zu gehen, weil wieder ein böser Traum auf Sie wartet, bringt Passionsblumentee aus der Apotheke Linderung. Lassen Sie sich von Ihrer Hebamme, dem Arzt oder auch dem Apotheker unbedingt ein geeignetes Präparat empfehlen, das Sie unbesorgt im jetzigen Stadium der Schwangerschaft einnehmen können.

## WOCHENINFO

⊙ **Autofahren:** Als Mitfahrerin ist es besser, sich nach hinten ins Auto zu setzen. Wenn das nicht möglich ist, sollten Sie den Beifahrersitz so weit wie möglich zurückschieben oder den Airbag abschalten. Sitzen Sie selbst am Steuer, halten Sie einen größtmöglichen Abstand zum Lenkrad ein, mindestens jedoch 25 Zentimeter. Ist das Lenkrad höhenverstellbar, bringen Sie es zur Sicherheit ganz nach oben.

⊙ **Dampfbad für den Damm:** Einmal wöchentlich können Sie ab jetzt den Dammbereich bis zur Geburt mit einem Heublumen-Aufguss bedampfen. Vor der Dammmassage angewendet, unterstützen die Dämpfe die Vorbereitung des Dammes auf die Geburt: Das Gewebe wird gut durchblutet und geschmeidiger.
Geben Sie für die zehnminütige Bedampfung eine halbe Handvoll Heublumen in einen kleinen Kochtopf und übergießen Sie diese mit einem Liter kochendem Wasser. Stellen Sie den Topf in die Toilette und setzen Sie sich mit entblößtem Unterkörper auf den Toilettensitz. Um Verbrennungen zu vermeiden, sollten Sie darauf achten, dass der Topf tief genug steht und Sie ihn nicht berühren.

# Aus der Arztpraxis

## Geburtseinleitung

Die meisten Geburten beginnen mit spontanen Wehen und ein gesundes Baby kommt auf die Welt. Manchmal stellt sich jedoch bei den Vorsorgeuntersuchungen in den letzten Schwangerschaftswochen heraus, dass das Kind nicht mehr optimal versorgt wird. Der Arzt muss dann abwägen, ob die Schwangerschaft noch bis zum Einsetzen spontaner Wehen fortgeführt werden kann, oder ob es für Mutter und Kind sicherer ist, die Geburt mithilfe von Medikamenten vorzeitig einzuleiten (siehe Seite 305).

Ob und wann eine vorzeitige Entbindung die richtige Entscheidung ist, hängt auch von der Schwangerschaftswoche ab. Treten die Komplikationen kurz vor dem errechneten Geburtstermin auf, wird schon bei einem relativ geringen Risiko die Geburt eingeleitet. Alle Organe des Babys haben sich bereits gut ausgebildet und es kann mit seiner kleinen Lunge selbstständig atmen. Zu einem früheren Zeitpunkt (siehe Seite 222) wird man dagegen versuchen, die Geburt so lange wie möglich hinauszuzögern.

### GRÜNDE

Es gibt verschiedene Gründe, die für die medikamentöse Einleitung der Geburt sprechen:

⊙ Der mit Abstand häufigste Grund für eine vorzeitige Geburtseinleitung: Das Baby wird, zum Beispiel aufgrund einer Plazentainsuffizienz (siehe Seite 215), nicht mehr optimal mit Sauerstoff versorgt.

⊙ Weisen die Vorsorgeuntersuchungen bei Ultraschall (siehe Seite 71), CTG (siehe Seite 278) oder Dopplersonografie (siehe Seite 240) auf eine Gefährdung des Kindes hin, stellt eine vorzeitige Geburt mitunter die beste Chance dar, das Baby gesund auf die Welt zu bringen.

⊙ Bei einigen Schwangerschaften ist das Kind bereits vor der 38. Woche sehr groß. Wenn der Wachstumsverlauf erwarten lässt, dass das Baby in den beiden letzten Wochen nochmals deutlich an Gewicht zulegt, kann in Absprache mit der Schwangeren eine vorzeitige Einleitung sinnvoll sein. So lässt sich am ehesten gewährleisten, dass das Baby gesund und ohne größere Komplikationen entbunden werden kann.

⊙ Setzen bei einem vorzeitigen Blasensprung (siehe Seite 249) keine Wehen ein, kann eine medikamentöse Geburtseinleitung das Infektionsrisiko für das Baby verhindern.

⊙ Zwillinge kommen meistens freiwillig vor dem errechneten Geburtstermin zur Welt. Auch wenn eines der Kinder oder beide nicht mehr ausreichend versorgt werden, wird die Geburt vorzeitig eingeleitet.

⊙ Ist das Baby erkrankt und kann es im Mutterleib nicht behandelt werden, dient eine vorzeitige Entbindung der Gesundheit des Kindes. Das gilt vor allem für Babys, die an einer schweren Anämie leiden.

⊙ Auch mütterliche Erkrankungen wie Schwangerschaftshochdruck (siehe Seite 270) oder Diabetes (siehe Seite 233) können eine vorzeitige Entbindung erforderlich machen.

⊙ Wenn die werdende Mutter zunehmend unter körperlichen und psychischen Beschwerden leidet, ist eine vorzeitige Einleitung der Geburt bei einem reifen Kind nach der 37. Schwangerschaftswoche möglich. Auslöser für diese Entscheidung können zum Beispiel starke Rückenschmerzen (siehe Seite 283), ausgeprägte Schlafstörungen (siehe Seite 254) oder große psychische Belastungen sein.

Die Einleitung der Geburt erfolgt entweder mit Prostaglandinen oder mit einer Oxytocininfusion (siehe Seite 305).

## WOCHE FÜR WOCHE | DER 10. MONAT

### SPEZIAL

## Die Kindslage

Die Art der Geburt wird auch davon bestimmt, wie Ihr Baby im Becken liegt. Vor der Geburt kontrollieren Arzt und Hebamme daher die Lage des Kindes. Mithilfe des ersten Leopold-Handgriffs (siehe Seite 178) stellen sie fest, wie das Kind im Becken liegt.

Ideal ist es, wenn das Baby sich zum Geburtstermin mit dem Kopf in der vorderen Hinterhauptslage im Becken einstellt. Dabei stützt es das Kinn auf die Brust. Die Geburt verläuft dann meist ohne große Probleme und dauert auch nicht ungewöhnlich lange.

Bei der vorderen Hinterhauptslage dreht sich das Kind zunächst von der Seite mit dem Rücken zum Bauch der Mutter; sein Blick geht nach hinten. So tritt es tief in den Geburtskanal, wobei es sein Köpfchen so weit es kann zur Brust beugt. Bevor das Kind über die Vagina geboren wird, streckt es den kleinen Kopf, indem es ihn von der Brust hebt und in den Nacken legt.

In wenigen Fällen kann sich das Kind auch in einer anderen Kopflage im Becken befinden, beispielsweise

⊙ in der hinteren Hinterhauptslage, bei der der Rücken des Babys während der Geburt nicht wie bei der vorderen Hinterhauptslage zum Bauch, sondern zur Wirbelsäule der Mutter zeigt,

⊙ in der Vorderhauptslage mit leicht in den Nacken gelegtem Köpfchen, auch hier zeigt der Rücken zur Wirbelsäule der Mutter. Mit diesen Kopfhaltungen muss sich das Kind im Geburtskanal anders bewegen als üblicherweise. Weil das die Geburt etwas schwieriger macht, kann sie länger dauern. Zudem wird häufiger ein Dammschnitt erforderlich.

⊙ Wenn Ihr Kind sich in Gesichtslage oder in Stirnlage im Becken eingestellt hat, kann es nicht auf normalem Weg geboren werden. Die Lage im Becken ist so ungünstig, dass die Geburt dadurch sehr verzögert würde. Auch die Versorgung des Kindes ist in dieser Lage gefährdet. Ein Kaiserschnitt ist sicherer.

### HINTERHAUPTSLAGE

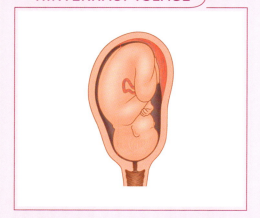

### VORDERHAUPTSLAGE

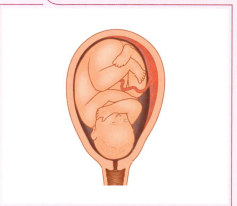

# Woche 39
## 38+0 – 38+6 SSW

### Entwicklung des Babys

Mit rund 49 Zentimetern und 3250 Gramm hat das Baby fast keine Bewegungsfreiheit mehr, weshalb es im Bauch ziemlich ruhig geworden ist. Momentan geht es nur noch um Wachsen und Gewichtszunahme. Davon unberührt, existieren weiterhin manche Anlagen, zu deren Ausreifung es aber noch nicht gekommen ist. Dazu gehören etwa die Zähne: Auch wenn bereits in der zwölften Schwangerschaftswoche erste Zahnknospen beim Fötus angelegt wurden, ist bislang noch kein Zahn in Sicht. Es zeigen sich lediglich starke Furchen im Zahnfleisch, unter denen der Kiefer liegt. Der erste Zahn wird erst um den sechsten Lebensmonat des Kindes herum erscheinen.

Gut »ausgerüstet« wartet das Baby auf die Geburt: Käseschmiere und Lanugo-Haare sind größtenteils verschwunden und schützende Fettpolster angelegt.

### Der Körper der Mutter

Das Baby drückt mit seinem Gewicht heftig nach unten. Dieser Druck ist beim Sitzen wie beim Laufen recht unangenehm. Legen Sie sich zwischendurch immer mal wieder aufs Sofa, stützen Sie Ihren Rücken mit einem Kissen und legen Sie ein dickes Kissen unter Ihre Knie. Das bringt Erleichterung für den Beckenboden. Auch wenn die häufigen Gänge zur Toilette jetzt besonders lästig sind, dürfen Sie das Trinken nicht reduzieren. Bleiben Sie bei rund 2,5 Litern pro Tag, Ihr Kreislauf wird es Ihnen danken.

#### JUCKENDER BAUCH

Rund einen Meter beträgt mittlerweile der Umfang Ihres Bauches. Die Haut ist maximal gedehnt, was vermehrt zu Spannungsgefühlen und Juckreiz führen kann. Verzichten Sie beim Waschen auf Seifen oder Duschgels, die die Haut noch weiter austrocknen, und verwenden Sie ausschließlich Wasser oder rückfettende Waschemulsionen. Zweimal täglich sollten Sie zudem eine reichhaltige Lotion auftragen. Gegen den lästigen Juckreiz kann zum Beispiel grüner Tee helfen: Lassen Sie einen Teebeutel in einer Tasse mit heißem Wasser mindestens vier Minuten ziehen. Tauchen Sie einen Wattepad hinein, drücken Sie ihn schwach aus und reiben Sie damit den Bauch ab. Pflegend und juckreizstillend zugleich soll auch Hamamelis-Creme aus der Apotheke wirken.

### WOCHENINFO

Auch wenn sich plötzlich ein Energieschub mit extremem Tatendrang ankündigt und Sie am liebsten das ganze Haus putzen würden, nachts die Terrasse schrubben oder tags alle Kleiderschränke auswischen wollen – bremsen Sie sich. **Der sogenannte Nestbautrieb** setzt ein und verkündet häufig die nahende Geburt. Doch schonen Sie lieber die Kräfte, die jetzt in Ihnen geweckt werden. Sie brauchen sie für die Geburt, die von der ersten Wehe bis zur Entbindung bei Erstgebärenden durchschnittlich rund zwölf Stunden dauern kann und bei Mehrgebärenden in etwa bis zu acht. Genießen Sie die fühlbare Energie und sehen Sie sie als Bestätigung dafür, dass Sie startklar für die Geburt sind. Ein langer Spaziergang oder eine Yoga-Einheit sind jetzt das Richtige.

# Atmen für die Geburt

Wiederholen Sie doch noch einmal ein paar Atemübungen aus dem Geburtsvorbereitungskurs. Das stärkt Ihr Selbstvertrauen in Bezug auf die bevorstehende Geburt und erinnert Sie noch einmal daran, Ihre Aufmerksamkeit während der Wehen auf den Atem zu lenken.
Die Konzentration auf die eigene Atmung lenkt auch von den Geburtsschmerzen ab und gibt Kraft, den ganzen Schwung einer Wehe auszunutzen. Es hilft, laut zu atmen und beim Ausstoßen der Luft Vokale wie »A« oder »O« auszuatmen. Tiefes Tönen oder Stöhnen sorgen für ein tiefes Ausatmen und entspannen gleichzeitig. Eine Geburt ist sehr kraftraubend, und auch das ständige tiefe Ein- und Ausatmen kann sehr anstrengend sein. Wenn der Partner bei der Geburt dabei ist, kann er Sie unterstützen, indem er laut mitatmet und Ihnen so hilft, den richtigen Rhythmus zu halten.

## Atmen in der Eröffnungsphase

Holen Sie mit Beginn der Wehe durch den geöffneten Mund tief Luft und atmen Sie in den Bauch. Atmen Sie lange und vollständig aus dem Mund wieder aus. Es folgen ruhigere Atemzüge, bei denen Sie tief durch die Nase ein- und langsam durch den Mund ausatmen. Atmen Sie nach der Wehe wie anfangs noch einmal tief durch den Mund ein und aus.

## Atmen in der Übergangsphase

Wenn die Wehen ziemlich heftig sind, Sie starken Druck gegen den Beckenboden verspüren, pressen wollen, aber noch nicht dürfen – dann unterstützt Sie eine spezielle Atemtechnik darin, dem Pressdrang nicht nachzugeben: Atmen Sie am Anfang der Wehe wie bei der Eröffnungsphase einmal mit geöffnetem Mund tief ein und aus. Gleich darauf atmen Sie durch die Nase ein und über den Mund aus, als ob Sie alle Kerzen einer Geburtstagstorte nacheinander ausblasen wollten – ohne zwischendurch Luft zu holen. Wiederholen Sie diese Atmung bis zum Ende der Wehe und schließen Sie mit einem tiefen Atemzug über den geöffneten Mund ab. Auch die Hechel-Methode kann in dieser Phase hilfreich sein: Atmen Sie am Beginn der Wehe einmal tief durch den geöffneten Mund ein und aus. Hecheln Sie »wie ein schwitzender Hund«, indem Sie über den geöffneten Mund ganz kurz ein und gleich wieder ausatmen – so, als würden Sie die Luft im Mund hin und her schieben. Am Ende der Wehe atmen Sie wieder über den geöffneten Mund einmal tief ein und aus.

## Atmen in der Endphase

Die Wehen sind in der Austreibungsphase am intensivsten. Das Kind rutscht in den Geburtskanal und löst durch den Druck ein reflexartiges Pressen aus. Nun dürfen Sie in der Wehe mitschieben, was viele Frauen als große Erleichterung empfinden. Atmen Sie zu Beginn der Wehe einmal tief aus. Dann atmen Sie tief in den Bauch ein. Der Atem geht dabei tief in den Bauch hinein, dann halten Sie den Atem an und versuchen, das Baby hinauszuschieben. Atmen Sie aus, holen Sie erneut Luft und schieben Sie weiter. Während einer Wehe können Sie rund dreimal mitschieben. Am Ende der Wehe atmen Sie wie gewohnt über den Mund einmal tief ein und aus. Atmen Sie nicht zu schnell ein und aus, da es sonst zu Hyperventilation und Kreislaufproblemen kommen könnte.
Auch wenn es nicht einfach ist, sich neben Schmerzen und langem Pressen noch auf die Atmung zu konzentrieren, unterstützt die richtige Atmung den Geburtsprozess und das Baby kommt umso schneller auf die Welt.

# Aus der Arztpraxis

## Kind zum Wunschtermin

Das Risiko eines Kaiserschnitts ist heute nicht mehr größer als das einer spontanen Geburt. Dazu tragen unter anderem sanftere Operationstechniken, die PDA und eine verbesserte Betreuung im Wochenbett bei. Diese Entwicklung hat dazu geführt, dass neben medizinischen auch verschiedene andere Gründe zu einer Kaiserschnittentbindung führen können. In der öffentlichen Diskussion, aber auch im medizinischen Sprachgebrauch wird dafür der Begriff »Wunschsectio« verwendet. In den meisten Fällen führen begründete psychische oder körperliche Ursachen zum Wunsch nach einem geplanten Kaiserschnitt.

### GRÜNDE

Gründe der Schwangeren für den Wunsch nach einem Kaiserschnitt:

◉ Sorge um eine Schädigung des Kindes bei einer normalen Geburt

◉ Schwierige Geburt im Bekanntenkreis

◉ Angst vor Wehen- und Geburtsschmerzen

◉ Furcht vor Beckenbodenschädigungen und Dammverletzungen

◉ Furcht vor Harn- beziehungsweise Stuhlinkontinenz

◉ Sorge vor Störungen beim Geschlechtsverkehr durch Geburtsverletzungen

◉ Traumatische Geburtserfahrungen

◉ Mehrere vorangegangene Entbindungen mit Kaiserschnitt

Für den Arzt ist der Wunsch der Frau nach einem Kaiserschnitt unproblematisch. Die Geburt ist zeitlich planbar und die Operation wird finanziell meist deutlich besser honoriert als eine über Stunden dauernde Spontangeburt.

Dies sollte auch die Frau wissen, wenn sie mit dem Arzt darüber diskutiert, welche Geburtsmethode die bessere ist. Wünscht sich die Schwangere einen Kaiserschnitt, ohne dass offensichtliche Gründe vorliegen, so werden in einem Gespräch die Gründe dafür analysiert.

### ARGUMENTE FÜR EINE SPONTANGEBURT

Haben Mütter ihre Kinder spontan und ohne Komplikationen entbunden, bleibt die Geburt fast immer in positiver Erinnerung. Unter den Frauen, die ihr Baby mit Kaiserschnitt zur Welt gebracht haben, sind diejenigen deutlich zufriedener, die diesen Eingriff auf lange Zeit geplant haben. Am unzufriedensten mit der Geburt sind Frauen nach einer Notsectio.

Auch wenn viele Mütter Angst haben, ihr Baby würde eine Spontangeburt nicht gut überstehen: Diese Sorge ist völlig unbegründet. Ihr Kind wird während der gesamten Geburt kontinuierlich überwacht, sodass Schädigungen extrem selten vorkommen. Nach einer Spontangeburt kann sich das Neugeborene sogar meist schneller an die neuen Lebensbedingungen anpassen, denn bei Kindern, die per Kaiserschnitt auf die Welt kommen, wird die Flüssigkeit in der Lunge verzögert abtransportiert.

Sicher: Geburtsverletzungen treten bei fast jeder Entbindung auf. Aber auch der Kaiserschnitt ist eine schwere Verletzung, sie betrifft sogar die Gebärmutter. Bei weiteren Schwangerschaften kann eine Placenta praevia oder ein Gebärmutterriss die Folge sein. Eine Harninkontinenz (siehe Seite 239), wie sie zuweilen nach einer Spontangeburt befürchtet wird, kann im Laufe des Lebens auch nach Kaiserschnittoperationen auftreten, weil die Schwangerschaftshormone den Beckenboden ebenfalls schwächen. Sexualstörungen treten nach Spontangeburten nicht häufiger auf als nach einem Kaiserschnitt.

## WOCHE FÜR WOCHE | DER 10. MONAT

### SPEZIAL

# Nabelschnuranomalien

### Nabelschnurumschlingung

In manchen Fällen kann die Nabelschnur sich ein oder mehrere Male um einzelne Körperteile des Kindes schlingen. Besonders häufig sind Hals, Arme und Beine davon betroffen.

Eine Nabelschnurumschlingung tritt bei jeder fünften Geburt auf. In den meisten Fällen wird das Baby trotzdem gut versorgt. Viele Ärzte sprechen die Schwangeren gar nicht auf die Verschlingung an, um sie nicht unnötig zu verunsichern. Denn ein Risiko besteht nur, wenn die Nabelschnur zusätzlich zu dünn und nur gering verdreht ist – dies lässt sich mit dem Farbdopplerultraschall jedoch gut erkennen. Ist die Versorgung des Kindes durch die Umschlingung gefährdet, entscheidet der Arzt über das weitere Vorgehen.

### Nabelschnurknoten

Bei einer sehr langen Nabelschnur kann das Kind durch eine Nabelschnurschlinge hindurchschlüpfen und es entsteht ein lockerer Knoten. Doch selbst in diesem Fall sind Komplikationen sehr selten. Denn bei einer langen Nabelschnur zieht sich der Knoten nicht zusammen. Etwas anders sieht die Sache aus, wenn sich eine kurze Nabelschnur verknotet oder sich die Nabelschnüre von Zwillingen verheddern. In beiden Fällen besteht ein Risiko für das Kind, was eine engmaschige Überwachung mit dem CTG erforderlich macht.

### Nabelschnurvorfall

Kommen Teile der Nabelschnur nach dem Blasensprung vor dem vorangehenden Teil des Kindes zu liegen, spricht man von einem Nabelschnurvorfall. Im Gegensatz zu einer Nabelschnurumschlingung tritt dieses Problem äußerst selten auf. Wenn es aber doch zu einem Nabelschnurvorfall kommt, ist mit ernsten Problemen zu rechnen – vor allem, wenn das Kind schon in Kopflage liegt. Die Nabelschnur wird dann zwischen Beckenwand und Kopf zusammengedrückt und infolgedessen schlechter durchblutet. Das Kind erhält nicht mehr ausreichend Sauerstoff.

Das Risiko für einen Nabelschnurvorfall ist erhöht bei

- ⊙ Mehrgebärenden
- ⊙ zu viel Fruchtwasser
- ⊙ Querlage, Beckenendlage
- ⊙ Mehrlingsschwangerschaften

Befindet sich die Frau zum Zeitpunkt der Diagnose bereits im Krankenhaus, ist umgehend ein Notkaiserschnitt (siehe Seite 346) erforderlich. Kommt es zu Hause zum Nabelschnurvorfall, sollten Sie umgehend den Notarzt rufen und sich liegend in die Klinik fahren lassen. Legen Sie sich auf jeden Fall hin, um die Kompression der Nabelschnur zu vermindern.

Wenn der Kopf des Babys bereits ins Becken eingetreten ist, brauchen Sie sich bei einem vorzeitigen Blasensprung zum Glück keine Sorgen zu machen: Das Köpfchen dichtet die Öffnung meist sehr gut ab und ein Nabelschnurvorfall wird auf diese Weise verhindert.

Ereignet sich der Blasensprung also um den Geburtstermin, ist es nicht erforderlich, liegend in die Klinik zu fahren. Rufen Sie aber in jedem Fall im Kreißsaal an und machen Sie sich in aller Ruhe auf den Weg in das große Abenteuer Geburt.

# Woche 40
## 39+0 – 39+6 SSW

### Entwicklung des Babys

Das Kind liegt in dieser Woche zumeist in der richtigen Gebärposition, es misst um die 51 Zentimeter und wiegt etwa 3500 Gramm. Sein Köpfchen hat einen Umfang von annähernd 35 Zentimetern und verfügt über Schädelknochen, die sich während des Geburtsvorgangs verschieben können. Dadurch, dass die Schädelknochen noch nicht fest verwachsen sind, kann der Kopfumfang reduziert werden und das Baby den Geburtskanal besser passieren. Sollte das Kind dadurch mit einem auffallend »eingedrückten« Kopf oder »schiefen« Gesicht zur Welt kommen, hat dies keinerlei bleibende Folgen. Schon nach ein paar Tagen nimmt der Kopf eine gewohnt runde Form an.

Der Körper des stark eingerollten Babys passt jetzt gerade noch so in die Gebärmutter. Hat es die Geburtsposition eingenommen, drückt sein Köpfchen in den erweichten Gebärmutterhals. Mit kleinen Spaziergängen können Sie den Druck auf den Muttermund als Vorbereitung auf die Geburt nutzen.

### Der Körper der Mutter

Das Warten auf ein Zeichen des Körpers hat jetzt bestimmt Vorrang vor allen anderen Erledigungen und Überlegungen. Geht die Geburt bald los oder heißt es weiter warten? Hat Ihnen Ihr Arzt bei der letzten Vorsorgeuntersuchung bereits mitgeteilt, dass der Muttermund verstrichen ist, wird es bestimmt nicht mehr lange dauern – und die erste Wehe kündigt sich an. Tröpfelt plötzlich leicht orangefarbene Vormilch aus den Brustwarzen, kann auch das ein Hinweis auf die baldige Geburt sein. Manche Frauen bemerken auch das sogenannte Zeich-

nen: Wenn der Muttermund langsam weiter wird, geht ein Schleimpfropf ab, der zuvor als Verschluss diente. Als blutiger Ausfluss oder Schleim kann er sich dann bemerkbar machen und darauf hindeuten, dass die Geburt in ein paar Tagen oder vielleicht auch schon eher bevorsteht.

Sollten Sie auf einmal Lust auf ein schönes Essen mit Ihrem Partner verspüren und unbedingt ein besonderes Lieblingsgericht kochen wollen, wird der Geburtstermin eventuell auch nicht mehr lange auf sich warten lassen.

Ab in die Klinik heißt es auf alle Fälle, wenn Sie über einen Zeitraum von einer Stunde im Abstand von zehn Minuten regelmäßig Wehen haben, die Fruchtblase platzt oder wenn Sie eine leichte Blutung feststellen (siehe Seite 322). Und keine Sorge: Die Zeit bis zur Ankunft in die Klinik wird reichen – »Taxigeburten« kommen statistisch gesehen sehr, sehr selten vor.

#### STRESS UND ANSPANNUNG

Die Ungewissheit, wann das Baby denn kommen mag und wie die Geburt wohl verlaufen wird, stellt eine unbeschreibliche Geduldsprobe für die Nerven dar. Je übermüdeter und körperlich beanspruchter Sie sind, desto mehr kann Ihnen dieser Zustand zu schaffen machen. Vielleicht rufen täglich auch noch Verwandte und Freunde an, um nachzufragen, ob es schon so weit ist. Die Anspannung steigt und Kräfte drohen zu schwinden. Warten kann jetzt unerträglich werden und auch zu Frustrationen führen, wenn wieder ein Tag vergeht ohne Anzeichen für eine Geburt.

Versuchen Sie, die Anspannung zu reduzieren, zumal dieser Zustand auch die Schmerzempfindung während der Geburt verstärken kann. Machen Sie sich für die Zeit bis zur Entbindung einen Tagesplan, der Ihnen Struktur – und damit Halt – gibt, aber auch ausreichend für Phasen der Entspannung sorgt.

Neben regelmäßigen Mahlzeiten können ein Spaziergang von 20 Minuten, ein zehnminütiges Bad (bei 37 °C), 30 Minuten Musik hören, 30 Minuten Mittagsschlaf, 30 Minuten Lesen, 30 Minuten Yoga (siehe Seite 54) mit Atemübungen (siehe Seite 300) jeden Tag bis zur Geburt bereichern.

Viele Frauen fühlen sich in den letzten Tagen und Wochen vor der Geburt trotz Programm verlassen und alleine. Die Stunden bis zum Abend und der Rückkehr des Partners von der Arbeit bieten ihnen dann auch noch viel Zeit für Grübeleien. Vertrauen Sie auf Ihre Instinkte und Fähigkeiten und sehen Sie die Geburt als natürlichen Prozess, der von jeher zur Frau dazugehört. Verscheuchen Sie trübe und kreisende Gedanken, indem Sie sich jeden Nachmittag eine Freundin, Mutter, Vater, Schwester oder auch die Nachbarin für eine Stunde zum Kaffee einladen. Das sollte jedoch nicht in Arbeit ausarten. Lassen Sie den Kuchen daher vom Gast mitbringen und vielleicht auch noch das ein oder andere, was Ihnen einen mühsamen Gang zum Supermarkt erspart.

## WOCHENINFO

⊙ Von nun an gehen Sie alle zwei Tage zur **Vorsorgeuntersuchung** zum Frauenarzt, zur Hebamme oder ins Krankenhaus. Dabei werden vor allem die Herztöne Ihres Babys kontrolliert. Ein besonderes Augenmerk liegt auch auf der Funktionsfähigkeit der Plazenta und der Menge des Fruchtwassers. Nimmt es ab, ist dies ein Zeichen dafür, dass mit einer Geburtseinleitung (siehe Seite 305) nicht mehr allzu lange gewartet werden sollte.

⊙ Manche Frauen können das Einsetzen der Wehen jetzt kaum noch erwarten. **Stress und Anspannung** machen sich breit. Dabei ist genau das Gegenteil angesagt: Nur wenn Ihr Körper sich »in Sicherheit« fühlt, macht er sich bereit für die Geburt. Versuchen Sie zu entspannen: Durch einen langen Spaziergang, ein wohltuendes Bad oder Yoga-Übungen, die Ihnen auch körperlich guttun. Wenn die Ungeduld sich dadurch nicht beherrschen lässt, versuchen Sie doch die Meditation von Seite 308.

⊙ **Abschiedsritual:** Verabschieden Sie sich von Ihrer Schwangerschaft, indem Sie Fotos oder einen Gipsabdruck Ihres Babybauches anfertigen. So behalten Sie eine bleibende Erinnerung an Ihre Zeit der Erwartung zurück. Und vielleicht braucht es noch genau diesen Anstoß, um Ihr Baby auf den Weg zu bringen.

⊙ Zur **Geburtsvorbereitung** können Sie Ihren Damm neben der Massage (siehe Seite 263) nun täglich mit Heublumensud bedampfen (siehe Seite 296).

⊙ Besorgen Sie **haltbare Lebensmittel** wie Müsliriegel, Pumpernickel und Trockenobst, damit Sie schnell eine Kleinigkeit in die Kliniktasche stecken können, wenn es losgeht.

⊙ **Größere Ausflüge** sollten Sie nun lieber vermeiden. Besser ist es, wenn das Krankenhaus von Ihrem jeweiligen Aufenthaltsort aus gut zu erreichen ist. Es könnte ja doch einmal schneller mit den Wehen losgehen als gedacht ... Viel Glück!

## Aus der Arztpraxis

### Terminüberschreitung

Haben Mutter und Kind nach 40 langen Wochen den errechneten Entbindungstermin endlich erreicht, werden sie von nun an regelmäßig untersucht. Geht es beiden gut, ist es kein Problem, wenn bis zur tatsächlichen Entbindung noch einige Tage verstreichen. Mit regelmäßigen Ultraschalluntersuchungen wird Ihr Arzt überprüfen, ob es dem Baby gut geht und es weiterhin gut versorgt ist. Nur wenn die Untersuchung zeigt, dass das Kind zu klein ist, wird eine Überschreitung des Geburtstermins nicht empfohlen. In diesem Fall ist es besser, die Geburt rasch einzuleiten. Das Gleiche gilt, wenn ein Kind sehr groß ist und mehr als 4500 Gramm wiegt. Auch in diesem Fall ist es besser, die Geburt einzuleiten, weil das Baby sonst immer weiter zunimmt und die Geburt für Mutter und Kind sehr anstrengend wird.

#### REGELMÄSSIGE KONTROLLEN

Nach Verstreichen des errechneten Termins wird Ihr Arzt vor allem die Fruchtwassermenge bestimmen. Ist das Fruchtwasser vermindert, kann sich dies nachteilig auf die Durchblutung der Nabelschnur auswirken und die Sauerstoffversorgung beeinträchtigen. In diesen Fällen sollte die Geburt eingeleitet werden. Bei normaler Fruchtwassermenge ist eine Terminüberschreitung kein Problem.

Wenn bei der Ultraschalluntersuchung alles in Ordnung war und keine weiteren Risiken bestehen, muss nicht zwingend ein CTG geschrieben werden. Auch ein sogenannter Wehenbelastungstest ist überflüssig. In der Vergangenheit hat sich herausgestellt, dass er mehr schadet als nützt und für viele unnötige Geburtseinleitungen verantwortlich war.

Wenn die Schwangerschaft weiter komplikationslos verläuft, überprüft der Arzt in dreitägigen Abständen die Fruchtwassermenge durch eine Ultraschalluntersuchung. Auch die Herztöne des Kindes werden kontrolliert. Eine Woche über dem Termin erfolgt zusätzlich eine CTG-Aufzeichnung. Wenn der Geburtstermin mehr als sieben Tage überschritten wird, bespricht der Arzt mit der Schwangeren, ob die Geburt medikamentös eingeleitet werden soll.

Sind die Befunde unauffällig und zeigen sowohl die Fruchtwassermenge als auch die CTG-Auswertung, dass das Kind weiterhin gut versorgt ist, kann der Termin noch weiter überschritten werden – vorausgesetzt die Mutter wünscht dies. Ab diesem Zeitpunkt ist eine zweitägige Kontrolle einschließlich einer CTG-Überwachung sinnvoll. Spätestens 12 bis 14 Tage nach dem Termin muss die Schwangerschaft allerdings beendet werden, da die Risiken für das Kind ansonsten deutlich ansteigen.

#### METHODEN ZUR GEBURTSEINLEITUNG

Welche Methode der Arzt zur Geburtseinleitung wählt, hängt vom Wohlbefinden des Kindes sowie vom Muttermundsbefund ab. Ist das Kind bereits gefährdet und der Muttermund noch ganz geschlossen, wird die Geburt meist mit einem Kaiserschnitt erfolgen.

- Geburtseinleitung mit **Oxytocininfusion**: Ist der Muttermund bereits weich und leicht geöffnet, dann ist die Gebärmutter wehenbereit und die Geburtseinleitung kann mittels einer Oxytocininfusion erfolgen. Der Vorteil bei dieser Methode: Die Geburtszeit lässt sich gut abschätzen und es ist keine lang dauernde Geburtseinleitung erforderlich. Das Kind wird ab dem Beginn der Weheninfusion kontinuierlich mit dem CTG überwacht, meist mithilfe eines transportablen CTG-Gerätes.

WOCHE FÜR WOCHE | DER 10. MONAT

⊙ Bei noch unreifem Muttermund muss eine Geburtseinleitung durch **Prostaglandine** erfolgen. Diese Medikamente werden nicht als Infusion gegeben, sondern als Gel, Pessar oder Tablette lokal in Nähe des Muttermundes eingebracht. Durch den Einfluss der Prostaglandine wird der Muttermund weicher und beginnt sich zu öffnen. Meist kommt es nach zwei bis drei Stunden zu Wehen. Setzen keine Wehen ein, werden nach sechs Stunden weitere Prostaglandine verabreicht.

Bei dieser Methode ist keine kontinuierliche CTG-Überwachung erforderlich. Es reicht aus, wenn ab dem Einsetzen der Wehen alle zwei Stunden ein CTG geschrieben wird. Sie müssen für diese Behandlung daher auf jeden Fall ins Krankenhaus, da sich nicht abschätzen lässt, wann die Wehen einsetzen. Ist der Muttermund reif, kann die Geburt mit einer Weheninfusion weiter unterstützt werden. Setzen innerhalb einer Frist von zwei Tagen keine Wehen ein, muss darüber nachgedacht werden, ob ein weiterer Versuch sinnvoll oder ob besser eine Pause angebracht ist. Manchmal ist in dieser Situation auch ein Kaiserschnitt erforderlich. Vor allem dann, wenn sich abzeichnet, dass die Gesundheit Ihres Kindes auf dem Spiel steht.

⊙ Geburtseinleitung mit **Misoprostol**: Dieser Wirkstoff ist ursprünglich nur für die Behandlung von Magengeschwüren zugelassen. Er wird aber seit 20 Jahren auch zur Geburtseinleitung empfohlen – obwohl er dazu eigentlich nicht zugelassen ist.

Misoprostol hat nur wenige Nebenwirkungen und den Vorteil, dass es auch als Tablette eingenommen werden kann. Vor der Einleitung muss der Arzt Sie allerdings genau über die Wirkweise der Arznei informieren – fragen Sie unbedingt nach, wenn Sie etwas nicht verstanden haben!

## Alternative Möglichkeiten zur Geburtseinleitung

### ÖFFNEN DER FRUCHTBLASE

Wird die Blase geöffnet und geht Fruchtwasser ab, ändert sich das Volumen in der Gebärmutter. Die Folge sind häufig Kontraktionen, aus denen sich Wehen entwickeln. Dies ist jedoch nur bei Mehrgebärenden und bereits gut geöffnetem Muttermund zu empfehlen.

### GESCHLECHTSVERKEHR

Regelmäßiger Geschlechtsverkehr am Termin verringert die Wahrscheinlichkeit, dass Sie Ihr Kind übertragen. Man nimmt an, dass Sex auf zwei Arten wirkt: Zum einen regt er die Produktion des Wehenhormons Oxytocin an, zum anderen enthält Sperma Prostaglandine, die ebenfalls wehenauslösend wirken. Die Menge an Prostaglandin, die ein Samenerguss enthält, ist allerdings sehr gering, sodass die Erfolgsrate bei einem unreifen Muttermundsbefund deutlich geringer ist als bei einer entsprechenden medikamentösen Einleitung.

### EIPOLLÖSUNG

Bevor der Einsatz von Medikamenten zur Geburtseinleitung überall möglich war, stellte die Eipollösung die beste Möglichkeit dar, spontane Wehen auszulösen. Dies gilt allerdings nur, wenn der Eingriff um die 40. Woche herum ausgeführt wird und der Muttermund bereits leicht geöffnet ist. Der Geburtshelfer geht dabei mit einem Finger in den Muttermund. Mit einer drehenden Bewegung massiert er den inneren Muttermund und löst dabei vorsichtig die Eihäute, um dadurch Wehen auszulösen. Die Maßnahme muss sehr vorsichtig durchgeführt werden, da sie schmerzhaft sein und Blutungen verursachen kann. Es ist daher gut zu überlegen, ob sie überhaupt versucht werden soll.

## BRUSTWARZENSTIMULATION

Durch die Stimulation der Brustwarzen wird das Hormon Oxytocin abgegeben, das Wehen auslösen kann. Oxytocin wirkt jedoch nur bei reifem Muttermundsbefund. Die durchgeführten Untersuchungen zeigen einen so unsicheren Effekt, dass die Methode nicht zu empfehlen ist.

## KÖRPERLICHE BELASTUNG

Eine übermäßige körperliche Anstrengung wie Treppensteigen führt zu einer stärkeren Blutumverteilung von der Plazenta in die Muskulatur und bewirkt in manchen Fällen, dass Wehen einsetzen. Diese Methode ist allerdings wenig empfehlenswert. Leichte Bewegung wie langsames Spazierengehen ist in der Anfangsphase der Geburt zwar angenehm, kräftezehrende Belastungen sollten aber unterbleiben: Sie brauchen Ihre Kräfte für die Geburt.

## ERGÄNZENDE THERAPIEN

Einige Frauen empfinden ergänzende Therapien, wie die geburtsvorbereitende Akupunktur oder Reflexzonenmassage, als angenehm. Eine zuverlässige Wehenauslösung ist mit diesen Maßnahmen allerdings nicht möglich.

## WEHENFÖRDERNDE KRÄUTER

Zimt, Ingwer und Nelken können, in einem Sud zusammengekocht, als Tampon verabreicht werden. Bei unreifem Muttermundsbefund löst diese Methode jedoch Dauerkontraktionen aus, die beim Kind eine Sauerstoffunterversorgung verursachen. Sie ist daher nicht zu empfehlen. Sie können die genannten Kräuter jedoch als Aromaöle in die Duftlampe geben oder mit Mandelöl vermischt als Massageöl benutzen. Wenn Sie damit Ihre Gebärmutter über die Bauchdecke im oberen Bereich massieren, helfen Sie Ihrem Baby sanft auf die Sprünge.

## WEHENFÖRDERNDES BAD

Auch ein wehenförderndes Bad kann zu Ihrem Wohlbefinden beitragen. Geben Sie dazu vier Tropfen eines ätherischen Öls wie Nelkenöl, Zimtblätteröl oder Ingwerwurzelöl mit 250 Milliliter Sahne vermischt auf ein 37 °C warmes Vollbad.

## RIZINUSCOCKTAIL

Rizinusöl wird in der Industrie als Bindemittel für Lacke und Dispersionsfarben verwendet. Auch in der Kosmetikindustrie wird es eingesetzt. Wird dieses Öl oral eingenommen, bewirkt es eine Darmschädigung, die zum Einsetzen der Wehen führt. Die so ausgelösten Wehen führen bei unreifem Muttermundsbefund jedoch nicht zum Geburtsbeginn, sondern zu Dauerkontraktionen, die die Sauerstoffversorgung des Kindes beeinträchtigen. Ein Einleitungsversuch ohne Überwachung mit dem CTG kann für das Kind daher sehr gefährlich sein. Als unerwünschte Begleiterscheinungen kommt es zudem zu Übelkeit, Durchfall und Darmkrämpfen. Nicht zuletzt schmeckt das Öl so unangenehm, dass eine Beimengung von Sekt oder Schnaps empfohlen wird – das Kind muss dann auch noch die negative Wirkung des Alkohols verkraften. Alles in allem ist diese Methode nicht empfehlenswert.

## INFO

### Unnötigen Stress vermeiden

Wenn alles normal verläuft, sollten Sie jegliche Maßnahmen zur Geburtseinleitung nur sehr zurückhaltend anwenden. Ist eine Einleitung medizinisch notwendig, sollten Sie sich für die Methode entscheiden, die die größten Erfolgsaussichten verspricht.

## Entspannungsübung

Wenn Sie es gar nicht mehr erwarten können, bis Ihr Baby kommt, und Sie vor Ungeduld schon ganz nervös sind, hilft diese Entspannungsübung Ihnen vielleicht dabei, wieder in Ihre Mitte zu finden. Sie können diese Übung täglich durchführen. Besonders abends hilft Sie Ihnen dabei, die Anspannung des Tages loszuwerden und entspannt in den Schlaf zu finden. Sie können Sie daher auch anwenden, wenn Einschlafstörungen Sie plagen.

Für eine angenehme Stimmung legen Sie leise, meditative Musik auf, zünden eine Kerze an und verdampfen einige Tropfen reines ätherisches Lavendel- oder Rosenöl in der Duftlampe. Nehmen Sie sich für die nächsten Minuten nur Zeit für sich, entspannen Sie und lassen Sie alle Sorgen und dunklen Gedanken los. Die nächsten Minuten sind nur für Sie.

### ① Farbiger Atem

**1. STEP |** Stellen Sie Handy und Telefon leise und nehmen Sie sich 15 Minuten Zeit.
**2. STEP |** Suchen Sie sich einen ruhigen und bequemen Platz. Polstern Sie Rücken und Schultern mit Kissen. Dann atmen Sie einige Male ruhig und tief durch die Nase ein, durch den Mund aus und schließen Ihre Augen.
**3. STEP |** Achten Sie auf das Geräusch, das Ihr Atem beim Ausatmen verursacht, und stellen Sie sich vor, dass Ihre Luft beim Ausatmen eine Farbe hat. Wählen Sie eine dunkle, starke Farbe. Beobachten Sie Ihren Atem, der farbig aus Ihnen herausströmt, für einige tiefe Atemzüge.
**4. STEP |** Stellen Sie sich dabei vor, dass diese dunkle, starke Farbe allen Stress und alle Spannung repräsentiert, die in Ihrem Körper gestaut sind. Stellen Sie sich vor, wie die Farbe mit jedem Atemzug immer blasser wird und sich mit der Spannung und dem Stress langsam auflöst.
**5. STEP |** Jeder langsame, ruhige Atemzug hilft Ihnen dabei, Spannung loszulassen, bis Sie sich ganz weich fühlen. Genießen Sie diesen Zustand einige tiefe Atemzüge lang.
**6. STEP |** Wenn die Farbe ganz verschwunden ist, nehmen Sie einen ganz tiefen Atemzug bis zu Ihrem Baby im Bauch, atmen langsam aus und streicheln Ihr Baby mit langen, ruhigen Bewegungen. Dann öffnen Sie Ihre Augen, räkeln und strecken sich ein wenig.
**7. STEP |** Erinnern Sie sich an das Gefühl der Entspannung und Weichheit, wenn Hektik und Stress Sie wieder zu überwältigen drohen.

Diese Entspannungsübung eignet sich auch gut für die Eröffnungsphase der Geburt. Stellen Sie sich vor, dass Sie mit jedem Atemzug Schmerz und Verkrampfung loslassen. Damit das gut klappt, sollten Sie diese Übung zuvor schon einige Male durchgeführt haben.

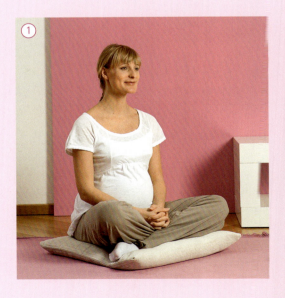

Woche 40

## SPEZIAL

## Die zu rasche Geburt

Jede Schwangere wünscht sich eine problemlose Geburt. Manchmal geht es jedoch zu schnell – und auch dies kann zu großen Sorgen, ja zur Panik bei der Gebärenden und bei den Geburtshelfern führen. Geht die Geburt zu rasch voran, kann es sogar passieren, dass der Partner, der Taxifahrer oder der Klinikpförtner zu Geburtshelfern werden müssen. Dies trägt nicht gerade dazu bei, dass die werdende Mutter sich besonders sicher fühlt.

Im medizinischen Sprachgebrauch wird eine Geburt, die weniger als zwei Stunden dauert, als überstürzte Geburt bezeichnet. Sie kommt hauptsächlich bei Mehrgebärenden mit sehr starken Wehen und kleinem Kind vor. Die Vorwehen sind dann kaum schmerzhaft oder folgen in so langen Abständen, dass die Schwangere den eigentlichen Geburtsbeginn gar nicht bemerkt. Wenn die Wehen stärker werden, setzen plötzlich die Presswehen ein. Das Kind wird dann mit der ersten Presswehe geboren.

Kommen Sie tatsächlich in diese Situation, ist es ganz wichtig zu wissen, dass die meisten überstürzten Geburten für das Kind völlig problemlos verlaufen. Ihr Baby musste keine stundenlangen Wehen ertragen und sich nicht ewig durch den engen Geburtskanal quälen. Ein Sauerstoffmangel kommt viel häufiger bei Kindern mit langer, komplizierter Geburt vor.

Das Hauptproblem bei Kindern, die ohne Unterstützung der Hebamme geboren werden, besteht darin, dass sie auskühlen. In der allgemeinen Hektik und Panik denkt zuweilen niemand daran, das Kind vor dem Auskühlen zu schützen. Dabei ist es wichtig, dass Sie Ihr Kind sofort nach der Geburt in ein möglichst vorgewärmtes Handtuch oder auch das körperwarme Hemd des Vaters wickeln. Auch eine Decke hält es warm. Mit dem Abnabeln dagegen können Sie sich ruhig Zeit lassen. Falls Sie es selbst tun wollen, verwenden Sie ein etwas breiteres Band. Wichtig ist auch, dass Sie die Nabelschnur weit genug entfernt vom Nabel des Kindes (etwa zehn Zentimeter) abbinden.

Die Geburt der Plazenta erfolgt dann meist in der Klinik. Kommt es vorher zu einer etwas stärkeren Blutung, ist das ein Zeichen, dass sich die Plazenta gelöst hat. Sie können sie dann auch von alleine mit einem leichten Mitpressen aus der Scheide drücken. Nehmen Sie die Plazenta unbedingt in die Klinik mit, damit die Hebamme oder der Arzt beurteilen können, ob nicht noch Plazentareste in der Gebärmutter verblieben sind.

### Wann soll ich losfahren?

Warten Sie nicht zu lange, bis Sie sich auf den Weg in die Klinik machen. Die Betreuung durch die Hebamme ist auch in der Anfangsphase sehr hilfreich. Unter folgenden Voraussetzungen sollten Sie aufbrechen:

- wenn die Wehen beim ersten Kind alle fünf bis zehn Minuten kommen
- wenn die Wehen bei weiteren Kindern alle zehn Minuten kommen
- wenn Fruchtwasser abgeht
- wenn eine Blutung auftritt

Nach einem Blasensprung brauchen Sie nicht unbedingt liegend transportiert zu werden. Nur bei sehr starken Blutungen und einem Blasensprung in einer sehr frühen Schwangerschaftswoche ist ein Transport in liegender Position und mit dem Krankenwagen zu empfehlen.

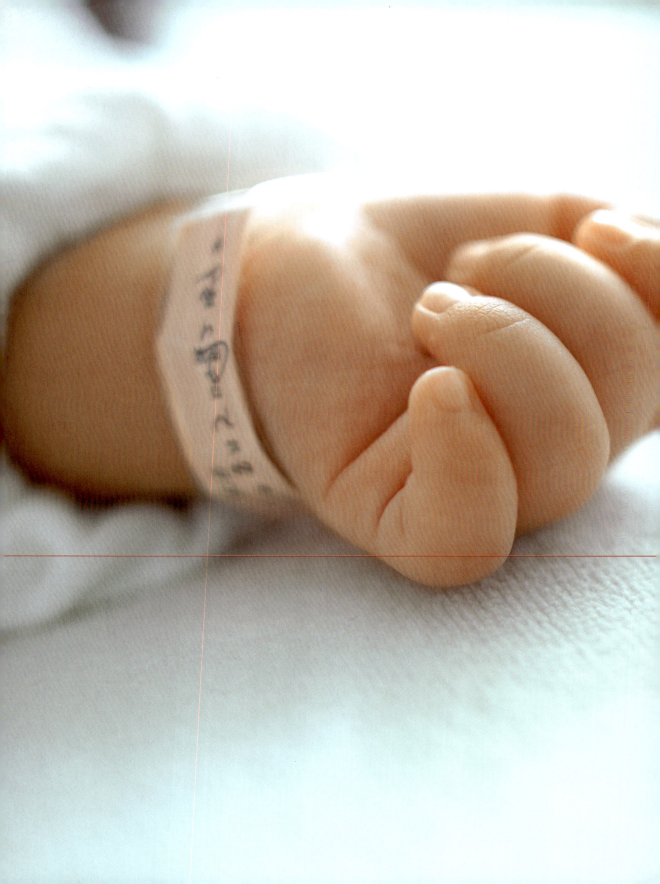

KAPITEL 3

# Geburt und Wochenbett

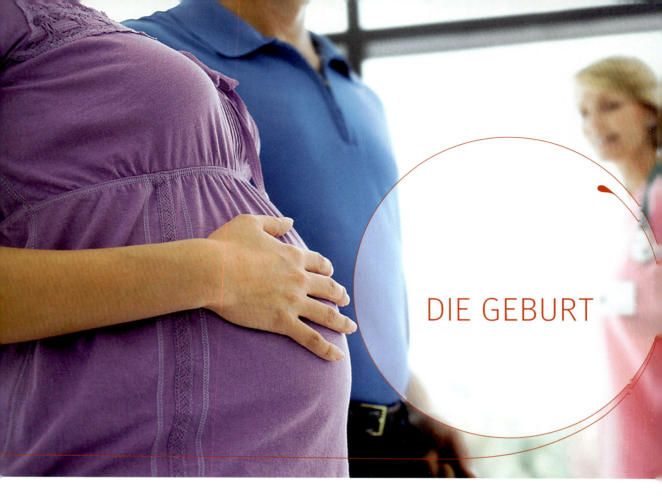

# DIE GEBURT

## Das Abenteuer Geburt

Die Geburt ist ein natürlicher Vorgang, der in vielen Fällen auch ohne die Hilfe von Arzt und Hebamme glücklich ablaufen würde. Für Ihre eigene Sicherheit und für die Ihres Kindes brauchen Sie aber auf jeden Fall eine medizinische Betreuung.

Die Dauer einer Geburt ist sehr unterschiedlich. Man rechnet durchschnittlich 13 Stunden bei der ersten Geburt und etwa acht Stunden für Frauen, die bereits ein Kind geboren haben. Der Geburtsbeginn wird medizinisch dann festgelegt, wenn es durch Wehen zu einer Eröffnung des Muttermundes kommt. Die Zeiten, die für eine Geburt als normal angesehen werden, haben sich innerhalb der letzten 50 Jahre allerdings halbiert, da bei einer schwierigeren Geburt heute rechtzeitig ein Kaiserschnitt erfolgt. Häufig setzen spontane Wehen nachts ein, wenn der Körper sich entspannen kann. Und viele Kinder bevorzugen auch die Dunkelheit für ihren ersten Blick in die Welt: Statistisch gesehen finden die meisten Geburten nachts statt.

Wodurch Geburtswehen ausgelöst werden, ist immer noch weitgehend ungelöst. Man weiß, dass das Kind selbst eine wichtige Rolle dabei spielt. Aber welche Mechanismen endgültig den Ausschlag geben, ist weiterhin ein Geheimnis. Neue Forschungen deuten darauf hin, dass eine vom Kind produzierte Eiweißsubstanz, das sogenannte Protein SP-A, welches auch für die Lungenreifung verantwortlich ist, die Wehen auslösen kann.

# Die Wahl des Geburtsorts

Zur Geburtsvorbereitung gehört auch die Überlegung, wo Sie Ihr Kind auf die Welt bringen möchten. In der Klinik – stationär oder ambulant –, zu Hause, im Geburtshaus oder im Perinatalzentrum? Die Auswahl ist recht groß und es lohnt sich, genaue Informationen über den einen oder anderen Geburtsort einzuholen. Schließlich sollten Sie sich in der gewählten Umgebung absolut sicher fühlen und Vertrauen in Arzt oder Hebamme haben. Lassen Sie Ihr Gefühl sprechen. Macht Ihnen beispielsweise das Krankenhaus mit seiner Apparatemedizin eher Angst oder fühlen Sie sich daheim nicht ausreichend versorgt, sollten Sie gleich einen Blick auf die Alternativen werfen – und sich so gut es geht, über die Vor- und Nachteile des von Ihnen ins Auge gefassten Geburtsortes informieren. Je mehr Sie wissen und je sicherer Sie sich bei Ihrer Wahl fühlen, desto unbeschwerter und entspannter können Sie sich ins Abenteuer Geburt begeben.

## Die Hausgeburt

Die Geburt in den eigenen vier Wänden zu planen, ist in ausgewählten Fällen mit einem vertretbaren Risiko möglich. Die häusliche Umgebung bietet in der Regel gute hygienische Verhältnisse, die Infrastruktur mit schnell erreichbaren Kliniken und Ärzten ist besonders in Städten sehr gut. Dennoch entscheiden sich nur rund zwei Prozent der Schwangeren für eine Hausgeburt. Das mag auch daran liegen, dass es wichtige Gründe gibt, die dagegen sprechen: wenn sich beispielsweise Komplikationen im Verlauf der Schwangerschaft eingestellt haben, Mutter oder Kind an einer Erkrankung leiden oder es bei vorangegangenen Schwangerschaften Probleme bei der Entbindung gab. Verläuft die Schwangerschaft jedoch normal und hat die Schwangere den Wunsch nach einer Hausgeburt, sollte eine rechtzeitige Information bei einer Hebamme erfolgen. Auch mit dem Frauenarzt sollten die Vor- und Nachteile der Hausgeburt, die ab der 38. Schwangerschaftswoche (37+0) bis zur 42. (41+0) durchgeführt werden kann, besprochen werden.

Gründe, die eine Hausgeburt ausschließen
- eine Erkrankung der Schwangeren wie Diabetes mellitus, Gerinnungsstörungen, Bluthochdruck, Präeklampsie (siehe Seite 271) oder HELLP-Syndrom (siehe Seite 273)
- Plazentavorliegen (Placenta praevia, Seite 184) oder eine tiefe Position der Plazenta
- vorzeitige Wehen (siehe Seite 254)
- Komplikationen bei einer vorangegangenen Geburt wie starke Nachblutungen
- ein vorangegangener Kaiserschnitt
- eine Mehrlingsschwangerschaft
- Vielgebärende ab dem vierten Kind
- Frauen mit Beckenanomalien
- Erkrankungen oder Fehlbildungen des ungeborenen Kindes
- Beckenend- oder Querlage des Kindes (siehe Seite 291)

Kommt eine Hausgeburt für Sie in Betracht, ist es von Vorteil, die Hebamme so früh wie möglich kennenzulernen – zwischen der zwölften und 20. Schwangerschaftswoche. Die verbleibende Zeit bis zur Geburt schafft Nähe und Vertrauen, was für die intime Hausgeburt eine große Rolle spielt. Auch lernt die Hebamme Sie persönlich besser einzuschätzen, erkennt früh, worauf sie bei Ihnen achten muss, was Ihnen guttut und was nicht. Kennt sie Ihre häusliche Umgebung und auch die Beziehung zu Ihrem Partner, kann Sie die Hebamme gut darin unter-

GEBURT UND WOCHENBETT | DIE GEBURT

stützen, die Geburt nach Ihren Wünschen und so individuell wie möglich zu gestalten. So erhält die Geburt zu Hause ihren familiären Charakter und Sie können sich fallen lassen in eine stressfreie, liebevolle Atmosphäre.

## INFO

Für die erste Zeit nach der Geburt sollten Sie schon zeitig eine verlässliche Unterstützung für den Haushalt und für die Versorgung der Geschwisterkinder organisieren. All diese Aufgaben können Sie nach der Geburt nicht übernehmen: Sie müssen sich unbedingt schonen, denn die Zeit im Wochenbett bedeutet erholen und Kräfte sammeln. Auch das regelmäßige Essen ist wichtig. Vorkochen und Einfrieren sichert nicht nur Ihre Versorgung, sondern entlastet auch den Rest der Familie, der sich dann noch mehr um Sie und Ihr Baby kümmern kann.

### VORBEREITUNGEN

Vor allen anderen Vorbereitungen steht die Wahl der Hebamme. Sie sollte Ihnen nach einem ausführlichen Beratungsgespräch nicht nur sympathisch sein, sondern auch Ihr Vertrauen wecken. Zur Vorbereitung gehört auch die Risikoaufklärung, denn jede Geburt kann unvorhersehbare Notfallsituationen mit sich bringen. Diese Eventualität gilt es bei der Hausgeburt zu berücksichtigen und für den möglichen Notfall im Voraus das Wichtigste zu arrangieren. Notieren Sie dafür alle wichtigen Telefonnummern wie die der Rettungsleitstelle, der nächstliegenden Geburtsklinik sowie die des Babynotarztwagens

und tragen Sie diese in Ihren Mutterpass ein. Zusätzlich bietet es sich an, die Nummern in unmittelbarer Nähe Ihres Telefons zu befestigen. Für den Fall einer Verlegung in die Klinik sollte auch eine Tasche gepackt sein, die Wäsche für Sie und Ihr Baby beinhaltet sowie das Nötigste für Ihre körperliche Pflege. Damit Ihnen das Krankenhaus nicht wie ein Fremdkörper nach der begonnenen Geburt in heimischer Umgebung erscheint, lohnt es sich, eine Vorstellung in einer Geburtsklinik mitzumachen. Nicht in allen Krankenhäusern dürfen Sie Ihre Hebamme mitbringen. Es kann also durchaus sein, dass nach der Verlegung eine andere Kollegin übernimmt.

### DIE PLANUNG

Gemeinsam besprechen Sie mit der Hebamme den Ablauf der Geburt. Dabei erfahren Sie auch, ob die Hebamme bei der Geburt mit einer zweiten zusammenarbeitet oder mit einem Arzt, der im Bedarfsfall schnell herbeigeholt werden kann. Er hilft dann nicht nur in Notfallsituationen, sondern näht Sie auch, falls es bei der Geburt zu einer Dammverletzung oder zu Rissen in der Scheide gekommen ist. Manche Hebammen übernehmen die Versorgung kleinerer Geburtsverletzungen aber auch selbst.

Bei einer Geburt außerhalb der Klinik sollten Sie spätestens drei Wochen vor dem errechneten Termin Kontakt zu einem Kinderarzt aufnehmen, der bereit ist, nach der Entbindung gleich zu Ihnen nach Hause zu kommen, falls das Kind ärztlich versorgt werden muss. Fragen Sie ihn auch, ob er die zweite Vorsorgeuntersuchung des Babys (U2) zwischen dem fünften und dem zehnten Tag nach der Geburt bei Ihnen zu Hause durchführen kann. Ist kein Kinderarzt zu erreichen, ist es wichtig, die nächstgelegene Klinik zu kennen, die eine Intensivstation für Neugeborene hat.

# Die Wahl des Geburtsorts

Im Vorbereitungsgespräch klärt Sie die Hebamme darüber auf, was Sie für den voraussichtlichen Termin unbedingt zu Hause haben sollten. Dazu zählen etwa: ein Heizstrahler oder Radiator, eine tragbare Lampe mit Verlängerungskabel, eine Wärmflasche oder ein Kirschkernsäckchen, Eiswürfel im Eisfach, ausreichend Kissen und weitere Lagerungsmöglichkeiten wie einen Gymnastikball, genügend saubere Bettwäsche, Handtücher und Waschlappen, Müllsäcke, ein Paket Einmalunterlagen aus dem Sanitätsgeschäft sowie Malerfolie. Diese kommt aus hygienischen Gründen unter das Bettlaken und zusammen mit einem Laken auch über die Decke, die Ihre Füße wärmt, falls Sie auf dem Gebärhocker entbinden möchten. Ein weiteres Laken kann vor dem Bett ausgebreitet als Teppichschutz dienen. Aber keine Sorge: Obwohl keine Geburt ganz ohne Blut abläuft, wird Ihr Partner nach der Geburt nicht viel mehr als eine Maschine Wäsche zu waschen haben.

Für sich selbst benötigen Sie zwei bequeme T-Shirts oder Nachthemden, die bis zu den Oberschenkeln reichen, warme Socken, genügend Vlieswindeln als Vorlagen für den Wochenfluss nach der Geburt und Wegwerfhöschen aus der Apotheke, die die Wäsche samt blutiger Unterhosen in den ersten Tagen reduzieren. Um den Kreislauf stabil zu halten, ist es gut, während der Geburt öfter eine gekörnte Brühe oder auch Trinkelektrolyte aus der Apotheke zu trinken.

Für das Baby brauchen Sie ausreichend Neugeborenen-Windeln sowie die Erstlingsausstattung einschließlich einiger Fläschchen mit kleinen Saugern (siehe Seite 229).

Und das bringt die Hebamme unter anderem mit: wasserdichte Unterlagen, Instrumente zum Abnabeln und fürs Nähen, homöopathische Medikamente für Mutter und Kind, Akupunkturnadeln, ätherische Öle sowie einen Gebärhocker. Auch für den Notfall ist sie gerüstet mit Sauerstoff und Beatmungsbeutel fürs Kind, einem Absauger für den Schleim des Babys, Medikamente für Notfälle und auch Infusionen.

Nach Aufklärung über die Risiken müssen die Eltern eine Einverständniserklärung über die Hausgeburt bei der Hebamme unterschreiben. Die gesetzlichen Krankenkassen übernehmen in der Regel die Kosten für eine Hausgeburt einschließlich der Betreuung im Wochenbett und der Nachsorge. Sind Sie privat versichert, hängt der Umfang der Kostenübernahme von Ihrem Tarif ab.

Zusatzkosten können anfallen, wenn:
- zwei Hebammen zusammenarbeiten, um sich Mutter und Kind noch mehr widmen zu können.
- Rufbereitschaft der Hebamme abgerechnet wird, da sie sich rund um den voraussichtlichen Geburtstermin Zeit frei hält.

### NICHT ZU VERGESSEN
Richten Sie für die Hausgeburt alles Wichtige bereits drei Wochen vor dem errechneten Ter-

> **WICHTIG**
>
> Sind während der Geburt weitere Kinder im Haushalt, muss für die ganze Zeit eine Extra-Bezugsperson für sie anwesend sein. Sie sollte sich ausschließlich um die Kinder kümmern. Zuvor trägt eine kindgerechte Aufklärung über den Geburtsverlauf dazu bei, dass die Kinder keine Angst bekommen, wenn sie ihre Mutter unter den Wehen schreien hören oder über Stunden nicht zu ihr dürfen.

## GEBURT UND WOCHENBETT | DIE GEBURT

### INFO

Statistische Auswertungen über mehr als zehn Jahre belegen eine hohe Qualität und Sicherheit der außerklinischen Geburtshilfe bei entsprechend kompetenter Betreuung. Zum Abbruch einer Hausgeburt und Verlegung in eine Klinik kommt es dennoch bei 10 bis 20 Prozent der Frauen. In den meisten Fällen erfolgt der Klinikumzug in aller Ruhe und ohne Komplikationen. Um reine Notfälle handelt es sich nur bei 0,9 Prozent der Hausgeburten. Weitere Informationen zur außerklinischen Geburt siehe Adressen im Anhang Seite 406.

min her – damit Sie nicht hektisch werden, falls das Kind eher kommt als geplant. Auch sollten die Nachbarn rechtzeitig von der Hausgeburt informiert werden. Das gibt auch Ihnen die Freiheit, die Wehen so zu verarbeiten, wie Sie es brauchen; lauthals, wenn nötig.

Welchen Raum Sie für die Geburt in den eigenen vier Wänden auswählen, ist nicht allein Ihnen überlassen. Laut Richtlinien für die Hausgeburt muss der Raum mit einer Trage zu erreichen sein, wenn eine Verlegung in die Klinik nötig wird. Er soll trocken und bis auf 25 °C beheizbar sein. Außerdem muss die Wohnung Rückzugsmöglichkeiten für Hebamme und alle weiteren bei der Geburt Anwesenden bieten sowie eine Toilette und ein Bad.

### ABLAUF

Zeigen sich Anzeichen für den Beginn der Geburt, rufen Sie umgehend Ihre Hebamme an. Je nach den Informationen, die sie von Ihnen erhält, macht sie einen Zeitpunkt mit Ihnen aus,

an dem sie bei Ihnen vorbeischaut. Bei Ihnen eingetroffen, wird sie Sie eingehend untersuchen, die kindlichen Herztöne abhören, die Position des Kindes feststellen und die Weite des Muttermunds ertasten. Stellt die Hebamme fest, dass die Geburt begonnen hat, sagt sie alle anderen Termine ab und ist ausschließlich für Sie da – bis Ihr Kind geboren ist und sich nach etwa vier Stunden die erste Aufregung gelegt hat.

In allen Phasen der Geburt wird Sie die Hebamme unterstützen: Beim Wunsch nach Bewegung genauso wie bei der Suche nach der bequemsten Stellung. Sie achtet darauf, dass Sie sich immer wieder entspannen und richtig atmen. Und auch Ihren Partner wird sie in die Geburt miteinbeziehen. Die regelmäßige Kontrolle der kindlichen Herztöne gibt Ihnen dabei die ständige Sicherheit, dass alles o.k. ist. Auch in der Austreibungsphase haben Sie die freie Wahl der Gebärposition, ob im Liegen, im Vierfüßlerstand, im Knien, im Stehen, auf dem Gebärhocker oder gar in der Badewanne … Auf eines müssen Sie jedoch während der gesamten Geburt verzichten: Starke Schmerzmittel oder eine Periduralanästhesie verabreicht die Hebamme nicht. Dafür gibt es aber Akupunktur oder auch homöopathische Globuli, die den Schmerz erträglicher machen und ohne Nebenwirkungen für Mutter und Kind sind. Um den natürlichen Ablauf der Geburt zu bewahren, setzt die Hebamme Wehen fördernde beziehungsweise hemmende Medikamente nur im Notfall ein.

Ist das Baby auf der Welt, gibt Ihnen die Hebamme erst einmal Zeit und Ruhe, um das Kind mit dem Vater und auch den Geschwisterkindern zu begrüßen. Nach der Geburt der Plazenta wird in der Regel das Kind zum ersten Mal an die Brust der Mutter gelegt und erst danach gewogen, gemessen und untersucht (U1, siehe Seite 342). Kam es bei der Geburt zu einem

# Die Wahl des Geburtsorts

Dammriss, näht ihn die Hebamme oder der Arzt unter örtlicher Betäubung. Nachdem die Hebamme Sie zur Toilette oder auch zur Dusche begleitet hat, überzeugt sie sich noch einmal von Ihrem Gesundheitszustand und gibt Ihnen und Ihrem Partner Anweisungen und Tipps für die nächsten Stunden – bis zu ihrem ersten Besuch an Ihrem Wochenbett.

## Geburt im Geburtshaus

Eine natürliche Geburt mit Unterstützung einer vertrauten Hebamme bieten auch sogenannte Geburtshäuser an. Hier haben sich mehrere freiberufliche Hebammen zusammengeschlossen, um schwangeren Frauen eine Rundum-Versorgung zu ermöglichen: von der Vorsorge ab Beginn der Schwangerschaft über Geburtsvorbereitung und verschiedene Kurse wie Yoga oder Babypflege bis hin zur Geburt und Wochenbettbetreuung samt Stillberatung. Durch die verschiedenen Angebote kann von Anfang an ein Vertrauensverhältnis zwischen der Schwangeren und den dortigen Hebammen aufgebaut werden. Zudem kennt sie am Tag der Geburt die Räumlichkeiten gut, wo sie die Wehen ganz individuell verarbeiten kann. Dafür stehen meist Seile, Sprossenwand, Gymnastikbälle, bequeme Betten, Matratzen, Kissen oder Gebärhocker zur Verfügung. Auch Wassergeburten gehören vielerorts zum Angebot. Auf alle Fälle ist für eine gemütliche und ruhige Atmosphäre gesorgt, in der die junge Familie sich auch nach der Geburt noch einige Stunden ausruhen kann. Der Geburtsverlauf selbst wird von ein und derselben Hebamme betreut, die zur Entbindung meist noch eine Kollegin dazuholt. Die medizinische Versorgung entspricht dabei demselben Standard wie bei einer Hausgeburt, sodass die Heb-

## INFO

**Wann wird verlegt?**

Eine Verlegung in die Klinik wird unter anderem nötig bei:
- starker Erschöpfung der Mutter
- extremen Wehenschmerzen
- Blutdruckerhöhung der Mutter
- Krampfanfällen der Mutter
- zu starken oder zu schwachen Wehen
- Geburtsstillstand über längere Zeit
- Lage- und Einstellungsanomalien während der Geburt
- Veränderung der kindlichen Herztöne, die auf Sauerstoffmangel des Kindes hinweisen können

Auch nach der Geburt gibt es Gründe für die Verlegung in eine Klinik. Dazu gehören zum Beispiel:

- starke Nachblutungen, wenn sich die Gebärmutter zu wenig zusammenzieht
- starke Geburtsverletzungen im Bereich des Damms und/oder der Scheide, der Symphyse (Knorpel zwischen den Schambeinen) oder ein Riss der Gebärmutter
- eine verzögerte Geburt der Plazenta über 30 Minuten
- eine unvollständige Nachgeburt, wenn die Plazenta sich nicht ganz abgelöst hat

Das Neugeborene muss umgehend in ein Krankenhaus gebracht werden, wenn eine Erkrankung festgestellt wird, schwere Atemstörungen vorliegen, eine anhaltende, zu niedrige Körpertemperatur oder starke Blutzuckerschwankungen auffallen.

317

# GEBURT UND WOCHENBETT | DIE GEBURT

ammen zwar für Notfälle gerüstet sind, Periduralanästhesie und Kaiserschnitt jedoch nicht durchführen.

Häufig arbeiten die Hebammen mit externen Ärzten zusammen oder das Geburtshaus befindet sich in der Nähe einer Geburtsklinik. Sollte es dann zu einer Verlegung kommen, dauert der Transport nicht zu lange – was je nach Lage der privaten Wohnung bei einer Hausgeburt nicht immer gegeben ist. Um für einen eventuellen Notfall gerüstet zu sein, sollten Sie eine gepackte Tasche mit Wäsche, Nachthemd, Waschutensilien sowie Babykleidung gleich mit ins Geburtshaus nehmen.

Der Ablauf der Geburt ist mit dem bei einer Hausgeburt zu vergleichen, wobei Sie für eine Geburt im Geburtshaus weniger Vorbereitungen treffen müssen und gleich ins »gemachte Nest« fallen können. Wie bei der Hausgeburt gehen Sie auch hier selbstbestimmt in die Geburt und können sicher sein, dass Sie und Ihr Baby während der ganzen Zeit im Mittelpunkt stehen.

Im Gegensatz zu einer häuslichen Geburt sind Sie in einem Geburtshaus hauptsächlich auf Ihr zugeteiltes Zimmer angewiesen. Spüren Sie Bewegungsdrang oder möchten Sie gerne den Gymnastikraum der Einrichtung nutzen, kann es sein, dass Sie auf den Gängen auf fremde Menschen treffen, die gerade einen Kurs im Geburtshaus besuchen, oder dass der Gymnastikraum wegen eines Kurses belegt ist. Die Intimität wie zu Hause erfahren Sie demnach nicht in allen Geburtshäusern. Auch stehen der Hebamme hier eigene Räume und damit mehr Rückzugsmöglichkeiten zur Verfügung, weshalb sie nicht die ganze Zeit bei Ihnen sein wird. Da eine Geburt im Normalfall mehrere Stunden dauert, wird Ihr Partner oder eine Freundin, die Sie zur Geburt begleitet, ähnlich wie in der Klinik zum wichtigsten Betreuer während der Geburt.

Gehört dem Geburtshaus keine Wochenbettstation an, in der Sie sich in den nächsten Tagen ausruhen möchten, entlässt Sie die Hebamme rund sechs Stunden nach der Entbindung mit einigen Hinweisen für die nächsten Stunden in Ihr Zuhause. Dort wird sie Sie gleich am nächsten Tag besuchen und bis zum zehnten Tag nach der Geburt täglich vorbeischauen. Bei Bedarf kommt sie in den nächsten Wochen weitere acht Mal. Sollte es der Kinderarzt für nötig halten und ein entsprechendes Attest ausstellen, auch noch öfter.

## INFO

Die Kosten für Wochenbettbetreuung und Nachsorge übernimmt in der Regel die gesetzliche Krankenkasse. Ob auch die Leistungen für eine Geburt im Geburtshaus gezahlt werden, sollten Sie rechtzeitig abklären. Dasselbe gilt für privat versicherte Frauen.

## INFORMATION UND KOMMUNIKATION

Eine Geburt im Geburtshaus läuft unter den gleichen Sicherheitsvorkehrungen ab wie eine Hausgeburt. Auch hier informiert die Hebamme die angehenden Eltern ausführlich über den Ablauf der Geburt und über mögliche Risiken. Zur ganzheitlichen Betreuung der Schwangeren durch die Hebammen des Geburtshauses gehört auch die Zeit nach der Geburt dazu. So bieten viele Geburtshäuser Stillberatung und -treffs sowie Rückbildungsgymnastik an. Dort treffen Sie auf weitere frischgebackene Mütter, die Sie zum Teil vielleicht schon aus der Geburtsvorbereitung kennen und mit denen Sie Erfahrungen austauschen können. Auf diese Weise wird das Geburtshaus auch zu einem wichtigen Ort der Kommunikation.

### STÄRKUNG DER EIGENVERANTWORTUNG

Außerklinische Geburtshilfe, wie sie von Geburtshäusern angeboten wird, ist als Ergänzung zum geburtshilflichen Angebot der Kliniken zu sehen. Hier stehen die unmittelbare und individuelle Betreuung durch die Hebammen im Vordergrund und sichern eine persönliche Begleitung durch die ganze Schwangerschaft. Dadurch soll die Frau ein großes Maß an Vertrauen und Sicherheit in ihre eigenen Fähigkeiten erhalten. Welches Geburtshaus sich in Ihrer Nähe befindet, erfahren Sie unter www. geburtshaus.de.

## Die Geburt in der Klinik

Noch bis zum Anfang des 20. Jahrhunderts wurden weltweit die meisten Babys zu Hause geboren. Das sieht jedoch in den Industrienationen mittlerweile ganz anders aus: 99 Prozent aller Geburten finden in der Klinik statt. Ein Grund für den Wandel ist vor allem in der flächendeckenden Versorgung mit Krankenhäusern zu sehen und auch in der Abdeckung der Kosten durch Krankenkassen und private Versicherungen. Da die maximale Sicherheit bei der freien Wahl des Geburtsortes im Vordergrund steht, entscheidet sich der Großteil der Frauen für das Krankenhaus – besonders im Hinblick auf Notfälle oder plötzliche, unvorhersehbare Ereignisse. Und auch die angenehme Atmosphäre kommt heute vielerorts nicht mehr zu kurz. Freundlich eingerichtete Räume, die Wahl eines Einzel- oder Familienzimmers, engagierte Hebammen, Ärzte und Krankenschwestern machen den Frauen und Familien den Aufenthalt im Kreißsaal und auf der Wöchnerinnenstation meist so angenehm wie möglich. Wünsche während der Geburt wie Schmerzlinderung durch Akupunktur, Entspannung durch mitgebrachte Musik oder ätherische Öle werden in der Regel genauso berücksichtigt wie persönliche Vorlieben beziehungsweise Positionen unter den Wehen und der Geburt: von der Wassergeburt über den Gebärhocker bis hin zum Vierfüßlerstand. Dass der Vater bei der Geburt dabei ist, ist fast schon zur Selbstverständlichkeit geworden. Das Gleiche gilt für eine begleitende Freundin, die Mutter oder auch eine Doula (siehe Seite 189). Sie können sich also aussuchen, wen Sie bei der Geburt zur Unterstützung dabeihaben wollen. Aber auch wenn Sie lieber allein sind, ist das kein Problem. Dann wird die Hebamme sich verstärkt um Sie kümmern.

Infoabende für werdende Eltern, Kreißsaalführungen oder Geburtsvorbereitungskurse vor Ort machen Mann wie Frau schon rechtzeitig mit der Klinik und dem Personal bekannt, was auch Vertrauen schafft. Sich dort auf eine Geburt einzulassen, kann also genauso entspannend sein wie in den eigenen vier Wänden. In manchen Krankenhäusern ist es auch möglich, die »eigene«, freiberufliche Hebamme zur Geburt mitzubringen. Das sollten Sie jedoch rechtzeitig mit allen Beteiligten abklären.

Vorbereitet sein sollten Sie allerdings auf die Vor- und Nachteile des Schichtdienstes, der die medizinische Versorgung in der Klinik rund um die Uhr erst möglich macht. Bei einer langen Geburt kann es durchaus passieren, dass die Hebamme dreimal wechselt – und die letzte vielleicht genau diejenige ist, die Sie im Vorfeld noch nie zu Gesicht bekommen haben. Lassen Sie sich davon aber nicht irritieren. Sie können sicher sein, dass Sie sich auch jetzt in guten Händen befinden – mit dem zusätzlichen Vorteil, dass Sie von einer Hebamme betreut werden, die Ihnen ausgeruht zur Seite steht.

GEBURT UND WOCHENBETT | DIE GEBURT

Sollten Sie Sorgen haben, im Klinikbetrieb »unterzugehen«, sprechen Sie dies frühzeitig an, zum Beispiel bei der ersten Kreißsaalführung. In vielen Fällen gibt es einen Rufdienst, sodass die intensive Betreuung durch eine zusätzliche Hebamme auch dann gewährleistet ist, wenn mehrere Frauen gleichzeitig entbinden.

Was die Schmerzen anbelangt, lassen sich diese bei der Klinikgeburt – im Gegensatz zur Hausgeburt oder einer Entbindung im Geburtshaus – durch eine Periduralanästhesie (siehe Seite 328) oder die Gabe eines wirksamen Opiats (siehe Seite 328) effektiv lindern. Weitere Vorteile in der Klinik: Die Ärzte sind jederzeit einsatzbereit und es besteht die Möglichkeit, schnell operativ einzugreifen oder mit Saugglocke oder Zange zu assistieren. Bestmögliche Versorgung im Notfall bieten insbesondere Kliniken, an die eine eigene Neugeborenen-Intensivstation oder ein Perinatalzentrum angeschlossen sind.

## WICHTIG

Wenn Sie oder Ihr Kind an einer Erkrankung leiden, eine Placenta praevia (siehe Seite 184) oder ein zu enges Becken vorliegen, wenn Sie Mehrlinge erwarten, das Kind ungünstig liegt oder eine Frühgeburt droht, sollten Sie sich unbedingt für eine Klinikgeburt entscheiden.

Möchten Sie weder auf medizinische Sicherheit noch auf den Kreis der Familie verzichten, bietet die ambulante Geburt eine gute Alternative zum sonst gängigen Klinikaufenthalt von drei bis fünf Tagen. Auch dazu können Sie mancherorts nach Absprache mit der eigenen Hebamme in

die Klinik kommen oder sich in die Obhut des dortigen Personals begeben: Hebamme, Geburtshelfer, Anästhesist und Kinderarzt arbeiten dabei Hand in Hand.

Rund vier Stunden nach der Geburt können Sie die Klinik dann in der Regel wieder verlassen. Daheim werden Sie und Ihr Baby von der im Voraus »gebuchten« Nachsorgehebamme regelmäßig betreut und versorgt. Rechtzeitig kümmern müssen Sie sich auch um einen Kinderarzt, der Hausbesuche macht und beim Baby die U2 (die zweite Vorsorgeuntersuchung; die erste wird kurz nach der Geburt bereits in der Klinik gemacht) zwischen dem dritten und zehnten Tag nach der Geburt durchführt.

### DIE PASSENDE KLINIK

Das passende Krankenhaus für die Geburt zu finden, ist nicht immer leicht. Vor allem in Großstädten kann es vorkommen, dass eine beliebte Klinik zum errechneten Geburtstermin bereits ausgebucht ist und Sie plötzlich erfahren, dass Sie sich bis spätestens zur 10. Schwangerschaftswoche hätten anmelden sollen. Machen Sie sich keine Sorgen, wenn Sie keinen Platz mehr in Ihrer favorisierten Klinik bekommen. Schauen Sie sich andere Häuser an. Auch wenn eine Bekannte vielleicht von der einen oder anderen Klinik abrät: Entscheidend ist der persönliche Eindruck. Sie allein müssen sich dort sicher aufgehoben fühlen. Auch die Entfernung zum Wohnort sollte bei der Wahl eine Rolle spielen. Je kürzer der Weg, desto eher können Sie von medizinischer Hilfe profitieren.

Unterstützung bei der Suche nach Kliniken im näheren Umkreis, nach Kriterien zur Qualitätsbeurteilung von Krankenhausleistungen oder nach Versorgungsschwerpunkten bietet zum Beispiel das Deutsche Krankenhausverzeichnis (www.deutsches-krankenhaus-verzeichnis.de).

# Die Geburt beginnt

Die meisten Frauen bekommen ihre Kinder in den zehn Tagen vor und den zehn Tagen nach dem errechneten Geburtstermin, der im Mutterpass steht. Schließlich ist dieser nur ein statistischer Mittelwert. Lediglich drei bis fünf Prozent der Kinder kommen wirklich genau an diesem Tag zur Welt. Wenn Ihr errechneter Termin also beispielsweise der 31. Dezember ist, können Sie mit großer Wahrscheinlichkeit davon ausgehen, dass Ihr Kind nicht an Silvester geboren wird (siehe Seite 18).

## Geburtswehen

Die meisten Geburten, rund 70 bis 80 Prozent, kündigen sich durch das Einsetzen echter Geburtswehen an. Diese Kontraktionen sind anfangs kaum von den Übungswehen (siehe Seite 253) zu unterscheiden, die Sie bereits vor einigen Wochen zum ersten Mal bemerkt haben: Der Bauch wird hart und die Gebärmutter zieht sich für etwa 30 bis 45 Sekunden zusammen.

> **WICHTIG**
>
> **Sofort in die Klinik!**
>
> Unabhängig vom Wehenbeginn sollten Sie bei abnehmenden Kindsbewegungen, bei Fruchtwasserabgang oder einer vaginalen Blutung unverzüglich die Klinik aufsuchen.

Die dadurch ausgelösten Schmerzen sind meist gut erträglich und Sie können dabei noch etwas spazieren gehen – wenn Ihnen danach ist. Sobald sich eine gewisse Regelmäßigkeit einstellt, werden Sie von ganz alleine innehalten und nach innen lauschen. Sobald die Intensität der Wehen allmählich zunimmt, werden Sie sich vielleicht an Atemübungen erinnern, die Sie im Geburtsvorbereitungskurs gelernt haben. Versuchen Sie, möglichst tief in den Bauch und zur Gebärmutter hin zu atmen. Auch Ihr Baby verrichtet während der Geburt Schwerstarbeit! Sauerstoff kann es dazu gut gebrauchen.

|  | **Wahrscheinlich nur Vorwehen** | **Wahrscheinlich echte Geburtswehen** |
|---|---|---|
| Wie häufig kommen die Wehen? | Die Abstände zwischen den Wehen sind ziemlich unregelmäßig. | Die Abstände zwischen den Wehen werden immer regelmäßiger. |
|  | Die Abstände zwischen den Wehen betragen mehr als zehn Minuten. | Sie kommen alle fünf bis zehn Minuten. |
|  |  | Die Abstände zwischen den Wehen werden immer kürzer. |
|  |  | Die Wehen dauern eine halbe bis eine Minute. |
| Verändern die Wehen sich je nach Haltung oder Lage? | Wenn Sie sich bewegen oder spazieren gehen, lassen die Wehen nach. | Die Wehen nehmen zu, auch wenn Sie sich bewegen. |
| Wie stark sind die Wehen? | Die Wehen sind gleichbleibend schwach. | Die Intensität der Wehen nimmt ständig zu. |
| Wo genau ist der Wehenschmerz zu spüren? | Sie spüren die Wehen nur vorne zwischen Nabel und Schambein. | Die Wehen beginnen im Kreuz und ziehen nach vorne. |

### Der Blasensprung

In zehn bis 15 Prozent der Fälle kündigt sich die nahende Geburt durch einen vorzeitigen Blasensprung an. Die Fruchtblase platzt, bevor die ersten Wehen eingesetzt haben. Ist das Köpfchen bereits sicher im Becken eingestellt, ist die herausfließende Menge an Fruchtwasser überschaubar. Sie erkennen einen Blasensprung daran, dass reichlich klare und warme Flüssigkeit aus der Scheide läuft.

Der Blasensprung macht keine Beschwerden, da in der Haut der Fruchtblase keine Nerven verlaufen. Manchmal kann das Fruchtwasser grün verfärbt sein, wenn das Kind bereits seinen ersten Stuhl (Kindspech oder Mekonium genannt) in das Fruchtwasser entleert hat. Notieren Sie sich den Zeitpunkt des Blasensprungs und die Farbe des Fruchtwassers und informieren Sie Ihre Hebamme oder Ihre Geburtsklinik. Sie können dann gemeinsam die weitere Vorgehensweise besprechen.

### INFO

**Grünes Fruchtwasser**

Grünes Fruchtwasser bedeutet, dass Ihr Kind bereits Stuhl (Kindspech) ins Fruchtwasser ausgeschieden hat. In seltenen Fällen kann dies ein Hinweis sein, dass die Gesundheit Ihres Kindes gefährdet ist. Gehen Sie daher sicherheitshalber so schnell wie möglich ins nächstgelegene Krankenhaus und lassen Sie dort die Herztöne Ihres Kindes kontrollieren. Mit diesem Befund ist eine Hausgeburt ausgeschlossen. Und auch im Geburtshaus sollten Sie bei grünem Fruchtwasser nicht entbinden.

Sehr selten kommt es zu einem hohen Blasensprung, bei dem das Fruchtwasser nur tröpfchenweise abgeht und – vor allem bei einer leichten Blasenschwäche – mit Urin oder Scheidenausfluss verwechselt werden kann. Informieren Sie bei Verdacht auf Fruchtwasserabgang Ihre Hebamme oder Ihre Klinik. Eine kurze Untersuchung wird Ihnen Klarheit verschaffen.

Im Prinzip ist ein Blasensprung völlig undramatisch. Meist setzen innerhalb der nächsten 12 bis 18 Stunden spontan Wehen ein und die Geburt nimmt ihren natürlichen Lauf. Andernfalls wird sie mit Wehenmitteln eingeleitet (siehe Seite 305), um das Infektionsrisiko für Mutter und Kind zu verringern.

### Die Zeichnungsblutung

Normalerweise ist der Muttermund während der Schwangerschaft durch einen zähen Schleim verschlossen, der die Fruchtblase vor einer Entzündung schützt. Wenn sich der Gebärmutterhals verkürzt und der Muttermund öffnet, geht der sogenannte Schleimpfropf ab. Auch dies ist ein Zeichen für die nahende Geburt. Allerdings setzen die Geburtswehen in diesem Fall nicht zwangsläufig noch am selben Tag ein. Manchmal dauert es noch mehrere Tage oder sogar Wochen, bis »echte« Wehen folgen.

Der Schleim kann sich um den Geburtstermin aber auch etwas verflüssigen und als klare Flüssigkeit abgehen. Meist kommt es dabei zu geringen Blutungen (sogenannte »Zeichnungsblutung«). Die Blutung ist deutlich schwächer als eine Regelblutung und völlig harmlos. Dennoch sollten Sie sicherheitshalber mit Ihrem Arzt oder Ihrer Hebamme darüber sprechen, um andere Ursachen für die Blutung auszuschließen, die Sie und Ihr Baby gefährden könnten. In vielen Fällen merkt die Frau auch gar nicht, dass sich der Schleimpfropf löst.

# Die Eröffnungsperiode

> **INFO**
>
> **Wann geht's in die Klinik?**
>
> Wenn Sie Ihr erstes Kind bekommen, können Sie ruhig zu Hause abwarten, bis die Wehen regelmäßig alle fünf bis sieben Minuten kommen. Nur wenn Sie sich schon vorher nicht mehr wohlfühlen, sollten Sie sich früher auf den Weg machen. Sie brauchen sich keine Sorgen zu machen, dass Sie »zu früh« in der Klinik ankommen, Hauptsache, Sie fühlen sich sicher. Bei Zweit- und Drittgebärenden verläuft die Geburt oft schneller. Sie sollten Ihren Entbindungsort aufsuchen, sobald Sie alle zehn Minuten regelmäßige Wehen spüren.

## Die Eröffnungsperiode

Die spontane Geburt wird mit der Eröffnungsperiode eingeleitet. Sie beginnt, sobald regelmäßige Wehen einsetzen und die Gebärmutter durch Kontraktionen bewirkt, dass sich der Muttermund öffnet. Bis auf zehn Zentimeter muss er sich aufdehnen, damit das Köpfchen des Babys durchtreten kann.

Die Eröffnungsperiode kann in drei verschiedene Phasen (Latenz-, Aktiv- und Übergangsphase) unterteilt werden. Wie lange sie dauert, ist von Frau zu Frau unterschiedlich. Beim ersten Kind kann sie sich über acht bis zwölf Stunden hinziehen. Aber keine Angst: Die Intensität der Wehen steigert sich meist nur langsam. Bei weiteren Geburten geht es dann meist deutlich schneller. Wenn Sie es wünschen, stehen in Geburtskliniken schon jetzt viele verschiedene Methoden zur Verfügung, die den Schmerz erleichtern (siehe Seite 325).

### Die Latenzphase

Die Latenzphase ist die längste Phase und dauert beim ersten Kind etwa acht Stunden. Die Wehen nehmen an Häufigkeit und Länge zu, sind aber meist noch erträglich. Der Gebärmutterhals wird weicher, er verkürzt sich und der Muttermund öffnet sich auf wenige Zentimeter. Die Wehenfrequenz beginnt zunächst mit zwei bis drei Wehen in 30 Minuten. Im Verlauf der Eröffnungsphase erhöht sie sich dann langsam bis auf zwei bis drei Wehen in zehn Minuten. Und auch der Rhythmus wird regelmäßiger. In der Eröffnungsphase dauert eine Wehe rund 30 bis 60 Sekunden an.

In dieser Phase kann ein Spaziergang durch den Garten oder über den Klinikflur dazu beitragen, dass die Wehen regelmäßiger und kräftiger werden. Vermeiden Sie aber unnötige körperliche Anstrengungen wie Treppensteigen. Legen Sie stattdessen Ihre Lieblingsmusik auf. Je besser Sie entspannen können, desto leichter wird die Geburt vorangehen. Auch ein Bad oder Entspannungsübungen verkürzen die Zeit. Versuchen Sie, gut mit Ihrer Kraft hauszuhalten, damit für die kommenden intensiven Phasen noch genug Energie zur Verfügung steht.

**DIE LATENZPHASE**

**Latenzphase**
Der Gebärmutterkanal verstreicht.

## DIE AKTIVPHASE

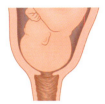

**Aktive Phase**
Der Muttermund dehnt sich langsam auf.

### Die Aktivphase

Die nächste Phase (Aktivphase) ist kürzer und dauert im Durchschnitt drei bis fünf Stunden. Der Muttermund hat sich bereits etwa vier Zentimeter geöffnet, die Wehen werden zunehmend intensiver und kommen in kürzeren Abständen. Bis zum Ende der Aktivphase dehnt sich der Muttermund weiter auf, bis er mit zehn Zentimetern schließlich vollständig eröffnet ist.

Meist ist jetzt Ihre volle Konzentration erforderlich, um die Wehen zu veratmen. Wichtig ist auch, dass Sie die Pause, die sich an jede Wehe anschließt, vollständig zur Erholung nutzen. Atmen Sie gleichmäßig ein und aus, lassen Sie verkrampfte Muskeln bewusst locker. Jetzt wird Ihre Hebamme eine wichtige Bezugsperson, die so gut wie nie von Ihrer Seite weicht. Und auch Ihr Partner wird eine wichtige Stütze sein, der Sie mit kalten Waschlappen, Getränken und liebevollen Worten aufmuntert.

Normalerweise kommt es in der Eröffnungsphase zu einem Blasensprung. Danach drückt das Köpfchen von innen direkt auf den Muttermund, was sehr häufig zu kräftigeren Wehen führt. Wenn die Geburt ins Stocken gerät (zum Beispiel durch nachlassende Wehen) und die Fruchtblase noch nicht gesprungen ist, kann das künstliche Eröffnen der Fruchtblase (Blasensprengung, Amniotomie) sinnvoll sein. Dabei wird mit einer spitzen Sonde ein kleines Loch in die Fruchtblase gestochen. Der Piekser ist zwar nicht schmerzhaft, aber doch etwas unangenehm, weil die Eröffnung während einer Wehe erfolgt. Dadurch wird sichergestellt, dass sich beim Eröffnen der Fruchtblase der Kopf tief ins Becken schiebt und sich die Nabelschnur nicht vor ihn drängt.

### Die Übergangsphase

Die Übergangsphase ist die kürzeste und intensivste Wehenphase in der Eröffnungsperiode. Sie dauert meist nicht einmal eine Stunde und geht der Austreibungsperiode unmittelbar voraus. Am Ende der Übergangsphase ist der äußere Muttermund vollständig geöffnet. In dieser Phase dreht sich auch das Köpfchen des Kindes in die richtige Startposition. Häufige Lagewechsel können es bei dieser Arbeit unterstützen.

Weil die Wehen immer stärker werden, fällt es vielen Frauen zunehmend schwerer, sich jetzt in der Wehenpause zu entspannen. Dabei ist gerade in dieser Phase eine ausreichende Erholung wichtig, um die nächste Wehe bewältigen zu

## DIE ÜBERGANGSPHASE

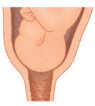

**Übergangsphase**
Der Muttermund ist eröffnet.

können. Die großen Schmerzen sorgen zudem dafür, dass so manche Frau reizbar und aggressiv ist, manche haben auch das Gefühl, nicht mehr weiter zu können. Konzentrieren Sie sich dann vor allem auf Ihren Atem und lassen Sie alles andere außen vor. Jetzt sind nur Sie und Ihr Baby wichtig. Verkrampfte Muskeln erschweren Ihnen und Ihrem Baby die Geburtsarbeit. Lassen Sie daher bewusst locker: Kiefer, Schultern, Becken. Und denken Sie daran: In dieser Phase ist das Ende der Geburt absehbar.

Auch wenn der Drang mitzupressen bereits groß ist: Halten Sie sich damit noch zurück, bis Ihr Kind optimal liegt.

## Die Arbeit Ihres Babys

Während der Eröffnungsperiode bewegt das kindliche Köpfchen sich vom Beckeneingang zum Beckenausgang. Dabei muss Ihr Baby den Kopf mehrmals drehen. Indem Sie Ihre Lage immer wieder einmal verändern, zwischendurch aufstehen oder ein bisschen herumgehen, können Sie ihm bei der Arbeit helfen.

**Latenzphase:** Da der Beckeneingang queroval ist, stellt sich der Kopf im Beckeneingang quer ein. Das Kind dreht sich also im Verhältnis zu Ihnen um 90 Grad, als würde es zu Ihrer seitlichen Bauchdecke blicken. Es beugt den Kopf, damit es besser ins Becken schlüpfen kann.

**Aktivphase:** Der nächste Beckenraum ist rund, und so dreht sich das Kind langsam mit dem Rücken nach vorne. Sein Gesicht schaut nun zum Kreuzbein der Mutter. Der Kopf tritt tiefer und beugt sich zunehmend zur Brust, um leichter durch die Beckenhöhle zu kommen.

**Übergangsphase:** Der Ausgang aus dem Becken ist wieder oval geformt, diesmal aber längsoval. Das Kind muss sich daher nochmals weiterdrehen, damit der Kopf den Beckenausgang gut verlassen kann.

# Schmerzlinderung

Kräftige, regelmäßige Wehen sind ein gutes Zeichen dafür, dass die Geburt vorangeht. Wenn Sie sich jedoch vom Schmerz beherrscht fühlen und sich gar nicht mehr auf das eigentliche Ereignis der Geburt konzentrieren können, sollten Sie nach schmerzerleichternden Maßnahmen fragen. Ihr Arzt und Ihre Hebamme werden Sie dabei ausführlich beraten.

Zahlreiche Methoden helfen in der Eröffnungsperiode, die Geburtsschmerzen leichter zu ertragen. Sie lenken die Gedanken vom Schmerz ab oder unterstützen Sie beim Umgang mit den Schmerzen. Reicht dies nicht aus, stehen weitere Mittel zur Verfügung, die direkten Einfluss auf das Schmerzempfinden nehmen.

## Natürliche Schmerzerleichterung

Es gibt Frauen, die gut mit dem Wehenschmerz umgehen können und keine schmerzerleichternden Maßnahmen benötigen. Sich auf sein Kind zu konzentrieren, mit ihm Kontakt aufzunehmen (durch Auflegen der Hände auf den Bauch, um das Kind zu spüren, oder durch das bewusste Hören der Herztöne) und die Freude auf das kleine Geschöpf, das ja bald geboren werden wird, hilft diesen Müttern dabei, auch intensive Wehen zu bewältigen.

Um eine Geburt als großes Ereignis und Lebenshöhepunkt auch genießen zu können, ist eine individuelle Schmerzerleichterung von großem Wert. Dabei ist nicht entscheidend, welche Methode angewendet wird. Es kommt ausschließlich darauf an, ob sie der Frau hilft.

### ENTSPANNUNG

Da die Geburt Ihnen viel Energie abverlangen wird, ist es wichtig, dass Sie mit Ihren Kraftreserven sorgfältig umgehen. Vermeiden Sie unnötige Muskelarbeit! Das gelingt am einfachsten, wenn Sie wirklich in jeder Wehenpause bewusst entspannen und locker lassen. Und auch während einer Wehe ist es wichtig, dass Sie nicht verkrampfen. Nehmen Sie dazu immer wieder verschiedene Körperpositionen ein. Versuchen Sie, durch regelmäßigen Lagewechsel herauszufinden, wie Sie am besten entspannen können. Vielleicht hilft es Ihnen, dabei ein wenig auf und ab zu laufen oder sich auf einen Pezzi-Ball zu setzen. Vielen Frauen können bei einem warmen Bad leichter locker lassen. Aber vielleicht wollen Sie auch nichts von alledem wissen und sich nur in bequemer Seitenlage auf dem Bett entspannen. Die einzig richtige Haltung gibt es nicht. Probieren Sie aus, was Ihnen behagt, und hören Sie auf Ihre innere Stimme.

Sind verspannte Muskeln Ursache Ihrer Schmerzen, kann ein Kirschkernkissen oder eine Wärmflasche im Bereich der Lendenwirbelsäule helfen. Auch ein heißes Bad tut gut. Und manchmal wirkt bereits ein warmes Fußbad entspannend. Wenn Sie eine bestimmte Musik in einen gelösten Zustand versetzt, ist es außerdem sinnvoll, eine entsprechende CD in den Kreißsaal mitzunehmen.

### AKUPUNKTUR

Zwar lässt sich mithilfe der Akupunktur keine vollkommene Schmerzfreiheit erzielen. Die Methode kann aber helfen, den negativen Kreislauf aus Angst, Verspannung und Schmerz zu durchbrechen. Denn gerade Schmerzen, die als unerträglich empfunden werden, rühren häufig von verspannten und verkrampften Muskeln. Je mehr sich also alle Muskeln verspannen, desto schmerzhafter werden die Wehen und desto ängstlicher reagiert die Gebärende. Akupunktur kann in dieser Situation regulierend und harmonisierend wirken.

> **INFO**
>
> **Lassen Sie den Atem fließen**
>
> Sie brauchen für die Geburt keine spezielle Atemtechnik zu erlernen. Wichtig ist nur, dass Sie versuchen, auch während schmerzhafter Wehen und bei der Geburt Ihre natürliche Atmung beizubehalten. Achten Sie darauf, dass Sie die Luft nicht anhalten oder zu schnell ein- und ausatmen. So sorgen Sie dafür, dass Ihr eigener Körper und der Ihres Kindes gut mit Sauerstoff versorgt wird. Am besten konzentrieren Sie sich auf ein ruhiges und tiefes Ein- und Ausatmen.

Es gibt zahlreiche Punkte am Körper, die sich in der Geburtshilfe zur Akupunktur eignen. Einer davon ist jener Schnittpunkt, an dem die imaginäre Linie, die von einem Ohr zum anderen führt, den höchsten Punkt des Kopfes durchläuft. Ein anderer für die Geburtshilfe wichtiger Akupunkturpunkt liegt auf der Handinnenseite – genau in dem Grübchen zwischen dem Daumen und dem Zeigefinger.

Wenn Sie bereits gute Erfahrungen mit Akupunktur gemacht haben, ist diese Methode unter Umständen auch während der Geburt gut für Sie geeignet. Wenn Sie ihr dagegen generell eher skeptisch gegenüberstehen, ist jetzt nicht unbedingt der richtige Zeitpunkt, sich vielleicht doch von der Wirksamkeit überzeugen zu lassen. Sagen Sie unbedingt Bescheid, wenn Sie zum Beispiel Angst vor Nadeln haben. Ihre Hebamme weiß dann sofort, dass Akupunktur für Sie keine Unterstützung sein wird.

Noch mehr als bei der Geburt selbst hat sich die Akupunktur zur Geburtsvorbereitung bewährt. Durch regelmäßiges Setzen der Nadeln ab der

37. Schwangerschaftswoche kann unter Umständen die Eröffnungsperiode (siehe Seite 323) abgekürzt werden.

#### TENS (TRANSKUTANE ELEKTRISCHE NERVENSTIMULATION)

Bei dieser Methode sendet ein auf dem Rücken befestigtes Gerät winzige elektrische Impulse aus, die bestimmte Nervenbahnen im Rücken stimulieren und dabei lediglich ein völlig schmerzfreies Kribbeln verursachen. Durch die Stimulation sollen die Schmerzsignale, die der Uterus und das Gewebe im Beckenbereich ans Gehirn senden, abgeschwächt oder sogar ganz unterdrückt werden. Wenn Sie sich für den Einsatz dieses Geräts entscheiden, können Sie die Intensität ganz nach Bedarf selbst steuern.

#### HOMÖOPATHIE

Die erfolgreiche Behandlung mit homöopathischen Arzneimitteln erfordert von Arzt und Hebamme große Fachkenntnis und genaue Beobachtungsgabe. Denn die Kügelchen müssen exakt auf die individuelle Befindlichkeit der Schwangeren abgestimmt werden. Ohne entsprechende Ausbildung ist es sehr schwierig, das passende Mittel zu finden.

Als krampflösendes homöopathisches Medikament verwenden Hebammen gerne das Komplexmittel Spascupreel. Daneben gibt es einige Einzelmittel, die sich bei der Geburt bewährt haben. Da Nebenwirkungen nicht bekannt sind, ist es kein Problem, wenn einmal das »falsche« Mittel verwendet wird.

Zwar ist bis heute nicht ausreichend untersucht, ob die Arzneistoffe den Geburtsverlauf tatsächlich positiv beeinflussen können. Wenn die Homöopathie aber im Einzelfall hilft, ist dies Argument genug, es zu versuchen.

### Krampflösende Medikamente

Krampflösende Medikamente können den Verspannungszustand von glatten Muskeln (aus denen auch die Gebärmutter besteht) vermindern. Zu diesem Zweck werden häufig die Präparate Buscopan oder Scopolamin eingesetzt. Zusätzlich können leichte Schmerzmittel rektal als Zäpfchen oder als Kurzinfusion in die Vene verabreicht werden. Eine Injektion in den Muskel dagegen ist schmerzhaft und sollte generell abgelehnt werden.

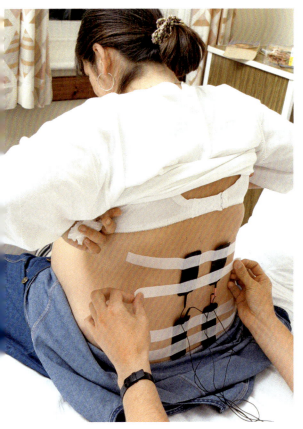

*Das TENS-Gerät wird am Rücken angebracht und ermöglicht die selbstständige Schmerzbekämpfung.*

Krampflösende Medikamente haben bei normaler Dosierung keine Nebenwirkungen für das Kind. Allerdings ist die Wirkung dieser Mittel bei sehr starken Schmerzen wahrscheinlich nicht ausreichend.

Um die Wehentätigkeit kurzzeitig auszuschalten (etwa bis die PDA gelegt wird), wirkt ein medikamentöser Wehenhemmer sehr zuverlässig.

## Schmerzreduzierende Medikamente
### OPIATE

Es gibt verschiedene Medikamente, die die Schmerzwahrnehmung beeinflussen. Von ihnen erzielen Opiate die höchste Wirksamkeit.

Opiate sind Wirkstoffe, die ursprünglich aus dem Pflanzensaft der Schlafmohnkapseln gewonnen wurden, heute aber auch künstlich hergestellt werden. Schon seit Jahrhunderten kennen die Menschen die Wirkung des Opiums. Der Grund für die schmerzlindernden Eigenschaften: Opiate verändern die Schmerzwahrnehmung im Gehirn. Doch auch wenn die Medikamente Schmerzen sehr effektiv ausschalten, können sie während der Geburt nur in einer niedrigen Dosierung verwendet werden. Denn sie passieren die Plazenta, gelangen also durch den Mutterkuchen auch zum Kind.

Genau darin liegt das Problem. Denn neben der guten, schmerzlösenden Wirkung hemmt das Mittel auch den Atemantrieb des Babys. Der unterdrückte Atemanreiz kann nach der Entbindung beim Neugeborenen zu einem ernsten Problem führen. Die Mittel können daher nicht unbegrenzt eingesetzt werden.

Als Medikamente kommen Pethidin (Dolantin®), Tramadol (Tramal®), Piritamid (Dipidolor®), Buprenorphin (Temgesic®) und Pentazozin (Fortral®) zum Einsatz. Sie alle sollten nicht direkt mithilfe einer Spritze in den Muskel injiziert, sondern als Infusion verabreicht werden.

## SCHMERZERLEICHTERUNG

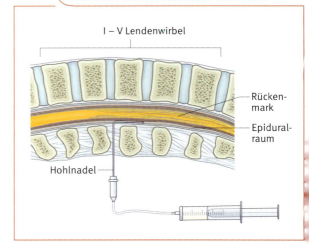

### DIE PERIDURALANÄSTHESIE

Die PDA (Periduralanästhesie) ist heute die wichtigste Methode, um den Schmerz auszuschalten. Sie ist sehr zuverlässig und es kommt nur sehr selten zu Komplikationen. Ihr größter Vorteil aber ist, dass Sie die Geburt bei vollem Bewusstsein erleben und keinerlei Nebenwirkungen für das Baby zu erwarten sind. Vor allem wenn die Wehen extrem schmerzhaft sind oder der Geburtsverlauf sich sehr lange hinzieht, empfinden viele Frauen die PDA als große Erleichterung.

Bei dieser Methode schiebt der Anästhesist unter örtlicher Betäubung über eine Hohlnadel einen dünnen Katheter in den Wirbelkanal. Nachdem dieser mit Pflastern befestigt wurde, spritzt der Arzt ein lokales Betäubungsmittel in den Wirbelkanal, das den Schmerz nach maximal 30 Minuten Wartezeit sehr wirksam ausschaltet. Über den Katheter kann zudem bei Bedarf immer wieder Betäubungsmittel nachgespritzt werden. Durch die Betäubung sind die Beine oft so schwach, dass Sie nicht mehr herumlaufen können oder in Ihrer Beweglichkeit

# Schmerzlinderung

eingeschränkt sind. Das Medikament kann aber so dosiert werden, dass eine Geburt auch im Stehen oder Sitzen problemlos möglich ist.

Gelegentlich sitzt die PDA nicht richtig, sodass die Schmerzen nur teilweise oder nur auf einer Seite betäubt werden. Das kann der Anästhesist aber meist gut korrigieren. Sprechen Sie Ihren Arzt daher sofort darauf an, wenn die Wirkung nur unvollständig eintritt.

Der Zeitpunkt der PDA hängt nicht davon ab, wie weit der Muttermund schon ist. Sie können auch dann noch eine PDA verlangen, wenn die Geburt schon sehr weit fortgeschritten ist und es möglicherweise nur noch ein bis zwei Stunden dauert, bis das Baby endlich das Licht der Welt erblickt. Weder für die Mutter noch für das Kind sind davon Nachteile zu erwarten.

Häufig haben Frauen Bedenken, dass sie durch die Wirkung einer PDA die Geburt nicht mehr aktiv miterleben können. In dieser Hinsicht besteht jedoch kein Grund zur Sorge. Der Anästhesist wählt die Medikamentendosis genau so, dass zwar eine Schmerzlinderung einsetzt, die Muskeln selbst jedoch nicht betäubt werden. Somit können Sie auch in der Austreibungsphase noch aktiv mitschieben.

In einigen wenigen Ausnahmefällen sollte auf den Einsatz einer PDA zur Schmerzausschaltung während der Geburt grundsätzlich verzichtet werden:
- wenn die Frau nicht davon überzeugt ist
- bei starkem, nicht behandelbarem Blutdruckabfall der Mutter
- bei Blutgerinnungsstörungen
- bei einer Infektion der Schwangeren
- bei einer akuten Sauerstoffunterversorgung des Kindes
- bei einer Wassergeburt
- wenn eine Unverträglichkeit gegen Betäubungsmittel besteht

## SPEZIELLE FORMEN DER PDA

Zusätzlich stehen folgende Methoden zur regionalen Schmerzausschaltung zur Verfügung, die aber wegen der hohen Effektivität der PDA viel seltener Anwendung finden:

- **Patientinnenkontrollierte Epiduralanästhesie (PCEA):** Bei dieser Methode haben Sie die Möglichkeit, die Dosierung des Betäubungsmittels bis zu einer gewissen Medikamentenmenge mittels einer Pumpe selbst zu steuern.
- **Kombinierte Spinal-Epidural-Anästhesie (CSEA):** Bei dieser Methode wird zunächst ein Medikament direkt in den Spinalkanal gespritzt, die weitere Schmerzbehandlung erfolgt dann über einen Katheter. Die schmerzlösende Wirkung tritt sehr schnell ein.
- **»Last-minute«-Spinalanästhesie (SA):** Diese Methode kommt zur Anwendung, wenn die Geburt schon sehr weit fortgeschritten ist und der Schmerz nur noch für zwei bis drei Stunden ausgeschaltet werden muss. Auch hier wird das Schmerzmittel direkt in den Spinalkanal gespritzt. Allerdings verzichtet der Anästhesist darauf, einen Epiduralkatheter zu legen – er ist oft auch nicht nötig: Bevor die Wirkung des Narkotikums nachlässt, ist das Kind geboren.

### Ausnahmefall Vollnarkose

Eine Vollnarkose während der Geburt kommt nur zum Einsatz, wenn es Mutter oder Kind unvorhergesehen schlecht geht und eine Sectio unvermeidbar ist. In allen anderen Fällen zieht man eine Leitungsanästhesie (PDA) vor. Die Risiken, die damit einhergehen, sind deutlich geringer.

## Medizinische Betreuung

Sobald Sie im Kreißsaal ankommen, lernen Sie die Hebamme kennen, die Sie während der Geburt betreuen wird. Wenn die Wehen noch nicht so häufig auftreten, ist jetzt Zeit für ein kurzes Gespräch. Sprechen Sie dabei ruhig selbstbewusst Ihre Vorstellungen und Wünsche an. Ihr Betreuerteam wird gerne darauf eingehen, wenn es medizinisch möglich ist.

Nach dem Aufnahmegespräch wird Ihre Hebamme eine erste Untersuchung durchführen, um festzustellen, wie weit die Geburt schon fortgeschritten ist. Dazu tastet sie die Lage des Kindes und prüft durch eine vaginale Untersuchung, wie weit sich der Muttermund gedehnt hat. Anschließend werden die kindlichen Herztöne und die Wehentätigkeit mit dem CTG überprüft. Der Arzt kontrolliert mit dem Ultraschall nochmals Lage und Größe des Kindes sowie die Fruchtwassermenge.

In den nächsten Stunden überwacht die Hebamme in regelmäßigen Abständen die Herztöne des Kindes und die Öffnung des Muttermundes.

### INFO

**Essen nicht vergessen!**

Während der langen Eröffnungsphase verbrauchen Sie sehr viel Energie. Es ist deshalb wichtig, dass Sie während der Geburt leicht verdauliche »Snacks« und Getränke zu sich nehmen. Große Portionen und schwer Verdauliches sollten Sie vermeiden, weil Sie damit die Verdauungsorgane unnötig reizen, was zu Übelkeit und Erbrechen führen kann.

Bei einem normalen Herzfrequenzmuster ist dabei noch keine kontinuierliche Herztonaufzeichnung erforderlich. Sie können sich dann im Kreißsaal oder in einem Entspannungsraum frei bewegen, ohne dass Sie an ein CTG-Gerät angeschlossen sind.

Bei einer vaginalen Untersuchung wird Folgendes untersucht:

- Wie weit ist der Muttermund geöffnet?
- Steht er noch sehr fest oder ist er ganz weich?
- Wie weit hat sich das Köpfchen bereits vorwärts geschoben?
- Dreht sich das Köpfchen richtig?

Zusätzliche Untersuchungen wie Blutdruckkontrollen, Blutentnahmen und Fiebermessen werden bei jeder Geburt durchgeführt, um Infektionen zu vermeiden beziehungsweise frühzeitig behandeln zu können. Auf lange Zeit übliche Hygienemaßnahmen wie Einlauf, das Kürzen oder Rasieren der Schamhaare oder die Desinfektion der äußeren Geschlechtsorgane wird heute dagegen verzichtet.

Da es fast bei jeder Geburt Momente gibt, in denen die Frau glaubt, es nicht mehr zu schaffen, ist eine Betreuung und Beratung durch die Hebamme unerlässlich. Sie wird Ihnen dabei helfen, positiv und kräftesparend mit den Wehen umzugehen. Dabei ist es sehr wichtig, sich immer wieder vor Augen zu halten, dass auf jede Wehe eine Pause zur Entspannung folgt. Sagen Sie sich in anstrengenden Phasen, dass jede Wehe Sie näher zu Ihrem Kind bringt. Das hilft Ihnen, nicht den Mut zu verlieren und die Eröffnungsphase gut zu meistern.

Wenn die Schmerzen unerträglich werden, gibt es verschiedene Möglichkeiten, Ihnen Erleichterung zu verschaffen (siehe Seite 325). Im Bedarfsfall wird Ihr Arzt Sie genau darüber aufklären und Sie können entscheiden, welche Methode Sie bevorzugen.

# Die Austreibungsperiode

Ist der Muttermund vollständig geöffnet, beginnt die Austreibungsperiode. Wahrscheinlich werden Sie diese Phase als die anstrengendste der ganzen Geburt erleben. Und auch für das Kind bedeutet sie Schwerstarbeit. Die Herztöne des Babys werden daher kontinuierlich mit dem CTG überwacht. Nur so kann eine Beeinträchtigung der kindlichen Versorgung rechtzeitig erkannt werden. Die Wehen sind meist sehr stark und folgen dicht aufeinander.

Die Austreibungsperiode kann beim ersten Kind bis zu zwei Stunden dauern, bei allen weiteren Geburten ist sie meist deutlich kürzer. In der Austreibungsperiode wird die frühe Austreibungsphase von der Pressphase unterschieden.

## Die frühe Austreibungsphase

In der frühen Austreibungsphase kommen die Wehen alle zwei bis drei Minuten. Versuchen Sie dennoch, die kurzen Wehenpausen zur Erholung zu nutzen. Das Kind drückt nun sehr stark nach unten. Das kann in einigen Fällen dazu führen, dass sich Ihr Darm entleert, ohne dass Sie dies aufhalten können. Machen Sie sich deswegen keine Gedanken! Es handelt sich um einen völlig normalen Vorgang, der bei vielen Geburten zu beobachten ist. Meist jedoch füllt der Kopf des Babys das Becken vollständig aus, sodass gar kein Platz für den Darm bleibt. Und auch beim Mitschieben kommt selten Darminhalt mit, obwohl Sie vielleicht das Gefühl haben, dass Stuhl abgeht.

## Die Pressphase

Erst wenn das Köpfchen sich optimal am Beckenausgang eingestellt hat, beginnt die Pressphase. Sie dauert bei Erstgebärenden in der Regel 30 bis 40 Minuten, bei Zweitgebärenden verkürzt sie sich meist auf 20 bis 30 Minuten. Der Druck, der durch den Kopf des Kindes auf den Enddarm jetzt entsteht, bewirkt bei der Schwangeren natürlicherweise einen Drang zu pressen. Dieser Drang ist so reflexartig und übermächtig, dass sie sich schwer dagegen wehren kann. Die meisten Frauen empfinden in dieser Phase das aktive Mitschieben, das »Pressen«, daher als eine große Erleichterung: Endlich können sie selbst aktiv werden.

Die meisten Frauen brauchen auch jetzt keine genaue Anleitung durch die Hebamme, sondern schieben das Kind instinktiv richtig aus dem Beckenausgang heraus. Sie müssen dabei nur wenige Dinge berücksichtigen, damit auch diese letzte Phase der Geburt gut gelingt. Eine bestimmte Press- oder Atemtechnik ist dafür meist nicht erforderlich. Im Gegenteil, kurzfristig einstudierte Atemtechniken können sogar hinderlich sein. Lassen Sie den Atem kommen und gehen. Und schicken Sie in jeder Wehenpause einen tiefen Atemzug zu Ihrem Kind.

> **INFO**
>
> **Die bequeme Haltung**
>
> Wenn Sie gut und entspannt liegen, können Sie den Geburtsverlauf positiv beeinflussen. In der Seitenlage sollten Gelenke und Wirbelsäule entspannt auf der Unterlage aufliegen. Sagen Sie unbedingt Bescheid, wenn Sie unbequem liegen. Sind Sie schon sehr erschöpft oder beansprucht die Geburt Ihre ganze Aufmerksamkeit, sollte Ihr Partner darauf achten, dass Sie auch unter den Wehen gut und komfortabel gelagert sind.

Die Hebamme wird Ihnen helfen, die für Sie im Augenblick richtige Gebärstellung zu finden. Schließlich ist es wichtig, dass Sie auch in dieser Phase in der Wehenpause optimal entspannen und dabei den gesamten Körper miteinbeziehen – man sollte Ihnen die »Entspannung« auch im Gesicht ansehen. Wählen Sie daher diejenige Lage, die für Sie am bequemsten ist. Es ist ganz egal, ob Sie liegen, sitzen oder mit Unterstützung stehen. Wichtig ist nur, dass Sie weder Ihre Hände und Füße noch Ihren Kopf aktiv halten müssen. Lassen Sie sich von Ihrem Partner dabei unterstützen, eine entspannte Lage zu finden, damit keine verkrampften Muskeln die Geburt behindern.

Sobald Sie spüren, dass die nächste Wehe naht, brauchen Sie eine feste Unterlage unter den Füßen und etwas, an dem Sie sich mit beiden Händen festhalten können. Ideal wäre es, wenn der übrige Körper, vor allem aber der Beckenboden, dabei ganz entspannt bleiben könnte. Je weniger Widerstand die Muskulatur am Beckenausgang leistet, umso leichter können Sie das Kind herausschieben. Wenn Sie stehen oder hocken, haben die Füße den Boden als feste Unterlage. Jetzt brauchen nur noch Ihre Hände festen Halt – den bieten meist die Hände oder der Körper des Partners. In aufrechter Position unterstützt die Schwerkraft die nach unten gerichtete Muskelkraft der Wehen. Allerdings spielt sie nur eine untergeordnete Rolle, sodass die Geburt auch in anderen Positionen problemlos gelingt.

Wenn Sie sich fürs Liegen entscheiden, werden die Füße durch eine feste Unterlage abgestützt – dazu eignet sich das Fußende des Bettes ebenso wie die Lende Ihrer Hebamme. Die Hände suchen Halt an speziellen Handgriffen, die an jedem Geburtsbett montiert sind. Auch der Partner kann hier zur wichtigen Stütze werden.

## LASSEN SIE DEN ATEM FLIESSEN!

Atmen Sie ruhig weiter, wenn Sie merken, dass die nächste Wehe kommt. Versuchen Sie, ganz zu entspannen und atmen Sie tief und langsam aus, wenn die Intensität der Wehe zunimmt. Vor der nächsten »Presswehe« atmen Sie tief aus, anschließend atmen Sie dann ganz automatisch wieder ein. Versuchen Sie dabei, tief in die Flanken zu atmen. Dadurch senkt sich das Zwerchfell und schiebt Ihr Baby zusätzlich nach unten. Das Köpfchen Ihres Babys drückt jetzt so stark auf den Damm, dass das Tieferschieben und Herausschieben des Kindes meist von ganz alleine richtig abläuft. Trotzdem können Sie während einer Wehe zwei- bis dreimal aktiv mitarbeiten. Ist die Wehe weniger stark oder kürzer, schieben Sie auch nicht so lange mit. Ohne Wehe ist das Herausschieben viel zu anstrengend. Das Mitschieben gelingt einigen Frauen besser, wenn sie dabei laute Töne von sich geben. Wenn es so besser klappt, ist das völlig in Ordnung und kann diese letzte Geburtsphase deutlich abkürzen.

Ist die Presswehe vorbei, lassen Sie sich in Ihre entspannte Position zurücksinken. Jetzt können Sie die ruhige Unterstützung und Aufmunterung durch Ihre Hebamme gut gebrauchen. Der Schmerz am Damm ist in dieser Phase der Geburt am intensivsten, aber es werden nun auch die meisten Botenstoffe (Endorphine) ausgeschüttet, die den Schmerz abdämpfen und einen rauschähnlichen Zustand hervorrufen. Viele Frauen berichten, dass sie in der Wehe wegtauchen und erst mit dem Nachlassen des Schmerzes wieder »an die Oberfläche kommen«. Sie sind ganz auf die Geburt konzentriert. Deswegen ist es in dieser Phase (mit Ausnahme der aktiven Pressphase) meist ungewöhnlich still im Kreißsaal. Diese Stille wird erst durch die ersten Laute Ihres Kindes unterbrochen.

# Die Austreibungsperiode

## Gebärpositionen

Sie können Ihr Kind im Stehen, im Liegen, in der Seitenlage, in Hockposition oder im Vierfüßlerstand zur Welt bringen. Doch keine Angst: Sie müssen nicht alle Möglichkeiten durchtesten. Wenn Sie eine passende Position gefunden haben, können Sie ruhig bis zum Ende der Geburt dabei bleiben. Wenn Sie aber unsicher sind, wird Ihre Hebamme Sie dabei unterstützen, die richtige Lage zu finden. Dauert die Geburt sehr lange, hilft ein Lagewechsel manchmal dabei, das Baby endlich auf den richtigen Weg zu bringen.

- Die **aufrechte Gebärhaltung** erleichtert die Atmung und schränkt Sie in Ihrer Beweglichkeit kaum ein. Und auch die Schwerkraft ist in diesem Fall auf Ihrer Seite. Keine Sorge: Das Kind plumpst nicht einfach unter Ihnen auf den Boden. Sobald das Köpfchen geboren ist, werden Arzt und Hebamme es sanft halten und stützen, bis der ganze Körper hinterherrutscht.
- In der **Hockstellung** wird der Beckenausgang maximal erweitert. Ein weiterer Vorteil dieser Stellung: Die Füße haben einen festen Widerstand. Allerdings ist es wichtig, dass der Partner gut mitarbeitet, damit Sie sich entsprechend festhalten und abstützen können.
- Wenn Sie nur noch wenig Kraft haben, ist ein Gebärhocker für Sie vielleicht besser geeignet, denn das **Sitzen** ist weniger anstrengend als Stehen und Hocken. Ihr Partner sitzt auch hier wieder hinter Ihnen, um Sie zu stützen. Die Sitzstellung ist ohne viel Aufwand auch in jedem Gebärbett möglich.
- Für viele Frauen ist die **Knie-Ellbogen-Lage** (Vierfüßlerstand) sehr angenehm, da sich Wehen in dieser Haltung gut veratmen lassen. Auch Rückenschmerzen sind in dieser Haltung weniger intensiv. Die Position eignet sich daher nicht nur in der Austreibungs-, sondern auch in der Eröffnungsphase.
- Die liegende Position ist ideal, um sich auszuruhen. Können Sie Hände und Füße richtig abstützen, ist eine Geburt auch im **Liegen** problemlos möglich. Vor allem die Seitenlage ist dazu gut geeignet.

## GEBÄRPOSITIONEN

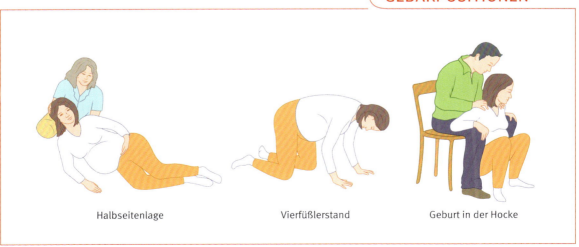

Halbseitenlage — Vierfüßlerstand — Geburt in der Hocke

333

## Der Dammschutz

Damit keine unnötigen Geburtsverletzungen entstehen, achtet die Hebamme beim Durchtreten des Kopfes darauf, dass er nicht zu schnell geboren wird. Sie drückt dabei ihre Hand gegen den Damm und unterstützt und entlastet so das empfindliche Gewebe. Die andere Hand liegt währenddessen auf dem Köpfchen und reguliert dessen Durchtrittsgeschwindigkeit (sogenannte Kopfbremse). Gleichzeitig leitet die Hebamme die Gebärende zu einem langsamen, wohldosierten Mitschieben an. Auf diese Weise hat der Damm genügend Zeit, sich zu dehnen und so dem Druck standzuhalten.

Allerdings sollte der Damm aber auch nicht zu lang gehalten werden, nur um auf jeden Fall Verletzungen zu vermeiden. Denn das scheint sich eher nachteilig auf die tiefe Beckenmuskulatur auszuwirken. Eine Ausnahme sind Frühgeburten: Bei ihnen ist eine sehr schonende Geburt nötig, bei der das Köpfchen ganz langsam durch den Damm tritt.

Der wirksamste Dammschutz besteht in einer Gebärposition, die den Beckenboden schont. Dazu gehören aufrechte Positionen, wie etwa die Geburt im Stehen, in der Hocke oder im Kniestand – jeweils gut abgestützt am Gebärseil, an Haltegriffen oder am Partner. Und auch halb-aufrechte Stellungen, wie der Vierfüßlerstand, zählen eher zu den beckenbodenschonenden Gebärhaltungen.

### DAMMRISS

Kleine Dammrisse können bei jeder Entbindung auftreten. Ausgeprägte Risse sind oft die Folge von Zangen- oder Saugglockengeburten. Um diesen vorzubeugen, führen einige Ärzte vorbeugend einen Dammschnitt (siehe unten) durch. Auch bei großen und schweren Kindern kann der Damm verletzt werden, wenn das Köpfchen durchtritt. Je nach Ausmaß teilt man Dammrisse in verschiedene Grade ein. Am leichtesten heilt ein Riss ersten Grades, bei allen weiteren (zweiter bis vierter Grad) müssen Sie mit einem längeren Heilungsprozess rechnen.

### DAMMSCHNITT

Obwohl Dammschnitte (Episiotomie) heute viel seltener durchgeführt werden als noch vor einigen Jahren, gibt es Situationen, bei denen ein Schnitt unvermeidlich ist:

⊙ Wenn Ihr Kind unter Stress gerät, verkürzt ein Dammschnitt den Geburtsweg und damit auch die Austreibungsperiode. Die Geburt geht schneller zu Ende.

⊙ Bei einer Zangen- oder bei einer Beckenendlagengeburt kann ein Dammschnitt notwendig werden. Bei einer Saugglockengeburt ist meist kein Dammschnitt notwendig.

Der Dammschnitt kann in der Mitte (medianer Dammschnitt) oder vor der Mittellinie ausgehend nach der Seite hin (mediolateraler Dammschnitt) ausgeführt werden. Der mediane Dammschnitt heilt besser ab, es besteht aber ein höheres Risiko, dass der Darmschließmuskel verletzt wird. Ist der Platzbedarf größer, wird der mediolaterale Dammschnitt gewählt.

Die nach der Geburt notwendige Wundversorgung erfolgt in der Regel unter lokaler Betäubung. Die Versorgung des Dammschnittes oder Dammrisses eilt jedoch nicht. Zuächst einmal sollten Mutter und Kind die Gelegenheit haben, sich kennenzulernen (Bonding). Vielleicht lassen Sie Ihr Kind sogar erst einmal an der Brust trinken, ehe der Arzt den Dammschnitt oder -riss versorgt. Wurde neben dem Damm auch der Schließmuskel verletzt, dauert die Versorgung etwas länger. Denn es muss besonders sorgfältig genäht werden, damit Sie später keine Probleme haben.

# Der Vater bei der Geburt

In einigen Kulturkreisen werden Männer noch heute von der Geburt ausgeschlossen. Sie bleibt also ein Ereignis, bei dem ausschließlich Frauen anwesend sind. Bis vor wenigen Jahrzehnten war dies auch bei uns so üblich. In der Zwischenzeit jedoch ist der Mann fest in den Ablauf der Schwangerschaft miteingebunden und es ist eher die Ausnahme geworden, dass der Partner nicht bei der Geburt dabei ist. Die meisten werdenden Eltern möchten heute dieses wunderbare Erlebnis teilen, so wie sie auch danach das Leben als Familie gemeinsam gestalten.

## Vorbereitung auf die Geburt

Schön wäre es natürlich, wenn Sie bereits gemeinsam mit Ihrem Partner einen Geburtsvorbereitungskurs besuchen könnten. Er wird Ihren Sorgen und Problemen dann aufgeschlossener und einfühlsamer gegenüberstehen. Die intensive Beschäftigung mit den körperlichen Vorgängen während Schwangerschaft und Geburt erleichtert es vielen Vätern, einen ersten Kontakt zu Ihrem Baby zu knüpfen.

Wenn er Ihnen in der zweiten Schwangerschaftshälfte die Hand auf den Bauch legt, kann auch Ihr Partner die Bewegungen seines Kindes spüren. Ebenso wichtig ist es für den Vater, bei den Ultraschalluntersuchungen dabei zu sein. So kann er sich ein Bild von seinem Baby machen. Im Kurs lernt er dann die wichtigsten Handgriffe zur Versorgung des Neugeborenen. Obendrein lernt er, wie er Ihnen bei Rückenschmerzen oder schweren Beine mit einer entspannenden Massage helfen kann.

Viel wichtiger ist jedoch, dass auch Ihr Partner erfährt, wie eine Geburt abläuft und welche Möglichkeiten er hat, Sie dabei zu unterstützen. Zu wissen, was bei einer Geburt passiert, ist

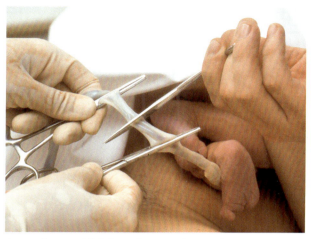

*Der große Augenblick für viele Väter: das Durchtrennen der Nabelschnur nach der Geburt.*

auch für den Mann sehr wichtig, um unnötigen Sorgen und Ängsten vorzubeugen. Nur dann kann Ihr Partner auch eine echte Unterstützung sein. Denn die meisten Frauen wünschen sich nicht nur eine Hand zum Festhalten, sondern auch Unterstützung im Gespräch mit dem medizinischen Personal. Sie müssen dann nicht alles allein ausdiskutieren und das Verhältnis zwischen Arzt, Hebamme und den werdenden Eltern ist ausgeglichen. Kurzum: Ein gut vorbereiteter Partner vermittelt Sicherheit.

Trotz allem sollte Ihr Partner auch darauf vorbereitet sein, dass Sie sich während der Geburt möglicherweise ganz in sich zurückziehen und weder angesprochen noch berührt werden wollen. Es ist wichtig, dass er sich dann zurücknimmt und nur passiv am Geschehen teilnimmt. Seine Anwesenheit ist dennoch sehr wichtig. Denn es kann ja sein, dass Sie plötzlich doch seine Unterstützung brauchen. Nicht zuletzt sollte er auf jeden Fall da sein, um Ihr gemeinsames Kind zu begrüßen.

335

Der Mann erlebt die Geburt in aller Regel aus dem gleichen Blickwinkel wie die Frau. Entbindet sie im Liegen, ist sein Platz an ihrer Seite, am Kopfende des Bettes. Im Stehen oder Hocken stützt er sie von hinten. Ihr Partner ermuntert Sie einfühlsam und verwöhnt Sie durch körperliche und emotionale Streicheleinheiten – vor allem wenn die Geburt sehr lange dauert.

Da die Geburt auch für den Mann psychisch sehr belastend sein kann, werden sowohl die Hebamme als auch der Arzt immer wieder kontrollieren, wie es ihm geht. Es kann notwendig werden, dass er den Kreißsaal vorübergehend verlassen muss, um sich zu erholen.

### Kreißsaalzubehör für den Partner

- Bequeme, leichte Kleidung (im Kreißsaal ist es warm)
- Getränke (notfalls sollte er sich erkundigen, wo er etwas zu trinken kaufen kann)
- Entspannende Musik (falls gewünscht)
- Proviant
- Kamera und Filme (falls gewünscht)
- Nicht vergessen: Das Handy müssen Sie im Kreißsaal immer ausschalten!

Nach der Entbindung kann dann endlich auch der Mann aktiv »mithelfen« und die Nabelschnur durchschneiden. Keine Sorge, das tut dem Kind nicht weh. Sollte Ihr Partner dennoch Bedenken haben, die Nabelschnur zu unterbrechen, ist das kein Problem. Sie können dies dann entweder selbst übernehmen oder den Geburtshelfer tätig werden lassen. Nicht jeder Mann muss also unbedingt zur Schere greifen.

Wird das Kind dann nach einiger Zeit von der Hebamme gewogen und angezogen, ist es der Partner, der sie dabei unterstützt. Sie selbst können sich erst einmal etwas erholen und abwarten, bis Vater und Kind wieder bei Ihnen sind.

Meist wird in dieser Zeit auch eine eventuell aufgetretene Geburtsverletzung (Dammriss oder -schnitt, siehe Seite 334) versorgt.

### Wenn er nicht dabei sein möchte

Wenn Ihr Partner nicht bei der Geburt dabei sein möchte, sollten Sie der Sache in einem gemeinsamen Gespräch mit Ihrer Hebamme oder Ihrem Arzt auf den Grund gehen. In den meisten Fällen bestehen unbegründete Ängste, die sich problemlos aus dem Weg räumen lassen. Als Frau sollten Sie Ihren Partner unbedingt ermuntern, sich das einzigartige Erlebnis der Geburt nicht entgehen zu lassen.

Ist er weiterhin abgeneigt, an der Geburt teilzunehmen, dürfen Sie ihn natürlich nicht dazu zwingen. Die Vater-Kind-Beziehung ist auf keinen Fall gestört, nur weil er im Augenblick der Geburt nicht dabei war. Es gibt noch viele Jahre, in denen der Kontakt zum gemeinsamen Kind intensiviert werden kann.

> **Zum Glück selten: Notfälle**
>
> In sehr seltenen Ausnahmesituationen (vor allem bei erforderlicher Narkose) ist es sinnvoll und wichtig, dass der Mann den Kreißsaal oder Operationssaal verlässt. Das Team kann sich dann ungestört und effektiv um Frau und Kind kümmern. Es gibt Situationen, in denen keine ausführlichen Erklärungen möglich sind und alle verfügbaren Kräfte für die Bewältigung der Krise gebraucht werden. Die Anwesenheit von Angehörigen kann dann zu zusätzlichen, meist unnötigen Ängsten führen.

# Die Geburt des Kindes

Wenn Ihr Baby den Beckenboden erreicht hat, stützt sich das Hinterhaupt an der Symphyse ab und der Kopf wird durch eine Streckbewegung geboren: Das Kind hebt das bisher gebeugte Köpfchen und legt es in den Nacken. Ist der Kopf erst einmal da, ist das meiste geschafft. Ihre Hebamme wird Ihr Baby dabei unterstützen, dass auch seine Schultern problemlos geboren werden. Meist sucht sich das Kind aus, mit welcher Schulter es sich unter die Symphyse dreht. Diese Schulter kommt dann auch zuerst zum Vorschein. Ab dann ist ausreichend Platz für die Geburt der zweiten Schulter und des gesamten Körpers vorhanden; die Hebamme blickt auf die Uhr und setzt die Geburtszeit fest.

Wenn Sie sich stark genug fühlen, können Sie nun selbst Ihr Kind hochnehmen und es sich auf den Bauch legen. Ihre Hebamme deckt es mit einem warmen Handtuch zu und Sie haben Zeit, in aller Ruhe den ersten Kontakt zu Ihrem Baby aufzunehmen.

Körperwärme ist wichtig für Ihr Kind, hat es doch auf seinem Weg vom warmen Mutterleib bis in den Geburtsraum einen Temperatursturz von beinahe 20 °C erlebt. Warm und trocken kann sich das Kleine jetzt gemeinsam mit Ihnen von den Strapazen der Geburt erholen.

### Abnabeln

Nach einer vaginalen Entbindung sind Mutter und Kind anfangs noch über die Nabelschnur miteinander verbunden. Es ist nun wichtig, dass

## DIE GEBURT

1. Öffnen des Muttermundes und Platzen der Fruchtblase

2. Geburt des Kopfes

3. Geburt des Körpers

4. Geburt der Plazenta

das Kind sich mit den ersten Atemzügen selbst mit Sauerstoff versorgt. Meist gelingt es ihm durch einen ersten mehr oder weniger kräftigen »Schrei«, die Lungen zu entfalten. Der wichtigste Anpassungsprozess ist geschafft.

Hat es die erste Anpassungsphase gut bewältigt, wird das Baby abgenabelt. Dazu setzt die Hebamme in einem Abstand von 15 Zentimetern zwei Klemmen, wobei sie die erste rund drei Zentimeter vom kindlichen Nabel entfernt platziert. Da die Nabelschnur keine Nerven besitzt, ist das Durchtrennen völlig schmerzfrei, auch wenn dabei etwas Blut fließt.

Das Abnabeln bedeutet nicht nur, dass Ihr Baby sich von nun an selbst mit Nährstoffen und Sauerstoff versorgen muss – es ist auch der Abschied des engen körperlichen Kontaktes zwischen Mutter und Kind. Für viele Väter ist es daher ein besonders emotionales Erlebnis, selbst die Nabelschnur zu durchtrennen und das Baby eigenhändig auf das Leben außerhalb der Gebärmutter vorzubereiten. Doch auch die Mutter kann die Nabelschnur durchtrennen.

### Die Nachgeburt

In der letzten Phase der Geburt wird die Plazenta geboren: Je nach Stärke und Dauer der Nachgeburtswehen dauert es im Schnitt 10 bis 30 Minuten, bis die Plazenta ausgestoßen wird.

> ### INFO
>
> **Abnabeln: Der richtige Zeitpunkt**
>
> Für Ihr Kind entstehen keine Nachteile, wenn es schnell abgenabelt wird – im Gegenteil: Früh abgenabelte Kinder entwickeln seltener eine Neugeborenengelbsucht (siehe Seite 386). Durch ein zu spätes Abnabeln gelangt zu viel Blut aus der Plazenta zum Kind. Sein eigenes Blut ist dann zu dickflüssig und kann das Gehirn weniger gut durchströmen und mit Sauerstoff versorgen. Bei reifen Kindern empfehlen Ärzte daher, sie lieber ein wenig früher abzunabeln. Trotz allem spricht aus medizinischer Sicht nichts gegen ein spätes Abnabeln. Sprechen Sie Ihren Arzt daher ruhig darauf an, wenn Sie gerne möchten, dass die Nabelschnur erst ein bisschen später durchtrennt wird.
>
> Bei Frühgeborenen hat es sich ohnehin bewährt, mit dem Abnabeln bis zu zwei Minuten zu warten. Dadurch lässt sich das Risiko einer Hirnblutung vermindern.

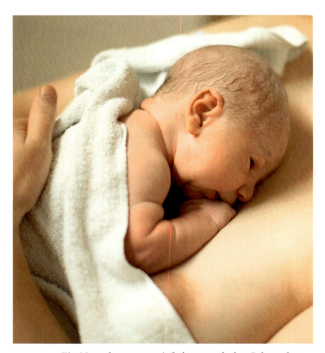

*Ein Neugeborenes genießt kurz nach der Geburt den ersten Kontakt auf dem Körper der Mutter.*

# Die Geburt des Kindes

Erst dann endet die Geburt. Durch die Gabe eines Wehenmittels unmittelbar nach der Entbindung kann die Blutung aus der Gebärmutter vermindert werden.

Die »Geburt« der Nachgeburt bereitet keine Schmerzen mehr. Die Hebamme untersucht die Nachgeburt, zu der neben der Plazenta auch die Häute der Fruchtblase gehören, sofort auf Vollständigkeit oder Auffälligkeiten. Sind Reste davon in der Gebärmutter verblieben, spürt der Arzt sie mit einer Untersuchung auf, um eine größere Nachblutung zu vermeiden. Dieser Eingriff kann normalerweise problemlos in Periduaralanästhesie (PDA) erfolgen. Nur in wenigen Fällen ist eine Narkose erforderlich.

## Wundversorgung der Mutter

Kam es bei der Entbindung zu einem Dammschnitt, -riss oder einer anderen Geburtsverletzung, wird es nach der Plazentalösung Zeit, diese medizinisch zu versorgen beziehungsweise die Wunden zu nähen. Abhängig von der Art der Verletzung kann dieser Vorgang einige Zeit in Anspruch nehmen. Mittlerweile ist Ihr Baby gewickelt, angezogen und wieder in ein warmes Tuch gehüllt. Auch die Erstuntersuchung (siehe Seite 340) hat in den meisten Fällen schon stattgefunden. So kann es auch während des Nähens in Ihrem Arm ruhen. Sind Sie zu geschwächt, übernimmt Ihr Partner so lange das Baby.

Die nächsten zwei Stunden können Sie sich in Ruhe kennenlernen. Ihre Hebamme wird noch öfter kontrollieren, ob es Ihnen und dem Baby gut geht. Erst dann werden Sie beide auf Ihr Zimmer in der Wochenstation verlegt. In dieser Zeit wird das Kind dann nochmals untersucht, gemessen und gewogen. Wenn Sie eine ambulante Geburt wünschen, können Sie nach etwa vier Stunden nach Hause gehen – vorausgesetzt, mit Ihnen und Ihrem Baby ist alles in Ordnung.

> **INFO**
>
> **Erste und weitere Geburten**
>
> Jede Geburt ist einzigartig. Auch wenn Sie bereits Kinder haben oder weitere Schwangerschaften planen, wird sehr wahrscheinlich jede Geburt anders ablaufen. Dennoch unterscheidet sich gerade die Geburt des ersten Kindes in vielen Fällen von allen weiteren Entbindungen.
>
> **Dauer der Geburt:** Der Geburtsverlauf bei einer Erstgebärenden unterscheidet sich von dem einer Frau, die schon Kinder geboren hat. Die Eröffnungsphase dauert beim ersten Kind meist einige Stunden (fünf bis sieben Stunden) länger. Auch die Austreibungsperiode benötigt bei Erstgebärenden mehr Zeit und dauert etwa eine Stunde länger als bei weiteren Kindern.
>
> **Lage des Kindes:** Bei der ersten Schwangerschaft tritt der Kopf meist viele Wochen vor der Geburt ins Becken ein. Bei weiteren Kindern bleibt der Kopf häufig bis zum Wehenbeginn im Beckeneingang und tritt erst später tiefer.
>
> **Erfahrungen aus der ersten Geburt:** Nach einer erfolgreichen ersten Geburt ist es für die meisten Frauen einfacher, mit Zuversicht in die zweite Geburt zu gehen. Die Frauen fühlen sich dann bereits als »Profi« und können leichter beurteilen, welche Hilfsangebote sie annehmen wollen. Ist die erste Geburt allerdings nicht ganz so verlaufen, wie Sie es sich vorgestellt haben, ist es wichtig, sich schon in der Schwangerschaft mit eventuellen Ängsten auseinanderzusetzen. Häufig helfen Gespräche mit Arzt und Hebamme dabei, mit mehr Zuversicht in die Geburt zu gehen.

## Die Erstuntersuchung

Unmittelbar nach der Geburt wird Ihr Baby zum ersten Mal untersucht. Sie können es dazu ruhig bei sich auf dem Bauch liegen lassen. Denn die erste Beurteilung seines Zustandes erfolgt vor allem durch Beobachten. Nimmt es die Atmung auf? Ist seine Haut rosig und gut durchblutet? Wie sieht es mit Muskelspannung und Reflexen aus? Diese Beobachtungen werden mithilfe des sogenannten Apgar-Schemas (siehe Kasten) eingeordnet.

### Das Apgar-Schema

Vor gut 50 Jahren hat die amerikanische Anästhesistin Virginia Apgar ein Bewertungssystem veröffentlicht, das hilft, den klinischen Zustand eines Neugeborenen unmittelbar nach der Geburt zu beurteilen. Hierbei werden nach einer, fünf und zehn Minuten mithilfe von Punkten fünf sogenannte Vitalzeichen bewertet. Pro Beurteilungskriterium vergibt der Geburtshelfer null bis zwei Punkte; in der Summe können also maximal zehn Punkte erreicht werden. Ergibt der Test weniger als sieben Punkte, ist eine intensivere Überwachung und Betreuung des Neugeborenen notwendig.

### Der pH-Wert und Reifetest

Zusätzlich wird aus dem Blut der Nabelschnur der pH-Wert bestimmt, um zu dokumentieren, ob das Kind bei der Geburt einer Sauerstoffunterversorgung ausgesetzt war. Sein Reifezustand wird mithilfe des »Petrussa-Score« ermittelt. Dabei bestimmt man anhand der Reifezeichen von Haut (Farbe, Faltenbildung), Brustwarze (Drüsengewebe), Ohr (Knorpelbildung), Fußsohle (Faltenbildung) und Geschlechtsorganen (Hodenstand, Schamlippen), ob es sich um eine Frühgeburt oder um ein reifes Kind handelt.

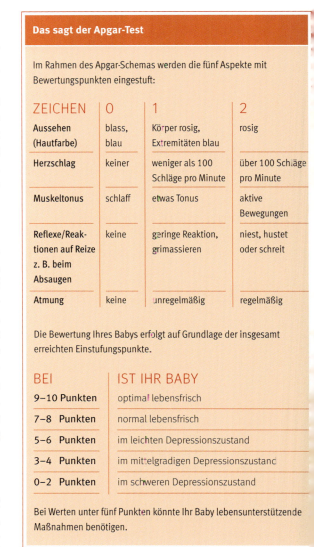

**Das sagt der Apgar-Test**

Im Rahmen des Apgar-Schemas werden die fünf Aspekte mit Bewertungspunkten eingestuft:

| ZEICHEN | 0 | 1 | 2 |
|---|---|---|---|
| Aussehen (Hautfarbe) | blass, blau | Körper rosig, Extremitäten blau | rosig |
| Herzschlag | keiner | weniger als 100 Schläge pro Minute | über 100 Schläge pro Minute |
| Muskeltonus | schlaff | etwas Tonus | aktive Bewegungen |
| Reflexe/Reaktionen auf Reize z. B. beim Absaugen | keine | geringe Reaktion, grimassieren | niest, hustet oder schreit |
| Atmung | keine | unregelmäßig | regelmäßig |

Die Bewertung Ihres Babys erfolgt auf Grundlage der insgesamt erreichten Einstufungspunkte.

| BEI | IST IHR BABY |
|---|---|
| 9–10 Punkten | optimal lebensfrisch |
| 7–8 Punkten | normal lebensfrisch |
| 5–6 Punkten | im leichten Depressionszustand |
| 3–4 Punkten | im mittelgradigen Depressionszustand |
| 0–2 Punkten | im schweren Depressionszustand |

Bei Werten unter fünf Punkten könnte Ihr Baby lebensunterstützende Maßnahmen benötigen.

Der Kinderarzt wird aufmerksam beobachten, wie aktiv Ihr Kind ist, wie es sich bewegt und wie es reagiert. Er wird seine Herztöne und die Lungengeräusche abhören und Ihr Kind auf mögliche Fehlbildungen, wie zum Beispiel eine Gaumenspalte oder Geburtsverletzungen, un-

Die Erstuntersuchung

## DER PH-WERT

Der pH-Wert beurteilt die Sauerstoffsättigung im Blut. Bei einem Wert unter 7,00 kommt es gehäuft zu schweren Anpassungsproblemen des Kindes. In diesem Fall ist es meist nötig, den Kinderarzt zu rufen und das Baby eventuell zur Sicherheit in eine Kinderklinik zu verlegen. Ansonsten sind die Babys in den meisten Fällen in der Lage, den pH-Wert innerhalb von zwei Stunden nach der Geburt in den Normalbereich zurückzuführen oder anzunähern.

⊙ Der pH-Wert liegt bei 7,30 oder höher
= optimal
⊙ Der pH-Wert liegt zwischen 7,12 bis 7,29
= noch normal
⊙ Der pH-Wert liegt unter 7,12
= Hinweis auf grenzwertige Übersäuerung
⊙ Der pH-Wert liegt unter 7,00
= Hinweis auf kritische Übersäuerung

tersuchen. Diese erste Untersuchung liefert wichtige Anhaltspunkte, ob das Neugeborene dringend medizinische Hilfe benötigt.

### Vitamin-K-Prophylaxe

Im Anschluss an die ersten Bewertungen erfolgt normalerweise die Vitamin-K- sowie die Augen-Prophylaxe.

Für die Vitamin-K-Prophylaxe träufelt der Arzt Ihrem Baby zwei Milligramm Vitamin K in den Mund. Die Gabe wird bei der nächsten Untersuchung (U2), die am dritten Lebenstag durchgeführt wird, wiederholt. Da Vitamin K für die Blutgerinnung unerlässlich ist, sollten Sie die Behandlung unbedingt durchführen lassen. Sie

beugen damit zuverlässig einem Vitamin-K-Mangel vor, der bei Ihrem Baby unter anderem Hirnblutungen auslösen kann. Bei einer Entscheidung für oder gegen Vitamin K ist es wichtig, die häufigsten Risikofaktoren für eine mögliche Vitamin-K-Mangelblutung mit Ihrem Arzt oder Ihrer Hebamme abzuklären. So kann die dauerhafte Einnahme von Medikamenten die Leber Ihres Babys beeinträchtigen und eine Blutung begünstigen. Auch Stress bei operativen Entbindungen, Quetschungen und Blutergüsse und natürlich eine Frühgeburt oder ein später Stillbeginn erhöhen das Risiko.

Da die verabreichten Tropfen nicht schmecken, verziehen die Babys meistens das Gesicht und signalisieren Abscheu. Legen Sie Ihr Baby daher unmittelbar danach an die Brust an.

### Augen-Prophylaxe

Die Augen-Prophylaxe, bei der Augentropfen verabreicht werden, schützt vor schweren Augeninfektionen (zum Beispiel Gonorrhö). Die Prophylaxe erfolgt nur nach Absprache mit den Eltern, da das in den Tropfen enthaltene Silbernitrat die Behandlung einer vorübergehenden Bindehautentzündung nötig machen kann. Wenn Sie es wünschen, kann daher auf die Augentropfen verzichtet werden.

### Blutgruppenbestimmung

Wenn Sie selbst rhesus-negativ (siehe Seite 234) sind oder Blutgruppe 0 haben, nimmt man Ihrem Kind nach der Geburt Blut ab, um seine Blutgruppe zu bestimmen.

Zum Schluss wird es gewogen sowie Kopf und Körper gemessen. Die Ergebnisse trägt der Arzt in das Untersuchungsheft ein.

Abgesehen von diesen Untersuchungen wird Ihr medizinisches Betreuerteam in den ersten kostbaren Stunden mit Ihrem Baby versuchen, Sie

GEBURT UND WOCHENBETT | DIE GEBURT

## INFO

**U1: Die erste Vorsorgeuntersuchung**

Neben dem Apgar-Test (siehe Seite 340) wird das Baby einer ausführlicheren Untersuchung durch den Geburtshelfer oder Kinderarzt unterzogen. Unter anderem überprüft er Herzfunktion und Lungentätigkeit und kontrolliert, ob äußerlich erkennbare Fehlbildungen oder Geburtsverletzungen vorliegen. Etwas Blut aus der durchtrennten Nabelschnur gibt Hinweise auf die Sauerstoffversorgung des Kindes. Auch sein Reifezustand wird beurteilt. Dafür achtet der Arzt auf Zeichen wie:

- feste Ohrmuscheln mit Knorpel bis zum Rand,
- Fehlen der Lanugo-Behaarung,
- Furchung der Fußsohlen, die über das vordere Drittel der Fußsohlen hinausreichen sollte,
- die Hoden beim Jungen - mindestens einer sollte vollständig in den Hodensack gewandert sein,
- Erhabenheit beziehungsweise Vorhandensein der Brustwarze.

so wenig wie möglich zu belästigen. Nicht nur, dass Sie sich von einer vielleicht anstrengenden Geburt erholen wollen. Auch für den Aufbau einer engen Eltern-Kind-Bindung sind diese Stunden wichtig. Gönnen Sie sich daher den direkten Hautkontakt zu Ihrem Baby.

Noch im Kreißsaal sollten Sie Ihr Kind dann auch zum ersten Mal anlegen (siehe Seite 370). Meist klappt das sehr gut, weil die Kinder in den ersten Stunden nach der Geburt hellwach sind – und im Zweifelsfall hilft Ihnen die Hebamme.

## Assistierte Geburten

Manchmal ist in der Endphase der Geburt eine Hilfestellung erforderlich, die zu einer raschen Entbindung führt – wodurch sich ein Kaiserschnitt häufig vermeiden lässt. Folgende Gründe sprechen für den Einsatz von Kristeller-Handgriff, Saugglocke oder Geburtszange:

- Das Baby zeigt durch Herztonmuster und Herzfrequenz starke Stressanzeichen, von denen es sich immer langsamer erholt.
- Die Mikroblutuntersuchung (siehe Seite 349) ergibt einen kritisch abfallenden pH-Wert.
- Sie oder Ihr Baby sind am Ende Ihrer körperlichen (und psychischen) Kräfte angelangt.
- Eine Erkrankung verbietet es Ihnen, stark zu pressen.

Es müssen allerdings bestimmte Voraussetzungen erfüllt sein, damit diese Maßnahmen durchgeführt werden können:

- Der Kopf des Kindes muss vorangehen.
- Der Kopf muss problemlos durch das Becken passen.
- Der Muttermund muss bereits vollständig eröffnet sein.
- Arzt und Hebamme müssen die Technik gut beherrschen.

### Der »Kristeller-Handgriff«

Der »Kristeller-Handgriff« soll die Frau in den letzten Austreibungswehen beim Mitschieben unterstützen. Dazu versuchen Arzt oder Hebamme, von außen (durch die Bauchdecke) den Po des Kindes zu ertasten und das Kind während der Wehe kräftig in Richtung Geburtsweg zu schieben. Wenn der Handgriff richtig ausgeführt wird, kann dadurch ein Kaiserschnitt oder eine Saugglocke verhindert werden. Bei unsachgemäßer Durchführung kann dieser Handgriff

# Assistierte Geburten

jedoch für Mutter und Kind zum Problem werden. Es ist wichtig, dass der Eingriff mit dosierter Kraft erfolgt. Sagen Sie sofort Bescheid, wenn Sie Schmerzen verspüren. Vereinbaren Sie im Vorfeld mit Arzt und Hebamme, dass die Kristeller-Hilfe auf ein Zeichen von Ihnen sofort unterbrochen wird.

## Saugglocken-Entbindung

Als weitere unterstützende Maßnahme steht dem Entbindungsteam die Saugglocke zur Verfügung. Dabei setzt der Arzt eine kleine Kappe aus Metall oder Kunststoff auf den kindlichen Kopf auf. Im Anschluss daran wird mit einem Apparat oder mit der Hand ein Unterdruck (Vakuum) erzeugt. Nun ist es möglich, den kindlichen Kopf durch Zug an der Saugglocke aus dem Beckenausgang herauszuziehen. Während jeder Wehe unterstützt Sie der Geburtshelfer fortan beim Mitschieben, indem er gleichzeitig am Kopf des Kindes zieht.

Ein Dammschnitt ist meist nicht erforderlich. Nach der Geburt des Kopfes wird das Vakuum abgelassen und die Saugglocke entfernt.

Wahrscheinlich werden Sie am Kopf Ihres Babys nach der Geburt eine etwa faustgroße Geburtsgeschwulst bemerken. Diese ist in den allermeisten Fällen harmlos und bildet sich innerhalb der nächsten Tage vollständig zurück.

Komplikationen sind extrem selten, da in Zweifelsfällen ein Kaiserschnitt erfolgt und eine Vakuumextraktion nur bei guten Aussichten für eine spontane Geburt durchgeführt wird.

## Zangengeburt

Die Geburtszange besteht aus zwei löffelartigen Vertiefungen, die an den Griffen wie bei einer Zange miteinander verbunden sind. Die Arme der Geburtszange werden einzeln in die Scheide eingeführt und seitlich rechts und links am Babykopf angelegt. Bei der nächsten Wehe zieht der Geburtshelfer vorsichtig am Köpfchen, während Sie selbst kräftig mitschieben.

Die Zangengeburt weist gegenüber der Saugglocken-Entbindung für das Kind geringe Vorteile auf: Es entsteht keine Geburtsgeschwulst, die Belastung für den Kopf ist daher geringer als bei der Saugglocke. Es kann aber sein, dass Sie

**ASSISTIERTE GEBURT**

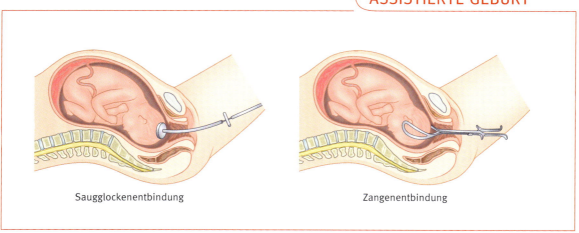

Saugglockenentbindung · Zangenentbindung

GEBURT UND WOCHENBETT | DIE GEBURT

## INFO

### Komplikationen bei der Geburt

Die meisten Geburten verlaufen nach einer normalen Schwangerschaft ohne Komplikationen. Kommt es dennoch zu unvorhersehbaren Problemen (wie Zuziehen der Nabelschnur, Nabelschnurvorfall, vorzeitige Plazentalösung, Gebärmutterriss), ist meist ein rasches Handeln erforderlich. Eine vollständige Unterbrechung der Sauerstoffversorgung kann das Kind nur wenige Minuten überstehen, ohne Schaden zu nehmen. Es muss daher sichergestellt werden, dass das Kind innerhalb von 10 bis maximal 20 Minuten geboren werden kann.

Bei Versorgungsstörungen des Kindes reicht es meist aus, die Wehentätigkeit rasch zu unterbrechen. Wie es dann am besten weitergeht, hängt davon ab, um welche Probleme es sich handelt. Manchmal ist innerhalb von wenigen Minuten ein Kaiserschnitt erforderlich (etwa bei einem Nabelschnurvorfall). In anderen Fällen (etwa bei kurzzeitigen Versorgungsstörungen des Kindes bei Wehensturm) kann die Frau, nachdem die aufgetretenen Probleme behandelt wurden, versuchen, Ihr Baby weiter spontan zu entbinden.

nach einer Zangengeburt leichte Hautrötungen oder Abschürfungen an Ihrem Baby bemerken. Sie verheilen allerdings sehr schnell.

Bei der Frau dagegen kommt es bei dieser Geburtsbeendigung schneller zu Geburtsverletzungen; in den meisten Fällen ist ein Dammschnitt nötig. Aus diesem Grund wird heute die Saugglocken-Entbindung häufiger durchgeführt.

# Die Kaiserschnittgeburt

Der Kaiserschnitt (lateinisch Sectio caesarea, manchmal auch nur kurz »Sectio« genannt) ist eine operative Methode, um ein Kind auf die Welt zu holen. Es wird dann nicht über den natürlichen Geburtsweg geboren, sondern erblickt durch einen Bauchschnitt, bei dem die Gebärmutter geöffnet wird, das Licht der Welt. In Deutschland werden jedes Jahr 20 bis 30 Prozent der Kinder durch Kaiserschnitt geboren.

## Gründe für eine Sectio

Es gibt absolute und relative Gründe für einen Kaiserschnitt. Die Entscheidung zum Kaiserschnitt hat aber meist mehrere Ursachen und entsteht aus einem Zusammenspiel von medizinischen Erwägungen auf Seiten von Arzt und Hebamme und persönlichen Gründen auf Seiten der betroffenen Frau. Zum Glück haben die meisten Frauen während der Schwangerschaft ausreichend Zeit, bevor sie sich endgültig entscheiden müssen, wie sie entbinden wollen. Notfälle, die zwingend einen Kaiserschnitt erfordern, sind nur selten.

Wenn Sie sich für einen Kaiserschnitt entscheiden, müssen Sie schriftlich Ihr Einverständnis zu diesem Eingriff erteilen. Davor klärt Ihr Arzt Sie ausführlich auf. In diesem Gespräch sollten alle möglichen Risiken genau besprochen werden, damit Sie sich wirklich gut gerüstet fühlen. Fragen Sie deshalb ruhig nach, wenn Sie etwas nicht verstanden haben.

Es gibt mehrere medizinische Gründe, die für einen Kaiserschnitt sprechen:

⊙ geburtsunmögliche Lage des Kindes oder Beckenendlage (siehe Seite 291)

⊙ Placenta praevia (siehe Seite 184)

⊙ Missverhältnis zwischen dem mütterlichen Becken und der Größe des Kindes

- schwere Erkrankung der Mutter
- drohende Sauerstoffunterversorgung des Kindes
- Frühgeburten
- Fehlbildungen des Kindes

## Und so läuft der Kaiserschnitt ab

In den Tagen vor der geplanten Entbindung klären Sie ein Gynäkologe und ein Anästhesist in einem ausführlichen Beratungsgespräch noch einmal genau über die Operation und die verschiedenen Narkoseverfahren auf. Fragen Sie nach, wenn Sie etwas nicht verstanden haben!
Am Tag der Operation werden Sie schon einige Stunden früher im Krankenhaus erwartet. Am besten erscheinen Sie bereits nüchtern. Denn ab sechs Stunden vor dem Kaiserschnitt sollten Sie nichts mehr zu sich nehmen.
Als Erstes kontrollieren Arzt und Hebamme im Ultraschall und mit einem CTG den Zustand Ihres Kindes. Nutzen Sie diese Gelegenheit, um Ihre eigenen Wünsche und Vorstellungen für die Geburt zu äußern. Danach folgt die Vorbereitung auf die Operation: Man entfernt die

## INFO

### Bei Kaiserschnitt: Teilnarkose

Die rückenmarknahe Regionalanästhesie gilt heute allgemein als Standard. Der Eingriff wird in Spinalanästhesie (siehe Seite 328) oder bei einem geplanten Kaiserschnitt in kombinierter Epidural-Spinal-Anästhesie (siehe Seite 329) durchgeführt. Eine Vollnarkose ist nur dann zu empfehlen, wenn eine Regionalanästhesie aus medizinischen Gründen nicht möglich ist.

Schamhaare im Schnittbereich, zieht Ihnen Thrombosestrümpfe an und legt die Spinalanästhesie. Im Operationsbereich angekommen, folgt dann die Desinfektion des Bauchs. Im Anschluss daran legt man meist einen Blasenkatheter. Kurz vor dem Eingriff wird Ihr Körper schließlich bis auf den Bauch mit sterilen Tüchern abgedeckt. Damit Sie selbst keinen direkten Blick auf das Geschehen haben und damit Ihr Bauch steril und keimfrei bleibt, spannen die OP-Schwestern auf Höhe des Bauchs ein Tuch. Sie können dann zwar noch die Köpfe des OP-Teams sehen, aber nicht erkennen, was sie mit ihren Händen machen. Wenn die Narkose gut wirkt, kann nun der erste Schnitt gesetzt werden.
Aus Gründen der Kosmetik und wegen der besseren Wundheilung erfolgt der Hautschnitt knapp über der Symphyse (Schambeinfuge) entlang der vorgegebenen Hautlinie auf einer Länge von zehn Zentimetern. Das Unterhautfettgewebe wird dabei nur in der Mitte durchtrennt. Über den Bauchmuskeln liegt eine sehr straffe und derbe Bindegewebsplatte (Muskelfaszie), die der Chirurg in der Mitte mit dem Skalpell eröffnet. Anschließend dehnt der Arzt die Bauchdecke mit der Hand auf und schiebt dabei die Bauchmuskeln auf die Seite. Um das Bauchfell zu öffnen, verwendet er nur seine Finger. Damit stellt er sicher, dass weder Darm noch Blase verletzt werden. In der Nähe der Harnblase eröffnet der Arzt die Gebärmutter quer mit einem Skalpellschnitt. Dann hebt der Geburtshelfer das Kind aus der Gebärmutter, und Sie können es begrüßen. Nachdem auch die Plazenta gelöst und entnommen wurde, verschließt das OP-Team die Wunde wieder mit einer Naht. Währenddessen begleitet Ihr Partner das Baby zur Erstuntersuchung. Insgesamt dauert der Eingriff nur 20 bis 30 Minuten.

## GEBURT UND WOCHENBETT | DIE GEBURT

### DIE MISGAV-LADACH-METHODE

Die auf den vorangegangenen Seiten beschriebene Operationsmethode, die sogenannte »sanfte« Sectiotechnik nach Misgav-Ladach, wird heute mit geringen Abweichungen in allen Geburtskliniken durchgeführt.

## Nach dem Kaiserschnitt

Nach dem Kaiserschnitt bleiben Sie noch etwa zwei bis drei Stunden im Kreißsaal, wo eine Schwester oder Ihre Hebamme regelmäßig nach Ihnen sieht. Jetzt können Sie Ihr Kind in Ruhe kennenlernen und zum ersten Mal anlegen (siehe Seite 370). Häufig verhindert die Ansammlung der vielen Helfer im OP die stimmungsvolle Atmosphäre, die bei einer Spontangeburt vorhanden ist. Viele Frauen haben daher das Bedürfnis, die Geburt emotional nachzuholen. Die intime Atmosphäre während des anschließenden, mehrstündigen Aufenthalts im Kreißsaal bietet Ihnen Gelegenheit dazu. Wenn nötig, wird Ihnen Ihre Hebamme beim Anlegen des Kindes an die Brust helfen, und auch Ihr Partner wird Sie unterstützen, bis Sie zum ersten Mal aufstehen beziehungsweise bevor Sie auf die Wochenstation verlegt werden.

### DIE ROLLE DES PARTNERS

Mit Ausnahme von Notfallsituationen ist der Mann auch bei operativen Entbindungen immer dabei. Die meisten Frauen empfinden die Anwesenheit ihres Partners jetzt als besonders hilfreich und tröstend. So herrscht während der Operation trotz der sterilen Umgebung meist eine angenehme Stimmung. Die Geburt rückt in den Vordergrund, nicht die Operation. Vor allem bei Kaiserschnittoperationen, die in Spinal- oder Periduralanästhesie durchgeführt werden, hat der Mann eine wichtige Aufgabe. Denn die Frau kann sich ja in der Anfangsphase

(meist die erste Stunde) nicht so intensiv um das Kind kümmern. Deshalb übernimmt der Partner erst einmal das »Bemuttern«: Er begleitet das Kind zu allen Untersuchungen, hilft beim Wickeln und Anziehen und hält es, bis die Mutter dazu in der Lage ist.

Bei einem Kaiserschnitt in Vollnarkose ist der Mann nicht im OP dabei – moralische Unterstützung ist hier nicht möglich. Nach der Geburt kümmert er sich ausschließlich um das Kind, da die Frau erst langsam aufwachen muss.

## Notfallkaiserschnitt

Ein Notfallkaiserschnitt erfolgt nur bei einer lebensbedrohlichen Situation für die Mutter oder das Kind. Die Entscheidung zur sogenannten Notsectio oder zum sekundären Kaiserschnitt sollte nur in eindeutigen Fällen erfolgen, da sie mit einem höheren Risiko (Intubation, Blutung, Verletzung von Nachbarorganen, Infektion) für die Schwangere verbunden ist. Gründe für eine Notfallsectio:

- akuter Sauerstoffmangel des Kindes
- lebensbedrohliche Komplikation der Mutter (Uterusruptur, vorzeitige Plazentalösung)

Wenn eine dieser Komplikationen unvorhergesehen auftritt, ist rasches Handeln erforderlich. Wird die Versorgung des Kindes über die Nabelschnur unterbrochen, kann dies vom Kind meist nur wenige Minuten ohne Schaden toleriert werden. Das Entbindungsteam muss daher Vorkehrungen treffen, damit das Kind innerhalb der nächsten 20 Minuten geboren wird. Schon eine Unterbrechung der Sauerstoffzufuhr von mehr als zehn Minuten kann ausreichen, um das kleine Gehirn zu schädigen.

Trifft der Arzt die Entscheidung für eine Notsectio, werden ohne Verzögerung und ohne weitere Vorbereitung die Narkose und die Operation durchgeführt. Der Eingriff kann auch im Kreißsaal erfolgen, wenn die dazu erforderlichen räumlichen und apparativen Voraussetzungen vorhanden sind.

### Risiken und Nachteile

Das Risiko eines geplanten Kaiserschnittes unterscheidet sich kaum von dem einer Spontangeburt. Der Blutverlust ist beim Kaiserschnitt jedoch höher, die Mutter reagiert häufiger mit Fieber und auch Wundheilungsstörungen können auftreten – dies gilt jedoch vor allem für den sekundären oder Notfallkaiserschnitt. In diesem Fall ist das Risiko höher als bei einem geplanten Kaiserschnitt.

#### RISIKEN FÜR DAS KIND

Kinder haben bei einem geplanten Kaiserschnitt im Vergleich zur problemlosen Spontangeburt eher Nachteile. Der Grund: Die mütterlichen Wehen sind wichtig, damit sich Kreislauf und Atmung nach der Geburt optimal anpassen. Da das Fruchtwasser nach einer mehrstündigen Wehentätigkeit leichter aus der Lunge abtransportiert werden kann, leiden per Kaiserschnitt geborene Kinder häufiger unter Atemproblemen. Zudem besteht ein geringes Risiko, dass das Kind beim Eröffnen der Gebärmutter mit dem Skalpell verletzt wird.

#### RISIKEN FÜR DIE MUTTER

Die wirklichen Risiken offenbaren sich jedoch erst im Hinblick auf weitere Schwangerschaften. So kann es bei der Folgeschwangerschaft zu einer Uterusruptur kommen; die Gebärmutter reißt an der Nahtstelle auf. Zudem steigt die Rate von Fällen mit Placenta praevia (siehe Seite 184). Wenn Sie sich weitere Kinder wünschen, sollten Sie daher mit Ihrem Arzt unbedingt auch über diese Risiken sprechen.

# Geburt aus Beckenendlage

Wenn Ihr Baby sich zum Geburtstermin immer noch nicht in die Schädellage gedreht hat, gehört es zu den drei Prozent aller Babys, die in Beckenendlage geboren werden. Dabei sind drei verschiedene Positionen möglich: Bei einer »reinen Steißlage« liegen die Beinchen ausgestreckt vor dem Gesicht. Bei der »Steißfußlage« liegen die Oberschenkel am Oberkörper und die Knie sind gebeugt. Bei der »Fußlage« liegen die Füßchen direkt über dem Muttermund.

Es ist individuell sehr unterschiedlich, welche Geburtsmethode für Sie am besten ist. Neben der Lage des Kindes hängt die Entscheidung für eine spontane Geburt oder einen Kaiserschnitt auch davon ab, ob weitere Geburtsrisiken wie ein kleines Becken oder mütterliche Vorerkrankungen vorliegen. Am besten lassen Sie sich Vor- und Nachteile beider Methoden von Ihrem Arzt genau erklären.

◉ Wenn Sie sich für Ihr Baby eine spontane Geburt wünschen, sollten Sie sich auf jeden Fall nach Geburtskliniken erkundigen, die über große Erfahrung bei der Leitung von Beckenendlagegeburten verfügen. Fragen Sie daher gezielt, wie viele Geburten aus Beckenendlage pro Jahr erfolgreich durchgeführt werden.

◉ Wichtig ist, dass Sie Ihrem medizinischen Betreuerteam voll vertrauen. Die Sicherheit Ihres Babys sollte bei allen Entscheidungen oberstes Gebot sein. Daher kann im Laufe der Geburt ein Kaiserschnitt notwendig werden, wenn sie zu langsam voranschreitet oder Ihr Baby unter Stress gerät.

◉ Bei erfolgreichen Beckenendlagegeburten scheint auch die Gebärposition eine Rolle zu spielen. Gut geeignet sind alle aufrechten und hockenden Haltungen, aber auch der Vierfüßlerstand.

347

## Frühgeburt

Wenn Ihr Baby es besonders eilig hat und sich schon vor der vollendeten 37. Woche seinen Weg in die Welt bahnen möchte, gehört es zu den fünf Prozent, die jedes Jahr zu früh das Licht der Welt erblicken. Je früher Ihr Baby geboren wird, desto mehr medizinische Hilfestellungen werden erforderlich sein, damit es sich gesund entwickeln kann.

»Frühchen« sind meist sehr klein und untergewichtig. Ihre Atmung klingt angestrengt und beschleunigt. Und je nachdem in welcher Woche sie geboren wurden, haben sich verschiedene Funktionen noch nicht voll ausgebildet. Bei Jungen sind beispielsweise die Hoden noch nicht in den Hodensack gewandert, bei Mädchen stehen die Schamlippen weit offen.

Je früher sich eine Frühgeburt ankündigt, desto wichtiger ist es, dass die Geburt in einem Perinatalzentrum stattfindet. Hier stehen alle intensivmedizinischen Techniken und Methoden zur Verfügung, die Ihrem Baby das Überleben ermöglichen. Als wichtigste Maßnahme vor der Geburt wird zunächst eine Behandlung mit Glukokortikoid durchgeführt, das die Lungenreifung bei Ihrem Baby beschleunigt. Dazu ist an zwei Tagen eine Injektion in den Muskel der Schwangeren erforderlich.

Sobald Ihr Baby geboren ist, braucht es viel Nähe, Wärme und Körperkontakt. Känguruhen (siehe Seite 225) ist eine gute Methode, den ersten wichtigen Kontakt zu Ihrem Baby aufzubauen. Besuchen Sie es so oft wie möglich, wenn es auf der Intensivstation überwacht werden muss. Wahrscheinlich müssen Sie anfangs auch Ihre Milch abpumpen und mit dem Fläschchen füttern (siehe Seite 380). Denn viele Frühgeborene haben zunächst noch Schwierigkeiten, an der Mutterbrust zu trinken.

## Zwillingsgeburt

Durch den Einsatz der künstlichen Befruchtung haben Mehrlingsschwangerschaften in den letzten Jahren zugenommen. Hinzu kommt, dass Mehrlinge meist deutlich früher zur Welt kommen als Einlinge. Trotzdem ist auch bei Zwillingen eine problemlose Spontangeburt prinzipiell möglich. Nach der Geburt des ersten Kindes kommt das zweite meist innerhalb von 10 bis 20 Minuten nach. Der Geburtsverlauf für das zweite Kind ist daher deutlich kürzer. Wenn es die Wehentätigkeit bis zu diesem Zeitpunkt gut toleriert hat, »rutscht« es dem ersten Kind problemlos hinterher. Auch für die Frau ist es einfacher, hintereinander zwei Kinder mit jeweils 2500 Gramm zu gebären als ein Kind mit einem Geburtsgewicht von 5000 Gramm.

Entscheidend für den Ablauf der Geburt ist eine individuelle, ausführliche Beratung der Schwangeren: Wie stehen die Chancen für eine problemlose Spontangeburt? Welche Risiken stehen dem gegenüber? Für welche Geburtsmethode

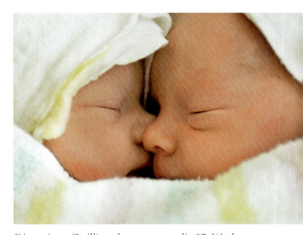

*Die meisten Zwillinge kommen um die 37. Woche – drei Wochen früher als »Einlinge«.*

# Zwillingsgeburt

> **INFO**
>
> **Mikroblutuntersuchung**
>
> Wenn eines der Babys Stressanzeichen zeigt oder das Herztonmuster auffällig erscheint, lässt sich der Zustand des Kindes durch eine Mikroblutuntersuchung ermitteln. Bei geöffnetem Muttermund und eröffneter Fruchtblase werden dazu einige Tropfen Blut aus der Kopfhaut des Kindes entnommen, um den Säure-Basen-Status des Bluts zu überprüfen. Der ermittelte pH-Wert gibt dann Aufschluss über die Sauerstoffversorgung des Kindes (siehe Seite 341).

## Die Nachgeburtsphase

Da die Gebärmutter durch eine Zwillingsschwangerschaft stärker gedehnt und beansprucht wird, treten bei der Gebärmutterrückbildung nach der Geburt manchmal Probleme auf. Um verstärkte Blutungen zu vermeiden, die die Mutter nur unnötig schwächen würden, wird die Nachgeburtsphase bei Zwillingen immer durch einen Wehentropf unterstützt. Auch die Rückbildung im Verlauf des frühen Wochenbetts wird genau überwacht.

Beim ersten Stillversuch wird Ihnen die Hebamme behilflich sein. Schließlich erfordert es schon ein wenig Übung, zwei Kinder gleichzeitig anzulegen. Vielleicht möchten Sie Ihre Kinder aber auch einzeln begrüßen, dann können Sie sie nacheinander auf Ihren Bauch ziehen. Während das Geschwisterchen untersucht und versorgt wird, können Sie Ihrem ersten Kind die Brust anbieten und schon einmal Bekanntschaft schließen. Danach ist dann das Geschwisterchen dran, und Nummer eins geht mit Papa zur Erstuntersuchung.

Bei Drillingen ist zwar eine Spontangeburt möglich, in den meisten Fällen erfolgt jedoch wegen zusätzlicher Risikofaktoren ein Kaiserschnitt.

man sich schließlich entscheidet, hängt von den Eihautverhältnissen (siehe Seite 146), der Lage der Kinder sowie von deren Gewicht ab. Wenn die Kinder sich eine gemeinsame Fruchthöhle teilen, ist eine Kaiserschnittentbindung in jedem Fall sicherer. Auch wenn ein Kind sehr viel größer ist als das andere oder wenn schon zu Beginn der Geburt bei einem oder beiden die Sauerstoffversorgung gestört ist, erfolgt ein Kaiserschnitt. Für eine Spontangeburt spricht, wenn getrennte Plazentaverhältnisse vorliegen, das erste Kind sich in Schädellage befindet und die Kinder etwa gleich schwer sind.

Während der Geburt werden beide Kinder kontinuierlich über ein CTG überwacht. Sollte die Aufzeichnung schwierig sein, können die Herztöne direkt über die Köpfchen der Kinder abgeleitet werden. Dies ist allerdings nur möglich, wenn die Fruchtblase bereits geöffnet ist. Häufig wird gleich zu Beginn eine PDA empfohlen: Sollten Probleme auftreten, kann damit sofort auf Kaiserschnitt »umgeschaltet« werden.

> **INFO**
>
> **Zwillinge stillen**
>
> Vor allem wenn Ihre Zwillinge sehr klein sind, kann das Stillen anfangs schwierig sein. Wichtig ist, dass Sie die Milchproduktion gut in Gang bringen. Dazu sollten Sie bis zum Milcheinschuss mindestens sechs- bis achtmal täglich Milch mit einer elektrischen Milchpumpe abpumpen.

349

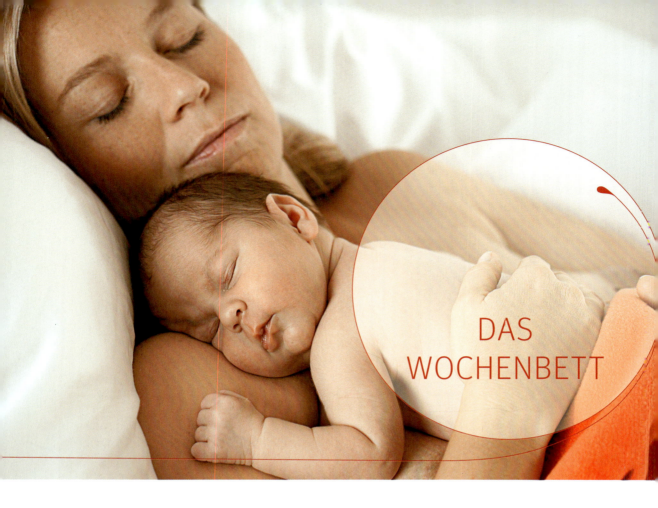

# DAS WOCHENBETT

## Das frühe Wochenbett

Nach einer normalen Entbindung bleiben Sie noch für etwa zwei Stunden zusammen mit Ihrem Baby im Kreißsaal. In dieser Zeit überprüft die Hebamme in regelmäßigen Abständen den Zustand Ihres Kreislaufs und kontrolliert, ob starke Nachblutungen auftreten. Sollte das der Fall sein, verabreicht man Ihnen wahrscheinlich über eine Infusion Oxytocin, damit sich die Gebärmutter zusammenzieht und die Blutung abklingt. Wenn Sie schon fit genug dazu sind, dürfen Sie in diesen beiden Stunden aufstehen, zur Toilette gehen, sich waschen und sogar duschen. Und natürlich bekommen Sie auch etwas zu essen und zu trinken.

Mit Sicherheit ermutigt Sie die Hebamme auch, Ihr Kind das erste Mal anzulegen. Auf diesen Moment warten viele Frauen schon voller Neugier und Spannung. Sein Baby das erste Mal zu stillen, ist ein unvergessliches Ereignis. Beeindruckend ist besonders die Kraft, mit der das Baby saugt, und wie fest es mit seinem kleinen Kiefer »zubeißt«. Genießen Sie diesen Moment der Zweisamkeit – zumal das Baby in den ersten Stunden nach der Geburt sehr wach und aufmerksam ist. Diesen Zustand erreicht es in der Regel erst wieder am Abend des zweiten Lebenstages – wenn es sich etwas erholt hat.

Frauen, die nicht stillen möchten oder aus gesundheitlichen Gründen nicht stillen können, bekommen direkt nach der Geburt ein Medikament zum primären Abstillen, damit die Milchbildung erst gar nicht in Gang kommt.

# Das frühe Wochenbett

## Das erste Anlegen

Sie sind nicht allein und deshalb müssen Sie sich keine Gedanken darüber machen, ob Sie beim ersten Stillen alles richtig machen: Die Hebamme oder Kinderschwester hilft Ihnen auf jeden Fall, wenn es darum geht, das Baby an die Brust anzulegen. Sie achtet auf die richtige Position und darauf, dass das Baby nicht nur die Brustwarze, sondern auch einen großen Teil des Warzenvorhofes mit dem Mund zu fassen bekommt.

### DIE VORMILCH

Obwohl vorerst »nur« Vormilch vorhanden ist, eine cremige, leicht orange gefärbte Form der Muttermilch (Kolostrum), reicht sie zum Sattwerden völlig aus. Die Menge ist zwar begrenzt, und die Vormilch schießt auch weniger stark ein als die richtige Muttermilch ab dem dritten Tag nach der Geburt. Für Ihr Baby ist sie trotzdem sehr wertvoll und sie reicht aus, um es in den ersten Tagen zu ernähren. Viel Nahrung kann das Kleine ja auch noch gar nicht aufnehmen.

Weil der junge Verdauungstrakt Fett nur unzureichend verwerten kann, enthält die Vormilch wenig davon – dafür aber viel Eiweiß und Mineralien sowie Kohlenhydrate. Sie ist also sehr gut verträglich und liefert darüber hinaus durch eine kräftige Portion mütterlicher Antikörper einen wichtigen Immunschutz vor Infektionskrankheiten. Diese schützen das Baby in erster Linie vor Keimen im häuslichen Umfeld, denn für diese Umgebung hat die Mutter bereits genügend Abwehrstoffe gebildet, die sie jetzt weitergeben kann. Wie ein Schutzfilm legen sich die Antikörper über die kindlichen Schleimhäute und bieten insbesondere im Atmungs- und Verdauungstrakt, wo Bakterien und Viren am häufigsten angreifen, ausreichend Abwehrkraft.

Aus diesem Grund wird die Gabe von Kolostrum auch als erste Schutzimpfung für Neugeborene bezeichnet. Je eher das Kind an die wertvolle Vormilch kommt, desto eher ist es geschützt für das Leben außerhalb des Mutterleibs. Setzen Sie sich aber nicht unter Druck: In den ersten zwei Stunden nach der Entbindung ist genug Zeit, das Baby in aller Ruhe zu versorgen. Einem entkräfteten Kind oder bei starkem Gewichtsverlust nach der Geburt verabreichen die Kinderschwestern nach Rücksprache mit den Eltern bis zum Milcheinschuss zusätzlich Glukose oder Muttermilchersatznahrung (siehe auch Seite 380), die das Baby aus dem Fläschchen trinken kann.

### DIE VERDAUUNG KOMMT IN GANG

Beim Kind regt die Vormilch auch die Ausscheidung des Kindspechs (Mekonium) an und hilft damit, die letzten Mitbringsel aus der Zeit vor der Geburt zu beseitigen: Die schwarze, zähe Masse besteht aus Zellresten des kindlichen Darms, Erythrozyten, Fruchtwasserresten, Lanugo-Haaren und Käseschmiere. Der erste bis zweite Stuhl des Kindes hat daher auch einen ganz besonderen, strengen Geruch.

Auf den Körper der Mutter wirkt sich das frühe Anlegen ebenfalls positiv aus: Angeregt durch das Saugen des Kindes, schüttet das Gehirn das Hormon Oxytocin aus. Dieses wiederum fördert die Milchabgabe und trägt dazu bei, dass sich die Gebärmutter wieder zusammenzieht und zurückbildet. Das alles geschieht bereits durch die wenigen Schlückchen, die Ihr Baby in den ersten Stunden zu sich nimmt.

Erst in den nächsten drei bis vier Stunden wird sich Ihr Baby wieder melden, weil es von Neuem seinen Hunger stillen möchte. Legen Sie Ihr Baby in den ersten Tagen ruhig häufig an, acht- bis zwölfmal am Tag gelten als ideal. Dadurch kurbeln Sie nicht nur die Milchbildung an, sondern stärken auch die Mutter-Kind-Bindung.

## Bonding – erste Kontaktaufnahme

Schon während der langen Schwangerschaft haben Sie eine tiefe Bindung zu Ihrem Kind entwickelt. Jetzt, wo Sie es endlich im Arm halten, wird sich diese Verbindung weiter vertiefen. Im Arm von Mutter und Vater erfährt Ihr Baby erste Nähe, es hört die ihm vertrauten Stimmen und spürt Ihre Liebe und Zuneigung. Die Familie ist geboren.

Auch durch das erste Anlegen an die Brust wird die innige Mutter-Kind-Beziehung wesentlich geprägt. Ähnlich wie beim Stillen kann das Urvertrauen, das ausschlaggebend für das spätere Selbstvertrauen des Kindes ist, auch bei der liebevollen Gabe des Fläschchens wachsen. So stärkt das Füttern des Kindes genauso wie eine aufmerksame und liebevolle Pflege die Bindung. Versuchen Sie, Ihrem Baby immer genau zu erklären, was Sie mit ihm vorhaben. Das hilft Ihnen dabei, sich wirklich auf Ihr Kind zu konzentrieren, und auch Ihr Baby bekommt das schöne Gefühl, dass es im Zentrum Ihrer Aufmerksamkeit steht. Viele Kliniken sorgen in den ersten Stunden für die nötige Intimität. Das Licht im Bereich der jungen Familie wird gedämpft und das Pflegepersonal stört nur, wenn es unbedingt nötig ist.

### VERBINDUNG HERSTELLEN

Im Laufe der ersten Monate werden Sie immer wieder merken, wie sich die Bindung zwischen Ihnen und Ihrem Kind verändert. Während Sie anfangs wahrscheinlich von einem überwältigenden Gefühl der Liebe für dieses hilflose Wesen überschwemmt werden, wird diese Liebe nach einiger Zeit immer konkreter. Je mehr sich die Persönlichkeit Ihres Kindes zeigt, desto vielschichtiger und individueller gestaltet sich Ihre Verbindung zu ihm. Ein wichtiger Meilenstein ist für viele Mütter das erste Lächeln Ihres Babys.

Grämen Sie sich nicht, wenn die ersten Stunden nicht so verlaufen, wie Sie es sich vorgestellt haben. Vielleicht war bei der Geburt ein Kaiserschnitt nötig oder eine Ausschabung nach der Geburt hat Sie außer Gefecht gesetzt. Auch wenn Sie Ihr Baby dann erst nach einigen Stunden kennenlernen dürfen, haben Sie noch sehr viel Zeit, um eine tiefe und innige Verbindung zu ihm aufzubauen.

## Nach dem Kaiserschnitt

Wird der Kaiserschnitt mit einer Teilnarkose durchgeführt, ist die Frau bei Bewusstsein und kann die Entbindung zusammen mit ihrem Mann erleben. Vom OP geht es dann in den Kreißsaalbereich, wo Mutter und Kind rund vier Stunden zur Beobachtung und Versorgung bleiben. Das erste Anlegen erfolgt im gleichen Zeitrahmen wie bei der spontanen Geburt.

Auch bei einem Kaiserschnitt unter Vollnarkose sieht es nicht viel anders aus. Die Frau wacht meist sehr rasch aus der Vollnarkose auf und kann zur weiteren Überwachung wieder in den Kreißsaal übernommen werden. Da die Frau aber anfangs noch etwas müde ist, begleitet der Vater das Baby zu den ersten Untersuchungen, Messungen sowie zur U1 (siehe Seite 342). Das Kind wird anschließend in die Arme der Mutter gelegt und bald ist sie kräftig genug, ihr Baby das erste Mal zu stillen. Auch beim Kaiserschnitt unter Vollnarkose dauert es nur vier bis sechs Stunden, bis die Mutter mit ihrem Kind auf die Wochenstation verlegt wird.

Im Wochenbett ist eine Schmerzbehandlung sehr wichtig. Bei einem liegenden PDA-Katheter erfolgt die weitere Schmerzbehandlung über den Katheter, der nach zwei Tagen entfernt wird. Melden Sie sich sofort, wenn Sie starke Schmerzen haben! In aller Regel können Sie nach vier bis sieben Tagen nach Hause gehen.

# Das frühe Wochenbett

## INFO

**Den Milchfluss in Gang bringen**

Ist das Kind vom Narkosemittel der Mutter recht müde oder trinkt es anfangs nur schlecht an der Brust, können Sie die Milchbildung innerhalb der ersten sechs bis zwölf Stunden selbst unterstützen: Die Kinderschwester zeigt Ihnen, wie Sie dafür Ihre Brüste massieren und anschließend Milch abpumpen oder mit den Händen ausstreichen.

## Auf der Wochenstation

Endlich ist es Zeit, den Kreißsaalbereich zu verlassen und gemeinsam mit dem Kind auf ein Zimmer der Wochenstation verlegt zu werden. Frauen mit Kaiserschnitt werden im Bett auf ihr Zimmer geschoben. Das Gleiche gilt für Frauen, die nach einer Spontangeburt körperlich noch geschwächt sind.

Die Kinderschwester holt das Kind dann einmal zu einer Aufnahmeuntersuchung auf die Kinderstation. Sie kontrolliert die Temperatur, wiegt das Kleine und misst seine Größe, wäscht und wickelt es. Dann kann der Vater das Kind zur Mutter bringen oder bis zum nächsten Hunger auf der Säuglingsstation lassen, wenn die Mutter erst einmal Ruhe und Schlaf zur Mobilisierung ihrer Kräfte benötigt.

Auf der Wochenstation angekommen, nimmt die Schwester die junge Mutter auf, fragt nach Essenswünschen, misst den Blutdruck, überprüft ihre Vitalfunktionen und die Kontraktionen der Gebärmutter. Meist ist der Kreislauf nach einer vaginalen Entbindung jetzt wieder relativ stabil, sodass die junge Mutter sich alleine waschen oder duschen kann. Ansonsten werden Sie von einer Schwester ins Bad begleitet, denn das frühzeitige Aufstehen stabilisiert den Kreislauf und dient als Schutz vor Thrombose. Wahrscheinlich wird Ihr Baby nun erst einmal ein wenig schlafen. Sollte es von den vielen neuen Eindrücken jedoch etwas aufgeregt sein, hilft es, wenn Sie es nochmals anlegen.

Denn neben der Nahrungsaufnahme hat das Stillen für das Baby eine weitere wichtige Funktion: Der enge Kontakt zur Mutter beruhigt es und gibt ihm das sichere Gefühl, nicht allein zu sein. Wenn es zufrieden an Ihrer Brust eingeschlafen ist, können Sie es vorsichtig in sein Bettchen legen. Aber auch auf Ihrem Bauch oder neben Ihnen wird es sehr gut schlafen.

Nutzen Sie diese Ruhepause auch für die eigene Erholung! Denn selbst wenn Sie sich entscheiden, das Baby für die Nacht im Kinderzimmer unterzubringen, wird eine Schwester Sie zum Stillen wieder wecken.

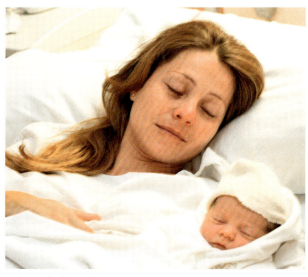

*Ruhe nach der großen Anstrengung. Die ersten Tage nach der Geburt sind für Erholung reserviert.*

GEBURT UND WOCHENBETT | DAS WOCHENBETT

### Allein mit dem Baby

Irgendwann kommt der Zeitpunkt, an dem der Vater nach Hause geht und Sie alleine mit dem Kind im Krankenhaus bleiben. In vielen Kliniken kann der Vater jedoch auf Wunsch auch mit aufgenommen werden. Erkundigen Sie sich vorher nach dieser Möglichkeit und den vielleicht erforderlichen Formalitäten.

Das Bettchen mit dem Baby steht gleich neben Ihrem Bett und Sie werden sicherlich oft Blickkontakt aufnehmen. Die meiste Zeit schläft das Baby und Sie müssen am Anfang noch nicht viel tun. Am besten ruhen Sie sich aus, solange es möglich ist. Schon bald wird Ihr Baby sich mit den ersten Hungerzeichen wieder melden. Dann ist schnelles Reagieren für Sie beide gut! Und so merken Sie, dass Ihr Baby Hunger hat:

- Der Schlaf Ihres Babys wird unruhiger. Es strampelt mit Armen und Beinen.
- Sein Mündchen geht auf und zu und es dreht den Kopf suchend zur Seite.
- Ihr Baby macht sich durch schmatzende Geräusche bemerkbar.
- Es saugt zunehmend aufgeregt an seinen Händchen; manchmal sieht es so aus, als wollte es die ganze Faust in den Mund stecken.
- Ihr Baby beginnt unglücklich zu weinen.

Falls Sie nicht stillen, können Sie Ihrem Kind jetzt ein Fläschchen geben. Am besten verfüttern Sie von Anfang an nur Pre-Nahrung. Dieser Milchnahrung sind keine zusätzlichen Kohlenhydrate zugesetzt und Sie können sie Ihrem Baby nach Bedarf geben. Achten Sie beim Füttern mit der Flasche stets auf das Köpfchen des Babys: Es muss zum Trinken leicht nach hinten in den Nacken geneigt sein.

Sollten Sie stillen, nehmen Sie das Kind zu sich ins Bett und legen es so an die Brust, wie es Ihnen die Hebamme gezeigt hat (siehe Seite 370). Die wichtigsten Griffe werden sicher bald zur Routine. Mit ihnen vermeiden Sie von vornherein wunde Brustwarzen und sichern dem Baby eine ungestörte Aufnahme der Milch. Wenn Sie oder Ihr Baby Schwierigkeiten beim Anlegen haben, können Sie jederzeit nach einer Kinderschwester oder der Hebamme klingeln, die Sie sicher unterstützen werden. Auf manchen Wochenstationen arbeiten auch Stillberaterinnen, die Sie fragen können.

Das häufige Anlegen (acht- bis zwölfmal täglich nach der Geburt) fördert nicht nur den Milcheinschuss, sondern auch die Mutter-Kind-Beziehung. So können Gefühle wachsen, die Zeit und Nähe brauchen, um sich nach und nach zu einer stabilen, vertrauensvollen Bindung zu entwickeln. Wenn Sie momentan noch unsicher sind und das Baby Ihnen fremd erscheint, ist das ganz normal. Sie müssen sich erst langsam kennenlernen. Auch dafür ist das Wochenbett »gemacht« – sechs Wochen, in denen Sie sich unter ruhigen Bedingungen, ohne störende Einflüsse von außen, Schritt für Schritt annähern können. Die Liebe kommt dabei ganz von alleine. Sie müssen von heute auf morgen also nichts erzwingen, was von Natur aus seine Zeit benötigt und vorgegeben ist.

### Fragen Sie nach einem Familienzimmer!

In vielen Entbindungskliniken stehen Familienzimmer zur Verfügung, die ein zusätzliches Bett für den Vater bereithalten. So kann er während des ganzen Klinikaufenthaltes rund um die Uhr bei der jungen Mutter und dem Baby sein.

# Pflege und Hygiene der Mutter

Zur Pflege können Sie ruhig alle Produkte verwenden wie bisher. Auf Parfüm empfiehlt es sich jedoch zu verzichten, da es den natürlichen Geruch der Mutter verfälscht und das Baby beim Trinken irritiert.

Neuerungen betreffen hingegen den Gang zur Toilette: Nach dem Wasserlassen sollte während der Zeit der Wundheilung und des Wochenflusses nur mit klarem Wasser nachgespült werden, für das in den Krankenhäusern eine Art Messbecher zur Verfügung steht. Mit Toilettenpapier darf im Bereich der Scheide anfangs nur leicht nachgetupft werden und nach dem Stuhlgang sollten Sie vorsichtig von vorne nach hinten wischen. So vermeiden Sie, dass Bakterien aus dem Darm in die Scheide oder in Wunden eindringen können.

## Händewaschen

Nach jedem Gang zur Toilette, nach Kontakt mit den Vorlagen und vor jedem Stillen sollten Sie Ihre Hände waschen oder desinfizieren, um so wenig Keime wie möglich zum Kind zu bringen. Das gilt auch für Ihren Besuch, den Sie gleich zum Händewaschen schicken sollten. Damit schützen Sie nicht nur Ihr Baby, sondern auch sich selbst: Ihre Immunabwehr ist nach den Anstrengungen der Geburt geschwächt, und der Blutverlust brachte eine zusätzliche Verringerung der Antikörper mit sich. Jetzt sind Sie also viel angreifbarer für Bakterien und Viren und das wird auch noch bis zum Ende des Wochenbetts so bleiben.

## Die Brust

Wie den Körper, so können Sie auch die Brüste mit den gewohnten Produkten waschen und pflegen. Vor dem Anlegen des Kindes sollten Brust und Brustwarze jedoch am besten mit einem feuchten Einmalwaschlappen abgerieben werden. Das reduziert die vorhandenen Bakterien auf der Haut und entfernt Cremereste – damit die Milch pur zum Baby gelangt.

Nach dem Stillen brauchen Sie die Brust nicht zu waschen. Sollte schon jetzt etwas Milch austreten, verreiben Sie sie auf der Brustwarze und lassen die Brust an der Luft trocknen. Die Milch pflegt die Brustwarze und beugt Hautrissen sowie wunden Brustwarzen vor.

---

> **TIPP**
>
> **So heilen Geburtsverletzungen**
>
> Bei Schmerzen im Dammbereich bringen Kälteauflagen Linderung. Eine lokale Spülung mit Wasser oder einer Desinfektionslösung fördert die Wundheilung. Wurde im Genitalbereich genäht, löst sich ein Großteil der Fäden bereits nach einer Woche auf, dann ist die Wunde gut verheilt. Treten Blutergüsse im Bereich der Naht auf, dauert die Heilung etwas länger und Schmerzen, besonders beim Sitzen, sind unangenehm. Versuchen Sie, sich oft hinzulegen, um den Druck zu mindern und einen Stau der Gewebsflüssigkeit zu verhindern (Weichteil-Ödem). Der Heilungsprozess von Dammrissen, -schnitten oder anderen Geburtsverletzungen kann zudem mit der Gabe von entzündungshemmenden Schmerzmitteln (Paracetamol) unterstützt werden. Auf Wunsch können auch alternative Maßnahmen wie Arnica-Globuli in einer D6-Potenz zum Einsatz kommen.

## Waschlappen und Handtücher

Damit keine Keime vom Darm, der Wunde oder dem Wochenfluss an die Brustwarzen – und damit auch zum Baby – gelangen können, sollten Sie für die Reinigung von Unterkörper und Oberkörper stets zwei verschiedene Waschlappen verwenden. Das Gleiche gilt für die Verwendung von Handtüchern.

## Tampons oder Binden

Tampons erhöhen zu Beginn des Wochenflusses die Infektionsgefahr. Damit sich keine Bakterien in der Gebärmutter ansiedeln können, sollte der Wochenfluss ungehemmt über die Scheide abfließen können. Binden gegen Tampons zu tauschen, wird ungefähr ab der dritten Woche möglich. Da der Wochenfluss von Frau zu Frau unterschiedlich verläuft, sollten Sie unbedingt erst die Hebamme oder den Arzt fragen. Auch kann es sein, dass die Verwendung eines Tampons aufgrund möglicher Geburtsverletzungen anfangs noch schmerzhaft ist.

## Duschen und Baden

Duschen ist während des Wochenflusses kein Problem, nur mit dem Baden sollten Sie vorsichtig sein. Durch das warme Wasser kommt es zu einer verstärkten Durchblutung, die zu einer gefährlichen Nachblutung führen kann. Teilbäder im unteren Körperbereich sind jedoch möglich. Danach sollten Sie noch einmal mit fließendem Wasser nachspülen oder -duschen.
Der Zeitpunkt für das erste Vollbad hängt vom individuellen Verlauf des Wochenflusses ab. Fürs Baden gilt die Regel: Je reichlicher und blutiger der Wochenfluss im Einzelfall ist, desto länger sollte mit einem Vollbad gewartet werden. Bei normalem Wochenflussverlauf ist es meist nach zwei bis vier Wochen möglich, wieder ganz in die Badewanne zu gehen.

# Die ersten Tage nach der Geburt

Es gibt nach der Geburt ganz schön viel zu tun: Vom Anlegen des Babys über die Pflege bis hin zum Wickeln und Anziehen hält Sie das Neugeborene ziemlich auf Trab. Und dann gibt es ja auch noch die Zeiten, in denen das Baby weint und Trost und Nähe braucht – ganz zu schweigen von Terminen auf der Kinderstation, wo gewogen und Temperatur gemessen oder Rat von den Schwestern eingeholt wird. Dazwischen klingelt dann auch noch das Telefon und Verwandte, Freunde und Bekannte möchten Sie mit ihrem Besuch beglücken. Das kann ganz schön anstrengend sein, schließlich müssen Sie nach der Geburt erst einmal selbst wieder zu Kräften kommen. Und dafür brauchen Sie nichts dringender als Ruhe. Wer früh im Wochenbett unter Stress gerät, hat nicht selten mit verzögertem Milcheinschuss, verminderter Milchmenge oder sogar einer folgenschweren Brustentzündung (Mastitis puerperalis) zu kämpfen. Gönnen Sie sich daher so viel Ruhe wie möglich, lassen Sie das Telefon klingeln, wenn Sie stillen, versuchen Sie zu ruhen, wenn Ihr Baby schläft und bitten Sie anstrengenden Besuch um Nachsicht.
Problematisch kann es werden, wenn Sie in einem Mehrbettzimmer liegen und sich so die verschiedenen Besucher die Klinke in die Hand geben. Den eigenen Besuch einzuschränken, ist schon schwierig genug – aber den der Zimmernachbarin? Sprechen Sie offen mit ihr darüber, sobald Sie sich in Ihrer Ruhe gestört fühlen. Im Notfall bitten Sie die Stationsschwester um die Verlegung in ein anderes Zimmer; selbst wenn Sie nur noch kurze Zeit in der Klinik bleiben müssen. Es lohnt sich. Nicht nur das Kind braucht Ruhe und Zeit, um sich in seiner neuen Welt zurechtzufinden, sondern auch die Mutter.

# Die ersten Tage nach der Geburt

## Der Klinikaufenthalt

Meist sind es drei Tage, die die Wöchnerin mit ihrem Baby im Krankenhaus verbringt. Arzt, Hebamme und die Schwestern der Wochenbettstation kontrollieren bei der Mutter regelmäßig die Rückbildungsvorgänge, den Wochenfluss, Blasen- und Darmentleerung, Puls und Temperatur sowie die Thromboseneigung. Gab es Geburtsverletzungen oder einen Kaiserschnitt, wird die Wundheilung überwacht.

Vor der Entlassung aus der Klinik stehen zwei abschließende Untersuchungen an. Zum einen wird die Mutter vom Frauenarzt untersucht. Er tastet die Brüste ab, überprüft die Rückbildung der Gebärmutter und die Heilung von Geburtsverletzungen. In den Mutterpass werden außerdem Daten zu Schwangerschaft, Geburtsverlauf und Wochenbett eingetragen.

Beim Kind steht zudem die U2 an: In den meisten Kliniken erfolgt am dritten Tag die zweite, gründliche Untersuchung des Babys durch einen Kinderarzt. Er untersucht unter anderem das kindliche Skelett-, Muskel- und Nervensystem, die Haut, Organe, Geschlechtsteile, das Herz-Kreislauf-System und die Atmung. Für ein zusätzliches Stoffwechsel-Screening entnimmt der Arzt einen Tropfen Blut aus der Ferse. Im Labor wird dann getestet, ob eine Stoffwechselerkrankung wie eine Schilddrüsenunterfunktion vorliegt. Die frühzeitige Entdeckung einer solchen Erkrankung ermöglicht eine rasche Therapie, noch bevor es zu sichtbaren Schäden kommt.

Oftmals wird schon bei der U2 ein Ultraschall der Hüftgelenke gemacht. So können rechtzeitig Fehlstellungen (Hüftdysplasie) oder eine angeborene ausgerenkte Hüfte (Hüftluxation) erkannt werden, die meist durch breites Wickeln, Spreizhosen oder einen Spreizgips zu beheben sind. Auch ein Hörscreening wird meist vor der Entlassung durchgeführt.

Wie bei der U1 bekommt das Baby bei der U2 erneut Vitamin-K-Tropfen. Für die Rachitis-Prophylaxe erhalten Sie noch ein Rezept über Vitamin-D-Tabletten, die Sie dem Kind ab dem zehnten Lebenstag für ein Jahr geben sollten. Alle Untersuchungsergebnisse werden in das gelbe Vorsorgeheft eingetragen, das Sie bei der Entlassung aus der Klinik zusammen mit Ihrem Mutterpass erhalten.

## Der Körper der Mutter

Mit der Geburt des Kindes kommt es auch zur Geburt der Mutter. Neue Pflichten und Verantwortung für das Baby gestalten Ihren Alltag und beeinflussen Ihr Denken und Handeln. Vieles ist neu und man kann sich nicht gleich von heute auf morgen daran gewöhnen. Das alles nimmt Einfluss auf Ihr Seelenleben.

Außerdem hat sich auch Ihr Körper nach der Geburt verändert: Die Schwangerschaftshormone fallen in ihrer Konzentration rapide ab, dafür schnellen die Oxytocin- und Prolaktin-Ausschüttung fürs Stillen und die Rückbildung der Gebärmutter in die Höhe. Der Hormonhaushalt steht wieder einmal kopf und schafft es, Sie zusätzlich zu allem Neuen aus der Bahn zu werfen. Seien Sie darauf vorbereitet, dass Ihnen ab dem zweiten Tag nach der Geburt so richtig zum Heulen zumute sein kann. Dann nämlich beginnt der Maternity-Blues, Tage, an denen Sie deprimiert und unglücklich sein können. Am besten ist es, schon jetzt zu wissen, was auf Sie zukommen kann. Stärken Sie sich daher früh genug, lassen Sie Essen und Trinken beispielsweise nicht zu kurz kommen. Eine ausreichende Versorgung Ihres Körpers bringt Energie zurück, die Ihnen über die nächsten Tage hilft und Sie darin unterstützt, mit Veränderungen des Körpers besser zurechtzukommen. Schöpfen Sie zudem Kraft durch Schlaf und kleine Spaziergänge im Garten der Klinik. Für diese Zeit können Sie Ihr Baby in die Kinderstation bringen.

## Maternity Blues

Ein plötzlicher Stimmungsabfall, der zwischen dem zweiten und vierten Tag nach der Entbindung auftreten kann, befällt rund jede zweite Mutter: Melancholie und Trübsal halten zwischen wenigen Stunden und zwei bis drei Tagen an und beschreiben eine vorübergehende Phase, die keine depressive Erkrankung an sich bedeutet. Auch Heultage oder Baby-Blues wird diese Zeit im Wochenbett genannt, in der Ihnen liebevolle Zuwendung durch den Partner, die Familie und Freunde besonders guttut. In Zusammenhang gebracht wird das Tief im Wochenbett mit der seelischen und körperlichen Erschöpfung nach der Geburt, mit Versagensängsten als Mutter, Stillproblemen, mangelndem Schlaf und

## INFO

### Heultage

Verdrängen Sie Ihre Ängste nicht. Es wird Sie erleichtern, darüber zu sprechen – die Hebamme oder befreundete Frauen, die selbst Kinder haben, wissen, was Sie bedrückt, und können Ihnen mit Ihren Erfahrungen helfen. Wenn Ihnen zum Heulen ist, dann tun Sie es; auch das kann Erleichterung bringen. Auch ist es hilfreich, wenn Sie sich in den Stunden des Zweifels bewusst machen, dass Sie sich gerade in einer Umbruchsphase befinden. Sie ist Teil Ihres Weges, um sich in der neuen Lebenssituation zurechtzufinden.

auch mit dem abrupten Abfall der Schwangerschaftshormone Östrogen und Progesteron sowie dem Anstieg der Prolaktinkonzentration.

## Organische Veränderungen

Mit der Nachgeburt ist der Verlust der Plazenta einhergegangen. Die Wunde, die das Organ in der Gebärmutter hinterlassen hat, heilt bereits ab: War die Blutstillung an der Plazentahaftstelle am Tag der Geburt noch unvollkommen, sind die Gefäße am Tag darauf bereits durch Thromben verschlossen. Ein Wundschutzwall baut sich auf. Bis zur völligen Heilung der Wunde sowie Rückbildung der Gebärmutter dauert es rund sechs Wochen. So lange bleibt auch der Wochenfluss.

## Der Wochenfluss

Noch ist der Wochenfluss sehr stark (bis zu 300 Milliliter am ersten Tag). Sie benötigen drei Vorlagen übereinander, und es läuft bei jeder Bewegung nur so aus Ihnen hinaus. Eine Einmalunterhose gibt der Menge an Vorlagen Halt, wenn Sie zusätzlich einen normalen Slip darüberziehen. Die Vorlagen, die jedes Krankenhaus in ausreichender Menge zur Verfügung stellt, sollten in den ersten beiden Tagen alle zwei Stunden gewechselt werden.

Grund für den Wochenfluss ist die Ablösung von Plazenta und Eihäuten. Sie hinterlassen in der Gebärmutter eine große Wundfläche, die bis zur völligen Verheilung Sekret absondert. Dieses abfließende Wundsekret wird Wochenfluss oder auch Lochien genannt, deren Zusammensetzung sich im Verlauf genauso ändert wie die Menge, der Geruch und die Farbe.

### DER LOCHIALSTAU

Sobald Ihnen auffällt, dass die Menge des Wochenflusses deutlich weniger wird oder dass er über einige Stunden ganz ausbleibt, sollten Sie

# Die ersten Tage nach der Geburt

| Zeit-raum | Aussehen des Wochenflusses | Wochenfluss-menge | Zusammensetzung des Wochenflusses | Wundheilung der Plazentahaftstelle |
|---|---|---|---|---|
| 1. Tag | Lochia rubra* rein blutig | reichlich, mehr als regelstark, bis zu 300 ml tgl. | Blut, Blutgerinnsel, Schleimhautreste, Zervix- und Vaginalschleim | Die Blutstillung ist noch unvollkommen, Eihautreste, Käseschmiereflocken etc. werden mit dem Blut ausgestoßen. |
| 2.–3. Tag | Lochia rubra blutig, wässrig | reichlich, regelstark, tgl. bis zu 100 ml | Blut, Blutgerinnsel, Lymphe, Gewebereste, Bakterien, Schleim | Die Blutstillung ist besser, Gefäße werden durch Thromben verschlossen, Aufbau des Wundschutzwalls, Bakterien vermehren sich. |
| Ende der 1. Woche | Lochia fusca* rot-bräunlich oder rosa-wässrig | weniger, tgl. 10–30 ml | viele Leukozyten, weniger Erythrozyten, Lymphe, Gewebereste, viele Bakterien, Schleim | Die Blutstillung ist fast vollkommen, abgestorbenes Gewebe wird verflüssigt und ausgeschieden. |
| Ende der 2. Woche | Lochia flava* gelblich oder weiter rot-bräunlich | spärlich, tgl. 5–10 ml | Lymphe, Leukozyten, verflüssigte Gewebereste, Bakterien, Schleim | Das restliche abgestorbene Gewebe wird abgestoßen, gelegentlich finden sich erneut Blutbeimengungen in den Lochien. |
| Ende der 3. Woche | Lochia alba* weißlich bis klar | wie leichter Ausfluss | Leukozyten, Lymphe, Vaginalschleim | Die Gebärmutterschleimhaut baut sich wieder auf. |
| 4.–6. Woche | | allmähliches Versiegen | Leukozyten, Lymphe, Vaginalschleim | Die Gebärmutterschleimhaut hat sich vollständig regeneriert. |

* lat. rubra: rot, fusca: braun, flava: gelb, alba: weiß

umgehend einen Arzt oder die Hebamme informieren. Kennzeichnend für einen Lochialstau ist außerdem ein unangenehmer, stinkender Geruch der Vorlage. Manchmal wird er von starken Kopfschmerzen im Bereich der Stirn begleitet oder auch von Fieber.

Dass der Wochenfluss sich staut und nicht abfließt, kann an einem Verschluss des Muttermundes liegen (zum Beispiel bei einem Kaiserschnitt), einer »Verstopfung« durch Reste der Fruchtblase oder ein großes Blutgerinnsel sowie an unzureichenden Gebärmutterkontraktionen. Als Therapie wird unter anderem Oxytocin verabreicht, das Kontraktionen auslöst. Diese wiederum lassen den Wochenfluss besser abfließen. Achtung: Ging erst gar kein Wochenfluss ab und setzt plötzlich eine heftige Blutung ein, die frisches Blut beinhaltet und stärker ist als bei der Menstruation, kann es sein, dass ein – auch nur erbsengroßer – Plazentarest in der Gebärmutter geblieben ist. Sollten Sie zu diesem Zeitpunkt nicht stationär untergebracht sein, müssen Sie sofort in die Klinik fahren. Dort wird die Gebärmutter unter Narkose ausgeschabt. Es ist wichtig, dass Sie in diesem Fall sofort reagieren, weil der große Blutverlust Sie andernfalls sehr schwächen und für einige Zeit außer Gefecht setzen könnte.

## Nachwehen

Nachwehen treten nach der Geburt der Plazenta auf und sorgen dafür, dass die Gebärmutter sich

GEBURT UND WOCHENBETT | DAS WOCHENBETT

## INFO

### Fieber im Wochenbett

Relativ häufig steigt die Temperatur der Frau im Wochenbett an. Das kann verschiedene und auch harmlose Ursachen haben, wie das sogenannte Durstfieber. Viele Frauen sind in den ersten Tagen nach der Geburt so sehr mit dem Kind, Besuchen und der neuen Situation als Mutter beschäftigt, dass sie vergessen, genug zu trinken. Und gerade jetzt benötigt der Körper für das Stillen noch mehr Flüssigkeit als sonst. Da die Frau aufgrund der Hormonumstellung in den ersten Tagen auch noch vermehrt Flüssigkeit verliert, sorgt die zunehmende Austrocknung des Körpers für einen Anstieg der Temperatur. Die Heilung ist einfach: Trinken Sie rund drei Liter pro Tag – dann vergeht das Fieber und auch der Milcheinschuss wird gefördert. Als anregende Getränke empfehlen sich Malzbier, Fenchel-, Anis- oder Kümmeltee. Manchmal verbirgt sich hinter leichtem bis hohem Fieber aber auch eine ernstere Ursache: eine Harnwegs- oder Nierenbeckenentzündung, eine Lungenentzündung, eine Infektion der Geburtswunden, ein Milchstau, eine Brustentzündung oder auch eine Entzündung der Gebärmutter.

rasch zurückbildet. Die rhythmischen Kontraktionen haben meist eine weit geringere Intensität als Geburtswehen und werden vor allem beim ersten Kind von vielen Frauen nur als diffuses Ziehen im Unterleib wahrgenommen. Bei weiteren Kindern können die Nachwehen deutlich schmerzhafter ausfallen. Wenn Sie davon geplagt

werden, helfen Wärme, Ruhe und ein regelmäßiger Gang zur Toilette, um die Blase zu entleeren.

## Rückbildung der Gebärmutter

Unmittelbar nach der Geburt bildet sich das Organ zurück, bis es nach rund sechs Wochen seine ursprüngliche Größe von etwa sechs bis zehn Zentimeter und ein Gewicht von etwa 50 bis 100 Gramm zurückerlangt hat. Nicht nur das Fehlen der großen Östrogen- und Progesteronmengen durch den Verlust der Plazenta sorgt für eine Verkleinerung der Gebärmutter. Begünstigt wird die Rückbildung durch eine vermehrte Oxytocinausschüttung, die sich durch häufiges Anlegen an die Brust einstellt. So können Sie die Gebärmutterrückbildung aktiv durch Stillen unterstützen – aber auch durch frühzeitiges Aufstehen nach der Geburt und Wochenbettgymnastik (siehe Seite 366).
Wichtig: Nach einem Kaiserschnitt, einer Mehrlingsschwangerschaft oder nach mehreren Geburten geht die Rückbildung langsamer voran.

## Fundusstand

Nach der Geburt steht der höchste Punkt der Gebärmutter zwischen Symphyse und Nabel. Am Tag darauf findet er sich sogar noch höher, nämlich einen Fingerbreit unter dem Nabel oder direkt auf Nabelhöhe. Das Wachstum der Gebärmutter ist auf die Entspannung ihrer Muskulatur nach der Geburt zurückzuführen. Am nächsten Tag wird dann die Rückbildung fühlbar. Arzt oder Hebamme ertasten den Stand der Gebärmutter bei der Kontrolle täglich einen Querfinger tiefer. Nach zehn Tagen ist die Gebärmutter äußerlich nicht mehr zu ertasten.

## Erhöhter Flüssigkeitsverlust

Progesteron und Östrogen, die von der Plazenta gebildet wurden, stehen dem Körper nach der

# Die ersten Tage nach der Geburt

Geburt des Organs von einem Moment zum anderen nicht mehr zur Verfügung. Die Konzentration dieser Hormone sinkt, was auch eine vermehrte Wasserausscheidung zur Folge hat. So nehmen Harnfluss und Transpiration in den ersten Tagen nach der Geburt zu, und es kann zu einer Abnahme des Gewichts von vier bis fünf Kilogramm kommen.

## Verminderte Darmtätigkeit

Die Gebärmutter wird nun täglich kleiner, wodurch sich auch die Lage des Darms verändert. Und dies führt genauso zu einer eingeschränkten Darmtätigkeit wie mangelnde Bewegung, vermehrte Wasserausscheidung, wenig Nahrungsaufnahme am Tag der Geburt oder auch Einläufe. Sollte die Verdauung trotz regelmäßiger Mahlzeiten, ausreichender Flüssigkeitszufuhr und kleiner Spaziergänge weiterhin nicht richtig funktionieren, hilft oft schon die Einnahme von einem Teelöffel Leinsamen täglich, um den Stuhlgang wieder zu regulieren. Bei anhaltenden Beschwerden sollten Sie auf jeden Fall ärztlichen Rat einholen.

Vermeiden sollten Sie bei Verstopfung unbedingt starkes Pressen auf der Toilette. Da der Beckenboden noch nicht wieder gefestigt ist, kann er die Organe nicht wie sonst an ihrem Platz halten. Durch starken Druck kann sich die Gebärmutter oder auch die Blase senken und Probleme wie Inkontinenz mit sich bringen.

Zur Vorbeugung sollten Sie selbst bei schwachem Drücken den Mund öffnen. Damit verhindern Sie, dass sich der Beckenboden zu sehr anspannt beziehungsweise verspannt. Druck auf den Beckenboden vermeiden Sie ebenfalls, wenn Sie Ihren Kopf beim Niesen, Husten oder starken Lachen zur Schulter drehen. Auf diese Weise fängt die seitliche Bauchmuskulatur den meisten Druck ab.

## Der Milcheinschuss

Noch während des Klinikaufenthaltes kommt es bei den meisten Frauen am zweiten oder dritten Tag nach der Geburt zum Milcheinschuss. Sollte es dann noch nicht so weit sein, geben Sie sich ruhig noch Zeit. Um den fünften Tag herum wird der Milcheinschuss spätestens kommen – oder daheim, wo Sie in vertrauter Umgebung jenseits des hektischen Klinikalltags loslassen können, um sich ungestört dem Stillen zu widmen. Für viele Frauen ist der Milcheinschuss unangenehm und schmerzhaft (siehe Seite 369), manchmal geht er auch mit einem Stimmungstief einher, das im Volksmund gerne als »Heultage« oder »Baby-Blues« bezeichnet wird (siehe Seite 358).

Wenn es Ihnen ebenso ergeht, ist es das Beste, wenn Sie Freunde und Verwandte auf später vertrösten und sich erst einmal nur um Ihr Baby und Ihre eigenen Bedürfnisse kümmern. Bleiben Sie ruhig den ganzen Tag im Bett. Lassen Sie sich verwöhnen, dösen Sie vor sich hin und widmen Sie sich einzig Ihrem Baby, auch indem Sie es häufig anlegen.

> **INFO**
>
> ### Schonung für den Beckenboden
>
> Vermeiden Sie in den ersten sechs bis acht Wochen jede Überbelastung des Beckenbodens. Verzichten Sie auf schweres Tragen und Heben über zehn Kilo (nach Kaiserschnitt nicht mehr als fünf Kilo) und lassen Sie einen starken Husten schnell behandeln – denn auch er kann eine Senkung der Gebärmutter begünstigen. Beginnen Sie bald mit Beckenbodengymnastik.

## Erste Babypflege

Am Morgen nach der Geburt ist es in der Regel so weit, dass Sie das Baby zur Kinderstation bringen und dort unter Anleitung einer Kinderschwester das erste Mal versorgen:

Das Kind wird von Ihnen gewaschen, gewickelt und angezogen. Die wichtigste Regel ist dabei: eine Hand am Kind – egal welchen Handgriff Sie gerade machen müssen oder ob Sie sich nur kurz umdrehen, um eine Windel zu nehmen. Die Gefahr, dass das Kind vom Wickeltisch stürzt, ist groß.

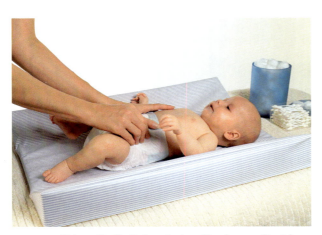

*Sichern Sie Ihr Baby mit einer Hand, wenn Sie sich umdrehen oder nach einem Gegenstand greifen.*

Gewaschen wird ein Baby mit zweierlei Waschlappen für den unteren und für den oberen Körperbereich oder mit einem Einmalwaschlappen von oben nach unten. Warmes Wasser (Wassertemperatur: 38 °C), in das ein paar Tropfen Olivenöl gegeben werden kann, reicht für die Wäsche völlig aus. Das Baby ist ja noch nicht schmutzig und schwitzt noch nicht. Nach dem Waschen und zarten Abtrocknen mit einem warmen Handtuch ist die Nabelpflege an der Reihe: Tupfen Sie den Bereich rund um den Nabel mit einer Alkohollösung oder Calendula-Essenz vorsichtig ab. Danach wird der Nabelschnurrest samt Plastikklemme mit einer frischen, sterilen Kompresse umwickelt. Dadurch vermeiden Sie, dass sich das Kind am härter werdenden Nabelstumpf wund reibt.

Für das anschließende Wickeln werden im Krankenhaus Einwegwindeln verwendet. Das hat für Sie am Anfang den Vorteil des einfachen Gebrauchs und schnellen Wechselns. Achten sollten Sie beim Wickeln besonders darauf, den Nabelbereich frei zu lassen. Krempeln Sie die Windel nach dem Anlegen vorne einfach etwas um, bis der Nabelbereich frei ist. So kommt genügend Luft zur Heilung daran.

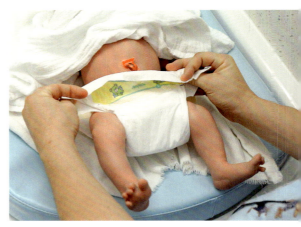

*Die umgeklappte Windel schützt den empfindlichen Nabelstumpf vor Reizungen.*

Nach dem Wickeln wird das Baby angezogen: vom Body über das langärmelige Hemdchen bis hin zum Strampler mit langen Ärmeln und Bei-

Erste Babypflege

nen einschließlich Füßchen. Ein Paar Söckchen hält die Füße warm. Für das Anziehen des Kindes gilt die Regel »eine Schicht mehr als der Erwachsene«. In diesem Fall zum Beispiel das Hemdchen zwischen Body und Strampler.

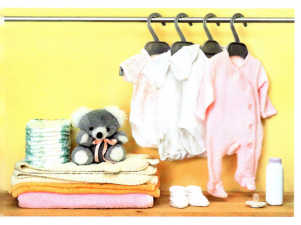

*Body, Strampler, Söckchen: In dieser Baby-Uniform fühlt Ihr Kind sich wohlig warm.*

Ein Mützchen benötigt das Baby im Krankenhaus eigentlich nicht, es sei denn, Sie lüften Ihr Zimmer kräftig durch. Bei Durchzug und Temperaturschwankungen ist ein Mützchen auch im geschlossenen Raum sinnvoll. Denn gerade über den Kopf verliert das Baby besonders viel Wärme, weshalb es ungeschützt schnell auskühlen kann. Aus diesem Grund liegt das Baby bei der Pflege und dem Ankleiden immer unter einem Wärmestrahler. Treten Ihnen dabei die ersten Schweißtropfen ins Gesicht, ist dem Baby hingegen gerade wohlig warm. Und das erkennen Sie mit dem Nackentest: Fühlt sich der Nacken des Kindes kühl an, heißt es, eine Schicht mehr anziehen, ist der Nacken feucht, legen Sie eine Kleidungsschicht weniger an.

## Babys und Creme

Die Haut des Säuglings ist besonders zart und weich – was auf die pflegenden Eigenschaften der Käseschmiere zurückzuführen ist, die das Kind im Mutterleib vor dem Aufweichen der Haut durch das Fruchtwasser schützte. Diese optimal genährte Haut braucht noch keine zusätzlichen Cremes oder Lotionen. Etwas Olivenöl im Waschwasser reicht als Schutz völlig aus. So gehen Sie auch sicher, keine Hautreizungen durch synthetische Stoffe auszulösen.

Sollte Ihr Baby eine auffallend trockene Haut haben, besprechen Sie am besten mit der Hebamme die geeignete Pflege. Liegt der Verdacht auf eine Neurodermitis nahe, an der vielleicht schon Mutter oder Vater leiden, sollten Sie gleich beim Kinderarzt vorstellig werden.

## Babys Po

Ähnlich sieht es bei der Pflege des Babypopos aus. Ist er nicht gerötet, muss auch nicht gecremt werden. Und wenn gecremt wird, dann nur ganz dünn. Eine dicke Schicht Creme verhindert, dass genug Luft an die wunden Stellen kommt – zumal die Windel an sich schon ein feuchtwarmes Milieu bietet, in dem Bakterien sich gerne entwickeln und vermehren. Windel plus dicke Cremeschicht machen den Weg frei für eine schmerzhafte und oftmals langwierige Windeldermatitis mit Rötungen und Pusteln. Ist die Windeldermatitis erst einmal da, muss sie konsequent mit einer zink- und lebertranhaltigen Salbe behandelt werden (siehe Seite 387). Tritt mit dieser Behandlung keine Besserung ein, hilft der Kinderarzt weiter.

## Wickeln und Waschen

Übung kommt von ganz alleine, schließlich wickeln Sie in der Zeit des Wochenbetts sechs- bis achtmal pro Tag – und zwar nach jeder Mahlzeit.

363

## GEBURT UND WOCHENBETT | DAS WOCHENBETT

### INFO

**Wunde Haut**

Jeder wunde Po, der länger als eine Woche anhält, ist pilzverdächtig. Zeigen sich bereits Blasen, sind sie ein eindeutiger Hinweis auf einen Soor-Pilz – die sogenannte Windelmykose. Eine Pilzerkrankung muss unbedingt vom Arzt behandelt werden, der dafür spezielle Tropfen oder Salben verschreibt. Wichtig ist, dass auch Sie selbst mitbehandelt werden, da eine Soorerkrankung gerne wandert. Betroffen sind häufig auch Mundschleimhaut und bei stillenden Müttern die Brustwarzen.

Erste Routine erhalten Sie schon im Krankenhaus mit der einfachen Verwendung von Einwegwindeln. Möchten Sie zu Hause ein anderes Windelsystem ausprobieren, werden Sie ohne viele Probleme umstellen können. Die wichtigsten Handgriffe bleiben nämlich dieselben.

### SO WIRD GEWICKELT

Als Erstes muss die Raumtemperatur stimmen, sie sollte zur Pflege des Babys zwischen 22 und 24 °C liegen. Stellen Sie für das Wechseln der Windel alle wichtigen Sachen in Reichweite, noch bevor Sie das Baby auf den Wickeltisch legen: Ersatzkleidung, neue Windeln, Papiertücher zum Vorreinigen, Waschlappen, Handtuch, eine Schüssel mit 38 °C warmem Wasser.

Legen Sie das Baby auf den Wickeltisch und öffnen Sie die getragene Windel. Ist Stuhlgang darin, können Sie zur groben Erstreinigung mit dem vorderen Teil der Windel nach hinten wischen und dann die Windel entsorgen. Um den Windelbereich gut reinigen zu können, greifen Sie mit Ihrer linken Hand zwischen die Beinchen. Umfassen Sie den rechten Unterschenkel und schieben Sie die Beinchen Richtung Bauch. Für die Vorreinigung wischen Sie dann mit weichen Papiertüchern von vorne nach hinten, das heißt vom Genitalbereich zum

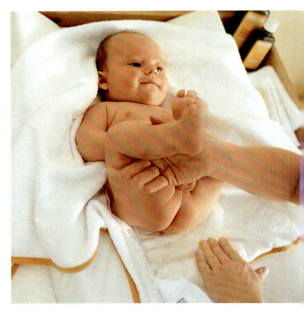

*Der Wickelgriff schont Babys Hüften. Greifen Sie dazu mit der rechten Hand um den linken Oberschenkel.*

After. So vermeiden Sie, dass Bakterien vom Stuhlgang zu den Genitalien gelangen können. Nun wird mit Wasser gesäubert. Drücken Sie den Waschlappen im Wasser aus und wischen Sie auch hiermit von vorne nach hinten. Auch die Hautfalten zwischen den Beinchen werden mit dem Waschlappen gereinigt. Beim Mädchen müssen außerdem die Schamlippen und die Haut dazwischen gereinigt werden, beim Jungen dürfen die Hautfalten am Hodensack nicht

# Erste Babypflege

vergessen werden. In den ersten drei Jahren sollten Sie beim Jungen darauf achten, während des Säuberns die Vorhaut nicht zurückzuschieben. Sie ist noch nicht elastisch und könnte reißen. Trocknen Sie die Haut nach dem Waschen gründlich mit einem Handtuch ab. Das verhindert wunde Stellen im Windelbereich.

Schieben Sie anschließend die neue, aufgeklappte Windel mittig unter das Kind. Die obere hintere Kante der Windel reicht dabei bis zur Taille. Legen Sie den vorderen Teil der Windel über das Bäuchlein und befestigen Sie den Klettverschluss. Er darf nicht zu fest geschlossen werden – Ihr kleiner Finger sollte noch hineinpassen –, damit der Bauch des Kindes nicht eingeengt ist. Klappen Sie zum Schluss die vordere Kante der Windel um, bis der Nabel frei liegt. Jetzt muss das Baby nur noch angezogen werden.

### Feuchttücher reizen Babys Po

Da spezielle Öl- oder Feuchttücher für die Babypflege Duftstoffe enthalten können, die Hautreizungen ermöglichen, sollten Sie auf die Verwendung eher verzichten. Auch Konservierungs- und Farbstoffe können Allergien auslösen sowie mineralische Öle, Silikonöle oder Paraffine. Mit dem Gebrauch natürlicher Pflanzenöle wie Mandel-, Oliven-, Sonnenblumen- oder Sesamöl hingegen bereichern Sie die Pflege Ihres Babys. Wenn Sie davon einige Tropfen auf ein weiches Papiertuch geben, wird die Vorreinigung beim Windelwechseln besonders bei einer großen und klebrigen Portion Stuhlgang erleichtert.

## Babys Stuhlgang

Nach dem Ausscheiden von Kindspech kommt es am zweiten bis dritten Lebenstag zu einem Übergangsstuhl. Dieser kann bis zu 14 Tage anhalten und variiert in seiner Konsistenz und Farbe bei allen Kindern. So präsentiert er sich zwischen grün- und senfgelb sowie zwischen ganz flüssig (bedeutet also kein Durchfall) und leicht körnig (wie Hüttenkäse).

Um den 14. Lebenstag herum scheidet das Baby reinen Muttermilchstuhl aus. Er ist erkennbar an einem neutralen Geruch, einer beigen Farbe und einer dünnflüssigen bis leicht körnigen Konsistenz.

### Durchfall erkennen

Hat Ihr Kind über den Tag verteilt viele kleine Portionen Stuhl und ist der Stuhlgang giftgrün (wie Ostergras) mit Schleimbeimengungen, sollten Sie gleich den Kinderarzt aufsuchen. Diese Merkmale deuten nämlich auf das Rotavirus hin, das Durchfall erregt und für Babys sowie Kleinkinder äußerst gefährlich sein kann.

### STUHLGANG BEI FLASCHENNAHRUNG

Bekommt Ihr Baby von Anfang an Milchersatznahrung aus dem Fläschchen, sieht sein Stuhlgang anders aus als bei gestillten Kindern. Er kann breiig oder geformt sein und zeigt sich in hellgelber bis lehmbrauner Farbe. Auch eine dunkelgrüne Färbung kann manchmal auftreten und ist kein Grund zur Beunruhigung. Die Menge an Stuhlgang ist meist größer als bei voll gestillten Babys.

GEBURT UND WOCHENBETT | DAS WOCHENBETT

## Wochenbettgymnastik

Sanfte Rückbildungsgymnastik ist nach Absprache mit der Hebamme schon im frühen Wochenbett möglich. Damit stärken Sie nicht nur den Beckenboden und die Bauchdecke, sondern unterstützen auch die Rückbildung der Gebärmutter und schützen sich vor einer Thrombose. Doch keine Sorge. Sind Sie momentan zu sehr geschwächt oder benötigen Sie eher Ruhe als eine weitere neue Aufgabe, die es zu bewältigen gilt, dann verzichten Sie lieber. Für eine optimale Rückbildung reicht es völlig, wenn Sie vier bis acht Wochen nach der Geburt mit einer geeigneten Gymnastik starten.

Wer jedoch motiviert ist, gleich etwas zu tun, der kann in den meisten Kliniken an einer täglich angebotenen Rückbildungsgymnastik teilnehmen. Auch haben Sie dort die Möglichkeit, sich von der Hebamme oder der Physiotherapeutin einige Übungen zeigen zu lassen, die Sie alleine in Ihrem Bett durchführen können. Anfangs sind es nur ganz sanfte Übungen, die hauptsächlich dem Ziel dienen, dass Sie sich in Ihrem »neuen« Körper allmählich wieder zurechtfinden. Jetzt wo der Bauch weg ist, fühlen Sie sich plötzlich ganz leicht. Manchmal haben Sie aber wahrscheinlich auch das Gefühl, ungeschützt zu sein. Dann ist es wichtig, den Beckenboden wieder als sicheren Halt in Ihrem Körper wahrzunehmen.

### Übungen: Wahrnehmung des Beckenbodens im Wochenbett

#### ① Beckenboden-Aufzug

**1. STEP |** Stellen Sie das Bett im Krankenhaus flach, legen Sie sich entspannt auf den Rücken, und schieben Sie ein Kissen unter das Becken.
**2. STEP |** Überkreuzen Sie die langgestreckten Beine, und legen Sie die Arme locker seitlich neben den Körper, die Handflächen zeigen dabei nach oben.
**3. STEP |** Atmen Sie tief ein und aus.
**4. STEP |** Kneifen Sie die Pobacken fest zusammen und versuchen Sie gleichzeitig, After und Vagina nach oben in Richtung Bauchnabel zu ziehen.
**5. STEP |** Zählen Sie bis vier, entspannen Sie sich und lockern Sie die Beine. Wiederholen Sie die Übung noch zweimal.

> **INFO**
>
> **Jetzt bitte nicht üben**
>
> Sollten Schmerzen, Schwellungen oder Entzündungen nach Geburtsverletzungen wie Dammriss oder -schnitt auftreten, dürfen Sie mit den ersten Beckenbodenübungen erst rund sieben Tage nach der Geburt beginnen. Nach einem Kaiserschnitt hingegen müssen Sie mit Übungen für die Bauchmuskulatur noch etwas warten – in der Regel sind es 14 Tage. In beiden Fällen geben Arzt oder Hebamme das Okay.

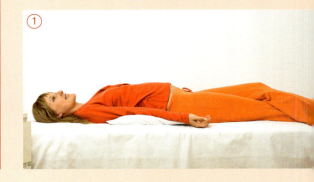
①

# Wochenbettgymnastik

## ② Neuer Halt

**1. STEP |** Legen Sie sich flach auf den Rücken und schieben Sie ein Kissen unter das Becken.
**2. STEP |** Die Arme liegen entspannt seitlich neben dem Körper, die Handflächen zeigen nach oben und die Beine sind aufgestellt.
**3. STEP |** Drücken Sie die Fußsohlen so gut es geht gegeneinander und lassen Sie die Beine locker nach außen fallen.
**4. STEP |** Üben Sie keinen Druck aus, um die Knie zum Bett zu drücken – sie dürfen nach oben zeigen.
**5. STEP |** Ziehen Sie den After und die Vagina mit Muskelkraft nach oben Richtung Bauchnabel und zählen Sie bis vier.
**6. STEP |** Lassen Sie los, entspannen Sie sich und wiederholen Sie die Übung noch zweimal.

> **WICHTIG**
>
> **Ungeeignete Wochenbettgymnastik**
>
> Vermeiden Sie im Wochenbett alle Haltungen, die zu Schmerzen im Wundbereich führen. Auch Übungen, die den Beckenboden erschlaffen lassen, wie Sit-ups, während der Bauchmuskeldruck ungehindert in Richtung Beckenboden schiebt, könnten eine Gebärmuttersenkung und nachhaltige Beckenbodenschwäche begünstigen.
> Üben Sie in den ersten Wochen nach der Geburt daher nur unter sachkundiger Anleitung, und fragen Sie Ihren Arzt oder Ihre Hebamme ob Gymnastik in Ihrem Fall schon empfehlenswert ist.

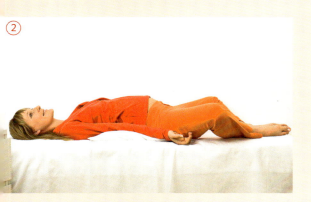

und Entspannung ohne Pause, als würden Sie mit dem Augenlid zwinkern.
**4. STEP |** Nach fünfmaligem Zwinkern ruhen Sie sich etwas aus und atmen ruhig und tief.
**5. STEP |** Wiederholen Sie die Übung noch zweimal und legen Sie sich dann auf die andere Körperseite.
**6. STEP |** Wiederholen Sie die gesamte Übung noch einmal aus dieser Position.

## ③ Anspannung – Entspannung

Legen Sie sich auf die Seite und ziehen Sie die Beine etwas an.
**1. STEP |** Der untere Arm liegt locker vor dem Körper, der obere ruht auf der Körperseite.
**2. STEP |** Spannen Sie die Vaginalmuskulatur kurz und kräftig an und lassen Sie wieder los.
**3. STEP |** Wiederholen Sie die Anspannung

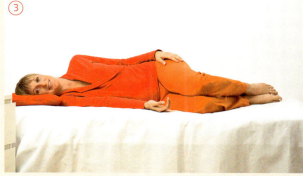

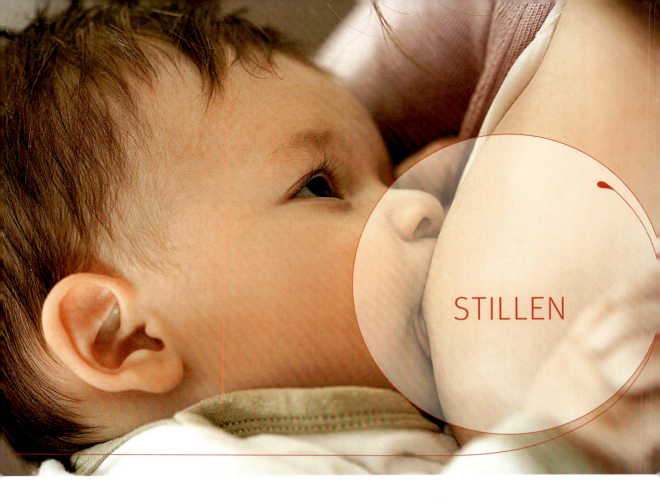

## Der Still-Beginn

Aus medizinischer Sicht können über 98 Prozent der Mütter stillen. Das macht Mut. Haben Sie also Geduld, wenn der Milcheinschuss etwas auf sich warten lässt. Neben häufigem Anlegen und ausreichender Flüssigkeitszufuhr von rund drei Litern täglich regt auch Milchbildungstee die Produktion an.

Während Sie auf den Milchfluss warten, ist das Baby gut versorgt. Seine Gewichtsreserven, mit denen es zur Welt gekommen ist, reichen erst einmal völlig aus. Und so ist es kein Problem, wenn das Baby in der ersten Lebenswoche bis zu zehn Prozent seines Geburtsgewichts verliert. Sinkt das Gewicht unter diese Grenze, kann ein vorübergehendes Zufüttern von Säuglingsanfangsnahrung oder Glukoselösung erforderlich sein, damit Ihr Baby nicht entkräftet.

Nach dem Milcheinschuss nimmt das Baby wieder zu und erreicht zwischen dem 10. und 14. Lebenstag sein Geburtsgewicht. Von da an sollte es bis zur 8. Lebenswoche mindestens 125 Gramm pro Woche zunehmen.

Der ganze Prozess, bis die Muttermilch richtig fließt, umfasst in etwa die ersten zehn Tage nach der Geburt. Nach dem Einschießen der Milch dauert es jedoch nur wenige Tage, bis die Muttermilchmenge genau den Bedürfnissen des Babys entspricht. Vorausgesetzt, Sie stillen nach Bedarf. Das heißt, dass Sie sich ganz auf den Rhythmus Ihres Kindes einlassen und nicht nach festen Zeiten stillen, sondern dann, wenn das Baby nach der Brust verlangt.

# Der Still-Beginn

## INFO

**Wird Ihr Baby satt?**

Bei diesen Anzeichen können Sie davon ausgehen, dass Ihr Baby ausreichend Milch erhält:
- Ihr Baby verliert nach dem dritten Lebenstag kein weiteres Gewicht.
- Ab dem fünften Lebenstag beginnt es zuzunehmen.
- Es hat sein Geburtsgewicht mit 14 Tagen wieder erreicht.
- Es scheidet nach dem vierten Lebenstag kein Kindspech (Mekonium) mehr aus.
- Nach dem vierten Lebenstag produziert es in 24 Stunden mindestens sechs nasse Windeln.
- Sie zählen in 24 Stunden mindestens drei Stuhlentleerungen.
- Ihr Baby wirkt entspannt, gelegentlich ganz wach und interessiert und zeigt ein gutes Stillverhalten.

## Voraussetzungen fürs erfolgreiche Stillen

Ideal wäre es, wenn Sie sich schon während der Schwangerschaft über das Stillen informieren. Fragen Sie ruhig Ihre Mutter oder Freundinnen nach ihren Erfahrungen und lesen Sie Bücher und Zeitschriften zu diesem Thema (siehe Buchtipps und Adressen im Anhang ab Seite 405). So können Sie sich ein besseres Bild davon machen, was auf Sie zukommt.
Verzichten Sie aber auf eine »Vorbereitung« der Brust mit Luffa-Handschuh, Peelings oder Massagen. Diese Maßnahmen sind häufig kontraproduktiv und können dazu beitragen, dass Ihre Brustwarzen wund und gereizt reagieren.

Nach der Geburt ist ein 24-Stunden-Rooming-in für den frühzeitigen Milcheinschuss und die Milchbildung sehr zu empfehlen. Verzichten Sie möglichst darauf, Ihr Kind im Kinderzimmer abzugeben. Eine Trennung von Ihnen bedeutet Stress für Ihr Baby. Wesentlich ist eine Hilfestellung durch eine Stillschwester oder eine Hebamme. Treten beim Stillen Schmerzen auf, dann sind meist Fehler beim Anlegen dafür verantwortlich. Überprüfen Sie Ihre Anlegetechnik (siehe Seite 370) und lassen Sie sich von Ihrer Hebamme oder einer Stillberaterin helfen.

## Der Milcheinschuss

Die Brüste spannen, schmerzen, werden steinhart und schwer. Auch Fieber kann begleitend auftreten. Der Milcheinschuss um den zweiten bis fünften Tag nach der Geburt bleibt vielen Frauen nicht in bester Erinnerung. Erleichterung bringen häufiges Anlegen des Babys an die Brust sowie feuchtwarme Brustwickel vor dem Stillen. Dazu können Sie zum Beispiel Waschlappen verwenden, die Sie vorher mit warmem Wasser getränkt haben. Es reicht, die Wickel vier bis fünf Minuten aufzulegen und gegen den Wärmeverlust noch ein trockenes Handtuch darüberzugeben. Durch die Wärme weiten sich die Milchgänge und die Milch kann leichter fließen. Viele Frauen empfinden 20-minütige Auflagen mit kühlendem Speisequark nach dem Stillen als angenehm. Wichtig ist auch eine insgesamt ruhige Atmosphäre. Bleiben Sie überwiegend im Bett, auch wenn Sie sich schon wieder etwas kräftiger fühlen.
Oftmals fällt der Milcheinschuss mit einem größeren Hunger des Babys zusammen – bis zu 15-mal Stillen ist an diesem Tag keine Seltenheit. Ist die Milchbildung gut angeregt, reduzieren sich die Stillmahlzeiten auf sieben bis zehn pro Tag, und die Spannung in den Brüsten lässt nach.

GEBURT UND WOCHENBETT | STILLEN

### Richtig anlegen

Auch wenn Stillen zu den natürlichsten Vorgängen der Welt gehört, heißt das nicht, dass es von Anfang an problemlos klappt. Wichtig ist vor allem die richtige Anlegetechnik. Wenn Ihr Kind gut an der Brust liegt, ist das die beste Vorbeugung gegen Milchstau und wunde Brustwarzen.

Legen oder setzen Sie sich möglichst bequem hin. Stützen Sie sich und Ihr Baby mit Kissen, Decken oder einem Stillkissen. Ziehen Sie Ihr Baby nah an sich heran. Es sollte mit seiner gesamten Körpervorderseite Ihnen zugewandt liegen. Achten Sie darauf, dass es sein Köpfchen nicht verdrehen muss, um zur Brust zu gelangen. Auch sein Körper sollte so gut abgestützt sein, dass es in der Hüfte nicht »durchhängt«.

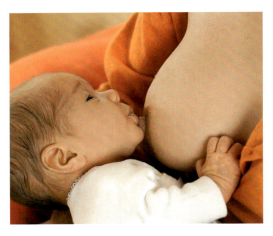

② *Lassen Sie Ihr Baby ruhig selbst ein wenig aktiv werden. Bringen Sie es nah zur Brust, bis es sein Köpfchen hin und her bewegt und immer wieder den Mund suchend aufsperrt.*

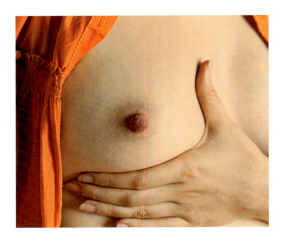

① *Legen Sie Ihre Hand locker um die Brustwarze herum: In einem Abstand von mindestens drei Zentimetern oberhalb des Warzenhofs befindet sich der Daumen, die restlichen Finger legen Sie flach unter die Brust. Diese Handposition nennt sich auch C-Griff, weil die Finger die Brust wie ein C umschließen. Drücken Sie mit der Hand die ganze Brustwarze leicht zusammen. Dabei schiebt sich die Haut nach vorne.*

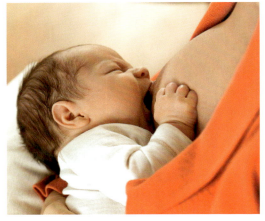

③ *Streicheln Sie mit der Brustwarze die Unterlippe des Babys so lange, bis Sie den Saugreflex ausgelöst haben. Dabei öffnet Ihr Baby den Mund ganz weit – so als wolle es gleich »zuschnappen«. Vielleicht bewegt es auch suchend den Kopf hin und her. Sobald Sie diese Bewegung wahrnehmen, ziehen Sie Ihr Baby nah zu Ihrer Brust, sodass Nasenspitze und Kinn sie berühren, und bieten Ihrem Baby die Brust im C-Griff an.*

# Der Still-Beginn

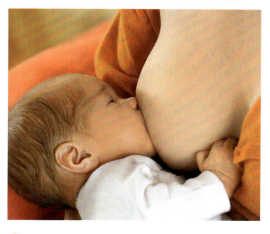

④ Drücken Sie das Kind nicht zu fest an die Brust. Die Lippen des Babys stülpen sich während des Saugens nach außen – auch das ist ein Zeichen, dass Sie alles richtig gemacht haben.

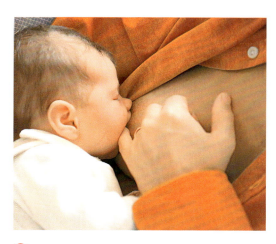

⑤ Meist lässt das Baby von allein los, wenn es eine Brust geleert hat. Wenn Sie von sich aus das Stillen beenden oder die Seiten wechseln wollen, können Sie das Saugvakuum mit dem kleinen Finger lösen. Dazu schieben Sie Ihren kleinen Finger vorsichtig in einen Mundwinkel des Babys. Das Kind lässt los und Sie können es wie beschrieben an die andere Brust zum Weitertrinken anlegen.

> **TIPP**
>
> **So kommt die Milchbildung in Schwung**
>
> Viele Frauen fürchten, dass sie zu wenig Milch für ihr Baby haben. Hier ist Entwarnung angebracht. Es kommt sehr selten vor, dass die Milchmenge nicht ausreicht. Sie können selbst viel dafür tun, um die Milchbildung in den ersten Tagen richtig auf Trab zu bringen:
>
> - Um die Milchbildung anzuregen, ist es wichtig, das Kind häufig anzulegen (acht- bis zwölfmal in 24 Stunden). Lassen Sie Ihr Kind anfangs an beiden Brüsten saugen.
> - Wenn sich die Stillbeziehung nach zehn bis 14 Tagen etabliert hat und Sie genügend Milch haben, können Sie nur noch eine Brust pro Mahlzeit anbieten.
> - Wichtig ist, dass Ihr Baby an jeder Seite lange trinkt. Behalten Sie dabei im Hinterkopf, dass es manchmal einige Minuten dauern kann, bis der Milchspendereflex ausgelöst ist. Ideal ist es daher, wenn es so lange an der Brust bleiben darf, bis es von alleine loslässt.
> - Kleine Langschläfer sollten Sie anfangs ruhig zum häufigen Trinken animieren. Das gilt besonders, wenn Ihr Baby eine Neugeborenengelbsucht hat (siehe Seite 386).
> - Wenn Ihr Baby anfangs schlecht trinkt, können Sie die Milchbildung auch durch den Einsatz einer elektrischen Milchpumpe stimulieren. Diese Geräte sind auf jeder Wochenstation vorhanden.
> - Wenn Ihre Brustwarzen erst einmal gereizt auf die ungewohnte Belastung reagieren, hilft es, wenn Sie etwas Muttermilch auf den Brustwarzen verstreichen und an der Luft antrocknen lassen.

## Stillpositionen

Nehmen Sie zum Stillen immer eine bequeme Haltung ein. Dabei ist es egal, ob Sie liegen oder sitzen. Der Rücken sollte gut abgestützt sein und die Füße beim Sitzen auf dem Boden stehen. Eine Fußstütze bringt zusätzliche Entspannung.

Utensilien, die Sie zum Stillen benötigen, sollten griffbereit zurechtgelegt werden. Dazu gehören eine Stoffwindel, falls das Baby spuckt, ein Glas Wasser, das Sie während des Stillens trinken sollten, und eine Uhr, die Ihnen zeigt, wie lange Sie stillen. Bequem ist darüber hinaus ein Stillkissen, auf das Sie Ihr Baby lagern können. Nach dem Milcheinschuss können die Stillmahlzeiten 10 bis 20 Minuten pro Brust beziehungsweise insgesamt 20 bis 40 Minuten betragen. Und manchmal dauern sie je nach Kind auch länger.

Wechselnde Stillpositionen (drei pro Tag) können vorbeugend gegen Milchstau wirken. Da das Baby den Warzenhof je nach Position an einer anderen Stelle mit dem Mund erfasst, werden auch verschiedene Milchgänge durch die Massage der kleinen Zunge aktiviert. Hat sich bereits eine verhärtete Stelle an der Brust gebildet, sollten Sie eine Stillposition wählen, bei der das Baby mit dem Unterkiefer in Richtung der Verhärtung angelegt wird. Das hilft, die Stauung durch das Saugen und Hindurchfließen der Milch aufzulösen. Generell beugen verschiedene Stillpositionen wunden Brustwarzen vor, indem das Baby nicht immer an derselben Stelle Druck mit dem Kiefer auf das Gewebe ausübt.

### DIE RÜCKENHALTUNG

Setzen Sie sich bequem hin und stellen Sie Ihre Füße auf einen Fußhocker (oder auf gestapelte Telefonbücher), damit die Oberschenkel höher kommen. Legen Sie ein Stillkissen auf Ihre Beine, das Sie nah zu sich heranziehen. Nehmen Sie das Baby in den Arm, sodass seine Hüfte an Ihrer liegt und das Köpfchen in Ihrer Hand zum Liegen kommt. Der Oberkörper des Kindes wird von Ihrem Unterarm gestützt. Führen Sie das Kind zur Brust und beugen Sie sich gleichzeitig etwas vor. Sobald das Baby angesaugt hat, lehnen Sie sich wieder entspannt zurück und schieben die Schultern nach hinten.

### DIE KLASSISCHE WIEGEHALTUNG

Setzen Sie sich bequem hin: auf einen Stuhl oder im Bett. Stützen Sie Ihren Rücken mit Kissen und legen Sie ein Stillkissen auf die Oberschenkel, das Sie nah zu Ihrem Bauch heranziehen. Schieben Sie Ihre Schultern nach hinten, und nehmen Sie das Baby in den Arm, als ob Sie es wiegen würden. Drehen Sie das Baby zu sich, sodass der kleine Bauch zu Ihrem Körper zeigt,

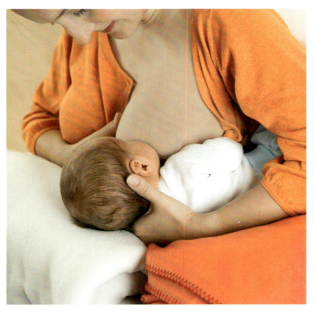

*Im Rückengriff liegt Ihr Baby seitlich an Ihrem Körper, gestützt von einem Stillkissen.*

## Der Still-Beginn

das Köpfchen in Ihrer Armbeuge liegt und die Hand den Po stützt. Der Körper des Babys bildet eine waagerechte Linie vom Ohr bis zu den Füßchen. Ziehen Sie das Baby zur Brust heran und führen Sie dabei das Köpfchen. Ist der kleine Mund noch nicht geöffnet, streicheln Sie ihn mit der Brustwarze. Erst wenn der Mund offen ist, geben Sie dem Kind mithilfe des C-Griffs (siehe Seite 370) die Brustwarze mit einem großen Teil des Warzenhofs in den Mund.

### STILLEN IM LIEGEN IN SEITENLAGE

Legen Sie sich bequem auf die Seite und stützen Sie Ihren Kopf mit einem Kissen. Ziehen Sie das Baby zu sich heran, sodass sein Bauch an Ihren kommt und sein Mund auf der Höhe Ihrer Brustwarze ist. Das Köpfchen liegt in Ihrer Armbeuge, der kleine Körper wird mit dem Unterarm gestützt und die Hand greift den Po. Diese Stellung ist vor allem nachts ideal oder wenn Sie sich ein wenig ausruhen wollen.

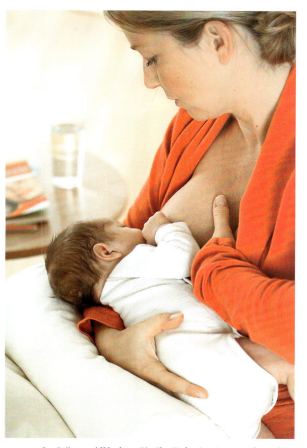

*Im Wiegegriff halten Sie Ihr Baby im Arm, während Sie sich entspannt zurücklehnen.*

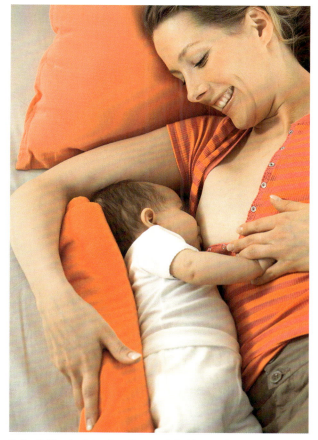

*Beim Stillen in Seitenlage liegen Sie beide Bauch an Bauch – die ideale Position für nächtliche Mahlzeiten.*

GEBURT UND WOCHENBETT | STILLEN

## INFO

### Bäuerchen

Nach jedem Stillen oder auch dazwischen sollte das Baby an die Schulter gelegt werden, um aufstoßen zu können. Klopfen Sie dafür leicht auf den Rücken des Kindes, bis Sie das Bäuerchen hören. Danach geht es dem Baby wieder besser, denn die Luft, die es beim Trinken mit geschluckt hat, sammelt sich im Magen an und drückt. Mit dem Bäuerchen kann sie wieder entweichen.

### ERFOLGREICH STILLEN

Egal in welcher Position Sie stillen, wichtig ist, dass das Baby die Brust gut zu fassen bekommt:
⊙ Bringen Sie immer das Kind zur Brust und nicht die Brust zum Kind.
⊙ Der Körper des Kindes zeigt zur Brust, damit es den Kopf nicht drehen muss, um zur Brustwarze zu gelangen.
⊙ Sobald das Baby seinen Mund öffnet, ziehen Sie es zur Brust heran.
⊙ Umschließen Sie die Brust mit der freien Hand. Für den C-Griff liegt der Daumen oberhalb des Warzenhofes und die restlichen Finger liegen darunter. Greifen Sie nicht zu nah an den Warzenhof, drum herum sollte noch etwas Haut zu sehen sein. Drücken Sie den Warzenhof etwas zusammen und führen Sie den Mund des Babys so weit heran, dass es nicht nur die Brustwarze, sondern auch einen großen Teil des Warzenhofes zu fassen bekommt.
⊙ Sollte das Kind einmal zu früh »zugeschnappt« haben und dabei nur die Warze oder nur einen zu geringen Teil des Warzenhofes in den Mund bekommen haben, lösen Sie das Baby umgehend wieder von der Brust. Schie-

ben Sie dafür Ihren kleinen Finger sanft in den Mundwinkel und dann zwischen die Zahnleisten des Kindes, bis sich das Vakuum löst und das Kleine den Mund öffnet. Erst wenn wirklich genug Brustgewebe im Mund des Kindes ist, kann es richtig saugen und an eine ausreichende Menge Milch herankommen.
⊙ Die Zunge des Babys schiebt sich über seine untere Zahnleiste, wodurch es das Brustgewebe von unten gegen seinen Gaumen drücken kann. Durch die Saugbewegung und das Massieren der Brustwarze mit der Zunge gelangt Milch in den Mund, die nach jedem Saugen geschluckt wird.
⊙ Das Baby muss während des Stillens ungehindert atmen können. Zwar sollten Sie das Kind nah an sich halten, dennoch aber nicht zu fest. Die Nasenspitze darf die Brust berühren, die Nasenflügel jedoch sollen frei sein.
⊙ Beginnen Sie beim nächsten Stillen mit der Brust, mit der Sie beim letzten Mal aufgehört haben. Es kann sein, dass diese Brust nicht ganz leer getrunken wurde und daher spannt und praller ist als die andere. Auch beugen Sie mit dieser Maßnahme einem Milchstau vor.
Um sich daran zu erinnern, welche Brust beim jeweiligen Stillen als Erste an der Reihe ist, können Sie an das jeweilige Handgelenk ein Armband anlegen.

## Muttermilch

Nicht nur die Menge der Muttermilch, sondern auch die Zusammensetzung entspricht den Anforderungen des kleinen Körpers. So ändert sich je nach Alter des Kindes automatisch das Verhältnis zwischen Kohlenhydraten, Fett, Eiweiß und Mineralien: In den ersten Lebenstagen erhält das Baby die fettarme, dafür aber eiweißreiche Vormilch (Kolostrum) und etwa vom 3. bis zum 14. Tag nach der Geburt die sogenannte

374

Übergangsmilch (transitorische Milch). Sie ist im Gegensatz zur Vormilch flüssiger und weißer und hat einen höheren Fett- und Kohlenhydratanteil. Ab dem 14. Tag bildet sich die reife Muttermilch, deren Zusammensetzung sich wäh-

## INFO

### Brustwarzenformer und Implantate

Viele Frauen mit Flach- oder Hohlwarzen kommen mit Brustwarzenformern, die die Brustwarze sanft hervorziehen, gut zurecht. Der Gebrauch von Stillhütchen ist allerdings nicht unbedingt empfehlenswert. Manchmal kommt es erst recht zu einem Milchstau oder einer Brustentzündung, wenn sie eingesetzt werden. Wenn Ihre Brustwarzen besonders geformt sind, lassen Sie Ihrem Baby in den ersten Tagen am besten viel Zeit, sich an Ihre Warzenform zu gewöhnen. Da es ja auf Ihre Milch angewiesen ist, werden Sie beide bestimmt einen passenden Weg finden, damit zurechtzukommen.

Auch bei einem Brustimplantat können sich in der Regel die Brustdrüsen entwickeln und aufs Stillen vorbereiten. Dem Stillen steht also trotz Implantat nichts im Wege. Wie die Brust nach dem Abstillen aussieht, ist ein anderes Thema: Manchmal passen Brust und Implantat von der Größe her nicht mehr zusammen. Dann können die vorhandenen Implantate gegen größere oder kleinere ausgetauscht werden, wobei mit einer schonenden Operationsmethode meist keine neuen Narben entstehen.

rend der gesamten Stillzeit kaum verändert: 100 Milliliter enthalten rund sieben Prozent Kohlenhydrate, vier Prozent Fett, ein Prozent Eiweiß, Vitamine, Mineralstoffe, Hormone, Spurenelemente und Immunkörper.

Muttermilch ist für das Baby besonders verträglich. Sie ist steril, steht sofort zur Verfügung, wenn sie gebraucht wird, und verfügt zu jeder Zeit über die richtige Temperatur. Auch erhält das Kind bei jedem Stillvorgang die optimale Menge, die es für seine altersgerechte Entwicklung benötigt. Besonders wichtig ist der Immunschutz, den das Baby über die Muttermilch bekommt. Aus diesem Grund wird empfohlen, Säuglingen mindestens sechs Monate lang die Brust zu geben. Sind in der Familie Allergien bekannt, sollten Sie solange es geht stillen – Muttermilch ist nämlich eines der wertvollsten Heilmittel, um Allergien vorzubeugen.

## Ernährung in der Stillzeit

Essen Sie, worauf Sie Lust haben, und vor allem so viel, dass Sie sich gut gesättigt fühlen. Eine gesunde Ernährung sorgt in der Stillzeit dafür, dass Sie bei Kräften bleiben. Achten Sie daher bewusst auf eine ausgewogene Ernährung mit Milchprodukten, Ballaststoffen, Obst, Gemüse, Fleisch und Fisch. Damit über den Tag eine gleichmäßige Nährstoffzufuhr sichergestellt ist, sollten Sie mehrere (fünf) kleinere Mahlzeiten zu sich nehmen. Denn tatsächlich ist der Energiebedarf enorm. Je nachdem ob und wie lange Sie ausschließlich stillen, verbrauchen Sie täglich bis zu 1000 Kalorien mehr als gewohnt. Warme Mahlzeiten und ausreichende Portionen sind daher sehr wichtig, damit der Griff zur Schokolade die Ausnahme bleibt.

Gemeinhin werden blähende Nahrungsmittel (vor allem Hülsenfrüchte, alle Kohlsorten, Sauerkraut, Zwiebeln, Knoblauch, Lauch, Hefe, koh-

## GEBURT UND WOCHENBETT | STILLEN

> ### INFO
>
> **Energiebedarf in der Stillzeit**
>
> In der Stillzeit steigt Ihr Kalorienbedarf weit über den normalen Verbrauch. Je nachdem, wie lange Sie ausschließlich stillen, verbrauchen Sie täglich bis zu 1000 Kalorien zusätzlich.

lensäurehaltige Getränke und Vollkornprodukte) verdächtigt, beim gestillten Kind Blähungen und schmerzhafte Koliken auszulösen. Vielfach hört man daher den Rat, während der Stillzeit möglichst auf diese Lebensmittel zu verzichten. Wer zusätzlich alle säurehaltigen Getränke wie Früchtetees und -säfte sowie Tomaten, Zitrusfrüchte und Obst mit hohem Vitamin-C-Gehalt von seinem Speisezettel streicht, um einen wunden Babypo zu vermeiden, wird sich streckenweise nur noch von Butterbrot und Wasser ernähren können. Besser als der generelle Verzicht auf all diese Lebensmittel ist der vorsichtige und vernünftige Umgang mit ihnen. Nehmen Sie bestimmte Nahrungsmittel daher nur von Ihrem Speiseplan, wenn Sie bei Ihrem Baby eindeutige Reaktionen bemerken.

### ABNEHMEN

Auch wenn der Wunsch nach einer Gewichtsreduzierung groß ist, dürfen Sie als Stillende keine Diät machen. Sonst greift der Körper für die optimale Zusammensetzung der Muttermilch auf Fettreserven zurück und setzt die dort eingelagerten Schadstoffe frei. Sie können dann ungehindert über die Milch in erhöhter Konzentration zum Baby gelangen.

Viel Bewegung sowie eine ausgewogene, zucker- und fettarme Kost helfen Ihnen, Ihre alte Figur auch ohne Diät oder Hungerphasen in den nächsten Monaten wieder zurückzubekommen. »Neun Monate kommt der Bauch, neun Monate geht er« lautet eine alte Hebammenregel. Und manchmal dauert es sogar ein gutes Jahr. Geduld ist also auch in diesem Punkt angesagt.

### MEDIKAMENTE

Äußerste Vorsicht ist bei der Einnahme von Medikamenten geboten. Viele Substanzen gehen in die Muttermilch über und können dem Kind schaden. Deshalb dürfen Medikamente nur nach Rücksprache mit dem Arzt eingenommen werden. Das gilt auch für Medikamente, die nicht verschreibungspflichtig sind. Verkneifen Sie sich den Griff zu Aspirin®, wenn Sie unter Kopfschmerzen leiden. Wie schon in der Schwangerschaft kommt als Schmerzmittel während der Stillzeit nur Paracetamol in Frage. Und auch hier sollte der Umgang sehr zurückhaltend sein, da es bei zu hoher Dosierung zu gefährlichen Nebenwirkungen bei der Mutter kommen kann!

### SCHADSTOFFE

Wie schon während der Schwangerschaft sollten Sie auch während der Stillzeit auf Alkohol und Nikotin verzichten. Alkohol gelangt über den Körper der Mutter in die Muttermilch. Er belastet die Organe des Babys – besonders Leber und Gehirn – und gefährdet seine gesunde körperliche und geistige Entwicklung. Der verstärkte Konsum von Koffein (Kaffee, Tee, Cola etc.) sowie Nikotin kann beim Kind nervöse Unruhezustände auslösen, gepaart mit vermehrtem Weinen und erheblichen Schlafstörungen. Während ein bis zwei Tassen Kaffee pro Tag wahrscheinlich keine Probleme beim Kind verursachen, sollte der Nikotingenuss der Mutter vollständig eingestellt werden.

# Probleme während der Stillzeit

Während der gesamten Stillzeit kann es immer wieder zu Problemen kommen. Besonders anfällig für gestaute Milchdrüsen sind Sie, wenn Ihr Baby einen Wachstumsschub oder einen Entwicklungsschritt erlebt. Denn dann verändern sich seine Trinkgewohnheiten und der gewohnte Rhythmus lässt sich nicht mehr einhalten. Nach ein paar Tagen hat sich aber meist alles wieder eingespielt.

## Wunde Brustwarzen

Stillen mit wunden Brustwarzen ist äußerst schmerzhaft. Wunde Stellen und kleine Risse sind zudem Wegbereiter für eine Brustentzündung oder Soorerkrankung und sollten daher so gut es geht vermieden werden.
Das hilft zur Vorbeugung:
- Das Kind muss bei jedem Anlegen die Brustwarze und einen großen Teil des Vorhofs in den Mund bekommen.
- Beim Lösen von der Brust muss immer erst das Vakuum im Mund des Kindes aufgelöst werden.
- Verschiedene Stillpositionen
- Einige Tropfen Muttermilch, mit denen die Brustwarze nach dem Stillen zur Pflege eingerieben wird. Anschließend die Brust an der Luft trocknen lassen.
- Wechseln Sie nach jedem Stillen grundsätzlich die Stilleinlagen.

Ist die Brustwarze bereits wund, hilft:
- Einreiben der Brust mit Lanolin
- Rotlicht für die Brust: Setzen Sie sich nach dem Stillen mit entblößter Brust etwa 20 Minuten im ausreichenden Abstand vor die Lampe.
- Stillhütchen (bis die Brustwarze geheilt ist)
- viel frische Luft für die Brust

## Milchstau

Wird die Brust nicht vollständig entleert, weil das Baby vielleicht nicht oft genug angelegt wurde oder bei der Stillposition etwas nicht stimmt, können Spannungen, Schmerzen, Verhärtungen und auch Rötungen auftreten. Ein Milchstau kündigt sich an. Fühlen Sie sich bereits grippig, matt und irgendwie krank, ist es höchste Zeit, gleich ins Bett zu gehen. In jedem Fall sollten Sie umgehend die Hebamme verständigen, damit sich aus dem Milchstau keine Brustentzündung oder sogar ein Stillabszess entwickelt.

Als erste Maßnahme hilft häufiges Anlegen des Kindes – am besten in einer Stillposition, bei der der Unterkiefer des Babys zur schmerzenden Stelle hindeutet. Hat das Baby keinen Hunger oder kann wegen eines Schnupfens nicht so viel trinken wie sonst, pumpen Sie mit der Milchpumpe ab.

### BRUST AUSSTREICHEN

Zwischendurch – oder wenn keine Milchpumpe zur Hand ist – bringt das Ausstreichen der Brust bei Spannungen und Schmerzen Erleichterung. So geht's:
Wringen Sie eine saubere Mullwindel unter warmem Wasser aus und legen Sie sie für etwa fünf Minuten auf die Brust. Massieren Sie die Brust anschließend mit den Fingerkuppen von Mittel- und Zeigefinger. Beginnen Sie unten, am äußersten Rand der Brust, und wandern Sie mit kreisenden Bewegungen der Finger rund um die Brust. Beschreiben Sie dabei eine Spirale, die um den Brustwarzenhof herum endet.
Beugen Sie sich etwas vor und streichen Sie mit der flachen Hand die ganze Brust von allen Seiten von den Ansätzen bis zur Brustwarze aus. Die andere Hand kann die Brust währenddessen leicht stützen.

## GEBURT UND WOCHENBETT | STILLEN

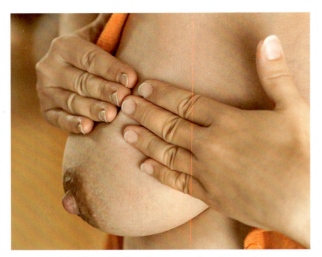

*Massieren Sie Ihre Brust sternförmig vom Ansatz zur Brustwarze mit streichenden Bewegungen.*

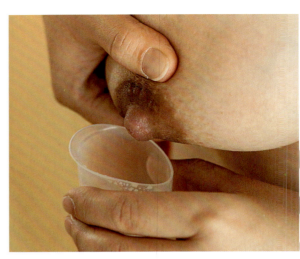

*Sobald der Milchspendereflex ausgelöst ist, können Sie die Milchgänge zur Brustwarze hin ausstreichen.*

Klemmen Sie den Warzenhof zwischen Daumen und Zeigefinger, sodass noch etwas umliegende Haut zu sehen ist. Rollen Sie die Brustwarze zwischen den Fingern, doch nur mit sanftem Druck. Um alle Bereiche zu aktivieren, müssen Sie die Position von Daumen und Zeigefinger mehrmals um den Warzenhof herum ändern.

Nach dem Ausstreichen der Milch ist das Kühlen der Brust an der Reihe. Streichen Sie kühlen Quark (aus dem Kühlschrank) auf ein angefeuchtetes Küchenkrepp. Klappen Sie es in der Mitte einmal um und geben Sie das Paket auf eine halbierte, nasse Mullwindel. Klappen Sie die Windel um das Quarkpaket, sodass eine Manschette entsteht. Diese legen Sie dann als Auflage um Ihre Brust, wobei die Brustwarze mit Vorhof frei bleibt.

Sobald der Quark warm ist, können Sie den Umschlag abnehmen. Zur weiteren Verwendung feuchten Sie den Umschlag wieder an und legen ihn zwischen zwei Teller. Gut abgedeckt, kann er bis zu 48 Stunden im Kühlschrank aufbewahrt beziehungsweise zwischenzeitlich nach Bedarf wieder verwendet werden.

### Brustentzündung und Stillabszess

Ein Milchstau schwächt das Immunsystem der Frau. Jetzt ist es für Bakterien, die sonst eher keinen Schaden anrichten würden, leicht zuzuschlagen. Gefährliche Keime wie Staphylokokken, selten Streptokokken oder andere Keime, gelangen besonders schnell über wunde Brustwarzen in den Körper der Frau. Auf diese Weise können sie eine schmerzhafte Brustentzündung mit Fieber um die 40 °C auslösen. Häufiges Anlegen und Kühlen der Brust mit Quark nach jedem Stillen gelten als Sofortmaßnahme. Darüber hinaus muss schnellstens eine Hebamme oder der Frauenarzt gerufen werden. Oft ist die Gabe von Antibiotika äußerst sinnvoll, um einen Abszess, der operativ behandelt werden muss, zu vermeiden. Es gibt Antibiotika, die stillverträglich sind. Fragen Sie daher unbedingt danach, wenn Ihnen ein anderes Präparat verschrieben wird.

Hat sich ein Abszess gebildet, der sich als grober Knoten tasten lässt und mit einer roten bis lilafarbenen Verfärbung der Haut auf sich aufmerksam macht, müssen Sie so schnell wie

# Probleme während der Stillzeit

möglich ins Krankenhaus: Mit einer Abpunktion des Abzesses oder einer Operation mit einem kleinem Hautschnitt gehen die Beschwerden meist rasch zurück. Zusätzlich wird intravenös mit Antibiotika weiterbehandelt. Nach rund einer Woche kann die Patientin bei gutem Verlauf die Klinik wieder verlassen.

## Abpumpen von Muttermilch

Wenn Sie Ihr Kind in den ersten Monaten ausschließlich stillen und sich trotzdem ein wenig Unabhängigkeit bewahren wollen, ist das Abpumpen von Muttermilch für Sie die beste Lösung. Ihr Partner oder eine Freundin kann Ihr Baby dann ausnahmsweise mit dem Fläschchen füttern, wenn Sie andere Termine haben oder einmal einfach nur einige Stunden für sich genießen wollen.

Zum Abpumpen gibt es mechanische und strombetriebene Modelle. Wenn Sie nur ab und zu einen Abend frei haben wollen, reicht Ihnen eine Handpumpe völlig aus. Fürs regelmäßige Sammeln von Milch haben sich die elektrischen Pumpen aber besser bewährt. Sie können Sie gegen eine Leihgebühr in vielen Apotheken ausleihen. In manchen Fällen kann die Milchpumpe auch vom Arzt verordnet werden.

Am besten klappt es, wenn Sie die Brust vor dem Abpumpen mit feuchtwarmen Wickeln vorbereiten. Ein Zeitpunkt in der Mitte von zwei Stillmahlzeiten ist dafür am besten geeignet. Eine Handpumpe können Sie auch anlegen, wenn Sie auf der anderen Seite Ihr Baby stillen. Der Milchspendereflex wird so leichter ausgelöst. Lassen Sie sich nicht entmutigen, wenn es nicht beim ersten Mal klappt. Vielleicht liegt es am Modell – testen Sie daher ruhig mehrere Exemplare.

Die abgepumpte Milch können Sie in sterilisierten Behältern bis zu 72 Stunden im Kühlschrank aufbewahren, bevor Sie sie an Ihr Baby verfüttern. Bei Raumtemperatur können Sie sie nur vier Stunden verwenden. Wenn Sie die Milch länger lagern wollen, müssen Sie sie einfrieren. Bei -18 °C ist Muttermilch etwa sechs Monate haltbar. Am besten frieren Sie nur kleine Portionen ein, da die Milch nur noch begrenzt haltbar ist, wenn Sie sie aufgetaut haben: Ungeöffnete Portionen können Sie im Kühlschrank bis zu 24 Stunden aufbewahren, angebrochene Behälter sind nur noch 12 Stunden für Ihr Baby genießbar.

Damit Sie sich nicht nur auf Ihr Gedächtnis verlassen müssen, ist es sinnvoll, die Behälter vor dem Aufbewahren mit Datum und Uhrzeit zu beschriften. So wissen Sie immer genau, wie lange Ihr Vorrat noch hält.

Zum Füttern erwärmen Sie die benötigte Portion auf etwa 35 °C. Nehmen Sie Ihr Baby wie gewohnt in den Arm und bieten Sie ihm die Flasche an. Vielleicht müssen Sie einige Male üben, bis Ihr Kind die Milch aus dem Fläschchen akzeptiert. Planen Sie also eine gewisse Vorlaufzeit ein, wenn das Fläschchengeben zu einem bestimmten Zeitpunkt funktionieren muss. Übriggebliebenes muss immer weggeworfen werden. Sie schützen Ihr Baby so vor gefährlichen Keimen, die sich in der Milch sehr schnell ausbreiten können.

## Frühes Abstillen

Sollte die Milchmenge wirklich einmal nicht ausreichen, bedeutet dies noch nicht das Ende des Stillens. Die Hebamme oder Stillberaterin zeigt Ihnen, wie Sie in Ihrem Fall am besten (meist nur vorübergehend) zufüttern können.

In einigen Fällen kann eine Erkrankung der Mutter, beispielsweise ein Stillabszess, das Abstillen unumgänglich machen. Andere Frauen kommen aber auch ganz einfach mit dem Stillen

GEBURT UND WOCHENBETT | STILLEN

nicht zurecht und haben den Wunsch, auf Fläschchenernährung umzustellen.

Für das sogenannte »sekundäre Abstillen« gibt es verschreibungspflichtige Präparate, die die Milchbildung unterdrücken. Sie wirken zwar gut und schnell, doch können sich Nebenwirkungen wie Schwindel, Kopfschmerzen oder Depressionen einstellen.

Beim Abstillen ohne Medikamenteneinnahme wird das Anlegen an die Brust nach Anleitung der Hebamme von Tag zu Tag reduziert, bis sich keine Milch mehr bildet. Als Zusatzmaßnahme empfiehlt sich das Hochbinden der Brust, wobei es reicht, die Träger des BHs kurz zu stellen. Bei Spannungen in der Brust helfen zudem Retterspitz-, Quark- oder Eisauflagen.

Ein abruptes Abstillen ohne Medikamente kann zu einem sehr schmerzhaften Milchstau und einer Brustentzündung führen. Wird die Spannung in der Brust groß, legen Sie feuchtwarme Tücher auf und streichen anschließend vorsichtig mit den Händen von oben nach unten so viel Milch aus, bis der Druck nachlässt und Sie keine Schmerzen mehr haben.

## TIPP

### So klappt das Abpumpen

⊙ Beginnen Sie mit dem Pumpen erst, wenn der Milchspendereflex vorab mit der Hand oder mit der Stimulationsphase der Milchpumpe ausgelöst wurde.

⊙ Setzen Sie den Trichter genau zentriert auf Ihre Brust. Achten Sie darauf, ihn nicht zu verkanten.

⊙ Hören Sie auf zu pumpen, wenn keine Milch mehr fließt.

# Füttern mit dem Fläschchen

Relativ problemlos stellen sich die meisten Babys selbst bei abruptem Abstillen auf Ersatznahrung im Fläschchen um. Manchmal kann es anfänglich zu Verdauungsstörungen kommen, bei denen Sie immer Rat vom Kinderarzt einholen sollten. Ein Vorteil von Flaschennahrung liegt eindeutig in der Möglichkeit, sich als Eltern beim Füttern abzuwechseln. Das entlastet die Mutter besonders während des Wochenbetts. Und auch der Körperkontakt kommt nicht zu kurz: Wie beim Stillen wird es auch beim Füttern mit dem Fläschchen möglich, wohltuende Nähe herzustellen, indem Sie das Kind nah zu sich heranziehen. Halten Sie während des Fütterns zudem Blickkontakt, stärkt auch dies die Beziehung zwischen Eltern und Kind.

## Die Nahrung

Das Baby benötigt in 24 Stunden rund sechs bis acht Flaschenmahlzeiten. Sind im familiären Umfeld Allergien bekannt, ist es ratsam, hypoallergene Ersatzmilch zu verwenden. Das senkt das kindliche Allergierisiko deutlich. Ansonsten sollten Sie sich für eine Pre-Nahrung entscheiden. Sie ist der Muttermilch am ähnlichsten und enthält keine zusätzlichen Kohlenhydrate in Form von Zucker und Stärke. Pre-Nahrung kann daher wie Muttermilch nach Bedarf gefüttert werden.

Auf Folgemilchnahrung 2 und 3 verzichten Sie am besten komplett. Nicht nur, dass eine falsche Zubereitung Ihrem Kind ernste gesundheitliche Probleme verursachen könnte. Diese Milchpulver enthalten so viel zusätzlichen Zucker und Stärkebestandteile, dass es leicht zur Überfütterung kommen kann. Ihr Baby lagert dann dauerhafte Fettzellen ein, die es unter Umständen lange mit sich herumschleppt.

# Füttern mit dem Fläschchen

## DAS NOTWENDIGE ZUBEHÖR

Zum Füttern benötigen Sie folgendes Zubehör:
- 6 Flaschen
- 6 Feinlochsauger
- einen Dampfsterilisator oder einen hohen Kochtopf zum Auskochen von Flaschen, Verschlusskappen und Saugern
- eine Flaschenbürste
- 6 saubere, gebügelte Geschirrtücher (Bügeln reduziert die Keimzahl)
- eine Thermosflasche für abgekochtes Wasser, damit Sie auch unterwegs die Fläschchen frisch zubereiten können
- einen Flaschenwärmer
- 8 Mullwindeln zum Schutz Ihrer Kleidung

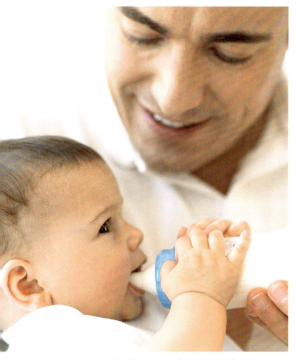

*Beim Füttern tankt Ihr Baby nicht nur Nahrung, sondern auch Zuwendung und Körperkontakt.*

## DIE ZUBEREITUNG

Fertige Babynahrung ist ganz einfach (nach Packungsangaben) zu verwenden. Wichtig ist, das Fläschchen immer erst kurz vor dem Gebrauch zuzubereiten, die Milch binnen einer Stunde zu verbrauchen und Nahrungsreste niemals aufzuheben. So können Sie eine fürs Baby gefährliche Keimbildung in der Nahrung verhindern. Außerdem sollten Fläschchen und Sauger vor dem Gebrauch immer sterilisiert werden. Verwenden Sie für die Fläschchenzubereitung stets abgekochtes Wasser, mit dem das Pulver in der Flasche angerührt wird. Vor dem Trinken sollten Sie die Temperatur der Milch unbedingt überprüfen, da sie etwa Körpertemperatur haben sollte. Geben Sie dafür einen Tropfen auf die Innenseite des Handgelenks, damit Sie gleich merken, ob die Temperatur angenehm ist oder zu heiß.

Um nicht für jede Flaschenmahlzeit extra Wasser kochen zu müssen, empfiehlt es sich, gekochtes Wasser auf Vorrat in einer sauberen Thermoskanne aufzubewahren. Das ist vor allem für die Nachtmahlzeiten praktisch.

## BLÄHUNGEN DURCH FLÄSCHCHENMILCH

Um das Milchpulver mit dem Wasser zu vermengen, muss oft stark geschüttelt werden. Dadurch bilden sich viele Luftbläschen in der Milch, die beim Trinken in den Bauch des Babys gelangen und Blähungen verursachen. Lassen Sie das Fläschchen nach dem Schütteln jedoch noch ein paar Minuten stehen, löst sich ein großer Teil der Bläschen auf.

Nach jeder Mahlzeit sollte das Baby ein Bäuerchen machen. Heben Sie das Kind dafür hoch, legen es an Ihre Schulter und klopfen ihm leicht auf den Rücken. Verschluckte Luft kann so über den Mund entweichen und keine schmerzhaften Blähungen oder Koliken hervorrufen.

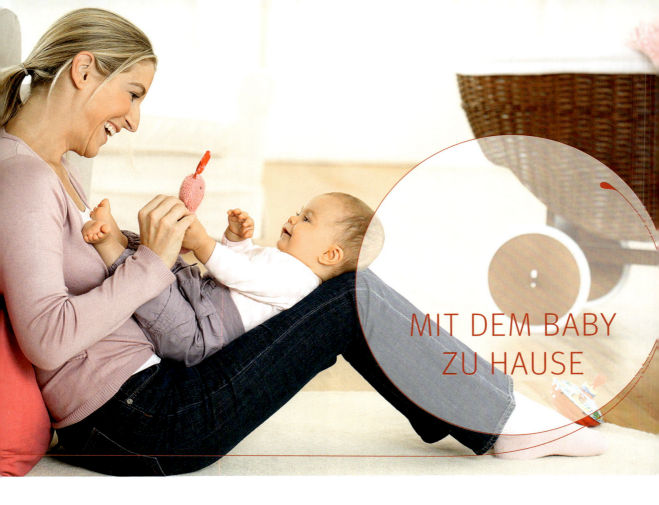

MIT DEM BABY ZU HAUSE

## Die ersten Tage daheim

Nach dem Klinikaufenthalt ist es für viele junge Mütter ein ganz besonderer Moment, mit dem Baby nach Hause zu kommen – und damit so richtig ins Familienleben einzusteigen.
Doch seien Sie nicht zu voreilig. Auch hier heißt es, die Zeit des Wochenbetts in aller Ruhe und zu einem großen Teil wirklich auch im Bett zu verbringen. Auch wenn Sie sich kräftig fühlen sollten, jetzt ist keine Zeit für den Haushalt oder für größere Erledigungen außerhalb der Wohnung. Lassen Sie sich helfen, wo es nur geht: vom Partner, den Eltern, Freunden und Bekannten.
Nehmen Sie sich viel Zeit, sich gegenseitig ausführlich kennenzulernen und zu beschnuppern. Meist spielen sich Stillrhythmus und Schlafzeiten dann relativ schnell ein. Hektische Tage spürt auch Ihr Baby und reagiert vielleicht mit vermehrter Unruhe und Weinen. Nehmen Sie dies zum Anlass, sich zusammen mit Ihrem Baby ins Bett zu legen und auszuruhen.
Natürlich dreht sich zu Hause alles um das Baby. Und das ist ganz schön anstrengend. Sein Schlafrhythmus und seine Essenszeiten lassen sich mit dem Alltag, den Sie noch von »früher« kennen, nicht vereinbaren. Oft bleibt die Frau dabei auf der Strecke: keine Zeit für eigene Bedürfnisse wie Pflege, Zähneputzen oder sogar Essen und Trinken. Doch Sie dürfen auf keinen Fall zu kurz kommen, schließlich befinden Sie sich noch in der Phase der Erholung. Nutzen Sie daher die Zeiten, in denen das Baby schläft, hauptsächlich für sich.

## Der Vater im Wochenbett

Nach der Geburt stehen viele Wege zu Ämtern und Behörden an, die besonders für die Mutter viel zu anstrengend sein können. Die wichtigsten Gänge zum Standesamt, Einwohnermeldeamt, zur Krankenkasse und Elterngeldstelle kann der Vater des Kindes aber auch alleine machen, wenn Sie ihm schriftliche Vollmachten (reicht handschriftlich) mitgeben und vorsichtshalber auch Ihren Personalausweis sowie Ihre Geburtsurkunde (immer nötig, wenn Sie nicht verheiratet sind).

Davon abgesehen können Sie dem Vater für die Zeit des Wochenbetts weitere wichtige Funktionen übertragen – vorausgesetzt er hat die Möglichkeit, sich zwei bis drei Wochen von der Arbeit zu befreien. Es wäre besonders hilfreich, wenn er

- den Haushalt übernehmen könnte, einschließlich Wäsche waschen, bügeln, einkaufen und kochen.
- konsequent darauf achtet, dass die junge Mutter Ruhe einhält.
- zu viel Besuch von Bekannten und Verwandten einschränkt.

Auch der junge Vater braucht die Zeit des Wochenbetts, um sich an die neue Situation zu gewöhnen. Er sollte sich daher am Anfang mit Aufgaben und Pflichten nicht überfordern. Die Freude am Familienleben kommt sonst zu kurz.

> ### INFO
> 
> **Das macht die Nachsorgehebamme**
> 
> Innerhalb der ersten zehn Lebenstage zahlt die gesetzliche Krankenkasse tägliche Hausbesuche der Nachsorgehebamme. Bis acht Wochen nach der Geburt sind nach Bedarf bis zu 16 weitere Besuche möglich. Gerade bei Unsicherheiten im Umgang mit dem Baby ist die Hebamme in dieser Zeit eine wertvolle Hilfe und Ratgeberin. Sie kontrolliert, ob sich bei der Frau die Gebärmutter zurückbildet, wie die Wundheilung vorangeht und ob mit dem Stillen alles klappt.

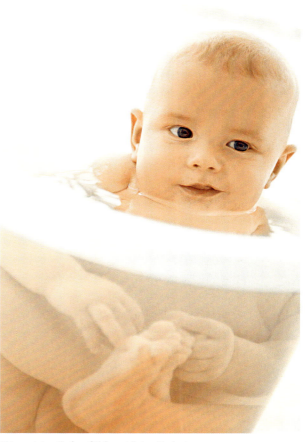

*Die meisten Babys fühlen sich im Badeeimer von Anfang an wohl.*

## Babypflege

### Das erste Baby-Bad

In den ersten vier bis sechs Wochen, aber auf jeden Fall bis zur Abheilung des Nabelstumpfs, brauchen Babys gar nicht gebadet zu werden. Und auch danach dient das Baderitual mehr dem Wohlbefinden als der Reinigung. Bei Neugeborenen reicht es aus, wenn Sie den Windelbereich bei jedem Wickeln sorgfältig reinigen. Auch das kleine Gesichtchen können Sie täglich mit einem feuchten, angewärmten Lappen abwischen.

Zum Baden füllen Sie die Babywanne oder den Badeeimer bis zur Hälfte mit 38 °C warmem Wasser. Verzichten Sie möglichst auf alle Badezusätze; die darin enthaltenen Inhaltsstoffe könnten die empfindliche Haut Ihres Babys unnötig reizen. Nur bei sehr trockener Haut können Sie einige Tropfen Mandelöl mit ins Wasser geben. Damit das Öl nicht nur an der Oberfläche schwimmt, verquirlen Sie es am besten zuvor mit einem Esslöffel Sahne.

Halten Sie das entkleidete Kind unter den Achseln gut fest, stützen Sie dabei das Köpfchen und tauchen Sie die Füßchen als Erstes langsam ins Wasser. Sagen Sie Ihrem Baby dabei genau, was Sie mit ihm machen. Drehen Sie das Kind dabei so, dass sein Gesicht auf Ihren rechten Arm schaut und lassen Sie das Kind mit leicht nach vorn gebeugtem Oberkörper sanft ins Wasser gleiten. Greifen Sie mit der linken Hand unter seine linke Achsel. Dabei liegt der Rücken auf Ihrem linken Unterarm. Schieben Sie das Kind so weit nach vorne, bis es mit den Füßen an den Wannenrand kommt. Das gibt ihm Begrenzung und Halt. Mit der rechten, freien Hand können Sie nun das Baby waschen. Einen Waschlappen benötigen Sie dafür nicht, die bloße Hand reicht völlig aus, um die Haut zu säubern und Hautschüppchen sanft zu lösen. Damit das Baby nicht friert, werden Haare und Gesicht als Letz-

### NÄGEL SCHNEIDEN

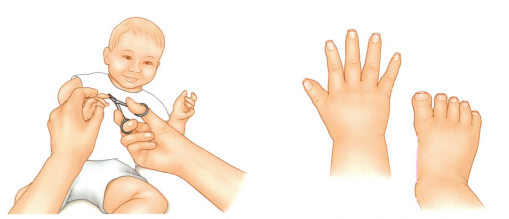

Schneiden Sie die Nägel nicht zu kurz und eher gerade ab, um ein Einwachsen in die Nagelhaut zu vermeiden. Verwenden Sie eine Schere mit abgerundeten Spitzen.

tes gewaschen (ebenfalls mit purem Wasser). Zum Rausnehmen greifen Sie mit Ihrer rechten Hand den linken kleinen Oberschenkel, während das rechte Beinchen auf Ihrem Unterarm liegt. Die linke Hand und der linke Arm halten das Kind nach wie vor in gleicher Position. Heben Sie so das Kind aus der Wanne und legen es auf ein vorgewärmtes Handtuch auf die Wickelkommode und schalten Sie die Wärmelampe darüber ein. Nach dem Abfrottieren können Sie Ihr Baby mit etwas Öl massieren.

Achten Sie nach dem Wickeln und Anziehen darauf, dem Baby für eine Stunde ein dünnes Baumwollmützchen aufzusetzen und in dieser Zeit nicht nach draußen zu gehen.

### Nase putzen

Muss einmal die Nase geputzt werden, feuchten Sie als Erstes die Nasenschleimhäute mit Nasenspray-Kochsalzlösung aus der Apotheke (0,9 Prozent Salzgehalt) an. Geben Sie einen Sprühstoß in jedes Nasenloch, drehen Sie ein kleines Stück Watte zusammen und säubern Sie die vorderen Nasengänge unter sanften Drehungen.

### Nägel schneiden

Sobald die Nägel über die Fingerkuppe gewachsen sind oder sich das Baby damit im Gesicht kratzt, gehört auch Nägelschneiden zur Babypflege. Schneiden Sie mit einer abgerundeten Babyschere nur den Teil der Nägel ab, der über die Fingerkuppe herausragt. Um eine Nagelbettentzündung zu vermeiden, sollte der Nagel immer gerade abgeschnitten werden. Da Sie jeden Finger fürs Schneiden gut festhalten müssen, ist es am einfachsten, diesen Teil der Pflege durchzuführen, wenn das Baby schläft. Zeigen sich einmal Rötungen im Nagelbereich, müssen diese vom Arzt behandelt werden. Lange Zehennägel werden auf die gleiche Art geschnitten.

# Babys Gesundheit

Macht das Kind einen wachen Eindruck, sieht es rosig aus und nimmt es in der Woche mindestens 125 Gramm zu, können Sie davon ausgehen, dass es ihm gut geht. Wenn Sie Blinzeln und Stirnrunzeln beobachten, ist dies kein Zeichen des Unmuts, sondern eine normale Reaktion auf Licht und Lärm. Reflexe gibt es aber noch mehr zu beobachten: Wenn Sie die Innenfläche der kleinen Hand berühren, drückt das Baby reflexartig für einige Sekunden kräftig zu. Halten Sie das Kind aufrecht und setzen die Füßchen leicht auf den Wickeltisch, sorgt ein Reflex für erste kleine Schritte.

Aus eigener Kraft schafft es das Baby zudem, seinen Kopf seitlich geneigt für wenige Sekunden anzuheben, wenn es in der Bauchlage ist. Fällt der kleine Kopf beim Hochheben in den ersten Wochen noch kraftlos nach hinten, muss er mit einer Hand sanft gestützt werden.

## Besuche beim Kinderarzt

Verweigert das Baby einmal die Nahrung, macht es einen sehr müden Eindruck, hat es Durchfall oder kaum noch nasse Windeln, sollten Sie sofort einen Kinderarzt aufsuchen. Auch wenn die Temperatur in den ersten drei Lebensmonaten über 37,8 °C steigt, wird es Zeit, schnell zum Arzt zu gehen. In solchen – akuten – Fällen ist es von Vorteil, wenn sich die Praxis in der Nähe Ihrer Wohnung befindet und der Arzt Ihnen für den Notfall außerhalb der Sprechstunden seine private Rufnummer gegeben hat. Sollten Sie noch keinen Kontakt zu einem Kinderarzt aufgenommen haben, erleichtert das Internet unter www.kinderaerzteimnetz.de die Suche. Dort finden Sie nach Postleitzahlen bundesweite Adressen und Telefonnummern von Ärzten sowie Informationen über Notdienste.

## GEBURT UND WOCHENBETT | MIT DEM BABY ZU HAUSE

### INFO

**Die Neugeborenenreflexe**

Bei allen Babys lassen sich unmittelbar nach der Geburt verschiedene Reflexe beobachten, die unser Überleben in Urzeiten gesichert haben:

⊙ Der **Suchreflex** taucht immer auf, wenn Ihr Baby an der Wange berührt wird. Dann öffnet es den Mund weit, als wollte es »zuschnappen«.

⊙ Der **Saugreflex** sorgt dafür, dass Ihr Baby an allem saugt, was es in den Mund bekommt: Ihren Brustwarzen, seinen Fäustchen oder dem Schnuller.

⊙ Den **Schreitreflex** kann man beobachten, wenn Ihr Baby in aufrechter Haltung, mit den Füßchen Kontakt zum Boden bekommt. Dann macht es Bewegungen, die wie Schritte aussehen.

⊙ Der **Tauchreflex** bleibt die ersten sechs Lebensmonate bestehen. Er sorgt dafür, dass kein Wasser in die Lunge einströmt, wenn Ihr Baby unter Wasser gerät.

⊙ Der Schreck- oder **Mororeflex** zeigt sich, wenn Ihr Baby durch ein plötzliches Geräusch oder eine Bewegung erschrickt. Dann breitet es seitlich beide Arme aus und rudert auf und ab.

Alle Neugeborenenreflexe verschwinden innerhalb der ersten sechs Monate nach der Geburt.

### Der Nabelstumpf

Ab dem zweiten Lebenstag des Babys wird die Nabelklemme – meist noch in der Klinik – entfernt. Der zurückgebliebene Nabelstumpf trocknet ein und fällt zwischen dem vierten und 14. Lebenstag ab. Heilt die Nabelwunde bereits, erkennen Sie dies an einer dunkelbraunen Verfärbung und einer Verhärtung des Stumpfs. Es reicht dann, den Nabelbereich nach dem Wickeln mit einem Antiseptikum abzutupfen und nicht mit der Windel zu bedecken. So kann er an der Luft abheilen. Ist der Nabelstumpf noch rot und weich, wird er nach dem Wickeln mit Desinfektionspuder bestäubt und mit einer sterilen Mullkompresse umwickelt.

### Geburtsgeschwulst

Wenn Sie beide eine lange Geburt erlebt haben, die vielleicht mithilfe einer Saugglocke beendet werden musste, kann ein wässrig angestauter Bereich am Hinterkopf Ihres Babys Sie in den ersten Wochen immer wieder daran erinnern. Wenn es sogar zu einem kleinen Bluterguss gekommen ist, wird es acht bis 16 Wochen dauern, bis er sich vollständig zurückgebildet hat. Zum Glück ist diese Erscheinung nicht gefährlich und bereitet Ihrem Baby auch keine Schmerzen – ausgenommen vielleicht am ersten Tag nach der Geburt.

### Neugeborenengelbsucht

Bei diesem Phänomen führen zu hohe Bilirubinwerte im Körper Ihres Babys zu einer Gelbfärbung von Haut und Augen. In ihrer leichten Form ist Neugeborenengelbsucht nicht gefährlich. Ihr Baby wird einige Tage etwas müder und schlapper sein, sich aber schnell wieder erholen. Bei einem schweren Verlauf hilft eine spezielle Phototherapie, die der Kinderarzt wenn nötig anordnen wird. Achten Sie darauf, dass Ihr Kind viel und regelmäßig trinkt. Die Pausen zwischen den Mahlzeiten sollten nicht mehr als drei Stunden betragen. Wecken Sie es daher ruhig auf, wenn es zu lange schlafen will. Auch ein Spaziergang im Tageslicht wird Ihrem Kind dabei helfen, das überflüssige Bilirubin abzubauen. Stellen Sie sicher, dass Gesicht und Hände frei sind und viel direktes Tageslicht abbekommen. Halten Sie Ihr Baby dabei schön warm, um den Leberstoffwechsel bei seiner Arbeit zu unterstützen.

## Babyakne

Babyakne tritt nicht bei allen Kindern auf. Betroffen scheinen vor allem Babys zu sein, deren Eltern als Teenager selbst von dieser Hauterscheinung betroffen waren. Verursacht wird sie von der hormonellen Umstellung nach der Geburt.

Die ersten Pusteln, die durchaus wie kleine Eiterpickel mit rot entzündetem Hof aussehen können, treten meist nach der dritten bis vierten Lebenswoche auf. Bei manchen ist nur das Gesicht betroffen, bei anderen Kindern breitet sich die Babyakne auch auf Brust und Rücken aus. Viele Eltern reagieren auf das Ausmaß der Erscheinung höchst beunruhigt. Trotzdem ist sie völlig harmlos und heilt von alleine nach Tagen bis Wochen völlig ab. Sie dürfen an den Pickelchen nur nicht herumdrücken! Auf diese Weise könnten gefährliche Keime in die Blutbahn eindringen und Ihr Baby krank machen.

## Brustdrüsenschwellung

Mit der Muttermilch gelangen auch Östrogen und Prolaktin zum Kind. Je nach Stärke der mütterlichen Hormonausschüttung kann es beim Baby (Jungen wie Mädchen) zu einer Verhärtung und Schwellung der Brustdrüse mit Milchabgang kommen und beim Mädchen auch noch zu einer leichten vaginalen Blutung und Schleimabgang.

Nach etwa zwei bis drei Wochen vergehen diese »pubertären« Erscheinungen von alleine. Achten Sie in dieser Zeit darauf, nicht auf die geschwollenen Brustwarzen zu drücken, da die Kinder an diesen Stellen recht schmerzempfindlich sind. Daher sollte für diesen Zeitraum auch die Bauchlage tabu sein.

## Pilzinfektion (Soor)

Wenn Sie bemerken, dass die Wangentaschen oder die Zunge Ihres Babys dick mit einer weißlichen Schicht belegt ist, hat es wahrscheinlich eine Pilzerkrankung namens Soor, die mit einem Anti-Pilzmittel behandelt werden muss. Soor kann auch im Windelbereich auftreten.

## Windeldermatitis

Manche Neugeborenen können von Anfang an mit Feuchttüchern, Wegwerfwindeln und im Sechs-Stunden-Rhythmus gewickelt werden, ohne einen wunden Po zu bekommen. Und bei manchen Babys ist der Po rot und wund, obwohl die Mütter den ganzen Tag nichts anderes tun, als Windeln zu wechseln: So unterschiedlich sind die Reaktionen auf Stuhl und Urin.

Wenn der wunde Po zum ersten Mal auftritt, hilft meist das Reinigen mit selbst hergestellten Öltüchern aus weichem Toilettenpapier und Mandelöl, häufiges Wickeln und wiederholtes »Luftbaden«. Dazu lassen Sie Ihr Baby bei einer Raumtemperatur von 25 °C fünf bis zehn Minuten mit nacktem Po auf dem Wickeltisch strampeln. Es gibt auch Mütter, die darauf schwören, Babys Po mit dem Föhn trocken zu pusten. Aber Vorsicht: Lagern Sie Ihr Kind so, dass es nicht in den Föhn urinieren kann, um keinen Stromschlag zu riskieren. Legen Sie ihm ein Handtuch zwischen die Beinchen oder lagern Sie es zum Föhnen auf dem Bauch. Wenn der wunde Po nicht zu ausgeprägt ist, hilft das Auftragen einer Wundheilsalbe oder die sparsame Verwendung einer Zinksalbe. Wenn eine Pilzerkrankung die Ursache ist, hilft nur die Behandlung mit einem Anti-Pilzmittel.

GEBURT UND WOCHENBETT | MIT DEM BABY ZU HAUSE

# Wenn das Baby weint

Hunger, Müdigkeit, Bauchweh, Fieber, schwitzen, frieren oder eine volle Windel können Gründe für ein kräftiges Schreien des Babys sein. Haben Sie alles überprüft und weint das Baby trotzdem weiter, sollten Sie die Ursache zusammen mit der Hebamme oder dem Kinderarzt ergründen. Häufiges Weinen oder Schreien kann auf eine körperliche Erkrankung des Kindes hindeuten, aber auch auf Stillprobleme. Liegt keines von beidem vor, empfiehlt sich der Gang zu einer sogenannten Schreisprechstunde. Denn dauerhaft weinende Babys können nicht nur selbst entkräften und eine chronische Unruhe entwickeln, sondern auch ganz schön an den Nerven der Eltern zerren. Professionelle Hilfe sollte daher lieber früher als später in Anspruch genommen werden. Informationen zu Schreisprechstunden erhalten Sie unter anderem bei Mütter- und Familienzentren oder auch in Kinderkliniken.

## Was Sie selbst tun können

Schreiende Kinder können für die Eltern sehr belastend sein. Gerade wenn Sie zum ersten Mal Eltern geworden sind, fühlen Sie sich durch das Weinen vielleicht verunsichert. Wenn Sie sicher sind, dass weder Hunger noch eine Krankheit hinter dem Weinen Ihres Babys steckt, helfen Ihnen vielleicht folgende Anregungen dabei, das Kind zu beruhigen:

⊙ Versuchen Sie als Erstes, selbst ruhig zu werden. Konzentrieren Sie sich auf Ihren Atem, lassen Sie die Schultern fallen und versuchen Sie, die Situation so zu akzeptieren, wie sie ist.

⊙ Nehmen Sie Ihr Kind nahe zu sich. Der enge Körperkontakt hilft Ihrem Baby dabei, Stress abzubauen. Am besten eignet sich eine nicht zu helle, ruhige Ecke, in der Sie sich selbst wohlfühlen.

⊙ Bitten Sie Ihre Umgebung, Sie in der nächsten halben Stunde nicht zu stören, damit Ihr Baby sich ohne Hast beruhigen kann.

⊙ Versuchen Sie nicht, das Schreien »abzustellen«. Singen Sie Ihrem Baby ein leises Lied vor, und wiegen Sie es sacht in Ihrem Arm. Warten Sie ruhig eine Weile ab, bis Ihr Baby sich allmählich beruhigt.

⊙ Wenn Sie stillen, können Sie Ihr Baby nun anlegen. Auch das beruhigt. Oder Sie bieten ihm einen Schnuller an, damit es seine Spannung durch Saugen loswerden kann.

⊙ Vielfach bewährt hat sich das Tragen im Tragesack oder -tuch. Lassen Sie sich von Ihrer Hebamme die Bindetechnik für Neugeborene erklären. Nah an Ihrem Körper wird Ihr Baby sich schnell beruhigen.

## INFO

### Hilfe bei Blähungen

Erleichterung verschafft zum Beispiel Windsalbe aus der Apotheke: Massieren Sie sanft etwas Salbe mit der flachen Hand im Uhrzeigersinn um den Nabel des Babys ein. Schwingen Sie das Kind danach im Fliegergriff bäuchlings leicht hin und her. Dafür greifen Sie mit einer Hand durch die Beinchen des Babys und halten es am Bauch fest. Mit der anderen Hand greifen Sie unter die Arme, sodass der kleine Kopf auf Ihrem Unterarm zum Liegen kommt.
Ein ganz leicht erwärmtes Kirschkernsäckchen bringt weiterhin Linderung, wenn Sie es dem Baby für rund zehn Minuten auf den Bauch legen.

# Guter Schlaf

Damit Ihr Baby in der Nacht gut schlafen kann, sollte dem Zubettgehen die längste Wachzeit des Tages vorangehen. Das erhöht die Chancen auf eine weniger unterbrochene Nachtruhe.

Eine wichtige Rolle spielt auch die Zimmertemperatur: In dem Raum, in dem das Kind schläft, sollte die Temperatur konstant zwischen 16 und 18 °C liegen – um die Gefahr eines plötzlichen Kindstods (SIDS, Sudden Infant Death Syndrome) zu senken. Daher sollte das Baby auch nicht auf dem Bauch schlafen, kein Kopfkissen bekommen und nicht mit einer Decke zugedeckt werden. Es reicht völlig, das Kind mit Unterwäsche und Schlafanzug zu bekleiden und in einen Sommer- beziehungsweise Winterschlafsack zu stecken. Da ein Wärmestau des Kindes für SIDS mitverantwortlich gemacht wird, sollten Sie dem Kind im Bett kein Mützchen aufsetzen, keine Wärmeflasche und kein warmes Kirschkernsäckchen geben. Verzichten sollten Sie auch auf wasserdichte Unterlagen oder Felle. Um herauszufinden, ob es dem Baby zu warm oder zu kalt ist, »messen« Sie mit dem Fingerrücken am Nacken des Babys seine Temperatur. Legen Sie ein Kleidungsstück ab, wenn es sich dort sehr warm oder sogar feucht anfühlt, oder ziehen Sie dem Kind noch einen Pullover über, wenn der Nacken kühl ist.

## Durchschlafen will gelernt sein

Obwohl es Babys gibt, die von Anfang an sechs bis acht Stunden schlafen können, wird die Mehrzahl aller Neugeborenen nachts zwei- bis dreimal wach. Das liegt daran, dass die Babys durch ihr Leben im Bauch an eine permanente Versorgung durch die Nabelschnur gewöhnt sind. Pausen zwischen den Mahlzeiten zu akzeptieren, fällt da erst einmal schwer.

In den meisten Fällen wird es noch bis zu zwölf Monate dauern, bis die ungestörte Nachtruhe sich sicher etabliert hat. Etliche Kinder werden ihre Eltern auch noch im zweiten und dritten Lebensjahr regelmäßig wecken. Seien Sie daher gut zu sich selbst und gönnen Sie sich auch tagsüber regelmäßige Auszeiten, damit Sie den Schlafmangel ausgleichen können.

## Nachts füttern

Sie können selbst viel tun, um Ihr Baby allmählich an eine längere Nachtruhe zu gewöhnen:

⊙ Wichtig ist von Anfang an ein geregelter Tagesablauf. Ihr Baby wird sich leichter an einen festen Rhythmus gewöhnen, wenn es ungefähr weiß, was es zu erwarten hat. Halten Sie daher wenn möglich Fütter-, Spiel- und Pflegezeiten genau ein.

⊙ Machen Sie den Unterschied zwischen Tag und Nacht von Anfang an deutlich: Füttern und wickeln Sie nachts nur in abgedunkelter Umgebung, mit leiser, ruhiger Stimme und ohne die übliche Spieleinheit.

⊙ Viele Frauen stillen nachts im Liegen und lassen ihr Baby dann bei sich weiterschlafen. Das hat den Vorteil, dass auch die Mutter meist schneller wieder einschlafen kann.

## Das Abendritual

Ein festes Abendritual kann schon den Allerkleinsten den Übergang zum Schlaf erleichtern. Der gleichförmige Ablauf signalisiert Ihrem Baby schon nach kurzer Zeit, dass es nun Zeit für Ruhe und Erholung ist. Das Ritual kann beispielsweise im Singen eines Gute-Nacht-Liedes bestehen, im Sprechen eines kurzen Gebets oder im Aufziehen der Spieluhr. Wenn Ihr Kind dann etwas älter ist, können Sie mit ihm ein Bilderbuch anschauen oder ihm eine kurze Geschichte vorlesen.

# Das späte Wochenbett

14 Tage nach der Geburt des Babys endet das frühe Wochenbett. Die Zeit bis zur Vollendung der sechsten Lebenswoche wird daher als spätes Wochenbett bezeichnet, in dem:

- sich die Gebärmutter so weit zurückgebildet hat, dass sie unterhalb der Symphyse liegt und von außen nicht mehr zu tasten ist,
- sich das Stillen eingespielt hat,
- die hormonelle Umstellung von schwanger auf nicht schwanger beendet ist,
- sich Mutter und Kind in der häuslichen Umgebung mehr und mehr zurechtfinden und
- das Familienleben mit erkennbaren Strukturen beginnt.

Auch in dieser Zeit haben Sie Anspruch auf Hebammenhilfe als Kassenleistung, sobald Fragen und Probleme rund um das Baby, das Familienleben oder das Stillen auftreten. Gibt es Schwierigkeiten mit der Flaschenernährung, fällt dies ebenfalls in das Aufgabengebiet der Hebamme. Themen wie Beikost oder Abstillen können Sie sogar noch nach der Wochenbettzeit mit der Hebamme besprechen.

Gönnen Sie sich nach wie vor viel Ruhe, auch wenn jetzt schon einige Termine anstehen. Selbst wenn das Stillen mittlerweile problemlos klappt, kann Stress noch immer zu einem Milchstau oder einer Brustentzündung (siehe Seite 378) führen – aber auch zu unruhigen, weinenden Babys, die sich selbst und ihre Umwelt unglücklich machen. Daher sollten eher entspannende Spaziergänge mit dem Kind den Tag bestimmen als belastender Termindruck. Zwei wichtige Termine dürfen Sie dennoch nicht versäumen: die U3 beim Kinderarzt zwischen der vierten und sechsten Lebenswoche des Babys sowie Ihre Abschlussuntersuchung beim Frauenarzt.

## Jetzt mit der Rückbildung beginnen!

Zwischen der vierten und sechsten Woche nach der Geburt ist die beste Zeit, mit einem Rückbildungskurs zu beginnen (bei einem Kaiserschnitt zwischen der sechsten und achten). Nicht nur Hebammen oder Krankengymnasten bieten eine entsprechende Gymnastik zur Stärkung des Beckenbodens und der Bauchmuskulatur an, auch viele Fitness-Clubs, Yoga-Zentren oder Institutionen wie Familienbildungsstätten bereichern damit ihr Programm. Mancherorts können Sie Ihr Baby auch mitbringen – eine Betreuungsperson kümmert sich, meist im selben Raum, um die Kleinen, während die Mütter mehr oder weniger abgelenkt turnen können.

## Letzte Kontrolle beim Frauenarzt

Die Abschlussuntersuchung beim Frauenarzt zwischen der sechsten und achten Woche sollten Sie auf jeden Fall wahrnehmen. Er überprüft, ob sich die Gebärmutter vollständig zurückgebildet hat, ob Nähte von Geburtsverletzungen geheilt sind und ob Ihre Blut- und Urinwerte in Ordnung sind. Außerdem macht er einen Abstrich vom Muttermund (Krebsvorsorge). Nutzen Sie diesen Termin bestmöglich für sich, indem Sie auch Sorgen und Nöte aus Ihrem neuen Leben mit Baby ansprechen. Ist die Geburt nicht so verlaufen, wie Sie es sich gewünscht haben, bietet sich hier die Gelegenheit, über die medizinischen Aspekte noch einmal zu sprechen und etwaige Fragen zu klären. Auch auf Probleme, die beim Stillen auftreten, können Sie Ihren Arzt ansprechen. Vielleicht kann er Ihnen die Adresse einer Stillgruppe vermitteln oder den Kontakt zu einer Stillberaterin herstellen.

Wenn Sie sich sehr belastet fühlen oder fürchten, den Alltag mit Baby nicht bewältigen zu können, kann Ihr Arzt Ihnen attestieren, dass Sie eine Haushaltshilfe benötigen. Genauso wichtig ist es, eine Wochenbettdepression als Ursache möglicher Stimmungsschwankungen auszuschließen. Und schließlich hilft häufig allein das Gespräch mit einer neutralen Person, um die Dinge wieder etwas klarer zu sehen.

## Verhütung

Besprechen Sie doch gleich bei dieser Untersuchung, welche Verhütungsmethode jetzt die geeignete für Sie ist. Das betrifft auch Frauen, die stillen, selbst wenn ihre Periode erst nach rund 30 Wochen wieder beginnt. Eine erneute Schwangerschaft ist nämlich zu jeder Zeit möglich, da trotz fehlender Regelblutung mit einem Eisprung gerechnet werden kann. Bei Frauen, die nicht stillen, setzt die erste Regelblutung übrigens schon nach rund sechs Wochen ein. Und selbst wenn Sie sich viele Kinder wünschen, braucht Ihr Körper nach Schwangerschaft und Geburt jetzt einige Monate Erholung, um wieder zu seiner alten Form zu finden. Gemeinsam mit Ihrem Arzt können Sie besprechen, welche Verhütungsmethode die günstigste für Sie ist. Die Pille beispielsweise kommt für stillende Mütter nicht infrage, da die Hormone auf die Muttermilch übergehen. Eventuell kann eine reine Gestagen-Pille eingenommen werden. Ein Diaphragma oder eine Spirale ist die sicherere Alternative (siehe Tabelle Seite 392).

## Sex nach der Geburt

Eine vorgeschriebene Auszeit für Sex nach der Geburt gibt es nicht. Sobald Ihre Geburtswunden verheilt sind und der Wochenfluss nicht mehr stört, spricht nichts dagegen. Besonders stillende Frauen können momentan jedoch noch etwas gehandicapt sein: Durch den Einfluss der Hormone Prolaktin und Oxytocin kommt es häufig zu einer trockenen Scheide. Abhilfe schaffen Gleitcremes aus der Apotheke.

Damit keine Keime durch den noch geweiteten Gebärmutterhals aufsteigen können, sollten Sie besonders auf Hygiene achten. Das Gleiche gilt auch für Ihren Partner. Vor einer möglichen Infektion – und auch vor einer erneuten Schwangerschaft – schützen sich beide zusätzlich durch den Gebrauch eines Kondoms.

## U3: Entwickelt sich Ihr Baby gesund?

Zwischen der vierten und sechsten Woche fällt ein weiterer Besuch beim Kinderarzt an. Bei der U3 steht die Entwicklung der Sinne im Vordergrund: Kann das Baby Gegenstände mit den Augen fixieren, zeigt es Schreckreaktionen nach lauten Geräuschen (wenn beispielsweise ein Spielzeug auf den Boden fällt)? Außerdem wird das Kind erneut gemessen und gewogen, um zu sehen, ob es richtig zunimmt. Der Arzt prüft, ob es in Bauchlage kurze Zeit den Kopf heben kann und ob sich die Beinchen in der Hüfte gut bewegen lassen. Hinzu kommt eine Ultraschalluntersuchung der Hüfte. Wahrscheinlich bekommt Ihr Baby nun nach einem ausführlichen Aufklärungsgespräch die erste Impfung. Die 6-fach-Impfung schützt Ihr Kind gegen Tetanus, Diphtherie, Kinderlähmung, Keuchhusten, Hepatitis-B und Gehirnhautentzündung. Wenn Ihr Baby davon sehr weinen muss, können Sie es noch im Wartezimmer kurz anlegen, bis es sich wieder beruhigt hat.

Stellen Sie sicher, dass Ihr Kind zum Impftermin ganz gesund ist, damit es die Auseinandersetzung mit den Impfsubstanzen gut bewältigt. Wenn Ihr Baby erkältet ist oder leichtes Fieber hat, ist dies ein Grund, den Impftermin zu verschieben. Beobachten Sie Ihr Baby in den 24 bis 48 Stunden nach der Impfung genau. So merken Sie schnell, wenn Ihr Baby einmal eine Impfung nicht so gut verträgt.

GEBURT UND WOCHENBETT | MIT DEM BABY ZU HAUSE

| Verhütungsmittel | Mögliche Anwendung in der Stillzeit | Frühstmöglicher Einsatz |
|---|---|---|
| Natürliche Familienplanung wie Basaltemperaturmessung und Beobachtung des Zervixschleims, auch mittels Testgeräten, Zykluscomputer | Ungünstig, da keine sichere Verhütung möglich | Am besten erst nach dem Abstillen |
| Kondome | Empfehlenswert | Sobald gewünscht |
| Diaphragma | Empfehlenswert | Da Gebärmutter und Vagina sich noch verändern, ist eine sichere Anpassung erst nach ca. drei Monaten möglich. |
| Portiokappe | Empfehlenswert | Da Gebärmutter und Vagina sich noch verändern, ist eine sichere Anpassung erst nach ca. drei Monaten möglich. Bei Rissverletzungen am Muttermund ist die Methode allerdings nicht sehr zuverlässig. |
| Intrauterinpessar (Spirale) | Empfehlenswert | Nach dem Wochenbett |
| Gestagen abgebendes Intrauterin-System: (Hormonspirale Mirena®) | Möglich. Der Wirkstoff gelangt zwar in die Muttermilch, beeinflusst aber die Produktion nicht. Nebenwirkungen für das Kind sind bislang nicht bekannt. | Nach dem Wochenbett |
| Gestagen-Depotspritze | Möglich. Der Wirkstoff gelangt zwar in die Muttermilch, beeinflusst aber die Produktion nicht. Nebenwirkungen für das Kind sind bislang nicht bekannt. | Nach dem Wochenbett |
| Oraler Ovulationshemmer: Mini-Pille (Gestagen) | Möglich. Der Wirkstoff gelangt zwar in die Muttermilch, beeinflusst aber die Produktion nicht. Nebenwirkungen für das Kind sind bislang nicht bekannt. | Nach dem Wochenbett. Die Einnahmeabstände müssen exakt eingehalten werden. Das kann bei unregelmäßigem Schlaf-Wachrhythmus schwierig sein. |
| Oraler Ovulationshemmer: Kombinations-Pille (Östrogen/ Gestagen) | Nicht zu empfehlen. Die darin enthaltenen Östrogene können die Milchproduktion bremsen und bei gestillten Knaben zu einer Brustentwicklung führen. | Ca. drei Wochen nach der Geburt bei Frauen, die nicht stillen |

# Rechtliches

## Der Mutterschutz

Frauen, die ein Kind erwarten und in einem Arbeitsverhältnis stehen, sollten ihren Arbeitgeber umgehend nach Feststellung der Schwangerschaft informieren. Denn sie genießen per Gesetz in der Schwangerschaft und nach der Geburt einen besonderen Schutz: So sorgt das sogenannte Mutterschutzgesetz dafür, dass Ihre Gesundheit und die des Kindes durch die Arbeit nicht gefährdet wird. Auch schützt es Sie bis vier Monate nach der Geburt vor einer Kündigung oder vor vorübergehender Minderung des Einkommens.

### INFO

**Antrag auf Mutterschaftsgeld**

Beantragen können Sie das Mutterschaftsgeld bei der gesetzlichen Krankenkasse oder dem Bundesversicherungsamt. Neben einem Antragsformular benötigen Sie vor allem eine ärztliche Bescheinigung oder ein Attest der Hebamme, das den voraussichtlichen Geburtstermin enthält und nicht früher als sieben Wochen vor diesem Termin ausgestellt wurde. Nach der Geburt muss eine standesamtliche Geburtsurkunde nachgereicht werden.

Das Mutterschutzgesetz gilt für alle Frauen, die in der Bundesrepublik Deutschland in einem Arbeitsverhältnis stehen – ganz gleich, welche Staatsangehörigkeit oder welchen Familienstand sie haben. Das Gesetz gilt jedoch nicht für Hausfrauen, Selbstständige, Studentinnen, die vorge-

schriebene Praktika absolvieren, Adoptivmütter und Beamtinnen. Als Beamtin fallen Sie nicht unter das Mutterschutzgesetz, da für Sie besondere beamtenrechtliche Regelungen gelten. Genaueres erfahren Sie bei Ihrer Dienstbehörde.

### DIE MUTTERSCHUTZFRIST

Sechs Wochen vor dem berechneten Geburtstermin beginnt die Mutterschutzfrist von insgesamt mindestens 14 Wochen – eine Zeit mit gesetzlich geregeltem Beschäftigungsverbot. Regulär endet die Schutzfrist also acht Wochen nach der Entbindung. Kommt das Kind eher zur Welt, verlängert sich die Mutterschutzfrist nach der Geburt um die Anzahl der Tage, die Sie vor der Entbindung nicht in Anspruch nehmen konnten. Bringen Sie Ihr Kind nach dem errechneten Termin zur Welt, stehen Ihnen volle weitere acht Wochen Schutzfrist zu. Bei Mehrlingsgeburten sowie medizinischen Frühgeburten (mit einem Geburtsgewicht von weniger als 2500 Gramm) verlängert sich die Mutterschutzfrist nach der Geburt auf zwölf Wochen.

### MUTTERSCHAFTSGELD DER GESETZLICHEN KRANKENKASSEN

Während der gesamten Mutterschutzfrist haben Sie Anspruch auf Mutterschaftsgeld der gesetzlichen Krankenkassen. Voraussetzung: Sie sind freiwillig oder pflichtversichert und haben Anspruch auf Zahlung von Krankengeld. Sollten Sie in einem Arbeits- oder Heimarbeitsverhältnis stehen, erhalten Sie von der Krankenkasse pro Tag 13 Euro Mutterschaftsgeld plus Arbeitgeberzuschuss in Höhe der Differenz zum durchschnittlichen Nettoarbeitsentgelt.

Sie erhalten auch dann Mutterschaftsgeld, wenn

⊙ Ihr Arbeitsverhältnis während der Schwangerschaft zulässig gekündigt wurde. Sie bekommen pro Tag 13 Euro Mutterschaftsgeld, der zusätzliche Arbeitgeberzuschuss in Höhe der Differenz zum durchschnittlichen Nettoarbeitsentgelt wird von der Krankenkasse oder dem Bundesversicherungsamt gezahlt.

⊙ Ihr Arbeitsverhältnis erst nach Beginn der Schutzfrist beginnt. Ab Beginn Ihres Arbeitsverhältnisses erhalten Sie von der Krankenkasse pro Tag 13 Euro Mutterschaftsgeld plus Arbeitgeberzuschuss in Höhe der Differenz zum durchschnittlichen Nettoarbeitsentgelt.

⊙ Sie als Selbstständige oder Freiberuflerin arbeiten und bei Beginn der Schutzfrist bei einer gesetzlichen Krankenkasse mit Anspruch auf Krankengeld versichert sind. Sie erhalten Mutterschaftsgeld in Höhe des Krankengeldes.

⊙ Sie arbeitslos und Mitglied der gesetzlichen Krankenversicherung mit Krankengeldanspruch sind. Sie erhalten Mutterschaftsgeld in Höhe des Krankengeldes.

Sind Sie Mitglied der gesetzlichen Krankenkasse ohne Krankengeldanspruch (beispielsweise Studentin) und gehen Sie einer geringfügigen Beschäftigung nach, erhalten Sie in der Regel 13 Euro Mutterschaftsgeld pro Tag von der Krankenkasse.

Mitgliedern der gesetzlichen Krankenversicherung ohne Krankengeldanspruch (Arbeitslosengeld-II-Empfängerinnen) wird das Arbeitslosengeld II während der gesetzlichen Mutterschutzfristen unter Berücksichtigung eines Mehrbedarfs ab der 13. Schwangerschaftswoche weitergezahlt.

### MUTTERSCHAFTSGELD DES BUNDESVERSICHERUNGSAMTES

Ein einmaliges Mutterschaftsgeld von bis zu 210 Euro erhalten

⊙ privat versicherte oder nicht krankenversicherte Angestellte,

⊙ geringfügig beschäftigte Frauen, die in der gesetzlichen Krankenversicherung familienversichert sind.

Auch in diesen Fällen muss der Arbeitgeber den Differenzbetrag zwischen 13 Euro pro Tag und dem durchschnittlichen Nettoarbeitsentgelt bezahlen – auch wenn die 13 Euro nicht wie im Falle der gesetzlichen Krankenkasse gezahlt werden. Das heißt: Die Frauen erhalten während der Schutzfrist ein um die gesetzlichen Abzüge vermindertes durchschnittliches Arbeitsentgelt, abzüglich 13 Euro pro Tag.

Weitere Informationen erhalten Sie unter www.bva.de oder:
Bundesversicherungsamt
Mutterschaftsgeldstelle
Friedrich-Ebert-Allee 38
53113 Bonn

## Die Elternzeit

Wenn Sie möchten, können Sie nahtlos von der Mutterschutzfrist gleich in die Elternzeit überwechseln, ohne dazwischen arbeiten gehen zu müssen. Rechtzeitig müssen Sie diese Entscheidung jedoch Ihrem Arbeitgeber mitteilen – spätestens sieben Wochen davor. Dabei müssen Sie sich gleich darauf festlegen, wie Ihre Planung für die weiteren zwei Jahre aussieht. Insgesamt stehen Ihnen und Ihrem Partner drei Jahre Elternzeit zu, in denen Sie Kündigungsschutz genießen und die Gewissheit haben, danach wieder an Ihren Arbeitsplatz zurückkehren zu können. Wie Sie die drei Jahre ab der Geburt einteilen, ist Ihnen und Ihrem Partner allein überlassen, auch der Zeitpunkt, ab dem Sie die Elternzeit antreten möchten. Stehen beide Elternteile in einem Arbeitsverhältnis, können sie sich überlegen, wer von beiden in welchen Zeiträumen Elternzeit nutzt. Dabei stehen den Eltern insgesamt drei Jahre zu, die ganz oder teilweise von einem der beiden in Anspruch genommen werden können. Sie haben aber auch die Möglichkeit, die Elternzeit untereinander aufzuteilen, sich abzuwechseln oder die ganze Zeit beziehungsweise Teile davon gemeinsam zu nutzen. Sobald Ihr Kind drei Jahre alt ist, endet der Anspruch – egal wie viel der Zeit Sie in Anspruch genommen haben. Es sei denn, Sie haben einen Anteil von bis zu zwölf Monaten gespart und Ihr Arbeitgeber hat zugestimmt, diese Zeit bis zum achten Geburtstag des Kindes nehmen zu können.

Mutter und Vater können die gesamte Elternzeit jeweils in zwei Zeitabschnitte aufteilen, zum Beispiel nimmt der Mann einmal zwölf Monate und einmal sechs – die Frau zweimal neun Monate. Möchten Sie die drei Jahre in mehrere Abschnitte aufteilen, benötigen Sie dazu das Einverständnis Ihres Arbeitgebers. Auch die Übertragung von bis zu 12 Monaten auf einen späteren Zeitpunkt gilt als ein Zeitabschnitt.

Für die Inanspruchnahme der Elternzeit müssen Sie Ihre Erwerbstätigkeit nicht unterbrechen: Sie oder Ihr Partner können eine Teilzeitbeschäftigung von bis zu 30 Wochenstunden wählen, selbst wenn Sie beide gleichzeitig Elternzeit genommen haben. Diese Entscheidung müssen Sie dem jeweiligen Arbeitgeber spätestens sieben Wochen vor der gewünschten Aufnahme der Teilzeittätigkeit mitteilen. Der besondere Kündigungsschutz gilt auch in diesem Fall bis zum Ende der Elternzeit.

## ELTERNGELD

Die geschützte Elternzeit bleibt in vollem Umfang von drei Jahren erhalten, auch wenn Sie sich für die Zahlung des Elterngeldes entscheiden. Dieses Geld wird innerhalb der ersten 14 Monate im Leben Ihres Kindes gezahlt, wenn sich die Eltern in diesem Zeitabschnitt ihrem Neugeborenen widmen und auf Arbeit sowie Einkommen verzichten. Welcher Elternteil wann und in welchem Umfang während der gesamten möglichen Bezugsdauer von 14 Monaten Leistung in Anspruch nimmt, ist dabei Ihnen überlassen. Sie müssen lediglich berücksichtigen, dass mindestens zwei Monate für den anderen Partner vorgesehen sind. Falls ein Elternteil diese zwei Monate nicht in Anspruch nehmen kann, sind dennoch zwölf Monate Elterngeld für den anderen Partner sicher. Überschneidet sich die gewählte Zeit der Mutter mit der Mutterschutzfrist nach der Geburt, wird die Zahlung des Mutterschaftsgeldes durch die Krankenkassen plus Arbeitgeberzuschuss mit Beginn der Elterngeldzahlung eingestellt.

So viel Geld gibt es: 67 Prozent des wegfallenden Nettoeinkommens (zugrunde gelegt wird das durchschnittliche Nettoeinkommen der letzten zwölf Monate vor der Geburt), maximal 1800 Euro im Monat und mindestens 300 Euro. Das Elterngeld ist steuer- und abgabenfrei.

Erwerbstätige, Beamte, Selbstständige und erwerbslose Elternteile, Studierende und Auszubildende, Adoptiveltern und in Ausnahmefällen auch Verwandte dritten Grades können Elterngeld beantragen.

⊙ Wer mehr als 30 Stunden in der Woche arbeitet, hat keinen Anspruch auf Elterngeld.

⊙ Sie können Elterngeld mit dem Tag der Geburt des Kindes beantragen, Anträge gibt es bei der Stadt- oder Gemeindeverwaltung. Elterngeld wird rückwirkend für bis zu drei Monate vor dem Monat der Antragstellung gewährt.

Detaillierte Informationen und auch Adressen der zuständigen Behörden gibt es beim Bundesfamilienministerium unter www.bmfsfj.de, wo Sie auch die Broschüre »Elterngeld und Elternzeit« herunterladen oder bestellen können.

# Glossar

### ANÄMIE (BLUTARMUT, BLUTMANGEL)

Verminderte Sauerstofftransportmöglichkeit im Blut. Sauerstoff wird von den roten Blutkörperchen (Erythrozyten) transportiert. Sind zu wenig rote Blutkörperchen vorhanden, spricht man von einer Anämie. Hämoglobin sorgt dafür, dass die roten Blutkörperchen Sauerstoff aufnehmen können. Ein Hämoglobinmangel kann daher ebenfalls Auslöser für eine Anämie sein. Schutz davor bietet eine eisenreiche Ernährung (siehe Seite 27).

### ANAMNESE

Gespräch zwischen Arzt und Patient, bei welchem das Allgemeinbefinden des Patienten und vorausgegangene Erkrankungen erfragt werden. Manche Erkrankungen können so bereits ohne zusätzliche Labormedizin erkannt werden. Wichtigster Teil der ärztlichen Tätigkeit.

### AMNIOZENTESE (FRUCHTWASSER-UNTERSUCHUNG)

Fachausdruck für Fruchtwasseruntersuchung. Der Arzt entnimmt mit einer dünnen Hohlnadel Fruchtwasser. Der Eingriff erfolgt über die Bauchdecke der Mutter. Wohin die Nadel geht, kann per Ultraschall exakt kontrolliert werden. Eine Verletzung des Ungeborenen ist deshalb äußerst unwahrscheinlich. Aus den kindlichen Zellen, die im Fruchtwasser schwimmen, lassen sich im Labor die Chromosomen darstellen. Das Fehlgeburtsrisiko nach dem Eingriff liegt bei 0,5 bis ein Prozent. Bis man die Ergebnisse bekommt, kann es dauern (siehe Seite 167).

### BAKTERIEN

Einzellige Organismen, die im Gegensatz zu menschlichen Zellen keinen Zellkern besitzen. Sie leben in großer Zahl im Darm, auf der Haut, im Mund und auch in der Scheide und sind dort meist völlig harmlos. Dringen diese Organismen jedoch in den Körper ein, kann es zu einer Entzündung kommen, die mit Antibiotika behandelt werden muss.

### BECKENENDLAGE

Lage des Kindes in der Gebärmutter, bei der der Kopf im oberen Anteil der Gebärmutter liegt und der Steiß beziehungsweise die Füße im Becken. Die Position hat während der Schwangerschaft für die Kinder keinen Nachteil, nur während der Geburt kann sie Probleme verursachen und einen Kaiserschnitt nötig machen (siehe Seite 344).

### BIPARIETALER DURCHMESSER

Querdurchmesser des Kopfes zwischen den beiden seitlichen Schädelknochen gemessen. Er ist ein wichtiges Maß für das Wachstum des kindlichen Kopfes (siehe Tabelle Seite 201) und wird vor der Geburt anhand von Ultraschallmessungen ermittelt.

### BLASENSPRUNG

Eröffnen der Fruchtblase mit Abfließen von Fruchtwasser aus der Fruchthöhle in die Scheide. Ein Blasensprung tritt meist bei der Geburt auf. Ist der Muttermund bereits geöffnet, kann ein Blasensprung zur Anregung der Wehentätigkeit auch künstlich von der Hebamme oder dem Arzt mit einem Instrument herbeigeführt werden.

### BLUTGRUPPE

Einteilung, die die Zusammensetzung von verschiedenen Eiweißkörpern auf der Oberfläche von roten Blutkörperchen beschreibt. Vor einer Bluttransfusion muss die Blutgruppe bekannt sein, um keine Unverträglichkeitsreaktion durch die falsche Blutgruppe auszulösen. In seltenen Fällen passen auch die Blutgruppen von Mutter und

# Glossar

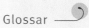

Kind nicht zusammen (Rhesusunverträglichkeit, Seite 234).

## BRAXTON-HICKS-KONTRAKTIONEN

Harmlose, jedoch manchmal schmerzhafte Vorwehen. Der Bauch wird in unregelmäßigen Abständen hart: Die Gebärmutter trainiert für die Geburt, ohne dass eine Eröffnung des Muttermundes die Folge ist.

## CHORIONBIOPSIE

Untersuchung von Choriongewebe, um Chromosomenstörungen oder andere genetische Erkrankungen beim ungeborenen Kind auszuschließen. Der Arzt entnimmt das Gewebe mit einer dünnen Nadel über die Bauchdecke der Mutter. Wohin die Nadel geht, kann per Ultraschall exakt kontrolliert werden. Eine Verletzung des Ungeborenen ist deshalb äußerst unwahrscheinlich. Das Fehlgeburtsrisiko nach dem Eingriff liegt bei 0,5 bis ein Prozent. Bis man die Ergebnisse bekommt, kann es dauern (siehe Seite 157).

## CHROMOSOMEN

Eiweißkörper, die unsere gesamte Erbinformation enthalten. Sie sind im Zellkern gespeichert und lassen sich mithilfe vorgeburtlicher Untersuchungen teilweise entschlüsseln. Beurteilt werden Anzahl und Form der Chromosomen. Der Mensch besitzt 46 Chromosomen und zwei Geschlechtschromosomen. Von der Mutter stammt das weibliche (X) und vom Vater das männliche Chromosom (Y). Sind zwei X-Chromosomen vorhanden, entsteht ein Mädchen (X/X), ist das Chromosom vom Vater ein Y, entwickelt sich ein Junge (X/Y). Finden bestimmte Chromosomen sich nicht doppelt sondern dreifach, sind Entwicklungsstörungen wie Trisomie 13, Trisomie 18, Trisomie 21 die Folge, die mit Verfahren der Pränataldiagnostik erkannt werden können.

## CTG

Kardiotokogramm, das abgekürzt als CTG bezeichnet wird. Das Gerät zeichnet die Wehentätigkeit der Mutter und den Herzschlag des Kindes auf Millimeterpapier auf. Ist das Kind nicht ausreichend versorgt, zeigt sich dies am Verlauf der Kurve. Vor allem während der Geburt liefert das CTG wichtige Anhaltspunkte darüber, wie das Kind mit den Wehen zurechtkommt.

## DOPPLERSONOGRAFIE

Spezielle Ultraschalluntersuchungsmethode, die die Geschwindigkeit des Blutstromes misst. Der Arzt kann anhand verschiedener Parameter beurteilen, ob das Blut normal fließt oder ob durch Gefäßverengungen die Durchblutung verschiedener Organe gestört ist. In der Schwangerschaft werden vor allem die Nabelschnurgefäße und die Gebärmuttergefäße untersucht (siehe Seite 240). Droht dem Kind eine Mangelversorgung, zeigt die Dopplersonografie dies frühzeitig an.

## EINNISTUNG (NIDATION)

Einwachsen des Embryos in die Gebärmutterschleimhaut am sechsten bis siebten Tag nach der Befruchtung der Eizelle. Vollzieht die Einnistung sich nicht in der Gebärmutter, sondern beispielsweise im Eileiter, kommt es zu einer Extrauteringravidität, einer Schwangerschaft außerhalb der Gebärmutter (siehe Seite 103). Im Zusammenhang mit der Einnistung treten manchmal harmlose Blutungen auf.

## EMBRYO

Bezeichnung des Kindes in einem sehr frühen Entwicklungsstadium (griech. »ungeborene Leibesfrucht«). Sobald die Phase der kindlichen Organentwicklung um die zehnte Woche weitgehend abgeschlossen ist, wird meist die Bezeichnung Fötus verwendet.

397

## ERÖFFNUNGSPHASE

Phase der Geburt, die vom Einsetzen der Wehen bis zur vollständigen Eröffnung des Muttermundes reicht.

## ERYTHROZYTEN

Rote Blutkörperchen. Sie sind scheibchenförmig und haben einen Durchmesser von 7,5 µm. Sie enthalten das Hämoglobin und sind im Körper für den Sauerstofftransport zuständig. Jeder Mensch hat etwa 30 Billionen rote Blutkörperchen. Pro Sekunde bilden sich etwa 3 Millionen davon neu. Jedes einzelne hat eine Lebensdauer von etwa 120 Tagen. Die Anzahl der Erythrozyten und der Hämoglobingehalt sind wichtige Messgrößen, um den Gesundheitszustand von Mutter und Kind zu beurteilen.

## ERSTTRIMESTERSCREENING

Ultraschalluntersuchung, die zwischen 11 und 14 Schwangerschaftswochen durchgeführt wird. Die meisten Organe sind zu diesem Zeitpunkt bereits angelegt, daher lassen sich viele Abweichungen bereits jetzt erkennen. Auch die meisten Zwillingsschwangerschaften kommen bei dieser Untersuchung ans Licht. Auf Wunsch ist zusätzlich eine Nackentransparenz-Messung (siehe Seite 164) möglich.

## EXTRAUTERINGRAVIDITÄT

Entwicklung einer Schwangerschaft außerhalb der Gebärmutter. Die Einnistung der befruchteten Eizelle vollzieht sich im Eileiter (siehe Eileiterschwangerschaft), in der Bauchhöhle (Bauchhöhlenschwangerschaft) oder im Bereich des Muttermundes (Zervikalschwangerschaft). Eine weitere Entwicklung der Schwangerschaft ist nur in extrem seltenen Fällen bei einer Bauchhöhlenschwangerschaft möglich. In allen anderen Fällen ist das Risiko für die Mutter zu groß.

## FEMURLÄNGE

Länge des Oberschenkelknochens. Sie wird bei der Ultraschalluntersuchung routinemäßig mitbestimmt (siehe Tabelle Seite 200). Eine geringe Verkürzung ist meist bedeutungslos, nur bei ausgeprägter Verkürzung kann dies ein Hinweis auf Wachstumsstörungen oder eine Knochenerkrankung sein.

## FÖTUS

Das ungeborene Kind wird ab zehn Schwangerschaftswochen bis zur Geburt als Fötus oder Fetus (lat. »Nachkommenschaft«) bezeichnet.

## FETOSKOPIE

Untersuchung zur Beobachtung der Fruchthöhle. Der Arzt führt über eine etwas dickere Nadel ein Endoskop in die Fruchthöhle ein, um die Nabelschnurgefäße und das ungeborene Kind zu untersuchen. Mithilfe des Endoskopes sind auch Operationen im Mutterleib möglich (Lasertherapie beim fetofetalen Transfusionssyndrom, siehe Seite 144; Verschluß eines offenen Rückens).

## FRUCHTWASSER

Flüssigkeit in der Fruchthöhle, die das Kind schützt und in der doch recht engen Gebärmutter viele Bewegungen ermöglicht.

## FUNDUSSTAND

Höhenstand der Gebärmutter. Arzt oder Hebamme tasten den oberen Rand der Gebärmutter ab, um zu überprüfen, ob die Größe des Bauches zum Schwangerschaftsalter passt. Mit 24 Schwangerschaftswochen erreicht der Fundusstand den Nabel (siehe Seite 67).

## FISH-DIAGNOSTIK

(Fluoreszenz-in-situ-Hybridisierung: FISH) Verfahren, mit dem ganze Chromosomen bis hin zu kleinsten chromosomalen Abschnitten farbig dargestellt werden können. Das Untersuchungsergebnis steht in 8 bis 24 Stunden zur Verfügung. Die Methode wird in der Pränataldiagnostik (siehe Seite 71) vor allem zur Untersuchung auf Trisomie 13, Trisomie 18 und Trisomie 21 eingesetzt.

## FRÜHGEBURT

Von einer Frühgeburt spricht man, wenn die Geburt vor 37+0 Schwangerschaftswochen (260 Tage nach der letzten Regelblutung) stattfindet. Vor allem bei Kindern unter 32 Schwangerschaftswochen nehmen die Risiken für spätere Entwicklungsstörungen zu. Die kleinsten Frühgeborenen sind etwa 23 Schwangerschaftswochen alt und wiegen meist nur 400 bis 500 Gramm (siehe Seite 222).

## GESTOSE

Alte und nicht mehr gebräuchliche Bezeichnung für das Krankheitsbild Präeklampsie (siehe Seite 271) und weitere hypertensive Schwangerschaftserkrankungen (siehe Seite 270).

## GEBÄRMUTTER

Birnenförmiges Organ, das hauptsächlich aus Muskelgewebe besteht. Im Inneren des Hohlorganes befindet sich eine Schleimhaut, in die sich die befruchtete Eizelle einnistet. Die Gebärmutter ist durch den Muttermund fest verschlossen und öffnet sich in der Regel erst am Entbindungstermin durch Muskelkontraktionen (Wehen) und eine Bindegewebserweichung.

## HÄMOGLOBIN (HB)

Eisenhaltiger Eiweißkörper in den roten Blutkörperchen, der in der Lage ist, Sauerstoff zu binden. Ein Gramm Hämoglobin kann 1,389 Milliliter Sauerstoff binden. In 100 Milliliter Blut sind während der Schwangerschaft etwa elf Gramm Hämoglobin

vorhanden. Da der Sauerstofftransport zum ungeborenen Kind sehr wichtig ist, wird der Wert während der Schwangerschaft routinemäßig bestimmt.

## HELLP-SYNDROM

Schwerwiegende Erkrankung, die nur während der Schwangerschaft auftritt. Typische Krankheitszeichen sind Oberbauchschmerzen, Übelkeit und meist ein erhöhter Blutdruck.

## HEPARIN

Substanz aus Zuckermolekülen, die zur Hemmung der Blutgerinnung zum Beispiel bei Thromboseneigung eingesetzt wird. Die Zuckermoleküle sind so groß, dass sie durch die Plazenta nicht zum Kind gelangen können. Das Mittel wird als Spritze verabreicht.

## HÖRROHR

Meist aus Holz gefertigtes Rohr von 15 Zentimetern Länge, mit denen die kindlichen Herztöne ab etwa 20 Schwangerschaftswochen zuverlässig gehört werden können. Die Herztöne sind auch zu hören, wenn man das Ohr direkt auf den Bauch der Schwangeren legt.

## HUMANES CHORIONGONADOTROPIN (HCG)

Hormon, das während der Schwangerschaft von der Plazenta produziert wird. Das Hormon gelangt über die Nieren in die Blutbahn und kann im Urin und Blut nachgewiesen werden. Durch die Bestimmung der hCG-Konzentration kann eine Schwangerschaft zum frühestmöglichen Zeitpunkt (mit Ausbleiben der Regelblutung) erkannt werden.

## INDISCHE BRÜCKE

Lagerungsübung, die ein Kind in Beckenendlage bewegen soll, sich in eine Schädellage zu drehen. Die Methode hat geringe Erfolgsaussichten und

## ANHANG | GLOSSAR

viele Schwangere empfinden sie als unbequem. Zudem drehen viele Kinder sich vor der 36. Woche von allein.

### INTRAUTERINE EINGRIFFE

Eingriffe bei denen mit Instrumenten (Nadeln, Endoskopen) in die Fruchthöhle eingegangen wird. Die Eingriffe werden meist ohne Schmerzmittel (Amniozentese, Seite 167) oder in Lokalanästhesie (Fetoskopie) durchgeführt. Selten ist dafür eine Narkose erforderlich.

### KAISERSCHNITT (SECTIO)

Operativer Eingriff, bei dem das Kind über einen Unterbauchquerschnitt und eine Eröffnung der Gebärmutter geboren wird. Der Eingriff wird meist in lokaler Betäubung beziehungsweise Teilnarkose durchgeführt (siehe Seite 344).

### LEOPOLD-HANDGRIFFE

Wichtige und einfache Handgriffe zur Bestimmung der Größe der Gebärmutter und zur Lagebestimmung des Kindes (siehe Seite 178). Der Arzt tastet dabei den Bauch der Schwangeren sorgfältig mit beiden Händen ab. Ist er geübt, erkennt er anhand der Tastuntersuchung, wie das Kind im Becken liegt (Kopf oder Steiß), zu welcher Seite es seinen Rücken dreht und wie weit der führende Teil (Kopf oder Steiß) bereits ins Becken eingetreten ist.

### LUNGENREIFEINDUKTION

Kortison-Therapie, die bei einer drohenden Frühgeburt die Lungenreife des Babys verbessert. Durch diese Behandlung können bei Frühgeborenen auch Hirnblutungen und weitere Komplikationen häufig verhindert werden.

### MUTTERPASS
### (ÖSTERREICH: MUTTER-KIND-PASS)

Heft, das die Ergebnisse aller Vorsorgeuntersuchungen entsprechend der Mutterschaftsrichtlinien übersichtlich dokumentiert. Die Schwangere sollte den Mutterpass stets bei sich tragen, damit den behandelnden Hebammen und Ärzten im Notfall wichtige medizinische Informationen rasch zur Verfügung stehen. Auch der Verlauf der Geburt und der Zustand des Babys werden im Mutterpass vermerkt.

### NABELSCHNUR

Verbindung zwischen Mutterkuchen (Plazenta) und Kind. Sie ist etwa 50 bis 60 Zentimeter lang und spiralig gewunden, damit sie nicht abknicken kann. Die Nabelschnur enthält normalerweise drei Gefäße, zwei Arterien und eine Vene (siehe Seite 170).

### NABELSCHNURPUNKTION

Methode der Pränataldiagnostik (siehe Seite 71). Der Arzt entnimmt mit einer dünnen Hohlnadel Blut aus der Nabelschnurvene. Der Eingriff erfolgt über die Bauchdecke der Mutter. Wohin die Nadel geht, kann per Ultraschall exakt kontrolliert werden. Eine Verletzung des Ungeborenen ist deshalb äußerst unwahrscheinlich. Diese Untersuchung wird hauptsächlich bei Verdacht auf eine schwere Anämie (Blutarmut) des Kindes durchgeführt.

### DIE NABELSCHNURBLUTSPENDE

Punktion der Nabelschnur mit dem Ziel, das darin enthaltene Blut zu sammeln. Mit dieser Methode werden nach der Geburt etwa 200 Milliliter Blut gewonnen, die ansonsten verworfen würden. Stammzellen aus dem Nabelschnurblut können zur Stammzelltransplantation bei Patienten mit Leukämie verwendet werden, da diese Zellen für eine Transplantation besonders gut geeignet sind. Mit dem Nabelschnurblut konnte bislang weltweit bereits etwa 8000 Patienten (vor allem bei Leukämie) geholfen werden. Die Abnahme führt zu kei-

# Glossar

ner Beeinträchtigung des normalen Ablaufes der Geburt und der Nachgeburt (siehe Seite 294).

### NABELSCHNURUMSCHLINGUNG

Einfache oder mehrfache Umschlingung der Nabelschnur um den Hals oder um den Körper des Kindes. Der spiralige Verlauf der Nabelschnur verhindert in den allermeisten Fällen Komplikationen. Zieht die Nabelschnur sich jedoch während der Geburt straff zusammen, funktioniert die Versorgung des Kindes nicht mehr ausreichend. Sobald sich die Lage des Kindes verschlechtert, zeigt sich dies in einem auffälligen CTG-Muster, und die medizinischen Helfer greifen ein (siehe Seite 302).

### NABELSCHNURVORFALL

Vorfall der Nabelschnur nach Eröffnung der Fruchtblase vor den vorangehenden Kindsteil. Dabei kann die Nabelschnur zwischen der Beckenwand und dem Kopf des Kindes eingeklemmt werden (siehe Seite 302). In diesen Fällen muss innerhalb von wenigen Minuten ein Kaiserschnitt (Notfallsectio) durchgeführt werden, um eine Sauerstoffunterversorgung des Kindes zu vermeiden (siehe Seite 302).

### OLIGOHYDRAMNION

Verminderung der Fruchtwassermenge (siehe Seite 151). Ursache kann ein Blasensprung oder eine eingeschränkte Plazentafunktion sein. Auch bei kindlichen Nierenerkrankungen ist die Fruchtwassermenge vermindert oder sie kann ganz fehlen (Anhydramnie).

### OXYTOCIN

Wichtiges Schwangerschaftshormon (siehe Seite 117). Oxytocin bewirkt das Einsetzen der Geburtswehen und bringt später den Milchfluss in Gang. Zusätzlich hat das Hormon auch eine wichtige emotionale Funktion. Es wird mit psychischen Zuständen wie Vertrauen, Zuneigung, Ruhe in Verbindung gebracht. Künstlich hergestellt, kommt es als Weheninfusion zum Einsatz, wenn die Wehen sich nicht einstellen oder zu schwach ausfallen.

### PERIDURALANÄSTHESIE (PDA)

Lokale Schmerzausschaltung bei Wehenschmerzen oder beim Kaiserschnitt. Durch einen dünnen Katheter im Bereich der Wirbelsäule wird ein Medikament verabreicht, das zu einer zeitweiligen Schmerzfreiheit und Hemmung der aktiven Beweglichkeit im zugehörigen Körperabschnitt führt (siehe Seite 328).

### PRÄEKLAMPSIE

Bezeichnung für eine schwangerschaftsspezifische Erkrankung. Symptome sind ein erhöhter Blutdruck und vermehrte Eiweißausscheidung im Urin (siehe Seite 270). Die Bezeichnung hat den alten Namen Gestose ersetzt.

### PLAZENTA

Organ, das für die vorgeburtliche Versorgung des Kindes verantwortlich ist (siehe Seite 211). Die Plazenta bringt Sauerstoff und sämtliche Nährstoffe zum Kind und gibt die Abbauprodukte wieder zurück an den mütterlichen Kreislauf. Mit der Geburt des Kindes erlischt die Funktion der Plazenta. Der Mutterkuchen wird nach dem Kind als Nachgeburt (siehe Seite 338) geboren. Erst dann gilt die Geburt offiziell als beendet.

### PLACENTA PRAEVIA

Lageanomalie des Mutterkuchens vor dem inneren Muttermund. Bleibt die Einnistung der Plazenta über dem inneren Muttermund auch nach 22 Schwangerschaftswochen bestehen, spricht man von einer Placenta praevia (siehe Seite 184). Diese Plazentalage schließt eine normale Geburt aus: Es muss sicherheitshalber immer ein Kaiserschnitt durchgeführt werden.

### RHESUSUNVERTRÄGLICHKEIT

Unverträglichkeit zwischen der Blutgruppe des Kindes und der Mutter. Wenn die Mutter rhesus-negativ ist und bereits Antikörper gegen rhesus-positive Blutkörperchen entwickelt hat, ist ein Kind mit der Blutgruppe rhesus-positiv gefährdet. Die vorhandenen Antikörper der Mutter lösen die rhesus-positiven Blutkörperchen des Kindes auf. Es kann so zu einer schweren Blutarmut beim ungeborenen Kind kommen. In Einzelfällen ist dann eine intrauterine Bluttransfusion erforderlich.

### POLYHYDRAMNION

Überdurchschnittlich große Fruchtwassermenge (siehe Seite 151). In den meisten Fällen findet sich keine Ursache und es besteht kein Risiko für Mutter und Kind. Seltene Ursachen sind kindliche Fehlbildungen oder Infektionen.

### QUERLAGE

Lageanomalie, bei der das Kind quer zum Geburtsausgang liegt. Diese Lage ist bei der Geburt sehr selten, da sich das Kind in den meisten Fällen noch längs in eine Schädel- oder Beckenendlage drehen kann. Bleibt die Querlage bis zum Wehenbeginn bestehen, ist ein Kaiserschnitt erforderlich.

### RESTLESS-LEGS-SYNDROM

Unangenehme Beschwerden in den Beinen, vor allem nachts, die sich bei Bewegung wieder bessern. Als Ursache kommt ein Eisenmangel infrage. Gezielte Ernährung und Nahrungsergänzungsmittel schaffen Abhilfe, manchmal ist auch die Einnahme von Medikamenten nötig (siehe Seite 176). Wirksame Medikamente, die die Beschwerden lindern, können nur in schweren Fällen eingesetzt werden, da die Nebenwirkungen auch das Kind betreffen.

### ROOMING-IN

Organisation der Wochenstation, die es Müttern und Vätern erlaubt, mit ihrem Kind ein Zimmer zu teilen.

### SCHEITEL-STEISS-LÄNGE (SSL)

Maß, das die Länge des Fötus vom Scheitel bis zum Steiß in Millimetern angibt. Mit diesem Maß kann im ersten Schwangerschaftsdrittel sehr zuverlässig die Schwangerschaftswoche bestimmt werden (siehe Tabelle Seite 201).

### SCHWANGERSCHAFTSCHOLESTASE

Schwangerschaftsbedingte Lebererkrankung, die mit einem starken Juckreiz einhergeht. Die Erkrankung kann die Versorgung des Kindes gefährden, daher sind engmaschige Kontrollen notwendig. Schwangerschaftscholestase ist medikamentös gut zu behandeln.

### SCHWANGERSCHAFTSDIABETES (GESTATIONSDIABETES)

Form der Zuckerkrankheit, die während der Schwangerschaft entsteht und meist unmittelbar nach der Geburt wieder verschwindet. Eine Diagnose ist sehr wichtig, da mit einer rechtzeitigen Behandlung (Ernährungsumstellung, Insulintherapie) Komplikationen für Mutter und Kind verhindert werden können (siehe Seite 233).

### SCHWANGERSCHAFTSERBRECHEN

Bezeichnung für Erbrechen (Emesis gravidarum), das vor allem in der Frühschwangerschaft und hier insbesondere am Morgen auftritt. Begleitende Erscheinungen sind in vielen Fällen Unwohlsein und Übelkeit. Es wird hauptsächlich durch Schwangerschaftshormone hervorgerufen und

# Glossar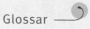

verschwindet meist nach dem ersten Schwangerschaftsdrittel (siehe Seite 115).

### STEISSLAGE
siehe Beckenendlage

### STREPTOKOKKEN
Krankheitserregende Bakterien, die kettenförmig angeordnet sind. Von den über 80 Arten sind einige während Schwangerschaft und Geburt gefährlich. ß-hämolysierende Streptokokken der Gruppe B können zu Neugeboreneninfektion führen und Streptokokken A verursachen schwere mütterliche Infektionen. Bei rechtzeitiger Antibiotikagabe verlaufen die Infektionen harmlos.

### SYMPHYSE
Knorpelige Verbindung zwischen den Schambeinknochen in der Schambeinfuge. Während der Schwangerschaft lockert sich das Bindegewebe des Knorpels und verursacht in manchen Fällen eine Beckenringslockerung, die sehr schmerzhaft sein kann (Symphysenlockerung, siehe Seite 284).

### SYMPHYSENFUNDUSABSTAND
Messung des Abstandes vom Oberrand der Symphyse bis zum Oberrand der Gebärmutter. Der Wert gibt einen groben Anhaltspunkt über den Verlauf des Gebärmutterwachstums. Mit 24 Schwangerschaftswochen beträgt der Symphysenfundusabstand etwa 22 Zentimeter und am Entbindungstermin 36 Zentimeter.

### TITER
Maß für die Höhe der Antikörper gegen eine bestimmte Krankheit im Blut. Je höher die Titerangabe, umso höher die Immunität – zum Beispiel ist der Schutz bei einem Titer von 1:64 größer als bei einem Wert von 1:8. Die Grenze für noch ausreichende oder schon nicht mehr bestehende Immunität ist nicht bei jeder Krankheit gleich: Bei Röteln gilt ein Titer von 1:32 und höher als ausreichender Schutz gegen diese Krankheit.

### TOXOPLASMOSE
Häufig auftretende Infektionskrankheit, die primär Katzen befällt und über verunreinigte Lebensmittel übertragen wird. Die Infektion verläuft bei der Schwangeren meist ohne Krankheitszeichen. Bei einer Erstinfektion während der Schwangerschaft ist jedoch aufgrund einer kindlichen Gefährdung eine Antibiotikatherapie nötig (siehe Seite 139).

### TRISOMIE
Chromosomenanomalie. Von einer Trisomie (griech. »dreimal«) spricht man, wenn aufgrund einer unüblichen Reifeteilung von Eizelle oder Spermium ein Chromosom oder ein Teil eines Chromosoms dreifach (trisom) statt zweifach (disom) vorhanden ist. Es gibt zahlreiche Formen mit unterschiedlicher Prognose. Die häufigsten Veränderungen betreffen das Chromosom 21 (Trisomie 21, Down Syndrom) das Chromosom 13 (Pätau Syndrom) sowie das Chromosom 18 (Edwards Syndrom).

### TRIMENON
Einteilung der Schwangerschaft in Zeitabschnitte. Das erste Trimenon reicht bis 13 Schwangerschaftswochen, das zweite Trimenon bis 22 Schwangerschaftswochen und das dritte Trimenon geht bis zum Entbindungstermin.

### ULTRASCHALL
Untersuchungsmethode, bei der verschiedene Körperregionen mithilfe von Ultraschallwellen bildlich dargestellt werden. Ultraschalluntersuchungen eignen sich sehr gut für die Routinekontrollen

während der Schwangerschaft. Sie sind mit keinen Risiken für Mutter und Kind verbunden und ihre Ergebnisse entfalten eine hohe Aussagekraft, da das Fruchtwasser ideale Schallbedingungen bereitstellt.

### VENA-CAVA-SYNDROM

Schwangerschaftskomplikation, die eine Kreislaufstörung der Mutter beschreibt. Ausgelöst wird sie, wenn die Gebärmutter auf die untere Hohlvene drückt und dabei den Blutfluss zum Herzen beeinträchtigt. Die Komplikation tritt vor allem gegen Ende der Schwangerschaft auf. Es kommt zu Kreislaufproblemen (Blutdruckabfall, Schwindel, Herzrasen) bis hin zum Schock. Durch eine entsprechende Seitenlagerung lassen die Beschwerden sich rasch beheben (siehe Seite 206).

### WENDUNG

Drehung des Kindes aus einer Beckenendlage in eine Kopflage mit äußeren Handgriffen. Der Eingriff wird meist mit 36 Schwangerschaftswochen durchgeführt. Etwa die Hälfte der Wendungen ist erfolgreich. Bei richtiger Anwendung der Methode sind für Mutter und Kind keine Risiken zu erwarten (siehe Seite 289).

### WEHENHEMMUNG (TOKOLYSE)

Medikamentöse Ausschaltung von beginnenden Wehen. Sie wird durchgeführt, wenn eine Frühgeburt droht oder wenn starke Wehen beim Kind eine Unterversorgung auslösen (siehe Kasten Seite 224).

### WEHENINFUSION (OXYTOCININFUSION)

Infusion mit dem künstlich hergestellten Hormon Oxytocin mit dem Ziel, Wehen auszulösen. Die Geburtseinleitung mit einer Weheninfusion ist nur möglich, wenn der Muttermund bereits leicht geöffnet ist.

### WUNSCHSECTIO

Kaiserschnitt ohne einen klaren medizinischen Grund. Hat die Schwangere nachvollziehbare Gründe für einen Kaiserschnitt, wird dem Wunsch der Schwangeren nach einem Kaiserschnitt in aller Regel entsprochen.

### ZERKLAGE

Künstlicher Verschluss des Muttermundes, um eine vorzeitige Geburt zu verhindern. Diese Methode wird bei Frauen angewandt, deren Bindegewebe zu schwach ausgeprägt ist.

### ZERVIX

Unterster Verschluss der Gebärmutter (Gebärmutterhals). Ein guter Zervixverschluss sorgt dafür, dass der Muttermund sich bis zum Entbindungstermin nicht vorzeitig öffnet. Mit Geburtsbeginn wird die Zervix aufgelockert und durch die Wehentätigkeit eröffnet.

### ZYTOMEGALIE

Virusinfektion, mit der sich während der Schwangerschaft auch das Kind anstecken kann. Die Erkrankung verläuft für die Mutter meist harmlos, kann aber beim Kind in seltenen Fällen zu einer schweren Erkrankung führen.

### ZUCKERBELASTUNGSTEST (ORALER GLUKOSEBELASTUNGSTEST, OGTT)

Medizinischer Test zur frühzeitigen Diagnose einer Zuckerstoffwechselstörung, die nur in der Schwangerschaft auftritt. Idealerweise findet er zwischen der 24. und 28. Woche statt. Nachdem die Blutzuckerwerte in nüchternem Zustand gemessen wurden, bekommt die Schwangere 75 Gramm Glukose gelöst in 200 Milliliter Flüssigkeit zu trinken. Danach werden die Zuckerwerte im Blut nochmals nach einer und nach zwei Stunden bestimmt (siehe Seite 233).

# Adressen, die weiterhelfen

## Deutschland

**HEBAMMENSUCHE**
Bund Deutscher
Hebammen e.V.
Gartenstraße 26
D-76133 Karlsruhe
www.bdh.de

Bund freiberuflicher
Hebammen
Deutschlands e.V.
Kasseler Straße 1a
D-60486 Frankfurt a. M.
www.bfhd.de

**INFORMATIONEN ZU SCHWANGERSCHAFT UND GEBURT**
www.frauenaerzte-im-netz.de

www.9monate.de

www.geburtskanal.de

www.schwangerschaft.de

**BERATUNGSSTELLEN**
Bundesministerium
für Familie, Senioren,
Frauen und Jugend
Glinkastr. 24
Tel.: 0180/190 7050
D-11017 Berlin
www.bmfsfj.de
www.familien-wegweiser.de

Deutsche Arbeitsgemeinschaft für Jugend- und Eheberatung e.V.
Neumarkter Straße 84c
D-81673 München
www.dajeb.de

Deutscher Caritasverband e.V.
Karlstraße 40
D-79104 Freiburg
www.caritas.de

Diakonie Evangelische Beratungsstellen
Evangelische Beratungsstellen gibt es in allen größeren Städten und bundesweit in fast allen Kreisen.
www.evangelische-beratung.info/

Donum vitae e.V.
Bundesweit ca. 180 Beratungsstellen
ZENTRALE: Donum vitae e.V.
Breite Str. 27
D-53111 Bonn
www.donumvitae.org/

Elly Heuss-Knapp-Stiftung
Deutsches Müttergenesungswerk
Bergstraße 63
D-10115 Berlin
www.muettergenesungswerk.de

Mütterzentren
Bundesverband e.V.
Müggenkampstraße 30a
D-20257 Hamburg
www.muetterzentren-bv.de

pro familia
Deutsche Gesellschaft
für Familienplanung,
Sexualpädagogik und
Sexualberatung e.V.
Bundesverband
Stresemannallee 3
D-60596 Frankfurt a. M.
www.profamilia.de

**ERNÄHRUNG IN DER SCHWANGERSCHAFT**
Deutsche Gesellschaft für Ernährung e.V.
Godesberger Allee 18
D-53175 Bonn
www.dge.de

**INFORMATIONEN ZUR PRÄNATALMEDIZIN**
Deutsche Gesellschaft für Humangenetik e.V.
(Adressen genetischer Beratungseinrichtungen)
Inselkammerstraße 5
D-82008 München-Unterhaching
www.gfhev.de

## ANHANG | ADRESSEN

**MEHRLINGSSCHWANGER-
SCHAFTEN**
ABC-Club e.V.
Bethlehemstraße 8
D-30451 Hannover
www.abc-club.de

www.mehrlinge.net

**HILFE BEI PRÄEKLAMPSIE**
Arbeitsgemeinschaft
Gestose-Frauen e.V.
Kapellener Straße 67a
D-47661 Issum
www.gestose-frauen.de

**INFORMATIONEN
ZUR NABELSCHNUR-
BLUTSPENDE**
DKMS Deutsche Knochen-
markspenderdatei gemein-
nützige Gesellschaft mbH
D-Kressbach 1
72072 Tübingen
www.dkms.de

**AUSSERKLINISCHE
GEBURTSHILFE**
Beratungsstelle für
natürliche Geburt und
Eltern-sein e.V.
Häberlstraße 17
D-80337 München
www.natuerliche-
geburt.de

Gesellschaft für Qualität
in der außerklinischen
Geburtshilfe e.V.
K.-Fischer-Straße 17d
D-15859 Storkow
www.quag.de

Netzwerk der
Geburtshäuser
Kasseler Straße 1a
D-60486 Frankfurt a. M.
www.geburtshaus.de

**HILFE UND BERATUNG
BEIM STILLEN**
Arbeitsgemeinschaft Freier
Stillgruppen
Bornheimer Straße 100
D-53119 Bonn
www.afs-stillen.de

La Leche Liga Deutschland e.V.
Gesellenweg 13
D-32427 Minden
www.lalecheliga.de

Nationale Stillkommission am
BfR Berlin
Thielallee 88–92
D-14195 Berlin
www.bfr.bund.de/cd/2404

**ALTERNATIVE THERAPIEN**
Internationaler Therapeuten-
verband »Akupunkt-Massage
nach Penzel« e.V.
www.apm-penzel.de

**HILFE UND BERATUNG
FÜR ELTERN
KRANKER KINDER**
Arbeitskreis
Down-Syndrom e.V.
Gadderbaumer Straße 28
D-33602 Bielefeld
www.down-syndrom.org

EFCNI
European Foundation
for the Care of
Newborn Infants
Würmanger 5
D-85757 Karlsfeld
www.efcni.org

Bundesverband
»Das frühgeborene
Kind« e.V.
Speyerer Straße 5–7
D-60327 Frankfurt a. M.
www.fruehgeborene.de

Bundesverband herzkranke
Kinder e.V.
Kasinostraße 66
D-52066 Aachen
www.herzkranke-kinder-
bvhk.de

Leona e.V.
Verein für Eltern
chromosomal geschädigter
Kinder e.V.
Kreihnbrink 31
D-30900 Wedemark
www.leona-ev.de

# Adressen, die weiterhelfen

**KINDERBETREUUNG**

Verband alleinerziehender Mütter und Väter, Bundesverband e.V.
Hasenheide 70
D-10967 Berlin
www.vamv-bundesverband.de

Bundesverband für Kindertagespflege e.V.
Moerser Straße 25
D-47798 Krefeld
www.tagesmuetter-
  bundesverband.de

**HILFE BEI FEHL- UND TOTGEBURTEN**

Initiative REGENBOGEN »Glücklose Schwangerschaft« e.V.
www.initiative-regenbogen.de

Sternenkinder
Das Informationsportal für betroffene Eltern, Angehörige und alle anderen Interessierten
www.sternenkinder.de/

**BEZUGSADRESSEN UMSTANDSKLEIDUNG**

www.bellybutton.de

www.umstandsmode.de

www.mamarella.com

**HOTELS FÜR DEN BABYMOON**
www.newlifehotels.com

## Österreich

Alleinerziehend
Verein für Alleinerziehende und getrennt lebende Eltern
Gürtelstraße 3
A-4020 Linz
www.alleinerziehend.at

Arbeiterkammer Wien
Prinz Eugen Straße 20–22
A-1040 Wien
www.arbeiterkammer.at

Caritas
Leonhardstraße 114
A-8010 Graz
http://schwangerenberatung.
  caritas-steiermark.at

Bundesministerium für Wirtschaft, Familie und Jugend
Stubenring 1
A-1011 Wien
www.bmwfj.gv.at
www.eltern-bildung.at

La Leche Liga Österreich
Ennsweg 38
A-5550 Radstadt
www.lalecheliga.at

Lebenshilfe Österreich
Verein für Menschen mit Behinderung und deren Angehörige
Förstergasse 6
A-1020 Wien
www.lebenshilfe.at

NANAYA Zentrum für Schwangerschaft, Geburt und Leben mit Kindern
Zollergasse 37
A-1070 Wien
www.nanaya.at

Österreichische Gesellschaft für Familienplanung
(Familienberatungsstellen, Infomaterial)
Bastiengasse 36–38
A-1180 Wien
www.oegf.at

Österreichisches Hebammen-Gremium
Spörlinggasse 3–5/2
A-1061 Wien
www.hebammen.at

## Schweiz

Berufsverband der Schweizerischen Stillberaterinnen
Postfach 686
CH-3000 Bern 25
www.stillen.ch

Bundesamt für Sozialversicherungen
(Mutterschaft und Familie)
Effingerstraße 20
CH-3003 Bern
www.bsv.admin.ch

## ANHANG | BÜCHER

**Interessengemeinschaft der Geburtshäuser der Schweiz**
Fridaustraße 12
CH-8003 Zürich
www.geburtshaus.ch

**La Leche Liga Schweiz**
Postfach 197
CH-8053 Zürich
www.lalecheliga.ch

**pro familia Schweiz**
Marktgasse 36
CH-3011 Bern
www.profamilia.ch

**Schweizerischer Hebammenverband**
Rosenweg 25c
CH-3000 Bern 23
www.hebamme.ch

**Schweizerischer Verband allein erziehender Mütter und Väter**
Postfach 334
CH-3000 Bern 6
www.svamv-fsfm.ch

**Stiftung Mütterhilfe**
(Hilfe bei psychischen und finanziellen Notlagen)
Badenerstraße 18
CH-8004 Zürich
www.muetterhilfe.ch

# Bücher, die weiterhelfen

Biddulph, Steve; Biddulph, Shaaron: Lieben, lachen und erziehen in den ersten sechs Lebensjahren, Heyne Verlag, 2002

Kainer, Franz: Geburtsmedizin, Urban & Fischer bei Elsevier, 2005

Largo, Remo H.: Babyjahre. Die frühkindliche Entwicklung aus biologischer Sicht, Piper, 2003

Largo, Remo H.: Kinderjahre. Die Individualität des Kindes als erzieherische Herausforderung, Piper, 2003

Leboyer, Frédérick: Atmen, singen, gebären, Walter-Verlag, 2006

Leboyer, Frédérick: Sanfte Hände. Die traditionelle Kunst der indischen Baby-Massage, Kösel, 2008

Lothrop, Hanna: Gute Hoffnung, jähes Ende, Kösel-Verlag München 1998

Lothrop, Hanna: Das Stillbuch, Kösel Verlag München 2002

Nilsson, Lennart: Ein Kind entsteht, Goldmann, 2003

Odent, Michel: Geburt und Stillen, C. H. Beck, 2006

Ott-Gmelc, Jutta; Böning, Verena: Geburt erleben. Zwischen Niederkommen und Hochgefühl, Urban & Fischer Verlag, 2007

## AUS DEM GRÄFE UND UNZER VERLAG, MÜNCHEN

Gebauer-Sesterhenn, Birgit; Praun, Dr. med. Manfred: Das große GU-Babybuch

Guoth Gumberger, Martha; Hormann, Elizabeth: Stillen

Höfer, Silvia: Quickfinder Baby erstes Jahr

Husslein, Prof. Dr. P.; Schuster, U.; Haber. B.: 300 Fragen zur Geburt

Kast Zahr, Annette; Morgenroth, Dr. med. Hartmut: Jedes Kind kann schlafen lernen

Kunze, Petra; Keudel, Dr. med. Helmut: Schlafen lernen, sanfte Wege für Ihr Kind

Vagedes, Dr. med. Jan; Soldner, Georg: Das Kindergesundheitsbuch – Kinderkrankheiten ganzheitlich vorbeugen und heilen

Wiesenauer, Dr. med Markus; Knapp, Sabine: Homöopathie für Schwangerschaft und Babyzeit

# Register

## A

Abdomenumfang 199 ff.
Abendritual 389
Abführmittel 143
Abgeschlagenheit 175
Abnabeln 337 f.
Abnehmen 376
Abpumpen 379
Abstillen 379 f.
Akrosom 13
Aktivphase 324, 325
Akupressur 115 f., 255
Akupunkt-Massage 182 f., 228
Akupunktur 85 f., 293, 326
Akupunktur, geburtsvorbereitende 293
Aldosteron 118
Alkohol 35, 105, 376
Alter 78 f., 170
Amnionhöhle 14, 15
Amnioninfektionssyndrom 193, 249
Amniozentese 73 f., 109, 139, 143, 145, 153, 158, 166, 167 f., 190, 234
Anämie 176 f.
Anämie, kindliche 187, 297
Anamnese 106
Ängste 127 f.
Angstzustände 47
Anlegen 351
Anlegen, Häufigkeit 354
Anlegetechnik 370 f.
Anspannung 303 f.
Anti-D-Gabe 121, 235
Antikörper-Suchtest 121
Apgar-Schema 340
Appetitmangel 175
Arzt 17, 67
Asthma 96
Atemnot 59, 128, 172, 176, 228

Atemübungen 59
Atmen 300, 332
Augen-Prophylaxe 341
Augenfarbe 13 f., 242
Ausfluss 130, 142, 193, 246, 249, 303
Ausschlag 263, 265
äußere Wendung 286, 289
Austreibungsperiode 331
Autofahren 296
autogenes Training 255

## B

Baby-Aspirin® 262
Baby-Bad 384 f.
Babyakne 387
Babybett 231
Babykleidung 155
Babymoon 48 f.
Babypflege 362 f., 384 f.
Babyschale 231 f.
Babyspiegel 232
Babytrage 232
Bach-Blüten 86 ff., 161
Bad, wehenförderndes 307
bakterielle Vaginose 193
Ballaststoffe 25, 181
Ballsport 51
Bandscheibenvorfall 283
Bauchschmerzen 151, 186, 253, 269
Bauchumfang, kindlicher 199 f., 202, 211, 260
Bauchumfang, mütterlicher 68, 144, 211, 234
Bäuerchen 374, 381
Beckenboden 183, 239, 299, 361
Beckenbodentraining 236 f., 239, 366 f.
Beckenendlage 264, 291, 344, 347
Beckenringlockerung 284
Beifußzigarre 264
Beihilfe, einmalige 212

Beine, geschwollene 208
Beinschwellung, einseitige 172
Belastung, körperliche 307
Belastung, psychische 297
Belastungsinkontinenz 239
Besenreiser 171
BH 188, 262 f.
Bindegewebsschwäche 249
Bindegewebe 188
biparietaler Durchmesser 202
Blähungen 186, 228, 253, 257, 381, 388
Blase 244
Blasenschwäche 88
Blasensprung 63, 322
Blasensprung, vorzeitiger 249, 289, 297
Blasenstörung 254
Blässe 176
Blastozyste 14
Blinddarmentzündung 186
Blutarmut 176
Blutbank 294
Blutdruck 120, 125
Blutdruck, niedriger 23
Blutdruckmessung 271
Blutdrucksenkung 272
Blutfluss, kindlicher 227
Blutflusskontrolle 271
Blutgruppe 341
Bluthochdruck 106, 125, 215, 270, 272, 278
Blutung 63, 64, 103, 105, 121, 149, 157, 183, 186, 205, 215, 223, 254, 278, 303, 306, 309
Blutzuckerwerte 233, 234
Body-Mass-Index 33
Bonding 352
Braxton-Hicks-Kontraktionen 253
Brechdurchfall 88 f.
Brust 102, 104, 130
Brust, Abhärten der 238
Brust, Spannungsgefühl in der 130

409

## ANHANG | REGISTER

Brustdrüsenschwellung 387
Brustentzündung 356, 378 f.
Brustimplantate 375
Brustpflege 355
Brustschild 238
Brustwarzen, wunde 377
Brustwarzenstimulation 307
Buscopan 327

### C

C-Griff 370, 374
Calcium 27, 110
Chinin 36
Chlamydien 107, 108, 121, 192 f.
Chloasma 175
Cholera 267
Chorionbiopsie 74, 108, 141, 143, 148, 153, 157, 158, 164, 190
Chorionizität 146
Chromosomen 13, 71, 74, 75, 78, 140 f., 148, 151, 153, 157, 158, 162, 164 f., 166, 167, 168, 202, 261
Chromosomensatz 13
Cortisol 118
CTG 109, 173, 187, 214, 215, 217, 223, 241, 249, 250, 256, 262, 278 f., 280, 289, 290, 297, 302, 305, 306
CTG-Analyse 280

### D

Damm 94, 217, 256, 263, 296, 298, 301, 304, 314, 317, 332, 334, 336, 339, 343, 344, 355, 366
Dammmassage 263
Dammriss 334, 339
Dammschnitt 334, 339
Dammschutz 334
Dammvorbereitung 263
Dampfbad 296
Darm 245

Darmtätigkeit 361
Darmträgheit 186
Diabetes 96, 215, 278, 297
Diagnostik, invasive 73
Diaphragma 392
Diät, salzarme 272
Diphtherie 267
Diuretika 208
Dopplersonografie 72, 107, 169, 198, 211, 214, 215, 240, 259, 260 f., 262, 271, 272, 278, 297
Doula 189
Ductus arteriosus 226
Ductus venosus 226
Durchfall 47, 82, 88 f.,
Durchfall des Babys 365
Durchschlafen 389
Duschen 37

### E

Eihaut 249
Eihautverhältnisse 146
Eileiterschwangerschaft 103
Einschlaflied 268
Eipol-Lösung 306
Eisen 27, 176 f.
Eisenmangel 27, 92, 106 f., 175, 176 f., 247 f.
Eisenpräparate 177
Eiweiß 25 f.
Eiweißausscheidung 270, 272
Eiweißstoffwechsel 110
Eizelle 10 f.
Eklampsie 270 f.
Ektoderm 15, 102
Elektrolytstoffwechsel 110
Elterngeld 395
Elternzeit 394 f.
Embryoblast 14
Entbindungstermin 18, 71
Enthaarung 39
Entoderm 15, 102
Entspannung 55, 58, 182, 225, 228, 229, 254, 295, 308, 325 f.

Entspannungsbad 255
Entwässerung 272
Entzündung, aufsteigende 249
Epilepsie 96
Episiotomie 334
Erbmerkmale, dominante 14
Erbrechen 81, 91, 92, 115 f.
Ernährung 23 ff.
Ernährung in der Stillzeit 375 f.
Eröffnungsperiode 323
Erschöpfung 89, 128, 284
Erstausstattung 229
Erstgebärende, ältere 78 f., 169
Ersttrimesterscreening 169
Exanthem, polymorphes 266
Extrauteringravidität 103

### F

Familienkurs 212
Familienpflegerin 287
Familienzimmer 354
Fehlbildungen 21, 35, 37, 39, 43, 52, 71, 72 f., 75, 83, 96, 108, 148, 151, 157, 162, 164 f., 191, 198, 211, 289, 345
Fehlbildungsdiagnostik 72 f.
Fehlgeburt 50, 223
Fehlgeburt, drohende 149
Femurlänge 198, 200 f., 211
Feto-fetales Transfusionssyndrom 144 f.
Fette 24 f.
Fettstoffwechsel 110
Fieber 81, 172
Fieber im Wochenbett 360
Fingernägel 185, 385
Flachwarzen 375
Fläschchen geben 380
Flugreisen 44 f.
Flüssigkeitszufuhr 23
Follikel 11
Folsäure 28, 176
Foramen ovale 226
Frischkäse 139

410

# Register

Fruchtwasser 33, 35, 62, 63, 67, 71, 73, 107, 150 f., 249
Fruchtwasser, grünes 322
Fruchtwasserhöhle 14
Fruchtwasseruntersuchung 73 f., 109, 139, 143, 145, 153, 158, 160, 166, 167, 190, 234
Frühgeburt 193, 222 ff., 345, 348
Frühgeburt, drohende 64, 222 ff., 249
Frühschwangerschaftskurs 128
FSME 267
Fundusstand 67, 68, 122, 170, 360
Füße 170 f.
Fußstellung 250

Gallenblase 186
Gebärmutter 131
Gebärmutterfehlbildung 291
Gebärmutterhals, verkürzt 62
Gebärmutterkanal 131
Gebärpositionen 333
Geburtsbegleitung 335
Geburtsdauer 321 ff., 339
Geburtseinleitung 249 f., 253, 272, 297, 305
Geburtsgeschwulst 386 f.
Geburtshausgeburt 317
Geburtsort 313 ff.
Geburtsplan 229, 256
Geburtstermin 18
Geburtsurkunde 277
Geburtsverletzungen 355
Geburtsvorbereitung 91, 194, 335
Geburtsvorbereitungskurs 161, 194, 247
Geburtswehen 186, 321
Geburtszeitpunkt 262
Gefühle 20 f.
Gefühle, ambivalente 22
Gefühlsschwankungen 126

Gehirnentwicklung 259
Gehörentwicklung 170
Gelbfieber 267
Gelbkörper 103 f.
Gene 140 f.
Geruchsempfindlichkeit 133
Geschlecht 13, 158, 166, 168, 197
Geschlechtschromosomen 13
Geschlechtsverkehr 62 ff., 306, 391
Geschmacksempfindlichkeit 133
Gestagen 392
Gestationsdiabetes 106, 123, 199, 219, 233, 260, 278
Gewicht 32 ff., 103
Gewichtskontrolle 103
Gewichtszunahme 262 f.
Gewürze 115
Glukokortikoide 224
Glukosebelastungstest 233
Grippe 267
Großeltern 288
Gummi arabicum 181
Gymnastik 52 f.

Haare 39, 185
Haarfarbe 14
Halsschmerzen 47
Haltebänder, große 174
Hämoglobingehalt 105
Hämorrhoiden 93, 205
Handschuh-Test 149
Haptonomie 264
Harndrang 142, 253
Harninkontinenz 50, 237, 239, 301, 361
Harnleiterverengung 269
Harnverlust 249
Harnverlust, unwillkürlicher 253
Harnwegsinfekt 82, 89, 92, 142
Hausgeburt 313 ff.
Haut 38, 137
Haut, fettige 137

Hautausschlag 263
Hautfärbung, gelbe 273
Hautjucken 266, 273, 299
Hautkrankheiten 265 ff.
hCG 14, 103
Hebamme 17, 67, 114
Hebammencheck 70
Heben in der Schwangerschaft 197
HELLP-Syndrom 186, 270, 273
Heparin 172
Hepatitis 97, 267
Herpes Gestationis 266
Herpes simplex genitalis 190
Herz 244
Herzerkrankungen 97
Herzklopfen 176, 244
Herzrasen 172, 206, 281
Herztätigkeit, kindliche 71
Heublumendampfbad 296
Himbeerblättertee 282
Hinterhauptslage 298
HIV 96, 121, 190
HIV-Infektion 190
Hohlkreuz 218, 285
Hohlwarzen 238, 375
Homöopathie 88, 327
Hormone 117
Hörscreening 357
Hüftdysplasie 357
Hüftluxation 357
Hühnersuppe 287
humanes Choriongonadotropin 14, 103
Husten 47, 89
hypertensive Schwangerschaftserkrankung 270

Iliosakralgelenk 285
Impfung 267, 391
In-vitro-Fertilisation 77
Indische Brücke 265
Infektanfälligkeit 161
Infektion, aufsteigende 223

411

## ANHANG | REGISTER

Inkontinenz 50, 237, 239, 301, 361
Insektenstich 47
intrauterine Transfusion 187
Ischiasbeschwerden 90, 283
Ischiasnerv 90, 283, 285

Japanische Enzephalitis 267
Jod 28, 111
Jodmangel 147
Juckreiz 97, 142, 191, 193, 205, 245, 265 f., 299

Kaiserschnitt 146, 179, 184, 190, 215, 229, 234, 249, 250, 256, 272, 273, 289, 290, 291, 298, 301, 302, 305, 306, 344
Kalium 110, 111
Kalorienbedarf 103, 269, 376
Känguruhen 225, 348
Kardiotokographie 214, 215, 217, 223, 249, 250, 256, 262, 278, 280, 289, 290, 297, 302, 305, 306
Karies 134
Karpaltunnelsyndrom 237
Karyogramm 141, 158
Käseschmiere 206, 286, 299, 363
Keimbläschen 14
Keimblätter 102
Keimscheibe 15
Keuchhusten 267
Kind, großes 297
Kinderarzt 385
Kinderbetreuung 288
Kinderkrippe 288
Kinderlähmung 267, 391
Kinderwagen 155, 231
Kinderzimmermöbel 258
Kindsbewegungen 68, 174, 181, 251

Kindsbewegungen, abnehmende 278, 293
Kindslage 122, 298, 339
Kindspech 322, 351, 365, 369
Kineto-Kardiotokographie 278
Klinikaufenthalt 357
Klinikgeburt 319
Kliniktasche 276, 277, 304
Knoblauch 193, 375
Koffein 29, 35 f., 101, 376
Kohlenhydrate 24
Kolostrum 196, 351, 374
Kondome 392
Kontaktblutung 64, 183
Kontraktionen 254
Konzentrationsschwäche 185, 243
Kopflage 291
Kopfschmerzen 47, 87, 176, 185, 257
Kopfumfang 199, 259
Körperpflege 37 ff., 277
Körperschwerpunkt 218 f.
Körpertemperatur 268
Krafttraining 53
Krampf 215
Krampfadern 89, 171, 203, 204
Kräuter, wehenfördernde 307
Kreislauf, fetaler 226 f.
Kreislaufkollaps 172
Kreislaufschwäche 120, 124, 172, 206
Kreißsaalführung 229
Kreuzbein-Darmbeingelenk 285
Kribbeln 283, 284
Kristeller-Handgriff 342 f.
Kropf 147
Kündigungsschutz 114
Kurzatmigkeit 156

Lähmungserscheinungen 283
Lanugo-Behaarung 188, 252
Latenzphase 323, 325

Laufen 53
Lebendimpfstoffe 267
Leber 245
Leberflecken 175, 176
Leistungsfähigkeit, verminderte 176
Leopold-Handgriffe 178 f.
Leukämie 294
Lichtschutz 38 f.
Lichtwende 264
Liegen in der Schwangerschaft 207
Linea nigra 175
Lippenstift 39
Listeriose 139
Lochialstau 358 f.
Lunge 245
Lungenentwicklung 250
Lungenreifung 224
Lustlosigkeit 147

Magen 245
Magen-Darm-Beschwerden 47
Magen-Darm-Infekt 82
Magnesium 28, 110
Malariaprophylaxe 48
Masern 267
Massage 60 f., 283
Mastitis 356
Maternity Blues 357, 358
Medianus-Nerv 237
Medikamente 83, 376
Medikamente, krampflösende 327 f.
Meeresfrüchte 139
Mehrlingsschwangerschaft 50, 144, 278, 289
Mekonium 322, 351
Melasma 175
Meningokokken-Meningitis 267
Mesoderm 15, 102
Mikronährstoffe 26
Milchbildung 371
Milcheinschuss 361, 369

412

# Register

Milchersatznahrung 380
Milchfluss 353
Milchfluss, verfrühter 155
Milchpumpe 155, 232
Milchstau 377
Mischhaut 137
Misgav-Ladach-Methode 346
Misoprostol 306
Montgomery-Drüsen 203
Mororeflex 386
Morula 14
Moxen 264
Moxibustion 264
Müdigkeit 89, 119 f., 175, 185
Mumps 267
Muscheln 139
Muskelverspannungen 285
Muttermilch 374 f.
Muttermund 303, 330
Muttermund, geöffneter 50
Muttermundsverschluss, totaler 209
Mutterpass 17, 120 f., 277
Mutterrolle 160
Mutterschaftsgeld 393 f.
Mutterschutz 255, 282, 393
Myom 186, 291

Nabelschnur 172 f.
Nabelschnurarterie 241
Nabelschnurblutspende 294
Nabelschnurknoten 302
Nabelschnurkomplikation 249
Nabelschnurpunktion 74 f., 187
Nabelschnurumschlingung 173, 289, 291, 302
Nabelschnurvorfall 249, 302
Nabelstumpf 386
Nachgeburt 338 f., 349
Nachname 220
Nachsorgehebamme 242, 383
Nachwehen 359 f.
Nackentransparenz 148

Nackentransparenz, erhöhte 165
Nackentransparenz-Messung 148, 157, 162 f., 164, 168
Nackenverspannung 257
Naegele-Regel 18
Nagellack 39
Nasenatmung, wechselseitige 55
Nasenbein-Messung 165
Nasennebenhöhlenentzündung 185
Nasenschleimhaut, geschwollene 185
Natrium 110
Nestbautrieb 299
Neugeborenengelbsucht 386 f.
Nierenbeckenentzündung 142
Nikotin 36, 105
Notfall 336
Notfall-Zerklage 209
Notfallkaiserschnitt 347

Oberbauchschmerzen 269, 273
Obst-und-Reis-Tage 272
Obstipation 91, 143, 181, 228, 253, 359, 361
Ödeme 196 f., 208, 271
Ohrensausen 176
Ohrenschmerzen 47
Oligohydramnion 151
Oma 288
Omega-3-Fettsäuren 28
Opa 288
Opiate 328
Östrogen 117
Östrogenspiegel 185
Oxytocin 117
Oxytocininfusion 305

PDA 329
Peeling 37
Periduralanästhesie 328

Periode, ausbleibende 103
Personalausweis 277
Petrussa-Score 340
pH-Wert-Messung 149
ph-Wert, kindlicher 340 f.
Physiotherapie 283
Pickel 137
Piercing 40
Pigmentflecken 175, 176
Pille 392
Pilzinfektion 193, 387
Plazenta 71 f., 74, 170, 211, 213, 215
Placenta praevia 64, 183, 184, 289, 301, 344
Plazentainsuffizienz 215
Plazentapunktion 74, 108, 141, 143, 148, 153, 157, 158, 164, 190
Pocken 267
Poliomyelitis 267
Polyhydramnion 151
polymorphes Exanthem 266
Portiokappe 392
Präeklampsie 76, 208, 215, 270, 271 f.
Pränataldiagnostik 71
Prellungen 47
Pressphase 331
Progesteron 117
Prolaktin 117
Prostaglandine 64, 306
Proteinurie 270
Prurigo Gestationis 266
PUPP 266

Querlage 291

R
Rachitis-Prophylaxe 357
Radfahren 51, 53
Ratschläge, unerwünschte 156
Rauchen 36, 223, 261
Reflux 243

413

Reiseapotheke 47
Reisekrankheit 48
Reisen 44 ff.
Reiten 51
Reizbarkeit 147, 148
Reizblase 88
Relaxin 118, 283
Restless-Legs-Syndrom 254, 284
Retinol 39
rezessive Erbmerkmale 14
Rhesusfaktor 121
Rhesusunverträglichkeit 234, 242
Ringelblütenextrakt 193
Ringelröteln 191
Risikoschwangerschaften 76
Rizinuscocktail 307
Rohmilchprodukte 139
Röteln 121 f., 191 f., 267
Rötelnimpfung 267
Rubellasyndrom 191
Rückbildung 360, 390
Rückbildungsgymnastik 366
Rückengymnastik 282
Rückenhaltung 372
Rückenschmerzen 90, 219, 253, 255, 283, 297

Salz 272
Sauerstoffunterversorgung 215, 345
Saugglocken-Entbindung 343
Saugreflex 386
Sauna 43
Schadstoffe 35, 376
Schambein 284, 285
Schambeinfuge 284
Scheidenabstrich 249
Scheidenausfluss 249
Scheideninfektion 188, 192
Scheidenkrampfadern 263
Scheidenpilz 193
Scheitel-Steiß-Länge 163

Schilddrüsenerkrankungen 97
Schlafen 243, 252 f., 254 f., 389
Schlafmittel 255
Schlafposition 254
Schlafstörung 90, 93, 160 f., 175, 185, 254 f., 284, 297
Schleimpfropf 102, 303
Schlupfwarzen 238
Schmerzen, ziehende 149
Schmerzlinderung 325
Schmierblutung 149
Schnarchen 185
Schnittwunden 47
Schnupfen 90 f.
Schockzustand 172
Schreitreflex 386
Schürfwunden 47
Schüßler-Salze 94 f.
Schwangerschaftscholestase 97, 266
Schwangerschaftsdermatose 265, 266
Schwangerschaftsdiabetes 106, 123, 199, 219, 233 f., 260, 278
Schwangerschaftsgingivitis 135
Schwangerschaftsgürtel 185
Schwangerschaftshochdruck 270, 297
Schwangerschaftshormon hCG 103
Schwangerschaftsstreifen 41, 90 f., 218
Schwangerschaftstest 103 f.
Schwimmen 51 f.
Schwindel 113, 176, 207
Schwitzen 38
Scopolamin 327
Sectio 146, 179, 184, 190, 215, 229, 234, 249, 250, 256, 273, 289, 290, 291, 298, 301, 302, 305, 306, 344 f.

Sehschwäche 41
Sehstörungen 273
Seitenlage 252, 373
Selbstbräuner 38 f.
Senkwehen 286 f.
Serummarker 169
Sex 62 ff., 391
Sexualstörung 301
Singen 268
Sinusitis 185
Skifahren 51
Sodbrennen 91, 93, 243, 253, 255
Softmarker 200
Solarium 43
Sommersprossen 175
Sonnenbaden 43
Sonnenbrand 47
Sonografie 107, 108
Soor 387
Sorgerecht 276
Spascupreel 327
Speiseplan 24
Spermium 12 f.
Spontangeburt 301
Sport 49 ff.
Stammbuch 277
Stammzellen 294
Steißbein, schmerzendes 228
Stillabszess 378 f.
Stillen 238, 368 ff.
Stillen vor Zwillingen 349
Stillpositionen 372 f.
Streptokokken 192
Stress 22, 47, 148, 223, 303
Striae 41
Suchreflex 386
Symphysenlockerung 253
Symphysenschaden 284

Tagesmutter 288
Tastuntersuchung 178
Tattoo 40
Taubheitsgefühl 283, 284

Tauchreflex 386
Teebaumöl 193
TENS 327
Terminüberschreitung 87, 305
Tetanus 48, 267
Thrombose 45, 96, 171
Thromboseschutz 46
Tollwut 267
Totimpfstoffe 267
Toxoplasmose 140
Traditionelle Chinesische Medizin 264
Tragen in der Schwangerschaft 197
Tragetuch 232
Tragzeit 18 f.
Triple-Test 168
Trisomie 21 141, 169, 200
Trophoblast 14, 213
Tuberkulose 267
Typhus 267

U1 342
U2 357
U3 391
Übelkeit 87, 91, 115 f.
Übergangsphase 300, 324 f.
Übergewicht 33, 36, 90, 171, 270
Überlebenswahrscheinlichkeit 222
Übertragung 19
Übungswehen 186, 246 f., 253
Ultraschall 71, 107, 108, 162, 197, 259
Umstands-BH 188
Umstandskleidung 176
Unfallgefahr 247
Unruhe, innere 90
Untergewicht 34, 36
Unterleibsschmerzen 50, 103
Unterversorgung, kindliche 50, 72, 214, 279, 289

Urinabgang, unwillkürlicher 88, 237
Urinkontrolle 271
Urinuntersuchung 104, 123
Uterusfehlbildung 223, 289
UV-Strahlung 43

Vagina 103, 130
Vaginalflora 188
Varizellen 267
Vena-cava-Syndrom 206, 252
Venenbeschwerden 204
Venenthrombose 45, 172
Verdauung, kindliche 351
Verhütung 391
Versichertenkarte 277
Verspannungen 60, 81, 95, 210, 257
Verstimmung, depressive 147
Verstopfung 25, 91, 95, 143, 181, 228, 245, 253, 361
Vitamin A 26, 39
Vitamin B 27, 111, 266
Vitamin C 27, 36, 111, 161
Vitamin-D-Tabletten 111, 357
Vitamin-K-Prophylaxe 341, 357
Vollbad 37, 127
Vollnarkose 329, 352
Vorderhauptlage 298
Vormilch 196, 303, 351
Vorname 220
Vorsorgeuntersuchungen 105, 106, 108, 217
Vorwehen 247, 253, 321
vorzeitige Wehen 22, 50, 63, 224, 254

Wachstum, kindliches 71, 196, 199, 203, 211
Wachstum, verzögertes 261, 272
Wadenkrampf 92, 205, 254
Wassereinlagerungen 94, 196, 208, 271

Wehen, vorzeitige 22, 63, 224, 254
Wehenatmung 59, 332
Wehenhemmung 224
Weichkäse 29, 139
Weinen 388
Wickeln 363 f.
Wiegehaltung 372
Windeldermatitis 387
Windeldienst 231
Windpocken 267
Wirbelsäule 285
Wochenbett 258, 350 ff., 390
Wochenbettgymnastik 366
Wochenbettsuppe 287
Wochenfluss 356, 358 f.
Wochenstation 353
Wundstarrkrampf 267
Wunschkaiserschnitt 301

Yoga 54
Yoga-Ausrüstung 58

Zahnarzt 133, 253
Zahnfleischbluten 134
Zahnpflege 134
Zahnschmerzen 47, 133 ff.
Zahnweh 135
Zangengeburt 343
Zecken-Enzephalitis 267
Zeichnen 303
Zeichnungsblutung 183, 217, 303, 322
Zerklage 64, 209
Zink 28, 111
Zuckerbelastungstest 219, 233
Zuckerstoffwechsel 110
Zupfmassage 156
Zwillinge 79, 144, 223, 297
Zwillingsgeburt 348
Zygote 14
Zytomegalie 190

415

# ANHANG | IMPRESSUM

## Impressum

© 2009 GRÄFE UND UNZER VERLAG GmbH, München

Alle Rechte vorbehalten. Nachdruck, auch auszugsweise, sowie Verbreitung durch Bild, Funk, Fernsehen und Internet, durch fotomechanische Wiedergabe, Tonträger und Datenverarbeitungssysteme jeder Art nur mit schriftlicher Genehmigung des Verlages.

**Projektleitung:** Christine Kluge
**Lektorat:** Margarethe Brunner
**Bildredaktion:** Daniela Jelinek
**Fotoproduktion:** Susanne Krauss
**Illustrationen:** Ingrid Schobel
**Weitere Fotos und Illustrationen:**
Cover: Picture Press
A1 Pix: S. 271, 353,
Antje Anders (GU): S. 364,
Computergrafik: Detlef Seidensticker, S. 239
Corbis: S. 8/9, 312
Deutscher Infografikdienst: S. 116
Focus/SPL: U4 mitte, S. 146, 188, 260 unten
Fotofinder: S. 362 re.,
Fotex: S. 203
Getty: U4 li., U4 re., S. 20, 37, 49, 51, 80, 93, 98/99, 100, 216, 229, 310/311, 338,
Manfred Jahreiß (GU): S. 264,
Jump: S. 61,
Jupiterimages: S. 2, 258,
Prof. Dr. med. Franz Kainer: S. 165, 259, S. 280,
Christine Kluge: S. 72, 150, 151, 162 li., 162 re., 163, 173 oben, 199, 200 li., 200 re., 240, 260 mitte,
Lousse and Donnez: S. 11 li.,
Mauritius: S. 10, 141, 152, 362 li., 383,
Medical pictures: S. 108,
Nilsson: S. 119, 136, 160, 170, 181,
Nicolas Oloentzky (GU): S. 182
Okapia: S. 11 re., 241, 251 rechts
Photolibrary: U1, S. 44, 66, 79, 175, 279, 335, 348, 381,
Sandra Seckinger (GU): S. 350, 368, 370, 371, 378, 382,
Science Foto.DE: S. 14
Sciencepicture: S. 214, 260 oben,
Shutterstock: S. 363,
Kai Stiepel (GU): S. 86, 91,
Stills-online: S. 121,
Superbild: S. 85, 252, 327,

**Syndication:**
www.jalag-syndication.de

**Umschlaggestaltung und Layout:**
independent Medien-Design, Horst Moser, München
**Herstellung:** Claudia Labahn
**Satz:** Filmsatz Schröter, München
**Repro:** Longo AG, Bozen
**Druck:** aprinta, Wemding
**Bindung:** m.appl, Monheim

ISBN 978-3-8338-1577-5

3. Auflage 2010

Die GU-Homepage finden Sie im Internet unter www.gu.de

### Wichtiger Hinweis

Die Gedanken, Methoden und Anregungen in diesem Buch stellen die Meinung bzw. Erfahrung der Autoren dar. Sie wurden von den Autoren nach bestem Wissen erstellt und mit größtmöglicher Sorgfalt geprüft. Sie bieten jedoch keinen Ersatz für persönlichen kompetenten medizinischen Rat. Jede Leserin, jeder Leser ist für das eigene Tun und Lassen auch weiterhin selbst verantwortlich. Weder die Autoren noch der Verlag können für eventuelle Schäden, die aus den im Buch gegebenen praktischen Hinweisen resultieren, eine Haftung übernehmen.

### Dank

Herzlichen Dank an Priv.-Doz. Dr. med. Dietmar Schlembach der Pränatal-Medizin München für die Bereitstellung zahlreicher Abbildungen im Buch sowie Claudia Bischof, Hebamme in München, die das Projekt mit vielen Anregungen, Tipps und Rat aus der Praxis begleitet hat.

Ein Unternehmen der GANSKE VERLAGSGRUPPE

## Unsere Garantie

Alle Informationen in diesem Ratgeber sind sorgfältig und gewissenhaft geprüft. Sollte dennoch einmal ein Fehler enthalten sein, schicken Sie uns das Buch mit dem entsprechenden Hinweis an unseren Leserservice zurück. Wir tauschen Ihnen den GU-Ratgeber gegen einen anderen zum gleichen oder ähnlichen Thema um.

## Liebe Leserin und lieber Leser,

wir freuen uns, dass Sie sich für ein GU-Buch entschieden haben. Mit Ihrem Kauf setzen Sie auf die Qualität, Kompetenz und Aktualität unserer Ratgeber. Dafür sagen wir Danke! Wir wollen als führender Ratgeberverlag noch besser werden. Daher ist uns Ihre Meinung wichtig. Bitte senden Sie uns Ihre Anregungen, Ihre Kritik oder Ihr Lob zu unseren Büchern. Haben Sie Fragen oder benötigen Sie weiteren Rat zum Thema? Wir freuen uns auf Ihre Nachricht!

**Wir sind für Sie da!**
Montag – Donnerstag:
8.00 – 18.00 Uhr;
Freitag: 8.00 – 16.00 Uhr  *(0,14 €/Min. aus dem dt. Festnetz/Mobilfunkpreise maximal 0,42 €/Min.)
Tel.: 0180 - 5 00 50 54*
Fax: 0180 - 5 01 20 54*
E-Mail:
leserservice@graefe-und-unzer.de

**P.S.:** Wollen Sie noch mehr Aktuelles von GU wissen, dann abonnieren Sie doch unseren kostenlosen GU-Online-Newsletter und/oder unsere kostenlosen Kundenmagazine.

GRÄFE UND UNZER VERLAG
Leserservice
Postfach 86 03 13
81630 München